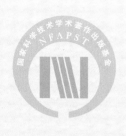

国家科学技术学术著作出版基金资助出版

「十三五」国家重点图书　国医大师文丛

国医大师

陈可冀

中西医结合临证效验录

主编　张敏州

副主编　周袁申　郑广娟　郭力恒

编委　（按姓氏拼音排序）

曹爱琴　陈伯钧　陈佩佩　陈全福　陈仁山
陈燕芬　陈怿　迟东升　高雄一　郭力恒
何健卓　何志凌　胡彬文　黄莉珊　江巍
孔勇杰　李健　廖鹏达　刘琴　吕渭辉
麦晓仪　毛帅　毛炜　潘文君　祁建勇
任毅　苏懿　田文杰　王磊　吴广平
谢东平　徐丹苹　杨广　尹鑫　曾靖
曾锐祥　张军　张敏州　张晓璇　招煦杰
郑广娟　郑景辉　郑舒馨　郑友康　周宁智
周袁申　祝鸿发

U0212349

人民卫生出版社
·北京·

图书在版编目（CIP）数据

国医大师陈可冀中西医结合临证效验录 / 张敏州主编 . —北京：人民卫生出版社，2020.11（2025.4 重印）

ISBN 978-7-117-30712-3

Ⅰ. ①国… Ⅱ. ①张… Ⅲ. ①中西医结合 – 临床医学 – 经验 – 中国 – 现代 Ⅳ. ①R2–031

中国版本图书馆 CIP 数据核字（2020）第 199143 号

人卫智网	www.ipmph.com	医学教育、学术、考试、健康，购书智慧智能综合服务平台
人卫官网	www.pmph.com	人卫官方资讯发布平台

国医大师陈可冀中西医结合临证效验录
Guoyidashi Chen Keji Zhongxiyi Jiehe Linzheng Xiaoyanlu

主　　编：张敏州
出版发行：人民卫生出版社（中继线 010-59780011）
地　　址：北京市朝阳区潘家园南里 19 号
邮　　编：100021
E - mail：pmph @ pmph.com
购书热线：010-59787592　010-59787584　010-65264830
印　　刷：北京盛通数码印刷有限公司
经　　销：新华书店
开　　本：710×1000　1/16　印张：18　插页：10
字　　数：333 千字
版　　次：2020 年 11 月第 1 版
印　　次：2025 年 4 月第 2 次印刷
标准书号：ISBN 978-7-117-30712-3
定　　价：80.00 元

打击盗版举报电话：010-59787491　E-mail：WQ @ pmph.com
质量问题联系电话：010-59787234　E-mail：zhiliang @ pmph.com

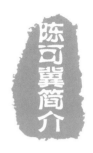
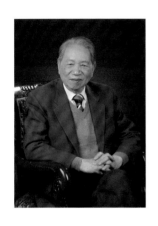

中国科学院资深院士,中国医学科学院学部委员,国医大师,中国中医科学院荣誉首席研究员及终身研究员,第一批国家级非物质文化遗产项目中医生命与疾病认知方法代表性传承人,美国加州大学洛杉矶分校客座教授,香港大学、香港中文大学、香港浸会大学、澳门大学、澳门科技大学、暨南大学、中山大学中山医学院及新加坡中医学院名誉教授,福建中医药大学名誉校长,第七、第八、第九届全国政协委员。长期从事中西医结合心血管病与老年医学临床研究。现任国家中医药管理局中医药改革发展专家咨询委员会顾问,中央保健委员会专家顾问委员会委员。中国科学技术协会荣誉委员,中国医师协会常务理事,国家药典委员会顾问,中国中西医结合学会名誉会长,中国医师协会中西医结合医师分会会长,世界中医药学会联合会高级专家顾问委员会主席;国家中医心血管病临床医学研究中心主任;北京大学医学部兼职教授,首都医科大学中西医结合学系学术委员会主任,*Chinese Medical Journal*(《中华医学杂志》英文版)、《中华心血管病杂志》及《中华老年医学杂志》顾问;《中国中西医结合杂志》及 *Chinese Journal of Integrative Medicine* 主编,eCAM(*Evidence-Based Complementary and Alternative Medicine*)心血管专栏特邀主编(2010—)。曾任中国科学院生物学部副主任(1993—2001),中国科学院学部主席团成员(2004—2008),世界卫生组织传统医学顾问(1979—2009);中央保健委员会专家组副组长。曾获首届立夫中医药学术奖(1994),国家科学技术进步奖一等奖、二等奖,求是科技奖,何梁何利科技进步奖,世界中医药学会联合会中医药国际贡献奖,吴阶平医学奖,国家卫生计生委脑卒中防治工作卓越成就奖,中华中医药学会终身成就奖,中西医结合终身成就奖,全国中医药杰出贡献奖,"全国杰出专业技术人才"称号。主编的《清宫医案集成》(上、下)获第二届中国出版政府奖。

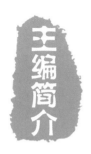

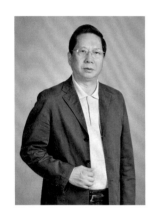

张敏州，主任医师，教授，博士研究生导师，享受国务院政府特殊津贴，国医大师邓铁涛学术经验继承人，国医大师陈可冀学术经验传承工作室负责人，广东省中医院胸痛中心医疗总监、重症医学大科学术带头人，广东省高校心肌梗死中医药防治创新团队负责人，广州市心肌梗死中医药防治重点实验室主任，国家卫健委临床重点专科带头人，国家中医药管理局重症医学重点专科协作组总负责人，中国中西医结合学会重症医学专业委员会名誉主任委员，中国医师协会中西医结合医师分会副会长兼心脏介入专业委员会主任委员。主持国家自然科学基金项目3项、省部级课题8项，1998年在全国中医院中率先开展冠心病介入治疗，主持全国多中心临床研究5项。发表学术论文200余篇，SCI源期刊收录40篇（通讯作者）。主编国家卫生健康委员会"十三五"规划教材1部（全国高等中医药院校研究生教材）。主编学术专著8部，其中《胸痹心痛与冠心病介入》是首部冠心病介入领域的中西医结合专著。以第一完成人获省部级科技成果奖15项，包括中国中西医结合学会科学技术奖一等奖、广东省科学技术进步奖二等奖和中医药国际贡献奖-科技进步奖二等奖。主持制订中文和英文版《急性心肌梗死中西医结合诊疗指南》。培养博士研究生20人，硕士研究生30人，被评为广东省最美科技工作者。荣获广东省抗击非典一等功、"全国防治非典型肺炎工作优秀共产党员"称号、中华中医药学会李时珍医药创新奖和医师行业最高荣誉"中国医师奖"等。

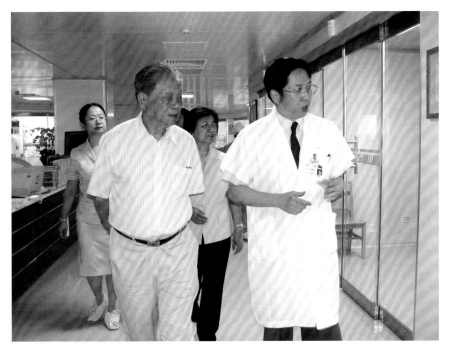

陈可冀院士和夫人陈维养教授视察广东省中医院重症医学科（2004 年）

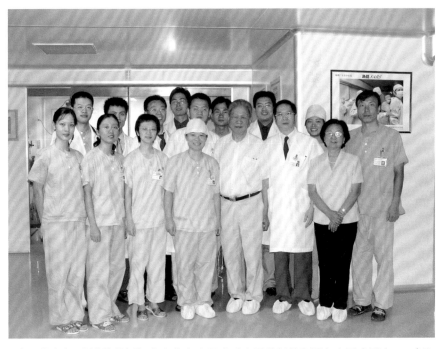

陈可冀院士、陈维养教授视察广东省中医院重症医学科并和医务人员合影（2004 年）

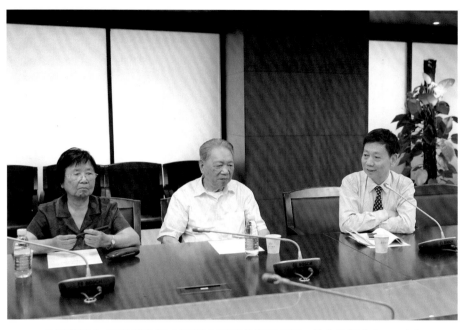

陈可冀院士、陈维养教授、吕玉波名誉院长出席名医工作室论证会（2014 年）

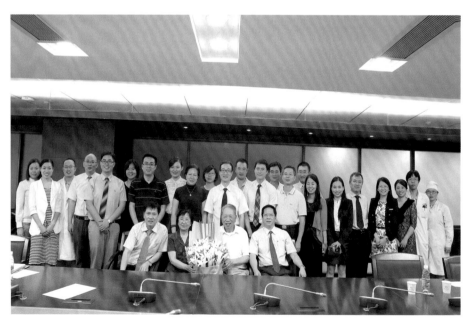

陈可冀学术经验传承工作室成立（2014 年）

前排左起：陈达灿院长、陈维养教授、陈可冀院士、张敏州教授

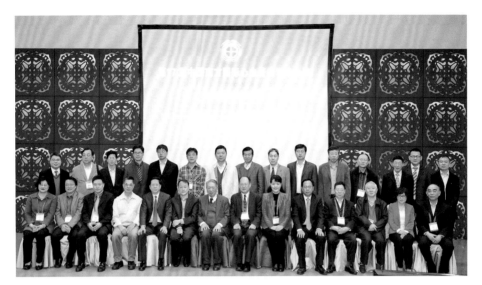

全国心肌梗死中医药防治联盟成立（2015 年）

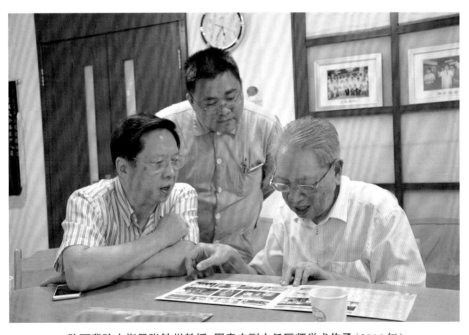

陈可冀院士指导张敏州教授、周袁申副主任医师学术传承（2016 年）

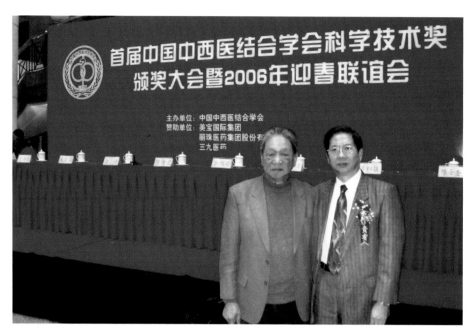

首届中国中西医结合学会科学技术奖颁奖大会（2006 年）

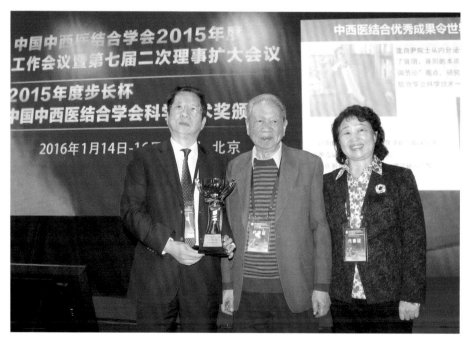

陈可冀院士、陈香美院士为张敏州教授颁发中国中西医结合学会科学技术奖一等奖（2016 年）

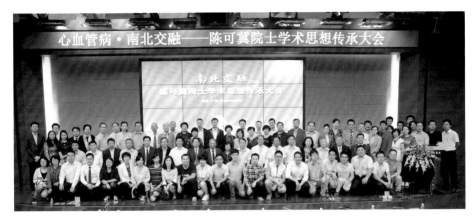

第一届"心血管病·南北交融——陈可冀院士学术思想传承大会"（2016年10月20日）

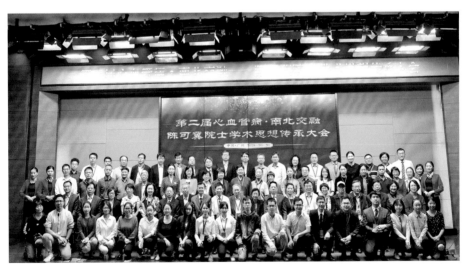

第二届"心血管病·南北交融——陈可冀院士学术思想传承大会"（2018年10月20日）

南北交融

陈可冀 二○一六年仲秋于北京 谨题

为民造福

敢为天下先 祝贺

心肌梗死中医药防治联盟
成立

陈可冀 二○一三年四月

精湛技术 胆识同在

题 敢州救援为百年岁老人
行冠脉介入术成功志贺

陈可冀 二○一六 北京

中西医结合救死扶伤

责任心 技术领先 楷模

广东省中医院 ICU 建科十周年

陈可冀 二○一八年 于北京 谨题

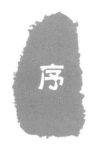

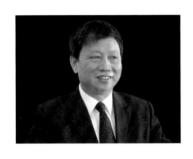

中西医结合是中华人民共和国成立后,党和政府长期实行的卫生方针。中西医结合是中、西医学的交叉领域,也是中国医疗卫生事业的一项重要的工作。中西医结合发轫于临床实践,以后逐渐演进为有明确发展目标和独特方法论的学术体系。习近平总书记在党的十九大报告中特别提出"坚持中西医并重,传承发展中医药事业",这是新时代我国卫生和健康事业发展的战略目标。

陈可冀院士为我国第一代中西医结合医学家和中西医结合事业的开拓者,他提倡的病证结合的诊疗模式,广泛应用于临床。同时,他是我国血瘀证理论和活血化瘀研究现代学派的创始人和奠基者。他长期从事中医、中西医结合心血管病及老年医学的研究,在活血化瘀及芳香温通法治疗冠心病的理论和疗效的研究上,在补益脾肾法延缓衰老理论及临床研究上,在清代宫廷医疗经验的继承研究上,均取得丰硕成果;特别在著名老中医学术经验继承整理、中医和中西医结合人才培养、促进中西医结合学术交流等方面,成就尤为突出。正如陈可冀院士所说,中西医结合临床创新发展在于提高临床疗效,应该努力提高解决西医学尚未能解决的问题的能力,要有强烈的问题意识,尽力做到"人无我有、人有我新、人新我特",形成具有国际标准的中国原创特色。

广东省中医院多年来一直在提高临床疗效上下功夫。我们认为无论中医还是西医,面对的是同一个问题——维护人类的健康,只是不同的文化背景、不同的实践路径,形成了中、西不同的两套体系,各有特点和优势。同时,我们认为,中医药学在自身发展的过程中,应该和其他学科一样,要吸收人类文明的所有有用成果,为我所用。因此,我们提出了专科(学科)建设的思路,"中医水平站在前沿,现代医学跟踪得上,为患者提供最佳的诊疗方案",从而有力地推动了中西医交融。

广东省中医院张敏州等专家,敢为人先,勇攀高峰,多年来致力于冠心病中西医研究,整合中西之优势、南北之特色,研究以益气活血为治法的通冠胶囊,使广大冠心病患者受益。如广州一位 104 岁阿婆心脏介入术后仅仅服用通冠胶囊,随访至 110 岁复查健康良好,获得国际心脏病领域的专业杂志的高度认可,成为了中西医融汇的一个范例。

经中国中医科学院广东分院、广东省中医院批准,2014 年 10 月成立了"陈可冀学术经验传承工作室"。2018 年 10 月在广州召开"第二届心血管病·南北交融——陈可冀院士学术思想传承大会",旨在弘扬陈可冀院士的学术经验。

敏州等各位专家此次从南北交融、中西医传承角度,在对陈可冀院士学术思想指导下的临床实践、中医药疗效总结中,探讨中西医结合,不拘泥于传统的经验继承,洋为中用,病证结合,诚属可贵。以冠心病、心肌梗死、高血压、心律失常、心力衰竭等章节讨论中西医汇通治法,又结合前沿研究细加甄别,分类论述,得以成书,从临床疗效,结合心得体会,收获硕果,甚为欣喜,故欣然为序。

吕玉波

2020 年 6 月 6 日

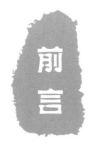

前言

　　经验是一笔巨大的财富,经验的背后蕴藏着痛苦的失败和令人兴奋的成功。因此,对中医临证经验的整理是发展中医学术的重要手段之一,传承后的创新更是经验传承发展的重要组成部分,这是编写《国医大师陈可冀中西医结合临证效验录》的初衷。

　　陈可冀院士从事中西医结合医疗、教学与科研工作近 70 年,对冠心病、高血压、心力衰竭及危重病的抢救等,积累了丰富的诊疗经验。同时,陈可冀院士在老年医学,在活血化瘀及芳香温通方药治疗冠心病的理论及疗效研究方面,在补益脾肾方药延缓衰老理论及临床研究方面,在清代宫廷医疗经验的继承研究方面,均取得丰硕成果并取得很多有价值的学术论点,对现代中西医结合理论的发展产生积极的影响。尤其是"血瘀证"理论,凝聚了对中西医结合理论继承与学术发展的高度认识。陈可冀院士的"血瘀证与活血化瘀研究"荣获 2003 年国家科学技术进步奖一等奖,是首个中医、中西医结合领域的成果。"证效动力学研究"荣获国家科学技术进步奖二等奖,"清代宫廷原始医药档案研究"荣获古籍整理金奖。广东省中医院在 2014 年 10 月 20 日成立了"陈可冀学术经验传承工作室",以期进一步推动陈可冀院士学术思想的传承和发展。

　　广东省中医院急性心肌梗死(AMI)中医药防治团队,1997 年在全国中医院最早开展冠心病介入诊疗技术,并在国内较早开展 AMI 的再灌注治疗、临床路径方案和病证结合研究。团队所属的广东省中医院重症医学科是国家卫生健康委员会临床重点专科、国家中医药管理局临床重点专科、重症医学全国协作组总负责单位,亦是广州中医药大学中西医结合方向的硕士和博士研究生培养点、博士后合作点。2004 年在全国中医院最早开通 AMI 抢救"绿色通道",2010 年在全国中医院最早成立广东省中医院"胸痛诊疗中心"(陈可冀院士亲自为中心成立揭牌),举办首届全国中医院冠心病介入论坛,具有较高的AMI 中西医结合治疗和研究能力,成功运用中西医结合方法救治 104 岁 AMI老人并随访 6 年,创医学的一项世界纪录。围绕心肌梗死中医药防治主持国家级课题 13 项,省部级课题 15 项,牵头全国多中心临床研究 5 项,参加国家重点基础研究发展计划(973 计划)、国家"十五"和"十一五"攻关项目各 1 项,发表学术论文 300 余篇,其中核心期刊 260 余篇,SCI 源期刊收录 30 余篇(总影响因子达 100 分)。获省部级和全国一级学会科学技术成果奖 15 项,新药发明专利 2 项,主编专著 5 部,参编 10 部。《胸痹心痛与冠心病介入》是我国第一部冠心病介入领域的中西医结合专著,获中华中医药学会学术著作奖。2013 年主办中国南方国际心血管病学术会议首届中西医结合论坛。2014 年发布全国首部《急性心肌梗死中西医结合诊疗专家共识》。2015 年成立全国第一个广州市心肌梗死中医药防治重点实验室,牵头成立全国心肌梗死中医药防治联盟。"冠心病血运重建后中医药干预研究"获得 2015 年中国中西医结合学会科学技术成果奖一等奖。2018 年广东省中医院胸痛中心通过中国胸痛中心委员会评审和认证,在中国南方国际心血管病学术会议上正式发布了由全国 6 大相关学会和行业组织,以及心肌梗死中医药防治联盟、中国中西医结合杂志社、365 心血管网联合制订的《急性心肌梗死中西医结合诊疗指南》,而 2019 年本指南英文版的发表,推动了中医药与国际接轨。

本书分为三个部分。第一部分为理论探讨篇,对陈可冀院士的学术思想与相关中西医结合理论进行深入浅出的阐述;第二部分为临床实践篇,分别对常见病、多发病中西医结合临床的学术理论进行了系统总结,对陈可冀院士治疗相关疾病的经验进行了系统的挖掘;第三部分为基础研究篇,分别论述了在陈可冀院士学术思想的指导下,对心绞痛、急性心肌梗死、心力衰竭以及冠心病危险因素高血压、高脂血症、糖尿病等的基础研究经验,期望对各位读者有抛砖引玉作用。同时,医案是医家临床实践的记录,也是其临床思维活动的真实载体,我们在临床实践篇中通过对医案的分析更好地总结了陈可冀院士的诊疗经验和方药运用体会。

陈可冀院士是我国中西医结合的领军人物,由于其博大精深的学术内涵和桃李满天下的名师典范,2014 年在中国中医科学院广东分院、广东省中医院名誉院长吕玉波、院长陈达灿的支持下,成立了"陈可冀学术经验传承工作室",并于 2016 年主办了"心血管病·南北交融——陈可冀院士学术思想传承大会"。作为陈可冀院士的学生和传承工作室的负责人,我深感责任重大,使命在身。为更好地做好传承工作,得到全体编委的支持,在此,以感恩的心向陈可冀院士致以崇高的敬意。

张敏州

陈可冀学术经验传承工作室

2020 年 5 月 15 日

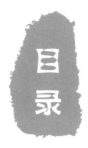

目录

第一部分 理论探讨篇

一、心肌梗死中医药防治的传承与发展

急性心肌梗死（AMI）是危害人类健康的重大疾病。2014 年 6 月国际著名杂志《柳叶刀》（*The Lancet*）报告，中国过去 10 年中，AMI 患者的住院率逐年上升，但死亡率并未随现代诊疗技术的提高而降低。这表明我国迫切需要解决心肌梗死患者救治标准化和规范化的问题。近年来，随着心肌梗死相关治疗指南的积极推广，美国心肌梗死的发病率和死亡率呈现逐年下降趋势，而我国随着经济的迅速发展、生活方式的转变以及人口老龄化的加剧，心肌梗死的发病率和死亡率呈逐年增长趋势。未来 20 年间，中国将新增 2 100 万急性冠脉事件，发生 700 万例心源性死亡。因此，国家仍需努力通过标准化建设改善心肌梗死患者的治疗和结局。国家中医药管理局为贯彻落实《国务院关于扶持和促进中医药事业发展的若干意见》，促进中医药标准化"十二五"时期及长远的发展，根据《中华人民共和国国民经济和社会发展第十二个五年规划纲要》和《中医药事业发展"十二五"规划》，编制了《中医药标准化中长期发展规划纲要（2011—2020 年）》，主要阐明中医药标准化工作的战略目标、明确工作重点，是建立完善中医药标准体系和中医药标准化支撑体系的基本依据，着力推动中医药标准体系和中医药标准化支撑体系建设，有效应对中医药国际标准化严峻形势，较好地调动了全行业各方面力量和资源，使中医药标准化工作有了更好、更快、更大的发展。

在"上工治未病"理论指导下，经过不懈努力，中医药治疗心肌梗死的循证证据不断积累。国家"九五"重点攻关课题——血脂康调整血脂对冠心病二级预防的研究（CCSPS），对国内 66 个中心 4 870 例冠心病患者进行了平均 4 年的跟踪调查，结果发现与安慰剂组比较，血脂康能够显著降低冠心病患者非致死性心肌梗死及冠心病死亡的发生率，可使冠心病事件危险下降 45.1%，冠心病的死亡危险下降 31%，并且能够显著减少肿瘤死亡及各种原因的死亡。这是世界首次应用中药制剂针对冠心病终点事件的大规模循证医学研究，这一

研究被称为是中国心血管病防治的重大突破。2010年6月,作为第一个在世界卫生组织(WHO)注册的中医药大规模、多中心循证研究(芪参益气滴丸对心肌梗死二级预防的临床试验研究)结果公布,显示芪参益气滴丸与肠溶阿司匹林在减少心血管性死亡、非致死性再梗死等主要终点事件发生率方面疗效相当,且芪参益气滴丸还具有稳定动脉粥样硬化斑块及心肌保护作用。

陈可冀在20世纪70年代联合国内20余家医院参加的冠心病协作组开展了AMI的中西医结合治疗工作。在当时缺乏急诊再灌注治疗手段的条件下,中西医结合治疗AMI取得了接近国际先进水平的临床疗效。中国中医科学院广东分院、广东省中医院的心肌梗死中医药防治团队通过多中心随机对照临床试验,观察痰瘀同治立法的丹蒌片预负荷对急性冠脉综合征围术期心肌损伤的预防作用,同时观察患者远期心功能、生命质量的改善作用。历经3年的研究,课题纳入219例急性冠脉综合征患者,治疗组(109例)主要心血管事件发生率为23.9%,对照组(110例)为37.3%,两组对比具有统计学差异($P<0.05$);治疗组围术期心肌梗死发生率为22%,对照组为34.5%($P<0.05$)。该研究以严格的随机对照试验(RCT)证据显示,急性冠脉综合征患者冠脉介入术前,给予丹蒌片预负荷处理,可以有效降低围术期心肌梗死的发生率,从而降低了主要心血管事件发生率。广东省中医院心肌梗死中医药防治团队还牵头"急性心肌梗死中西医结合临床路径的构建和评价"研究,全国八家三级甲等医院协作完成,根据临床路径实施前后分为路径组(194例)和对照组(405例),路径组的治疗方案以益气活血为主,对照组以活血化瘀为主,观察两组的住院时间、住院费用和主要心血管事件发生率。研究证实,通过实施益气活血为主的中医综合干预方案,平均每例患者住院费用降低4 820元,住院时间减少3.5天,累计为社会节约了135万元的住院费用,减少了983个住院日;同时,有效降低了患者不良心血管事件的发生率,在保证医疗质量和安全的基础上,有效地减少了人民群众和社会的负担,这是心肌梗死中医药防治标准化建设的有力证据。课题通过以张伯礼院士为首的专家组鉴定,认为"该研究在冠心病介入术后的辨证治疗及益气活血法的研究方面具有较大创新性,达到国内领先水平和国际先进水平"。"冠心病血运重建后中医药干预研究"获2015年度中国中西医结合学会科学技术奖一等奖和广东省科学技术奖二等奖。

2014年,由陈可冀、张敏州、霍勇联合国内心血管领域62位西医、中医和中西医结合专家起草制订了《急性心肌梗死中西医结合诊疗专家共识》。该共识由中国医师协会中西医结合医师分会、中国中西医结合学会心血管病专业委员会、中国中西医结合学会重症医学专业委员会、中国医师协会中西医结合医师分会心脏介入专家委员会、中国中西医结合杂志社、365心血管网联合发布,填补了该领域的空白。

为了及时总结陈可冀院士的学术经验,使其发扬光大、惠及大众,经中国中医科学院广东分院、广东省中医院批准,2014年10月20日成立了"陈可冀学术经验传承工作室",以期进一步推动陈可冀学术思想的传承和发展,对中西医结合研究起到重要的推动作用。2015年9月,举办了"陈可冀学术经验传承工作室发展规划会议",由广东省中医院重症医学科大科主任、陈可冀学术经验传承工作室负责人张敏州主持;国医大师陈可冀,国家中医药管理局副局长李大宁,广州中医药大学校长王省良,广东省中医院名誉院长、中华中医药学会副会长吕玉波莅临指导。陈可冀在广东省中医院的弟子以及工作室的科研人员参加了会议。张敏州在会上以"陈可冀院士学术思想传承在广东"为主题作报告,指出陈可冀从事心血管疾病研究已经60年,对心血管疾病的诊断和治疗,积累了丰富的临证经验,创立了"血瘀证"理论,并获得我国中医和中西医结合领域第一个国家科学技术进步奖一等奖。发掘和传承国医大师的学术经验,对提高我国心肌梗死的防治水平具有重要的意义。国家中医药管理局副局长李大宁在会上作重要讲话,指出整个近代的中医药学术思想是由若干个近代各个领域名医学术思想融合发展形成的,在这个高度看待陈可冀学术思想的传承和发展,更加深入探讨如何更好地总结陈可冀的学术经验关系到能不能更好地做好中医的传承和发展。广州中医药大学王省良校长指出,陈可冀能把工作室设立在广东省中医院是广州中医药大学的荣幸,陈可冀治学之严谨、做人之谦逊是后辈学习的楷模。王省良校长对工作室提出几点建议:其一,中医药的特点在哪里,"中医治未病起关键作用,中医与西医起协同救治作用,中医康复治疗在疾病的恢复阶段发挥重要作用"。特别是心脑血管疾病要出大样本的循证医学证据,发挥中医药特色。其二,要加快中医药人才队伍建设,要充分利用好广东省建设高水平大学这股东风,主动引进国际一流的高水平人才,壮大人才队伍,完成我们的共同目标。本次研讨会的召开,为陈可冀学术经验传承工作室今后的学术发展道路指明了方向,对于工作室的建设和发展具有重要的意义。

为了进一步传承与发展陈可冀血瘀证理论,中西包容,南北交融,总结活血化瘀祛痰研究的最新成果,弘扬陈可冀学术经验,由中国医师协会中西医结合医师分会、中国中医科学院广东分院、中国中医科学院西苑医院、广东省中西医结合学会、广东省中医院陈可冀学术经验传承工作室联合举办的"心血管病·南北交融——陈可冀院士学术思想传承大会"于2016年10月20日在广东省中医院学术报告厅成功召开,由张敏州、史大卓担任大会主席。大会开幕式由广东省中医院总院重症医学科主任郭力恒主持,中国中医科学院西苑医院副院长史大卓、中国中医科学院广东分院书记翟理祥、广州中医药大学校长王省良致辞。广东省中医院陈可冀学术经验传承工作室负责人张敏州，感恩国医大师、中国科学院院士陈可冀，赠送了"师恩如山"的广东弟子、学生和老师的传承合照，陈可冀回赠学生张敏州"敢为人先"的珍贵题词。

陈可冀为大会作"中西医结合的临床价值"主题演讲，从临床到药典，再到中西医结合的发展，最后回归临床实践案例。张敏州、史大卓、北京中医药大学副校长王伟、福建中医药大学中西医结合研究院副院长彭军分别代表广东、北京、福建作了学术传承报告，从不同的地区、不同的方向阐述中西包容、南北交融的临床与科学问题，与参会嘉宾进行了热烈的讨论。广东省中医院心脏中心江巍、胸痛中心周袁申分别提供了严重心力衰竭及急性心肌梗死抢救病例，经使用益气活血化痰类中药，使病情得到控制，最终转危为安并康复出院。会议期间同时举办了由张敏州主持完成的"丹参酮ⅡA磺酸钠注射液对急性冠脉综合征患者预后影响的多中心临床研究"结题会，以及《急性心肌梗死中西医结合诊疗指南》制订筹备工作会议。

本次传承大会是站在中西医结合治疗心血管疾病的高度，对陈可冀学术思想进行挖掘、整理、总结及传承，围绕陈可冀"血瘀证"核心理论，以南北交融为传承平台，开展心血管疾病学术交流。来自全国各地的著名中西医结合专家，陈可冀在全国各地的弟子、学生代表出席了本次大会。展现出南北交融、中西并存的可持续发展态势，为将来更好地传承陈可冀学术思想提供了新的平台。

随着循证研究证据的不断积累，在2015年举办的中国南方国际心血管病学术会议上，成立了全国心肌梗死中医药防治联盟。2017年《中华人民共和国中医药法》正式实施，理应进一步规范心肌梗死中西医防治方案，完善心肌梗死中西医防治的标准化建设。中西医各有专长，中西医结合互补，可进一步提高AMI的临床疗效。为了规范临床医师对AMI的中西医结合诊疗实践，由陈可冀院士、葛均波院士及张敏州牵头，邀请全国中医、西医及中西医结合临床医学专家和方法学专家共同参与，通过广泛地搜集古今文献，整理医学证据，在进行文献评价及证据分级基础上，通过多轮专家论证，制订和发布了我国首部《急性心肌梗死中西医结合诊疗指南》，实现了从心肌梗死"专家共识"到以循证医学证据为基础的"临床指南"的跨越，这是心肌梗死中医药防治标准化建设的里程碑事件。

心肌梗死中医药防治标准化建设任重道远，需要中医、西医和中西医结合同仁携手合作，共创中西医结合的美好未来。

（张敏州）

参考文献

1. 中国医师协会中西医结合医师分会,中国中西医结合学会心血管病专业委员会,中国中西医结合学会重症医学专业委员会,等.急性心肌梗死中西医结合诊疗专家共识[J].中国中西医结合杂志,2014,34(4):389-395.
2. 中国医师协会中西医结合医师分会,中国中西医结合学会心血管病专业委员会,中国中西医结合学会重症医学专业委员会,等.急性心肌梗死中西医结合诊疗指南[J].中国中西医结合杂志,2018,38(3):272-284.

二、芳香温通疗法在冠心病治疗中的应用

冠状动脉粥样硬化性心脏病(简称冠心病)是冠状动脉血管发生动脉粥样硬化病变,引起血管腔狭窄或阻塞,造成心肌缺血、缺氧或坏死而导致的心脏病。冠心病属中医"胸痹""心痛""真心痛"等范畴,病机多为气滞、血瘀、寒凝、痰湿等痹阻心脉,不通则痛。治疗上以"通"为用,活血化瘀,通脉止痛。多种剂型的芳香温通类的中药、中成药开始广泛用于治疗各类心血管疾病,关于这些中药、中成药的临床和基础研究逐渐成为当前热点。笔者就芳香温通法在冠心病康复中的应用浅述如下。

(一)芳香疗法

芳香疗法是指利用中草药中天然芳香精油所挥发出来的香气,配制成各种剂型,用于治疗全身性疾病、局部红肿热痛疾病或心理疾病的一种独特疗法。常用的中草药如丁香、藿香、茴香、草果、冰片、檀香、麝香等,可广泛应用于临床各个学科。

(二)芳香疗法的历史源流

中国早在殷商甲骨文中就有熏燎、艾蒸和酿制香酒的记载。周代就有佩戴香囊驱蚊虫,使用菖蒲根等作为杀菌防腐作用的记载。《马王堆汉墓帛书》共载医方283个,用药200多种,其中"桂""椒""菽""姜""茱萸"等芳香中药均列出其相应治疗疾病,而跟随帛书出土的辛夷、良姜、花椒、干姜等也证实了当时这类药物的应用。上述表明我国秦汉之前,在中医理论尚未完全形成前,古人对芳香温通治法及相关草药已有了一定的认识和应用体会。

(三)芳香温通方药治疗胸痹心痛

在甘肃出土的汉墓医简中,记载了"瘀方""治百病膏药方"等多个方药,

包括桂、蜀椒、淳酒、白芷等多种具有温热之性的芳香中药,是目前有关芳香温通法治疗胸痹的最早记载。《黄帝内经》中多处有"寒邪致痛"的记载(如"寒气入经而稽迟,泣而不行,客于脉外则血少,客于脉中则气不通,故卒然而痛","痛者,寒气多也,有寒故痛也"),并相应提出了"温通止痛"的治法(如"血气者……寒则泣不能流,温则消而去之"),为芳香温通方药治疗胸痹心痛提供了理论基础。《金匮要略》指出胸痹心痛的病机为"阳微阴弦",治疗胸痹心痛,多用川椒、茱萸、干姜等芳香温通药以驱散沉寒痼冷。其中,乌头赤石脂丸是治疗真心痛的著名方剂,表明芳香温通法在治疗胸痹重疾方面依然有良好的临床应用。

唐宋时期,随着海外贸易增加,外来的芳香药物成倍增长,临床用药大大丰富,医家逐渐将它们用于治疗疾病。《太平惠民和剂局方》就记载了苏合香丸、安息香丸等治疗卒心痛的案例,其中苏合香丸就包含了苏合香、安息香、沉香、丁香、木香、香附子、白檀香、乳香、麝香、龙脑等 10 多种香料。芳香温通法也成为治疗胸痹心痛的方法之一。

明清时期,《普济方》《本草纲目》等也记载了诸多芳香类中药的应用,可芳香辟秽,防止疫病。方书还指出不同芳香类中药有不同的作用,包括理气、温里、开窍等。叶天士《临证指南医案》记载:"心痛引背,口涌清涎,肢冷,气塞脘中,此为脾厥心痛……脾厥心痛者,用良姜、姜黄、茅术、丁香、草果、厚朴治之,以其脾寒气厥,病在脉络,为之辛香以开通也。"随着中医理论的发展和对胸痹心痛疾病的不断认识,明清医家已经将芳香温通法广泛用于心痛疾病的急救,成为治疗胸痹心痛方剂的优选用药。

(四)芳香温通方药的现代临床研究

现代著名中医药学家郭士魁,遍寻古方,在古方的基础上,创制中成药"宽胸丸"。全方包括檀香、荜茇、细辛、高良姜、冰片等 5 味中药,均选择气属温热、味辛等芳香药物,取其辛温走窜之力,以温经通络,行气活血。全方组方严谨,用药精准。全方以檀香、荜茇之辛运开心窍为君;以细辛、高良姜之行气运血脉为臣,君臣相互配伍,可增强行气、运血脉、化瘀定痛之功效;以冰片为佐使,寓"治寒反佐辛凉之意,取其辛散",以运诸药。全方共奏芳香温通药效。20世纪 70 年代,郭士魁和陈可冀对宽胸丸治疗冠心病心绞痛的疗效进行西医学观察,以中医理论为指导,以西医学检查和评价体系为手段,结果证实宽胸丸治疗冠心病心绞痛有一定疗效。

陈可冀依据多年临床经验提出"三通两补"法则。芳香温通法是"三通两补"法则的重要方法之一。在不断完善芳香温通法理论及应用研究中,根据西医学要求,陈可冀强调了芳香温通的四原则:①辨证论治不可丢;②从循证医学角度评价芳香温通法;③选择中成药要根据病情轻重缓急用药;④借助现代技术,提高芳香温通药的疗效。在这四大原则指导下,陈可冀实践着芳香温通法的临床推广研究。

为了使中药更快、更有效地起效,陈可冀利用现代药理学和现代制药工艺,通过改变药物剂型及吸收途径,在原方基础上,将具有速效止痛的细辛油、檀香油、高良姜油、荜茇油进行提炼加工,辅以冰片,制成宽胸气雾剂。通过气雾剂喷舌下,直接吸收,药物直接入血,见效较快,几分钟内即可见效。药物不经过胃和肝,可以避免被胃肠道中的酸和酶分解破坏,也避免了肝的首过效应,不会被肝的酶代谢,而保持药效。舌下给药减轻了药物对肠胃道和肝的毒副作用。当患者失去知觉,或吞咽药片比较困难时,可使用舌下给药,方便患者摄入。

1981 年,中国中医研究院牵头全国 16 所医院进行临床交叉实验研究,先后临床观察 317 例 2 924 例次,证实宽胸气雾剂缓解冠心病心绞痛急性发作的有效性与硝酸甘油相当,疗效确切。2011 年,另一项由全国 13 所医院组成的多中心随机对照研究,对比了宽胸气雾剂和硝酸甘油片的疗效与安全性;研究结果表明,在缓解心绞痛疗效方面,宽胸气雾剂与硝酸甘油片临床疗效相当,但宽胸气雾剂在安全性方面显著优于硝酸甘油片。此外,首都医科大学附属北京安贞医院、中日友好医院的临床研究也表明,宽胸气雾剂是冠心病心绞痛患者控制胸痛发作的较好选择。

芳香温通类中成药除了使用芳香类药外,还可配伍不同药物,包括活血化瘀、益气强心、行气化痰等三大类别,进一步提高疗效,丰富中医药治疗手段。中成药如麝香保心丸、麝香通心滴丸、麝香保心分散片、庆余救心丸等芳香温通类中成药,在临床上也都获得非常好的疗效评价。

(五)芳香温通方药的现代基础研究

芳香温通疗法,在临床上应用于各个领域,包括呼吸、消化、心血管、神经内科等专业。呼吸专业多使用解表类中药,由于芳香温通解表药的温和刺激作用,使皮肤孔窍开放,能促进药物吸收,促使病理产物排出,从而治疗外感疾病。消化专业多使用芳香温通化湿药物,促进胃液分泌,帮助消化。神经内科专业使用芳香温通药物,兴奋中枢神经系统。

心血管专业对芳香温通药物的研究最为透彻详细。宽胸气雾剂是芳香温通类的代表方药。实验研究证实,宽胸气雾剂具有多重心脏保护作用,对血管、心肌及血流有明显改善作用。对血管的作用:扩张冠状动脉血管,增加冠脉血流,抑制冠脉痉挛,抗氧化、抗炎,对抗毛细血管通透性增加。

此外,其他芳香温通类中成药也证实相关疗效。对麝香保心分散片等中成药的研究证实,其能抗脂质过氧化,降低心肌耗氧,提高低氧条件下氧的利用度,保护心肌细胞。麝香保心丸能抑制血小板聚集,抑制黏附因子黏附,阻碍凝血酶活化,抑制血栓形成。

(六)芳香温通疗法与心脏康复

2016年,国家心血管病中心主编的《中西医结合Ⅰ期心脏康复专家共识》出版。该书由人民卫生出版社正式出版,陈可冀是此专家共识的重要推荐人之一。Ⅰ期心脏康复主要是指院内康复治疗,侧重点在于心脏功能的恢复,加强宣教,协助患者康复意识的建立。既有循证医学的依据,又有专家多年的临床经验实践,给患者提供心脏康复的规范化指导。共识针对冠心病经皮冠脉介入术(PCI)后及冠状动脉旁路移植术(CABG)后的患者进行Ⅰ期心脏康复时,明确推荐使用宽胸气雾剂改善患者症状,从而也更加肯定了芳香温通方药在心脏康复中的作用。宽胸气雾剂方便、快速起效等优点,可以使冠心病患者在康复锻炼中获得更加有力的保障。

(七)总结

芳香温通法在冠心病的治疗中历史悠久,源远流长,其有效性、安全性也在临床和现代基础医学研究中得到广泛证实。在中医理论指导下,针对病因病机,选择适合患者的芳香温通类中成药,才能保障冠心病患者的康复安全,使其在冠心病的康复治疗中更大获益。

(郭力恒　尹鑫)

参考文献

1. 刘龙涛.芳香温通四原则[N].中国中医药报,2014-06-20(004).

2. 郭士魁,陈可冀,钱振淮,等.宽胸气雾剂中止心绞痛发作速效作用的观察[J].中国中西医结合杂志,1981(1):9-18.

3. 李立志,董国菊,葛长江,等.宽胸气雾剂缓解冠心病心绞痛的多中心随机对照临床研究[J].中国中西医结合杂志,2014,34(4):396-401.

4. 戴敬,葛长江,田晋帆,等.宽胸气雾剂缓解心绞痛发作的临床观察[J].中医药信息,2014,31(4):135-136.

5. 李琳,李春岩,顾焕,等.宽胸气雾剂治疗冠心病心绞痛的临床观察[J].中医药信息,2014,31(3):131-133.

6. 朱婷婷,寇冠军,王保和.芳香开窍中成药在心血管系统中应用的临床进展[J].中国药物评价,2015,32(3):151-154.

7. 翁维良,崔晶,王京春.川芎、良姜、细辛对微循环影响的比较[J].中药通报,1986,11(7): 54-56.

8. 王宝君,董国菊,刘剑刚,等.宽胸气雾剂缓解冠心病心绞痛发作及对血管内皮功能的影响[J].中国中医急症,2015,24(12):2175-2178.

9. 赵明宏.麝香保心分散片抗心肌缺血研究[D].沈阳:沈阳药科大学,2002.

10. 张力群,谢娟,张惠群.麝香保心丸抗动物心肌缺血及心律失常的机理探讨[J].中成药, 2004,26(S1):27-29.

三、中西医结合防治冠心病心绞痛——
从血瘀证理论到痰证理论

冠心病心绞痛是由于暂时性心肌缺血引起的以胸痛为主要特征的临床综合征,是冠心病的最常见表现。本病一般属于中医"胸痹"范畴。

冠心病是危害人类健康的重大疾病。随着社会的发展和人民生活水平的提高,冠心病的发病率也逐年上升,2005年,中国有60多万人死于冠心病。随着以经皮冠脉介入术(PCI)和冠状动脉旁路移植术(CABG)为主的冠脉血运重建术的广泛应用,当今全球每年有150多万台PCI和CABG手术,而随着PCI和CABG技术的进步和设备的不断更新,其在挽救冠心病患者生命中起着越来越重要的作用。成功的冠脉血运重建术后的再发和持续性心绞痛,则影响着大多数患者的生活质量,导致较高的致残率和致死率。冠脉血运重建术后的再发性或持续性心绞痛仍然是临床上一个非常棘手的问题,因此预防和治疗再发心绞痛对于维持冠脉血运重建术后所带来的益处尤为重要。

在ARTS(the Arterial Revascularization Therapies Study)研究中,比较了多个冠脉血管病变的金属裸支架植入和CABG的治疗效果,1 105个患者被纳入研究,其中支架植入术500例,CABG组605例,经过术后5年的随访调查,冠脉支架植入组42%的患者和CABG组22%的患者有心绞痛事件的发生或经历了再次血运重建术。Mayo Clinic进行的大规模回顾性队列研究显示,PCI后患者的心绞痛评分在6个月内有所改善,与单纯药物治疗组比较差异有显著意义,但是有超过30%的患者PCI后仍有心绞痛的症状,12%的PCI后患者有严重的心绞痛。Pepine CJ报道,在2 000个接受过冠脉血运重建术(PCI占39%,CABG占28%)后出现再发心绞痛的患者中,90%的患者在心绞痛诊断前6个月内至少有1次心绞痛事件的发生,超过1/3的患者在1周内有多次心绞痛发作。9个关于多支血管病变的金属裸支架植入术和CABG疗效研究的Meta分析显示,在PCI后16个月,18.4%的患者有Ⅱ级或更高的心绞痛评分,19%的患者在随访期内需再次血运重建。当前,随着药物洗脱支架(DES)

的应用,再狭窄和再次介入治疗的概率显著降低,但是一些数据也表明了 DES 对内膜增生的抑制,导致了支架内再内皮化的延迟,随后支架内晚期血栓形成,从而发生心绞痛事件。

两个关于 CABG 后的血管造影随访研究显示,在 CABG 后的数月或数年内,移植的桥血管可能出现管腔的狭窄或闭塞,在 1~2 年内有 13%~32% 的大隐静脉桥血管发生闭塞,有 5%~8% 的动脉桥血管发生闭塞。BARI(the Bypass Angioplasty Revascularization Investigation)研究中,在 4 年的随访内,有 10%~15% 的内乳动脉桥血管和 25%~30% 的大隐静脉桥血管出现明显狭窄(狭窄直径 >50%)。在随后长达 10 年的随访期内,静脉桥血管的严重狭窄或闭塞的发生率达到了 65%。在对 1 388 个 CABG 后患者的随访研究中,1 年内有 19% 的静脉移植桥血管发生闭塞,5 年内闭塞占 25%,15 年内 50% 的静脉桥血管完全闭塞,剩下的 50% 的桥血管超过半数以上有严重的动脉粥样硬化样改变。9 个关于 CABG 对多支冠脉血管病变疗效研究的 Meta 分析显示,在入选的 3 283 个病例中,16 个月内的心绞痛发生率是 8.9%,16 个月内死亡、急性心肌梗死、中风的综合发生率是 10.8%,再次血运重建术的发生率是 4.7%。

综上所述,在冠心病患者中,无论是否行冠脉血运重建术,随着时间的推移,心绞痛的发生概率也逐年上升。心绞痛的发生必然导致患者生活质量的下降,而患者生活质量的下降程度与其每周心绞痛的发作次数成正比。

(一)冠心病中医诊疗的历史沿革、现状和趋向

胸痹心痛理论始于战国,形成于秦汉,发展于晋唐,成熟于明清,至今已成系统而日趋完善。胸痹心痛主要指以胸痛憋闷、心悸气短为主症的一种心系疾病。胸痹病名首见于《黄帝内经》,主要特征是胸部憋闷疼痛。轻者胸闷或胸部隐痛,发作短暂;重则心痛彻背,背痛彻心,喘息不卧。痛引左肩或左臂内侧。常伴有心悸气短,呼吸不畅,甚则喘促,面色苍白,冷汗淋漓等。《灵枢·厥病》指出:"痛如以锥针刺其心,心痛甚者,脾心痛也。"《素问·脏气法时论》云:"心病者,胸中痛,胁支满,胁下痛,膺背肩甲间痛,两臂内痛。"《金匮要略·胸痹心痛短气病脉证治》云:"胸痹之病,喘息咳唾,胸背痛,短气。"此病多由劳累、饱餐、寒冷或情绪激动而诱发。病因可概括为寒邪内侵,饮食失调,情志失节,劳倦内伤,年迈体虚。病机可分为虚实两方面,虚为脏腑气血阴阳亏损,心脉失养;实为痰浊、血瘀、寒凝、气滞等痹遏胸阳、阻滞心脉。本病在形成和发展过程中,大多先实后虚,本质为本虚标实。

目前,胸痹心痛的诊断要点为以心前区疼痛、憋闷、短气为主症。表现为胸骨后或胸膺部发作性疼痛,常为绞痛、刺痛或隐痛;疼痛可放射至左肩背、左臂内侧、颈、咽喉等部位,时作时止,反复发作;疼痛一般持续数十秒至 10 余分

钟,一般不超过 30 分钟。

胸痹心痛与胃脘痛、真心痛的鉴别:从疼痛的部位与程度鉴别心痛与膈痛。如"心痛则在歧骨陷处,本非心痛,乃心支别络痛耳;膈痛,则痛横满胸间,比之心痛为轻,痛之得名,俗为之撑耳。诸方称为嘈杂、烦躁、忪悸,皆痰饮证也。""然心痛者,非真心痛也,乃心包络护捧其心,脉络相系,位居心之四旁。火载痰而上升,碍其所居,包络为痰相轧,故脂膜紧急而作痛,遂误认以为心痛也。""胃脘之受邪,非止其自病者多;然胃脘逼近于心,移其邪上攻于心,为心痛者亦多。"此间指出,心痛不止心痛、亦有心包络痛,心痛与胃脘痛既有区别又有联系,认为引起胸痹心痛的原因众多而与受邪、情志、心虚等关系较密切。明代李梴于《医学入门》中对厥心痛与真心痛进行了鉴别,指出厥心痛因内外邪犯心包之包络,或他脏邪犯心之支脉,谓之厥者,诸痛皆少阴、厥阴气逆上冲,有痛极则发厥也。金元及明代时期,大多医家认为心痛除真心痛外,都是胃脘痛。明代著名医家王肯堂提出,胸痹心痛者非胃脘痛也,心与胃各一脏,其病形不同,因胃脘痛处在心下,固有当心而痛之名,明确指出朱丹溪言心痛即胃脘痛之错误。李梴《医学入门》指出:"盖厥痛(心痛)亦少,脾胃痛多。……但心痛,因伤思虑;脾胃痛,因伤饮食。"此为心痛与胃脘痛在发病概率及其病因上的鉴别。而"古方,实痛以黄连治心,山栀治胃;虚痛以参、归、小草治心,丁、砂、豆蔻治胃,亦未尝混",则是在治疗方案上对胃脘痛和真心痛进行鉴别。而王肯堂在《医镜·心痛》中提出:"心痛者,非真心痛也,乃心包络与胃脘痛也。然何以知之? 盖心包络护捧其心,脉络相系,位居心之四旁。火载痰而上升,碍其所居,包络为痰相轧,故脂膜紧急而作痛,而误认为心痛也。胃脘近心,位居心下而络于脾,饮食过多,不能克化,病根常在,略伤饮食,即闷闷作痛,误以为心痛也。大抵痛而有痰,尝觉恶心,呕去痰饮则宽者,则谓之心包络痛。痛而作饱,时嗳气,直至饥而后缓者,谓之胃脘痛也。心包络痛为痰火作祟,常觉恶心,呕去痰饮则痛缓;胃脘痛因伤于饮食而痛,时常嗳气,食消后而后缓。"此间对心包络痛和胃脘痛从病机和症状上作了鉴别。《杂病证治准绳·心痛胃脘痛》提出"胃脘痛之受邪,非止其自病者多;然胃脘逼近于心,移其邪上攻于心,为心痛者甚多",认为胃脘痛有时可因邪气移动而导致心痛,二者既有区别,又有联系。

汉代张仲景的《金匮要略》确立了胸痹辨证论治的基础,发展了阳虚阴盛、本虚标实的胸痹病机理论,创立了辛温通阳、温化痰饮的治疗大法。而在辨其虚实方面,《医林绳墨》曰:"痛者手不可按,按之而痛甚者,此则气之实也,实当破气先之。手按之而少可者,此则气之虚也,虚当补气兼之。"论述了以手按而判其虚实。张景岳在《景岳全书》内则详论了痛证辨别虚实、寒热、有形无形等的方法和意义,对心痛辨证论治体系的形成起了完善和推动作用。

现依照国家标准《中医临床诊疗术语证候部分》，行业标准《中医病证诊断疗效标准》《中药新药临床研究指导原则》拟定寒凝心脉、痰浊内阻、心血瘀阻、心气虚弱、心气阴虚、心阳虚弱七大证型。而修订指南常用分类则按照虚实而分，实证分别为痰阻心脉、气滞心胸、心血瘀阻、寒凝心脉，而虚证则分为心气亏虚、心阴不足、心肾阳虚。痰阻心脉证治以通阳散寒、去浊化饮、豁痰开结为法，主方以栝蒌薤白半夏汤加减。气滞心胸证治以疏肝理气、调畅心脉为法，给予柴胡疏肝散加减。心血瘀阻证以活血化瘀、通络止痛为法，以血府逐瘀汤合失笑散加减。寒凝心脉证治以温经散寒、通阳止痛为法，给予栝蒌薤白桂枝汤合当归四逆汤加减。心气亏虚证治应补益心气，畅脉止痛，用保元汤加减。心阴不足证应以益气养阴为法，以生脉散合天王补心丹加减。心肾阳虚证以补肾助阳、温通心脉为法，以参附汤合桂枝甘草汤加减，或以金匮肾气丸加减。

（二）陈可冀对本病中西医结合的认识

1. 重视冠心病血瘀证诊断标准的建立　病证结合是中西医结合的核心内容之一。陈可冀在长期的临床实践中，一直倡导病证结合，一方面将西医学的病理生理变化纳入中医辨证的范畴，另一方面将不同疾病的证进行相应的规范。陈可冀认为，在医学发展的今天，任何一个证候诊断都无法躲避具体疾病的诊断，证候是疾病在其不同阶段的临床症状、体征的综合体现。血瘀证在不同疾病中既有共性的特征，也有各自疾病自身的特异性。这种特殊性既可表现为临床宏观表征的差异，也可表现为实验室理化指标的不同。因为冠心病是血管粥样硬化性疾病，血小板活化、血栓形成、血管管腔狭窄和闭塞，是冠心病的主要病理改变，这些病理改变和传统中医的血瘀多有相似之处。因此，冠心病血瘀证成为血瘀证研究中最为活跃的领域。针对血瘀证这一冠心病临床常见证候，陈可冀领导的课题组采用系统评价的标准化步骤系统总结整理古今文献，采用德尔菲法进行专家咨询，采用横断面设计进行临床研究，采用多元统计方法进行分析总结，制订了第一个病证结合的冠心病血瘀证诊断标准（表1-1）。

表 1-1　冠心病血瘀证诊断标准（草案）

	赋分	宏观指标	理化指标
主要指标	3分/项	1. 胸痛位置固定 2. 舌质色紫或暗 3. 舌有瘀斑瘀点	4. 冠脉CTA或冠脉造影显示任何一支血管明显狭窄（≥75%） 5. 超声显示心脏或血管内有附壁血栓

续表

	赋分	宏观指标	理化指标
次要指标	2分/项	1. 胸痛夜间加重 2. 口唇或齿龈色暗 3. 舌下脉络粗胀或曲张，或色青紫、紫红、绛紫、紫黑 4. 脉涩	5. 造影或血管超声显示其他血管狭窄（≥50%） 6. APTT（活化部分凝血活酶时间）或PT（凝血酶原时间）缩短 7. 纤维蛋白原升高 8. D-二聚体升高
辅助指标	1分/项	1. 肌肤甲错 2. 面色黧黑 3. 四肢末端发绀	4. 冠脉CTA显示血管明显钙化或弥漫病变 5. 全血黏度、血浆黏度升高

注：①符合2项主要指标，或3项次要指标，或1项主要指标加2项次要指标即可诊断血瘀证；②辅助指标主要用于血瘀证的量化诊断，不作为血瘀证诊断的必须指标；③冠心病血瘀证诊断必须包含主要指标、次要指标中至少1项宏观指标，单纯理化指标不能诊断；④各项指标的计分用于评价冠心病血瘀证的程度。

陈可冀等建立的冠心病血瘀证诊断标准，具有以下特点：①重视传统中医宏观整体指标在冠心病血瘀证诊断中的作用。本标准规定：冠心病血瘀证的诊断必须包含主要指标、次要指标中至少1项宏观指标，单纯理化指标不能诊断，这是因为在传统血瘀证的诊断中完全依靠患者的症状、体征确诊，证候客观化研究必须以符合传统血瘀证的定义为前提，单纯依靠理化指标无法保证证候的诊断结果与传统的辨证结果相一致。②重视影像及理化指标在诊断中的意义。本标准中首次明确提出了8项对冠心病血瘀证有诊断意义的理化指标，其中影像指标4项，血液理化指标4项。影像指标反映血管有明确的狭窄或堵塞，或有血栓形成的证据；理化指标反映血液处于高凝状态。③对指标的诊断价值进行了分层和评分。研究证据多、专家认可度高的指标在诊断中的分值较高，反之则较低，通过总的积分情况来反映冠心病血瘀证的严重程度。④重视诊断指标的实用性。所选的各项指标都是临床上常用的检查指标，各级各类医院都可以根据自身条件选择适合的指标对冠心病血瘀证进行诊断和评价。

2. 从治法上倡导冠心病心绞痛从宣痹通阳到活血化瘀 冠心病心绞痛属中医"胸痹"范畴。《金匮要略》指出"阳微阴弦，即胸痹而痛，所以然者，责其极虚也。今阳虚知在上焦，所以胸痹、心痛者，以其阴弦故也"，认为胸痹的基本病机是阳微阴弦，阳虚寒凝心脉，因此治疗强调宣痹通阳。故云："胸痹之病，喘息咳唾，胸背痛，短气，寸口脉沉而迟，关上小紧数，栝蒌薤白白酒汤主之。"同时《金匮要略》还认为痰浊闭阻心脉也是胸痹的重要病机。故云："胸痹心中痞,留气结在胸,胸满,胁下逆抢心,枳实薤白桂枝汤主之。"可见,从汉代开始,中医对胸痹病机的认识是以阳微阴弦为主流,而治疗也是以宣痹通阳为主,故张仲景创立的栝蒌薤白白酒汤、栝蒌薤白半夏汤、枳实薤白桂枝汤等栝蒌薤白剂成为百世效仿的经方。

但到了清代,《医林改错》的出现对胸痹的治疗有了发展。该书创立了血府逐瘀汤,指出:"胸疼在前面,用木金散可愈;后通背亦疼,用瓜蒌薤白白酒汤可愈。在伤寒,用瓜蒌、陷胸、柴胡等,皆可愈。有忽然胸疼,前方皆不应,用此方一付,疼立止。"首次提出血瘀也是胸痹的基本病机。

陈可冀在《医林改错》的基础上,采用现代科学方法,率先阐明了血瘀证的科学内涵,并将整体辨证和微观辨证、整体中医表征和现代病理生理改变、传统认识和现代科学有机结合起来,首先倡导活血化瘀治疗冠心病,显著提高了临床疗效,开创了活血化瘀治疗冠心病的先河。

陈可冀在活血化瘀基础上,注重气血互用、病邪相兼、脏腑相关,以虚实为纲进行辨证分类。在此基础上,形成了理气活血、化痰活血、益气活血、温阳活血等治疗冠心病的治法,并对其主症、次症、方药等进行了规范,注重气血相关,丰富和完善了活血化瘀治法。同时根据患者的病性、病位、病势和寒热虚实,将冠心病的治疗归纳为"四个治疗途径"和"三通两补"。四个治疗途径包括:①辨证论治途径,主要是辨虚实、辨寒热;②活血化瘀途径,主要应用血府逐瘀汤、失笑散、乳没片、冠心Ⅱ号进行治疗;③芳香温通途径,主要应用苏合香丸、冠心苏合丸、心痛丸、宽胸丸进行治疗;④宣痹通阳途径,主要用瓜蒌薤白半夏汤、枳实薤白桂枝汤、丹蒌片进行治疗。陈可冀在治疗冠心病时还特别强调"两补",即补肝肾和补气血,其中补肝肾主要用补骨脂丸、右归丸,补阴用首乌延寿丹、左归丸,补气血主要用八珍汤、当归补血汤。

陈可冀在临床率先证实活血化瘀中药治疗冠心病的疗效,其开展的精制冠心片治疗冠心病心绞痛的双盲临床研究开辟了中医药及中西医结合临床RCT试验先河,证实活血化瘀中药有改善心绞痛症状、抗心肌缺血作用。

在近半个世纪的活血化瘀研究中,陈可冀创立了冠心Ⅱ号方、宽胸气雾剂、抗心梗合剂、愈梗通瘀汤、治疗病态窦房结综合征温补方、愈心痛方、川芎嗪、延胡索素、赤芍801、芎芍胶囊等10余种有效方药,现多数被研发为中药新药,被临床普遍应用,在冠心病新药研发领域起到了学术引领作用。

3. 在临床实践中重视病证结合诊治冠心病心绞痛　在继承传统学术思想的基础上,陈可冀认为冠心病心绞痛患者血小板黏附、聚集,血栓形成,微循环障碍,动脉内膜增厚,脂质沉积,血管狭窄等病理改变,皆可影响血液的正常运行,导致血行不畅,滞而不行,因此可将其归属于中医"血瘀"范畴。冠心病患者胸痛、舌色紫暗、瘀点瘀斑、舌下静脉曲张、口唇发绀等,皆为瘀血的临床表征。陈可冀将宏观表征与微观病理改变有机结合，认为冠心病心绞痛的主要中医病机为"血脉瘀滞"，活血化瘀治法可作为中医治疗冠心病的基本治法。根据血瘀兼证虚实的不同，相继研了冠心Ⅱ号方、抗心梗合剂、愈梗通瘀汤、愈心痛方、川芎嗪、延胡索素、赤芍801、芎芍胶囊等10余种活血化瘀方药治疗冠心病，并首先在国内采用随机、双盲、双模拟方法进行临床试验评价活血化瘀中药治疗冠心病的效果，证实活血化瘀法治疗冠心病心绞痛，具有改善心绞痛症状、抗心肌缺血的作用，开辟了中医药及中西医结合临床双盲随机对照试验的先河。

陈可冀不仅倡导活血化瘀治疗冠心病心绞痛，而且临证诊病时十分注重气血相关、病邪相兼及脏腑气机生化，在活血化瘀治法的基础上衍化出理气活血、化痰活血、益气活血、温阳活血等多种治法，丰富和完善了活血化瘀治法的内容。在以活血化瘀为主辨证治疗冠心病心绞痛方面，陈可冀对各种不同虚实证候的主症、次症、治法、方药等进行了规范，主持建立了冠心病辨证标准、冠心病疗效评价标准，这些皆成为国家的行业标准和新药疗效评价标准，得到国内外普遍认可。

4. 对冠心病心绞痛的遣方用药独具匠心 陈可冀认为冠心病的基本病机是本虚标实，气虚血瘀，因而益气活血方剂是比较常用的，尤喜用先师岳美中所创的人参三七琥珀末方，三药之比为2∶2∶1，共为细末调匀，每日3次，每次0.6g，对一般冠心病、心肌炎疗效均好；若胸痛气滞血瘀明显时，常以延胡索粉代替琥珀，剂量同人参和三七，对期前收缩也有佐助，起到"疏其血气，令其调达"的功用。他也常用调胃承气汤合益气活血方治疗心肌梗死，还自创愈梗通瘀汤（生晒参、生黄芪、丹参、全当归、延胡索、川芎、藿香、佩兰、陈皮、半夏、生大黄），治疗因气虚血瘀兼痰浊之心肌梗死，有良好效果。方中大黄是祛瘀生新的良药，急性心肌梗死时常喜用之，使气血骤阻、腑气不畅得以改善，盖胃气和顺则五脏也得以安和也。他体会《医宗金鉴》中的桃红四物汤也是一张十分完好的通补兼施方剂，若遇胸闷不舒、苔腻者，可以合瓜蒌薤白半夏汤及温胆汤进退。

在临床实践中，他还体会到不可忽视心主阳气的作用，对有的变异型心绞痛患者，兼夹证甚多，气阳虚、肝郁及血瘀并存，用活血疏肝温阳法较好，以柴胡疏肝散合当归四逆散可取效；他祛邪不避重猛之药，主张必要时破血攻瘀方药还应大胆使用，祛瘀而生新。对慢性风湿性心脏瓣膜病心功能不全者，也常于益气温阳利水方中，伍用大黄䗪虫丸或抵当丸取效。此乃因心肺同居上焦，心脉通畅，肺气也可得到清肃之助之故。

由于老年人多"肾气衰"，所以心绞痛患者心肾气虚或阳虚的证候常较突出，如体乏畏冷、胸闷气短、自汗、舌质紫暗、脉多沉细、心绞痛反复发作等，对此他常喜用保元汤冲服复方血竭散（血竭、沉香、琥珀、冰片、三七、延胡索），起补虚、理气、活血、定痛作用。他认为，老年心绞痛的发作，常和情志抑郁不畅，或负重耗伤心气有关，心绞痛症状有时虽并不典型，但发作却较频繁；疏肝解郁汤（柴胡、郁金、香附、川楝子、延胡索、青皮、红花、丹参、川芎、泽兰）具有疏肝开郁、活血化瘀作用，对这类与情志有关作痛者有防治作用，也常用四逆散合丹参饮随症加减，多取应手之效。

5. 倡导"动静结合"的中西医心脏康复理念　目前的医疗模式重点关注发病急性期的抢救与治疗，对于发病前预防以及发病后管理、康复不够重视，没有做到全程关爱，导致大量发病后患者得不到进一步的医学指导，反复发病、反复住院，重复冠状动脉造影与血运重建，医疗开支不堪重负。而当前的治疗现状注重发展西医技术，忽视了中医整体观念和辨证施治的优势。心脏康复是非常复杂的系统工程，包括康复评估、运动训练、指导饮食、指导生活习惯、规律服药、定期监测各项指标和接受健康教育等多方面内容。中西医结合心脏康复将根据患者情况，提供运动、营养、心理、药物、戒烟、中医等处方。中医养生包括饮食疗法、戒烟、运动、心理疗法等方面。此外，借助中医传统非药物治疗、中药调理等方式，控制心血管疾病危险因素达标。这些个体化的治疗方案，将提高患者生活质量，帮助患者回归正常社会生活，预防心血管事件的发生。陈可冀提出，真正符合中国人的心脏康复，一定要中西医结合，引入中医"养"的概念，强调动静结合。

他认为，大量研究证实运动可以促进心血管健康，但对具体的运动方式却有不同看法。有研究认为，运动必须达到一定的强度和时间才会有益。英国政府进行的 Whitehall Ⅱ 队列研究对 7 456 例受试者进行了平均 9.6 年的随访，结果显示保证每周运动最少 1 小时可以使死亡风险减低 33%。但也有研究显示，短时间的轻微运动同样具有心脏保护作用。加拿大的研究人员在 2010 年的一项研究中发现，10 组一分钟间歇锻炼所引起的肌肉细胞变化与约 90 分钟的适度骑行锻炼效果相同。挪威科技大学和其他机构的研究人员以 26 名除了超重和久坐不动外其他方面均健康的中年男性为研究对象，在测定了他们的基线耐力、心血管和代谢健康状况后，将其随机分为两组。其中第一组志愿者在研究人员的督导下进行 4 分钟间歇性锻炼：在跑步机上跑步，使心率保持在最大心率的 90%，每组跑步间进行 3 分钟的慢走，锻炼结束后则做个简单的放松练习。如此完成 4 组运动，每周锻炼 3 次，共持续 10 周。而第二组志愿者在每次锻炼时只完成一组 4 分钟极速快跑。同样，他们也每周锻炼 3 次，持续 10 周。在该项目结束时，这些志愿者的最大摄氧量或耐力平均增加了至少 10%，且两组的收益情况无显著差异。两组志愿者的代谢和心血管健康状况也获得了相似的改善。这一研究结果提示，短时间间歇运动也能够显著降低心血管风险。

同时，他认为太极拳是传统中医学天人相应、阴阳五行的理论思维与武术、艺术、引导术的完美结合，以中国传统哲学中的太极、阴阳辩证理念为核心思想，集颐养性情、强身健体等多种功能为一体，是目前被世界公认的具有预防和康复作用的运动形式。香港大学的杨千婵曾就冠心病患者进行太极锻炼做过系统评价，通过检索 2010 年 11 月以前的文献，共得到 191 篇，满足入选标准的文献有 9 篇，其中随机对照研究 5 个，非随机的临床对照试验 4 个，共有 364 位心脏病患者入选，结果显示太极拳对冠心病和心力衰竭患者都具有很好的康复保健作用，可以显著提高患者的活动耐量。其他一些研究提示，每天太极锻炼 1 小时，每周锻炼 5 天，连续锻炼 14 周，可以显著改善 2 型糖尿病患者的血糖和血脂状况，提高血糖的控制率。也有研究提示，太极锻炼可以显著提高老年人的平衡能力，有效提高老年人的有氧运动能力。

（三）编者的经验体会——基于痰证理论防治冠心病心绞痛的理法方药研究

1. 中医痰证理论源流　痰邪是人体在某些致病因素作用下，脏腑功能失调，引起水液代谢障碍所形成的病理产物，其形成与肺、脾、肾、三焦等脏腑气化功能失常有关。痰邪可分为有形之痰和无形之痰。有形之痰为肉眼可见，如"膈上病满嗽吐"、瘿瘤瘰疬、痰核等；无形之痰需四诊辨证，如"痰蒙清窍""痰火扰心"等。痰邪可随气机升降，随处而舍，引发一系列相应证候，是谓痰证。其致病范围广泛、临床表现繁杂，故有"百病多由痰作祟"之说。

中医痰证理论起源于《黄帝内经》。《黄帝内经》虽无"痰证"病名，但从生理学上阐释了水液代谢的生理功能，描述了多种痰湿所致病证，提出了"结者散之""留者攻之"的治疗原则和简单的治痰方剂半夏秫米汤。至《伤寒杂病论》首创"痰饮"之说，提出"病痰饮者，当以温药和之"，但未将痰饮分开。宋金元时期，痰证理论发展兴盛，朱丹溪提出"痰之为物，随气升降，无处不到"，说明了痰浊致病的广泛性；在治疗方面，提出"治痰之法，实脾土，燥脾湿，是治其本"，阐明脾虚与痰浊的关系。至明清，痰证理论更加丰富。张介宾提出气虚生痰，"治痰之本，使根本渐充，则痰将不治而自去矣"，是对痰证理论的有益补充。这期间还出现了以痰证为主的专著，如梁学孟的《痰火颛门》、龚居中的《痰火点雪》等。明代《本草纲目》中辑录了治痰方药 300 余首，丰富充实了痰证学说，为我们进一步研究痰证留下了珍贵的文献资料。自 20 世纪 70 年代开始，中医痰病学引起了部分中医、中西医结合学者的重视，出版了几本专著，并召开了两次全国中医痰病学术研讨会。这些文献 / 书籍基本从古代源流、发病机制探讨、病案举例、医家经验整理等方面对痰证进行阐述，为临床提供了宝贵的理论指导和经验。

2. 痰邪致病的特点　通过对古代文献的不断学习总结,结合临床实践,我们发现痰邪致病具有独特的临床特点。具体表现为:

(1) 随气升降,无处不到:《杂病源流犀烛》曰:"人自初生,以至临死,皆有痰……而其为物,流动不测,故其为害,上至巅顶,下至涌泉,随气升降,周身内外皆到,五脏六腑俱有。"由此可见,痰证致病的广泛性。有人根据国家中医药管理局《中医病证诊断疗效标准》,对其中临床 7 科 272 种病证因痰致病的比例进行了统计,结果表明,痰证涉及临床各科,总体上超过 1/5,内科超过 1/3。

(2) 痰之为病,变化百出:痰邪致病变化无端,其临床表现多样不一。有人对 2007—2013 年间的 998 篇痰证相关文献进行分析,结果显示痰证出现症状 5 704 个,常见的有胸闷、咳嗽、痰多、倦怠乏力、脘痞、纳呆、头重、失眠、心悸等,涉及心血管、呼吸、消化等多个系统,临床表现复杂多样。

(3) 诸般怪证,皆属于痰:若病患为有形之痰,尚显而易见,临床易辨。但临床更多见为无形之痰,其或贮于肺,或贮于胃,或蒙蔽心窍,或扰动肝胆,或流窜经络,不易查辨;加之痰、饮、水、湿均为水液代谢障碍所形成的病理产物,在一定条件下亦可互相转化,更加剧了临床辨治的难度,故常说"怪病多痰"。

由此可见,痰邪致病广泛,其所致的某些疾病,如冠心病、脑卒中等已严重影响人们的生命健康,因此尽快、全面地开展痰证研究,揭示痰邪致病规律、建立痰证临床诊疗规范、提高痰证治疗效果具有重要的临床意义。然而,也正是由于上述这些痰证的特点,造成了痰证研究的困难性:病变范围广、涉及脏腑多,没有一个统一的诊断和评价标准;已有研究零散分布于各个系统、样本量小、论证强度弱、说服力不强;一些针对性强的研究又存在以偏概全之弊……这使得现代痰证研究多年来停滞不前,未能取得长足的进步。

痰邪作为中医领域中多种疾病的一个带有共性病机的病理产物,有一个与之极为相似的"手足兄弟"——血瘀。痰和瘀均为正常体液的病理产物,同时又是体内重要的致病因子之一,两者有许多相似之处。血瘀证及活血化瘀研究开展 50 余年来,在陈可冀的带领下,已经取得了长足的进步,建立了公认的、操作性强的诊断标准,探索了具有普遍性和特殊性的诊断指标,评价了活血化瘀药物的治疗效果,成绩斐然。因此,我们可借鉴血瘀证的研究方法,推动中医痰证学的研究。

3. 痰证诊断标准的确立　痰证诊断标准的建立是开展痰证研究的基础。我们借鉴陈可冀血瘀证研究团队经验,在传统中医诊断基础上,首先制定包括临床症状、舌象、脉象等内容的痰证共性化诊断标准。

我们从文献溯源开始,逐步建立科学、客观的痰证诊断标准。具体步骤如下:首先,对中医痰证古籍文献及现代文献进行全面的检索、系统梳理、分析和归纳,对获得的信息进行编码化和数字化,使信息和知识从原来的无序状态变为有序化,建立中医痰证知识数据库;第二,经统计分析寻找出具有研究意义的中医痰证的客观化指标,采用系统评价与 meta 分析的方法对每一项客观化指标进行定性和定量分析,分析各指标与中医痰证相关性的一致性、相关程度,并构建数据库;第三,选择临床常见的痰证疾病,如肺炎、冠心病、急性脑血管病(中风)、高脂血症、月经不调等 500 个病例进行中医痰证辨证要素相关性病例分析研究;第四,对上述数据库进行数据分析,获得各项目权重指数,结合辨证要素相关性分析研究,初步建立中医痰证诊断标准;第五,选择全国各个地区 20~30 位专家深度咨询,进而在更大范围内运用德尔菲专家咨询法对中医痰证诊断标准进行评价性研究,进一步完善中医痰证诊断标准;第六,纳入的病例病种是根据文献研究得出的,包括肺炎、支气管哮喘、肺癌、糖尿病、癫痫、冠心病、急性脑血管病(中风)、高脂血症、月经不调、心力衰竭等 10 个疾病的 500 例患者,对其进行中医痰证诊断标准的检验研究,最终确立中医痰证诊断标准。

在陈可冀指导下,在吴焕林的牵头下,制定了痰证诊断标准,并在行业内发布。详见表 1-2。

表 1-2 中医痰证诊断标准(草案)

项目	宏观表征	分值	理化指标	分值
主症	苔腻	3	BMI>28	3
	头身困重	3		
次症	脉滑	2	TC>5.72mmol/L 或 TG>1.70mmol/L 或 LDL>3.64mmol/L	1
	咳痰	2		
	鼻鼾	1		
	胸腹满闷	1		
	头昏	1		

注:只要出现 1 个主症 +1 个次症即可诊断痰证;或积分≥4 即可诊断痰证。

4. 冠心病痰证的病证结合研究 痰证普遍存在于各种疾病中,因而临床常见同病异证、同证异病的情况。除了一些共性表现以外,痰证因病种不同,可在症状体征、实验室检查指标等方面表现出差异。因此,想要更加深入地探索痰证的本质,必须将病证结合研究。以血瘀证研究为例,在建立了血瘀证诊断标准后,将血瘀证研究与冠心病有机结合,对冠心病血瘀证患者血小板结构、功能及冠状动脉病变程度等进行了病证结合研究,建立了冠心病血瘀证的辨证标准及疗效评价标准,成为中医临床病证结合诊断方法的一个范例。

多个研究提示,痰浊与西医学的血脂指标密切相关,而且痰邪"稠厚黏腻""流注全身"的特点亦与动脉粥样硬化的病理形态和发病特点相类似。痰邪的生成与脾关系密切,"脾为生痰之源"。广州身处岭南腹地,土卑地薄、气候潮湿,易生痰浊。岭南地区心血管疾病也存在一定的地域特点。在广东地区 319 例冠心病患者证候调查中发现,辨证要素中所占比例最高是气虚(87.1%),痰浊占 78.7%,提示"气虚痰浊"病理普遍存在。邓铁涛也提出了冠心病治疗中的"五脏相关——心脾相关"理论。因此,在痰证的病证结合研究中,我们首先选择冠心病作为切入点,在痰证理论指导下,对冠心病患者的血脂、动脉粥样硬化斑块结构、冠脉病变特点等进行客观、量化研究,建立冠心病痰证的辨证标准及疗效评价标准。

在痰证共性诊断标准支撑下,总结冠心病痰证辨证标准建立方法,进一步建立心衰病痰饮证诊断标准,并总结形成中医临床病证结合诊断标准建立方法学指引,进而推动与痰证密切相关的其他系统疾病,如呼吸系统疾病、肿瘤等的痰证诊断标准的建立,可起到广泛的学科辐射作用。

5. 寻找痰证中具有共性和个性的客观指标 对痰证共性客观指标的探索,是揭示痰证本质的必要手段。共性指标的体内代谢变化与临床表现有一定的因果关系,其生理作用能够解释痰证的主要临床表现。由于痰邪致病分布广泛、临床表现变化多端,因而,痰证的共性客观指标的探索可能需要借助基因组学、蛋白质组学、代谢组学等生物信息技术进行。

个性化客观指标的探索则可在病证结合研究中进行。例如,在冠心病血瘀证研究中,患者的血小板结构、血小板功能及冠状动脉病变程度等均作为冠心病血瘀证的个性化客观指标。在冠心病痰证研究中,患者的血脂水平、斑块结构等可作为冠心病痰证的个性化指标;在肿瘤痰证研究中,患者的瘤体大小、部位、病理分型等亦可能成为肿瘤痰证的个性化指标。此部分的研究,不仅要在以往研究中总结、分析,更应在中医痰证理论指导下,开展临床研究。此外,还可借助动物实验进行前期筛选和后期验证。

共性指标是总体掌控,个性指标是有益补充,两者对痰证诊断标准的量化和可重复性至关重要。

6. 重视化痰药物及化痰方剂等的研究 化痰药和化痰方剂是中医痰证理论的重要组成部分。对化痰药物及方剂的研究不但可以促进临床研究、提高临床疗效,还可以发展和丰富中医痰证理论,也是探索中医痰证实质的重要途径之一。陈可冀带领的血瘀证研究团队对 23 种常用的活血化瘀药、8 个经典古方以及单味药、活血化瘀中药有效成分和部位进行深入系统的实验研究,揭示了活血化瘀方药的作用机制和治疗规律,推动了活血化瘀新药(如冠心片、芍芍胶囊等）的开发研制。

在化痰药防治冠心病的筛选中，我们首次发现化橘红中的柚皮素（Naringenin）有抗 ADP 诱导的血小板聚集的作用。依托国家自然科学基金项目，在动物体内、体外实验中均证实了柚皮素具有抗血小板及抗动脉血栓作用，并明确柚皮素具有明显的抗血小板聚集、黏附、释放、扩展等功能，以及抗动脉血栓形成、保护血管内皮的作用。而且，柚皮素在抗血小板及抗动脉血栓作用的同时不影响凝血系统，没有明显的出血副作用。上述研究从机制上证实了柚皮素抗血小板作用与抑制 PI3K 通路和通过升高血小板内 cGMP 水平和 PKA 依赖的信号通路来介导 VASP 的磷酸化有关，推测 $P2Y_{12}$ 受体可能是柚皮素抗血小板活性作用的靶点。

文献分析证实痰浊与血脂的关系密切。采用实验性高脂血症大鼠模型探讨化痰药物含药血清对血脂影响的研究结果表明，化痰药物半夏、山慈菇等具有一定的降血脂作用。对化痰方剂的研究表明，经典化痰方剂小陷胸汤可降低高脂血症大鼠的血脂水平。这也在一定基础上佐证了血脂与痰证的关系，为探讨痰证实质提供了实验依据。

临床与药物研究相结合，临床经验为药物研究指明方向。以温胆汤加减而来的岭南冠心病化痰法代表方剂——参橘胶囊，治疗冠心病临床疗效显著。为探讨其作用机制，将温胆汤采用计算机辅助药物分子设计技术，对可能的作用靶点进行初步筛选，再结合"心脾相关—痰瘀相关"理论，将研究靶点确定为抗动脉粥样硬化，在后续研究中确实取得了理想的结果。此外，在"心脾相关"理论指导下进行的"参橘胶囊"相关研究，已经取得新药临床试验批件和成果转让。

由此可见，理论研究是中药研究的基础，基于痰证理论指导下的治疗冠心病的化痰药物化痰方剂研究更容易寻找到作用靶点，提高新药研发的成功率，促进中医中药的产业化发展。

【典型案例分析】中西医结合联合运动康复治疗冠心病心衰案例

梁某，男，63 岁。初诊：2016 年 10 月 31 日。

现病史：活动后气促，乏力，心悸，动则出汗，大便秘结，小便正常，右下肢肤温低，疼痛，舌淡红，舌苔黄厚腻，脉弦滑。血压 110/70mmHg，心率 70~90 次 /min。

既往史：2015 年 3 月在外院因急性前壁心肌梗死行急诊 PCI，植入支架 3 枚，伴心功能衰竭、心功能Ⅲ级、多器官功能障碍综合征（MODS）、心源性休克急性肾功能损伤，行临时起搏器，主动脉内球囊反搏，气管插管接呼吸机辅助通气。后抢救成功出院。出院后诊断为慢性肾功能不全，肺气肿，下肢动脉闭塞。现规律服用波立维(硫酸氢氯吡格雷片)、康忻(富马酸比索洛尔片)、阿司匹林、立普妥(阿托伐他汀钙片)。吸烟史多年,已戒烟。

心脏彩超:射血分数(EF)30%,左心室舒张末期内径(LVDd)50mm。室壁运动普遍减弱,尤其以室间隔、前间隔最为显著。

西医诊断:心肌梗死 PCI 后;心功能不全、心功能Ⅲ级,肾功能不全,肺气肿,下肢动脉闭塞,高脂血症。

中医诊断:胸痹(气虚痰瘀阻络兼瘀毒)。

治法:益气化痰,活血通腑。

处方:太子参 30g,大黄 5g,川芎 10g,藿香 15g,红花 5g,桃仁 5g,法半夏 10g,石菖蒲 10g,甘草 5g,火麻仁 10g,竹茹 10g,橘红 15g,黄芩 10g,瓜蒌皮 20g(处方时间 2 周)。

西药处方:硫酸氯吡格雷片,75mg,每日 1 次;阿托伐他汀钙片,20mg,每日 1 次;富马酸比索洛尔片,7.5mg,每日 1 次。

二诊:2016 年 11 月 14 日。患者服用中药 2 周后,胸闷乏力症状好转,大便每日一行,舌苔厚腻明显减轻,少许口干,偶头晕头痛。活动仍明显受限。

中药处方:原方基础上,加麦冬 15g、天麻 10g、生地黄 10g、白术 10g,去石菖蒲、橘红、竹茹。

西药处方:同前。

运动康复评估:

● 测试方案选用踏车试验(Ramp 方案,休息 3 分钟,预热 3 分钟,递增 9W/min)。

● 运动负荷测试时间 8 分钟 29 秒,最大负荷 76W,AT 39W。

● 终止主要原因:双下肢疲劳。

运动康复处方:

运动方式:热身操 10 分钟;踏车 20~30 分钟(心率保持在 80~90 次/min);弹力带抗阻训练(2~3 组/次,810 次/组,间歇 1 分钟);拉伸放松;八段锦 1 套。

运动强度:Borg 评分 11~12 分,轻微气促。

运动频率:3 次/w(医学监护下)。

疗程:36 次,3 个月。

三诊:2017 年 3 月 6 日。药后活动后气促、心悸、乏力明显好转,大便每日一行,右下肢肤温较运动康复前明显变暖,近日少许口干,痰黄,康复训练后右侧肢体肌力明显恢复。舌淡红,苔薄白,脉沉。门诊血压 110/65mmHg,心率 70 次/min。2017 年 2 月复查心脏彩超提示 EF 47%,左室壁节段运动异常。符合陈旧性心肌梗死的改变。

处理:家庭康复以穴位拍打操、步行、骑单车为主,近日学习坐式八段锦。

西药处方:同前。

中药处方:大黄 5g,桃仁 5g,法半夏 10g,火麻仁 10g,白术 10g,蒸枳实 10g,蒸陈皮 5g,太子参 30g,丹参 20g,红芪 6g,鸡血藤 10g,盐杜仲 10g,盐牛膝 10g,麦冬 15g,桔梗 15g,天冬 10g,北沙参 15g,化橘红 15g,浙贝母 10g。水煎内服,共 7 剂

分析:患者 2015 年曾行经皮冠脉介入术(PCI),经心导管技术疏通狭窄甚至闭塞的冠状动脉管腔,改善心肌血流灌注。根据《中国经皮冠状动脉介入治疗指南(2016)》,急性冠脉综合征(ACS)患者行 PCI 治疗后应实施以合理运动为主的心脏康复治疗。除此之外,无论何种类型的冠心病患者,还需进行长期调脂治疗,使低密度脂蛋白胆固醇(LDL-C)<1.8mmol/L,且达标后不应停药或盲目减小剂量。术后 2 年坚持服用抗血小板药物及调脂药物,故患者的血瘀状态是可控的,并且不是就诊的主要矛盾。主要矛盾在于患者活动后气促、心悸、汗出、乏力,一派气虚症状;同时,气虚推动无力,故见大便难解。治以益气化痰,活血通腑。处方用药中,大黄、桃仁、火麻仁、黄芩四药合用,既活血祛瘀,又润肠通便;丹参、川芎活血化瘀,清心除烦,吸取陈可冀活血化瘀的用药经验;鸡血藤补血活血通络;法半夏、橘红、石菖蒲、藿香、瓜蒌皮为化痰组合,体现岭南健脾燥湿化痰的用药特色;加枳实、陈皮理气,加强整体疗效。初用太子参,健脾益气补虚。患者右下肢动脉闭塞,血能载气,血瘀状态下血流不畅,无以载气,故气行亦不畅,气行不畅,无法发挥温煦作用,故右下肢肤温降低。考虑在患者未来阴阳平衡,痰证证候改善的情况下,再予桂枝温通经脉、温补心阳,干姜温中散寒、回阳通脉。

二诊时患者诸症好转,效不更方,继续用原治疗思路。患者近日少许口干、痰黄,恐热药伤阴,且四诊(尤其是舌象)提示痰证证候明显减轻,故在原方基础上,加麦冬、生地黄养阴清热,天麻改善头晕,白术加强健脾行气,去石菖蒲、橘红、竹茹。

经过 3 个月中西医结合药物治疗及 36 次运动康复训练后,患者 2017 年 2 月复查心脏彩超提示 EF 47%,左室壁节段运动异常。符合陈旧性心肌梗死的改变。自主症状较前明显改善,生活质量提高,社会活动能力提高,对治疗效果非常满意。嘱其继续中西医结合治疗,坚持运动康复,定期复查相关指标。

(徐丹苹)

参考文献

1. Lisheng Liu. Cardiovascular diseases in China[J]. Biochem Cell Biol,2007,85(2):157-163

2. Birkmeyer JD,Siewers AE,Finlayson EV,et al. Hospital volume and surgical mortality in the

United States[J]. N Engl J Med,2002,346(15):1128-1137.

3. Serruys PW,Unger F,Sousa JE,et al. Comparison of coronary-artery bypass surgery and stenting for the treatment of multivessel disease[J]. N Engl J Med,2001,344(15):1117-1124.

4. Serruys PW,Ong ATL,van Herwerden LA,et al. Five-year outcome after coronary stenting versus bypass surgery for the treatment of multivessel disease. The final analysis of the Arterial Revascularization Therapies Study(ARTS)randomized trial[J]. J Am Coll Cardiol,2005,46(4):575-581.

5. Hasdai D,Lerman A,Grill DE,et al. Medical therapy after successful percutaneous coronary revascularization[J]. Ann Intern Med,1999,130(2):108-115.

6. Vetrovec GW,Watson J,Chaitman B,et al.1099-87 Symptoms persist in patients with chronic angina despite frequent antianginal use and prior revascularization[J]. J Am Coll Cardiol,2004,43(Suppl 2):A281.

7. Biondi-Zoccai GGL,Abbate A,Agostoni P,et al. Stenting versus surgical bypass grafting for coronary artery disease:systematic overview and meta-analysis of randomized trials[J]. Ital Heart J,2003,4(4):271-280.

8. Bavry AA,Kumbhani DJ,Helton TJ,et al. Late thrombosis of drug-eluting stents:a meta-analysis of randomized clinical trials[J]. Am J Med,2006,119(12):1056-1061.

9. Kim KB,Lim C,Lee C,et al. Off-pump coronary artery bypass may decrease the patency of saphenous vein grafts[J]. Ann Thorac Surg,2001,72(3):1033-1037.

10. Manninen HI,Jaakkola P,Suhonen M,et al. Angiographic predictors of graft patency and disease progression after coronary artery bypass grafting with arterial and venous grafts[J]. Ann Thorac Surg,1998,66(4):1289-1294.

11. Schwartz L,Kip KE,Frye RL,et al. Coronary bypass graft patency in patients with diabetes in the Bypass Angioplasty Revascularization Investigation(BARI)[J]. Circulation,2002,106(21):2652-2658.

12. FitzGibbon GM,Leach AJ,Kafka HP,et al. Coronary bypass graft fate:long-term angiographic study[J]. J Am Coll Cardiol,1991,17(5):1075-1080.

13. Fitzgibbon GM,Kafka HP,Leach AJ,et al. Coronary bypass graft fate and patient outcome:angiographic follow-up of 5065 grafts related to survival and reoperation in 1388 patients during 25 years[J]. J Am Coll Cardiol,1996,28(3):616-626.

14. Biondi-Zoccai GGL,Abbate A,Agostoni P,et al. Stenting versus surgical bypass grafting for coronary artery disease:systematic overview and meta-analysis of randomized trials[J]. Ital Heart J,2003,4(4):271-280.

15. 马宗华.痰证特征、实质及辨治[J].安徽中医学院学报,2001,20(5):14-16.

16. 叶云金,甘慧娟.基于文献调研探讨痰证的病症特点及规律[J].山西中医学院学报,

2015,16(2):3-5.

17. 陈可冀.血瘀证与活血化瘀治疗的研究[J].中国中医药现代远程教育,2005,3(11):
    10-12.

18. 吴焕林,阮新民,杨小波,等.319例冠心病患者证候分布规律分析[J].中国中西医结合
    杂志,2007,27(6):498-500.

19. 杨广,江巍,张敏州,等.化痰中药半夏及山慈菇抗动脉粥样硬化的作用机制研究[J].
    中国新药与临床药理,2013,24(5):230-233.

20. 毛炜,江巍,郑广娟.小陷胸汤加味对ApoE基因敲除小鼠动脉粥样硬化斑块的影响[J].
    时珍国医国药,2012,23(4):1030-1031.

21. 朱伟,黄钦,陈可冀,等.调脾护心方的化学信息学研究[J].中国中西医结合杂志,
    2010,30(2):133-136.

四、陈可冀对"西学中"的推进及对中西医结合事业发展的意义

　　1955年12月,中国中医研究院(现中国中医科学院)第一届"西学中"班开班,招收了一批来自全国的医学院毕业生和有临床经验的西医师,希望通过一段时间的学习,掌握治病的能力,可以从事中医的研究与教学工作。陈可冀正是在1954年于福建医学院(现福建医科大学)毕业之后,作为第一批"西学中"的先驱加入到学习中医的行列中来的,先后师从冉雪峰、蒲辅周、岳美中、赵锡武等老一代中医专家,这一学就是半个多世纪,这一学就提出了众多行之有效的学术思想,这一学就在中医和西医之间架起了一座桥梁,将中西医结合发展到了新高度。2017年,陈可冀在接受《经济参考报》专访时,回忆起那些日子,很是感慨:"那时候对中医药研究思路议论颇多,似乎如同'烧烙饼',翻来覆去。中西医能不能结合?怎么结合?"学贯中西的陈可冀长期从事中西医结合心血管病及老年医学病的研究,成果颇丰,其研究曾获得国家科学技术进步奖一等奖、二等奖。除了科学研究,陈可冀还为中国结合医学培养出了一大批优秀人才。

(一)通过多种方式开展"西学中"模式意义的理论探讨

　　"西学中"的批示是在20世纪50年代。1954年6月5日,毛主席与时任北京医院院长周泽昭谈及发展中医问题时指出,中医是我国的文化遗产,"看不起中医,这种思想作风是很坏的,很恶劣的。西医要向中医学习"。1954年11月,中共中央《关于改进中医工作问题的报告》明确指出:"当前最重要的事情是要大力号召和组织西医学习中医,鼓励那些具有现代科学知识的西医,采

取适当的态度同中医合作,向中医学习。"西学中思想的形成并非一朝一夕而成,它经历了很久的酝酿成熟过程。陈可冀梳理了毛主席西学中思想形成的脉络,对毛主席西学中思想背景的提出,做了深入的分析。陈可冀指出,毛主席早在井冈山时期,就坚持用中西医两法治病的主张,提出"草医草药要重视起来",而且毛主席患病时,不仅请西医诊治,也请中医诊治,身体力行地实行中西医两法治病。毛主席更常常借老中医给他诊治疾病的时机,与老中医讨论中国医学的发展问题等。毛主席曾经对给他看风湿性关节炎的李鼎铭先生说"中西医一定要结合起来"。

"中西医一定要结合起来",是毛主席根据中国国情、民情,中西医并存的实际情况,高瞻远瞩的又一科学论断,是毛主席关于中西医结合的最早论述,也是中国医学史上最早的关于"中西医结合"的论述。"中西医结合"这一医学科学术语和概念即从此沿用下来。在后来的中西医结合事业40年、60年的时候,陈可冀都发文提到毛主席西学中的伟大思想。1999年,第一届卫生部西医学习中医研究班40周年暨学术研讨会上。陈可冀和来自武汉、成都、上海、哈尔滨以及在京的该班学员重温毛主席的批示,回顾40年的风雨历程。在纪念毛泽东同志关于西医学习中医批示40周年大会上,陈可冀做了《加强中西医团结合作,促进中西医结合创新,为发展我国医学科学、保障人民健康作贡献》的专题发言。2008年,纪念毛泽东同志关于西医学习中医批示50周年之际,陈可冀撰文《倡导西医学习中医的当代意义》,并且于11月27日在"纪念毛泽东同志关于西医学习中医批示50周年大会"上强调:近50年来的临床实践和理论研究证明,中西医药学的优势互补是构成具有我国特色的医学科学,提高临床服务能力和贡献度的有效举措。实践证明,举办西医离职学习中医班,是培养中西医结合人才的有效方法。应当把它纳入国家教育体系,坚持发展下去。陈可冀认为举办西医离职学习中医班,组织西医学习中医,研究中医,是毛泽东教育思想和理论的重要组成部分之一。我们应该深入研究。

(二)通过多种形式,积极推进西学中事业的发展

早在1995年3月,作为全国政协委员的陈可冀就和李连达、尚天裕、路志正、王孝涛、程莘农、王玉川、唐由之、吴咸中、张侃、周超凡、顾方舟等联名向中国人民政治协商会议第八届三次会议递交提案,提议尽快创办中西医结合系,解决中西医结合事业后继乏人问题。随着中西医结合事业的发展,中西医结合事业后继乏人的问题愈来愈显得严重,我国中西医结合人才队伍面临着十分严峻的局面:一是20世纪50年代和60年代培养的一批西学中人员(约400~500名),至今已全部到离退休年龄;二是过去培养中西医结合人才的主

渠道是举办西医学习中医班,由于缺乏相应的政策性保障,已难以像过去那样继续举办。因此,尽快创办中西医结合系,培养中西医结合本科人才,已是当前一项刻不容缓的战略任务。尽快创办中西医结合系,增设7年制中西医结合本科专业,以保证跨进21世纪的我国中西医结合事业持续发展,做到后继有人,使得中西医结合成为可继续发展的事业。并且在里面再次提到,"有关西医学习中医的新政策,如西医离职学习中医人员的待遇、职称晋升等政策保障,以便再度充分调动西医学习中医的积极性。为弘扬我国传统医药学作出我们这一代人的新贡献"。足以可见,陈可冀为了中西医结合事业,为了西学中事业,不遗余力,奔走呼告,非常值得我们中西医结合后人的尊敬。

除了积极在大会上开展理论探讨,呼吁西学中事业的发展,陈可冀还建议,在中医药教育传承上,管理者应有更开阔的视野。在2017年陈可冀接受采访时,就明确指出:"比如,近一些年来,有规定限制西医专业的本科毕业生报考中西医结合门类的研究生学习。我从1978年开始招收研究生,头几年,有不少西医药大学毕业的学生前来报考,学习成绩都很好。这么些年来,没有'西学中'门类的学员了,是后继无人而不是后继乏人了,十分遗憾。我认为还是要多元模式、多途径培养人才,促进中西医互相融合。"

除了学历教育之外,陈可冀还特别关注学历后教育,尤其是对在职西医学习中医的培训班,他特别重视这种学习班的作用。尽管20世纪50年代的西学中班,风风火火,然而随着中西医结合学科的建立和成熟完善,单独的中西医结合教育的出现,西学中班渐渐变少,但是陈可冀对西学中班这种模式发挥的作用仍然十分重视。最近他指出:"应继续举办'西医学习中医'培训班。几十年前,原卫生部和国家中医药管理局举办过'西医学习中医'培训班,当年不少学员,如今已经成为中医药或中西医结合领域的知名专家,做出了很大的贡献。但培训班没能一直坚持下去,十分可惜。西医中不乏对中医有兴趣和有事业心的人,值得重视。"

陈可冀等老一辈"西学中"专家,奠定了中西医结合事业的基础。

由于受历史条件和历史背景的限制,毛主席的多次指示和号召是确定中西医结合方针的指导思想,更多的是为中华民族的国计民生来考虑,相对来讲,其中的科学成分含量比较少,所以在那个年代的中西医结合工作者,或者是西学中人员,大部分是为了响应号召,或者是服从组织而去做。而20世纪80年代开始,中西医结合研究者们不顾有些人的反对和误解,决心坚持走中西医结合之路,已不再是响应领袖的伟大号召,而是在亲身体会到这项研究工作的重要意义、看到从事这项研究的光明前途的基础上,做出的一种自认为正确的重大抉择。相对摆脱了号召的鼓动,把被动的执行政策变成了自觉的科学研究,是20世纪80年代初期以后中西医结合研究者表现出的一大特征。首先根据这一特征,将此前约30年的时间,划成了中西医结合史的第一阶段。

在第一阶段里,1977年卫生部召开了全国中西医结合规划工作座谈会,讨论制定了《1976—1985年全国中西医结合十年发展规划》。1980年3月6—13日,卫生部组织召开全国中医和中西医结合工作会议,提出了发展中医和中西医结合工作的指导方针:"中医、西医和中西医结合这三支力量都要大力发展,长期并存。"此次会议上关于中西医能不能结合的学术争议,引起了中西医结合界学术带头人们的反响。他们一致认为应该成立自己的组织,坚持中西医结合,用事实来回答认为不可能结合的人们,于是发起了成立中西医结合研究会的倡议。1980年3月召开的全国中医和中西医结合工作会议上,将创办《中西医结合杂志》和创立中西医结合研究会列为"今后的任务"。1981年7月20日《中西医结合杂志》发行创刊号;11月8—12日,隶属于中国科学技术协会且为一级学会的中国中西医结合研究会成立大会暨全国中西医结合学术讨论会在北京举行,讨论通过了中国中西医结合研究会章程,选举产生了第一届理事会。

中西医结合第二阶段的一个重要特征是医疗、科研队伍的相对独立。中西医结合界的学术组织"中国中西医结合研究会",产生了巨大的凝聚力,每年组织召开多次全国性中西医结合学术会议,对加强中西医结合队伍的团结和促进学术交流做出了重要贡献。1990年该会改称"中国中西医结合学会",全国各省市相继建立了中西医结合分会,并先后成立了30多个专业委员会,深入开展了中西医结合临床和理论研究工作。至今,中国中西医结合学会会员已达6万余人。《中西医结合杂志》作为中西医结合工作者的学术载体,不仅及时反映了中西医结合研究的成果和结论,而且在宣传中西医结合方针、增强中西医结合研究者的信念、树立中西医结合队伍的形象等方面都发挥了重要作用。该刊1992年更名为《中国中西医结合杂志》,1995年英文版创刊(现称 *Chinese Journal of Integrative Medicine*,内容与中文版不同,有欧美等多国著名医学家担任编委),其科学性和应用性得到了国内和国际社会的广泛认同。

在1997年世界中西医结合大会主旨报告中,陈可冀总结40年中西医结合的成就指出:①出现一支生机勃勃的中西医结合队伍。除了西医学习中医外,我国的中西医结合教育体系已经成熟,教育体系形成了本科、硕士研究生、博士研究生三个层面,培养了一千多名硕士研究生、博士研究生,同时约有西医学习中医的中西医结合人员5 800余人,其中脱产1年以上系统学习中医的有万人,脱产2年以上的有5 000余人。此外,不少基层能用中西医疗法治病的医生也很多。所以,中西医结合的潜力是很大的。中西医结合专门性的医疗和研究基地在发展中逐渐强大。②中西医结合专门性学会的建立和发展。作为中国科学技术协会的国家一级学会的中国中西医结合学会（原称中国中西医结合研究会），于1981年11月在北京成立，对中国中西医结合事业的推进及国际交流起到很好的作用。向国内外出版发行多种中西医结合杂志及各类中西医结合教科书和专著。其中1981年创办的《中西医结合杂志》是由中国中西医结合学会和中国中医研究院联合主办的，是一种全国性的、国家级的综合性医学期刊（月刊），是中国自然科学核心期刊之一，读者遍及五大洲的20多个国家和地区；是一本唯一能全面反映中国中西医结合学术进展的杂志，附有论著的英文摘要，主要论著多被 Medline 及 Index Medicus 所收录。③中西医结合更新医疗观念，取得优异疗效。宏观微观结合，辨病辨证结合，整体局部结合，治标治本结合，中西医疗法取长补短，因而疗效最好。深受患者欢迎，群众称："中医好，西医好，中西医结合更好。"

（三）"西学中"的成就及对当今的指导意义

在新中国刚成立的特殊历史背景下，由于毛主席的重要批示以及中央政策上的支持，全国相继举办了若干西医离职学习中医班，培养了一大批"西学中"人才。他们也成了当时我国中西医结合事业的中流砥柱，为中西医结合事业奠定了基础。

在1980年3月召开的全国中医和中西医结合工作会议上，对20多年来"西学中"所取得的成绩进行了总结，认为中西医结合在治疗某些疾病上取得了比单一疗法更好的效果；认为"西学中"模式培养了一批中西医结合人才，他们用现代科学技术研究中医药学，极力地推动了中医药学术的发展，取得了一系列重大科研成果。据说30多年的西学中实践，对于中西医结合事业产生了巨大的作用，奠定了我国中西医结合事业的基础。医学中的这种模式顺应了当时时代发展的潮流，为我国卫生事业做出了很大的贡献。随着中西医结合研究的进一步深入，出现了一系列重大的、标志性的成就。中西医结合能够取得包括诺贝尔奖在内的重要科研成就，表明用现代科学技术对中医药进行研究的思路是成功的。

随着中西医结合学科体系的完善，中西医结合有了独立的教育体系。中西医结合有了从本科到博士研究生各个层面的人才教育，这个时候，西学中的人才培养模式，已经范围变得越来越小。最近几年，西学中又慢慢被人提起。2017年7月，《人民日报》发表文章《"西学中"学什么？"西学中"是不是开倒车？》，讲到西医学中医，不是学中医一方一药的招式套路，而是学中医辨证施治的临床思维，融合中西医优势，为全球健康提供"中国处方"。

2017年7月3日，国务院办公厅发布《国务院办公厅关于深化医教协同进一步推进医学教育改革与发展的意见》提出,建立完善的西医学习中医制度,鼓励临床医学专业毕业生攻读中医专业学位,鼓励西医离职学习中医。近几年,全国各地的很多中医药院校也在举行着西学中班,如南京中医药大学、浙江中医药大学、山东中医药大学、陕西中医药大学等。这些制度的落实,对于推动中西医结合事业、中医走向国际化,都具有重要的意义。西医学习中医,也为中医药走向世界提供了教育模式探讨,因为大部分来学习中医的国外学生都具有现代科学知识的背景,西学中的优秀人员在以后作为师资,向国外学生传播中医药文化知识的时候也具有独到的优势。对此,陈可冀等中西医结合医学专家都有不少积极建议。我们希望这些建议能够得到国家有关部门的重视和采纳,尽快制定出国家层面促进"西学中"的具体政策和法规,并使之得到有效落实,再现西学中模式的辉煌。

(郑景辉)

参考文献

1. 陈可冀,陈士奎.毛泽东与中西医结合[J].中国中西医结合杂志,1993(12):711-713.
2. 陈可冀.中国中西医结合四十年[J].中国中西医结合杂志,1997(12):709-710.
3. 陈可冀.历史责任与时代重托——中西医结合临床医学60年回顾与展望[J].中国中西医结合杂志,2015,35(11):1286-1287.
4. 尽快创办中西医结合系　解决中西医结合事业后继乏人问题[J].中医药管理杂志,1995,5(2):39.

五、陈可冀"瘀毒"病因学说对慢性肾脏病中西医结合防治的启示

陈可冀是我国中西医结合医学的开拓者和奠基人。他以半个多世纪的不懈努力,探索了我国中西医结合医学临床诊疗和科学研究的基本模式,为中西医结合医学的蓬勃发展做出了巨大的贡献。陈可冀融汇古今,贯通中西,在传承蒲辅周、岳美中、刘渡舟等诸多中医大家经验的基础上,积极追踪医学发展前沿,将传统中医经典与西医学科学思想和技术有机结合,创新了病证结合的临床诊疗模式;以冠心病为突破口,开展了"血瘀证与活血化瘀研究",发展和创新了气血理论,揭示了"血瘀证"的科学内涵,阐明了"活血化瘀"的基本治疗规律和作用机制,率先建立了"血瘀证诊断"和"冠心病血瘀证诊断与疗效评价"的国家行业标准,成功研发了精制冠心片等30余种新药,丰富了心血管疾病的临床治疗手段。他将活血化瘀的适用范围扩大到临床各科,疾病达

到 50 多种,显著提高了临床疗效,成为我国中西医结合研究的典范。他的成功经验为后学进一步开展病证 - 治则 - 方药的中西医结合研究提供了有益的借鉴。

"瘀毒"病因学说,是陈可冀在开展心血管疾病"血瘀证"及"活血化瘀"研究过程中,发掘古意,衷中参西,提出的又一个创新理论。他与他的团队根据传统中医理论对"瘀""毒"的认识,结合动脉粥样硬化、冠心病理念更新和临床实践体会,提出"瘀毒致变"引发急性心血管事件的假说,对其病因病机、演变规律、发病特点、临床表征、治法方药及配伍特点、干预时机等进行了系统的理论阐发。他们认为,血瘀是贯穿冠心病发展过程的中心环节,也是稳定期患者的基础病理状态。若瘀久化热、酿生毒邪,或从化为毒,可致瘀毒内蕴,蕴毒骤发,蚀肌伤肉,毒瘀搏结、痹阻心脉,则会导致病情突变,出现不稳定型心绞痛、急性心肌梗死、心源性猝死等急危重症。"瘀毒致变"是稳定期冠心病发生急性心血管事件的主要病因和关键病理机转。根据西医学对心脑血管疾病特别是血栓性疾病过程中过氧化应激损伤、炎症介质、炎症反应等方面的新发现、新认识,对照中医"毒"邪既是病理产物又是致病因素的特性,以及毒邪致病起病急、传变快、直中脏腑、腐肌伤肉的致病特点,将低密度脂蛋白、血糖、同型半胱氨酸及病原微生物等心脑血管血栓性疾病的血液致病因素归纳为中医的"内生毒邪",而上述致病因素诱导的组织损伤坏死、炎症瀑布反应、氧化脂质沉积和细胞凋亡等病理损伤过程,即可理解为"毒邪"致变的病理衍变过程。这种理论对接和推导过程,不仅为"瘀毒"致病学说奠定了良好的理论基础,同时也为"瘀毒"致病学说的深入研究和多方求证指明了方向。在后续的一系列研究中,陈可冀团队对"瘀毒致变"学说从多角度、多层次进行了验证,并通过对患者的随访研究,初步总结出胸骨后疼痛、头痛、脉涩或结代(血瘀征象)及平素经常咽痛、hs-CRP 增高(提示机体有慢性炎症反应,是"毒"的征象)可考虑作为冠心病稳定期患者"瘀毒"的临床表征。并通过舌象对比研究发现舌质青(含衬青舌和青紫舌)、舌下脉色紫红可作为"瘀毒"的临床表征之一。舌苔由黏腻转为燥腻、垢腻也可能是"化毒"的重要临床表征,并利用临床流行病学方法,制订了符合循证医学理念的冠心病因毒致病的辨证诊断及量化标准,为临床医生从四诊信息采集过程中早期发现"瘀毒"致变的蛛丝马迹,早期判断、识别急性心血管事件的高风险人群并及时加以有效的干预、治疗,进而减少严重的、急性心血管事件的发生,以及减少死亡提供了新的思路与方法。

"瘀毒"病因学说、"瘀毒致变"理论从假说的提出,到中医古籍文献理论的挖掘整理,从理论内涵的阐释和不断完善,到基础研究的多方位求证、临床实践的循证研究,再到辨证诊断及量化标准的建立,不仅是"瘀毒"病因学说及

"瘀毒致病"理论从萌芽到成熟,从理论假说逐步走向完善的理论体系的发展过程,更是中西医碰撞、融合催生新思路、新方法的中西医结合研究范例。其示范效应,不仅为心脑血管疾病的中西医结合研究积累了宝贵的经验,更为多种慢性疾病的中西医结合防治研究提供了有益的启示。

慢性肾脏病(CKD)是一类渐进性疾病。在过去10年间,慢性肾脏病已成为世界主要公共卫生健康问题而备受关注。该疾病所面临的挑战和经济负担不仅仅是高昂的肾脏替代治疗费用,更重要的是肾脏疾病可大大增加人群的死亡率和心血管事件的发生率,严重威胁国民的生命健康,并造成巨大的社会和家庭经济负担。与心脑血管疾病及多种慢性非传染性疾病相似,慢性肾脏病也存在明显的稳定期与快速进展期,高尿酸、高血糖、高血脂、高血压等是传统公认的慢性肾脏病诱发加重因素,而血清中代谢产物、生物活性物质如肌酐、尿素、尿酸、血糖、低密度脂蛋白、中分子毒素、炎症因子、过氧化脂质、免疫复合物等的异常堆积,以及由此诱发的一系列后续效应如缺血损伤、过氧化应激、炎症反应等是导致肾小球硬化、肾间质纤维化、肾单位持续毁损,肾功能进行性下降的关键机制。就根本特性而言,慢性肾脏病进展过程中机体及肾脏局部产生的内源性致病因素如免疫复合物、中分子毒素等等,均可归结为中医"内生毒邪"的范畴。而其引发的免疫损伤、炎症反应、纤维化等后续的肾脏损伤反应,均可理解为"毒瘀互结""瘀毒致变"的病理机制。我们近期开展的一项基于慢性肾脏病4期RCT生物样本的研究,对2组基线一致,但进展速度不同的CKD4期患者进行了代谢组学的对比分析,结果发现,与病情稳定的患者相比,在快速进展的CKD4期患者中发现了3-羧基-4-甲基-5-丙基-2-呋喃丙酸、7α-羟基-3-氧-5β-胆酸等8种特异性生物标志物,其代谢途径与氨基酸代谢途径和脂质代谢途径失调有关系。根据Logistic逐步回归模型,可以发现其中的Carnosine等3种生物标志物与eGFR下降相关。基于同组人群的脂组学的初步研究也发现CKD4期的快速进展可能与鞘脂、磷脂等脂质代谢异常有关。这些研究的初步结果,也从一个侧面证实了陈可冀"瘀毒致病"理论在肾病领域同样具有指导意义和应用前景。目前,在慢性肾脏病的中西医结合治疗和研究过程中,大家关注最多的是气虚、血瘀、湿热等病因病机,当肾功能异常时,也常常考虑到浊毒之邪在病情进展中的作用,但大多数是基于对肌酐、尿素等升高的情况,因此治疗中更多在于泄浊或通腑。"瘀毒"病因学说,使我们能够从更深的层次,在慢性肾脏病的早期就开始认识到潜在的内生之毒,结合现有对肾脏病高凝状态、微血栓、微癥瘕等"瘀血阻络"病机的认识,拓宽临床防治及研究的思路,尝试从"瘀毒"互结,互相转化,损伤肾络及全身微络,导致恶性循环,推进肾脏功能的持续进展等方面,探索干预新靶点、新环节,结合中医经典理论、方药的系统挖掘,引进西医学网络药理学、免疫学、病理生理学研究的新技术和新认识,寻找有效阻断"毒邪"内生、解毒祛瘀的中药组方,延缓慢性肾脏病进展,提高临床疗效。同时,还可以从"瘀毒"之标实与"气虚"之本虚的标本关系着眼,探索新的药物干预机制,为研发新的治疗药物提供依据。陈可冀及其团队创立的"瘀毒"病因学说及"瘀毒致变"理论,大大拓展了慢性肾脏病中西医结合防治与研究的深入发展空间,为我们突破慢性肾脏病研究与临床治疗的瓶颈指明了新的方向。

（毛炜）

参考文献

1. 付长庚.陈可冀院士学术思想与成就[J].中医药通报,2016,15(4):3-5.

2. 刘龙涛,张京春,陈可冀,等.中医"瘀毒"理论的文献研究概述[J].世界中医药,2008,3(2):106-107.

3. 徐浩,史大卓,殷惠军,等."瘀毒致变"与急性心血管事件:假说的提出与临床意义[J].中国中西医结合杂志,2008,28(10):934-938.

4. 史大卓,徐浩,殷惠军,等."瘀"、"毒"从化——心脑血管血栓性疾病病因病机[J].中西医结合学报,2008,6(11):1105-1108.

5. 郑峰,曲丹,徐浩,等.冠心病稳定期患者中医辨证与超敏C反应蛋白相关性研究[J].中国中西医结合杂志,2009,29(6):485-488.

6. 徐浩,尚青华,陈浩,等.间-α胰蛋白酶抑制物重链4:冠心病"毒证"生物标记物?[C]//中国中西医结合学会活血化瘀专业委员会.第十次全国中西医结合血瘀证及活血化瘀研究学术大会论文集.海口:中国中西医结合学会活血化瘀专业委员会,2013:192-193.

7. 张京春,陈可冀,张文高.解毒活血配伍方药对载脂蛋白E基因敲除小鼠血清MCP-1的影响[C]//中国中医科学院西苑医院.首届全国中医药博士后论坛论文集.北京:中国中医科学院西苑医院,2012:299-302.

8. 谢文光,马晓昌,邵宁生,等.赤芍治疗热毒血瘀证的血清蛋白质组变化的初步研究[J].中国中西医结合杂志,2005,25(6):520-524.

9. 徐浩,曲丹,郑峰,等.冠心病稳定期"瘀毒"临床表征的研究[J].中国中西医结合杂志,2010,30(2):125-129.

10. 徐浩,曲丹,郑峰,等.冠心病稳定期患者"瘀毒"舌象表征的研究[C]//中国中西医结合学会活血化瘀专业委员会.全国中西医结合防治动脉硬化及心脑血管病高层研讨会暨第七次全国中西医结合血瘀证及活血化瘀研究学术大会论文集.济南:中国中西医结合学会活血化瘀专业委员会,2009:125-130.

11. 陈可冀,史大卓,徐浩,等.冠心病稳定期因毒致病的辨证诊断量化标准[J].中国中西医结合杂志,2011,31(3):313-314.

六、病证结合与心力衰竭

(一)心力衰竭概述

心力衰竭是指由于心脏结构和/或功能的异常,导致的静息或负荷状态下心输出量降低或心腔内压力增高,从而引起典型的症状(如劳力性呼吸困难、疲乏)和体征(颈静脉怒张、肺部啰音、外周水肿),是一种复杂的临床综合征,是各种心血管疾病的终末状态,具有病死率高和致残率高的特点。

心力衰竭是严重危害人类健康的心血管疾病,其5年生存率与恶性肿瘤相似。中国心血管病的患病率和死亡率总体上看仍处于上升阶段。《中国心血管病报告2017》指出,我国现有心血管病人数为2.9亿,其中心力衰竭450万。一项针对全中国10个省份的20个城市与农村的15 518人的调查显示,2000年,我国35~74岁人群慢性心力衰竭患病率为0.9%,其中男性为0.7%,女性为1.0%,北方心衰患病率为1.4%,南方为0.5%,并且城市(1.1%)高于农村(0.8%)。随着年龄的增加,心力衰竭的患病率显著增加。在发达国家,心衰患病率在成年人群约为1%~2%,在年龄超过70岁的老年人群中,则高达10%以上。心力衰竭致死率高,中国心力衰竭患者注册登记研究(China-HF)针对2012—2014年88家医院共8 516例心衰患者进行分析,发现住院心衰患者的病死率为5.3%。近期的一项欧洲数据(ESC-HF先驱研究)表明,住院的心衰患者12个月全因死亡率为17%,而稳定不卧床的心衰患者1年全因死亡率为7%,心血管原因为主要死亡原因,猝死和心衰恶化占主要。心衰患者通常需反复住院,胸闷、气喘症状严重,日常活动明显受限,而严重影响其生活质量,并且给患者本人、家庭及整个社会带来了沉重的健康和经济负担。一项研究表明,在低收入国家中,我国的心衰患者所花费的医疗成本最高,占全球心力衰竭总成本的5.01%。在美国,每年有超过110万的心衰住院患者,医疗费用超过200亿美金。可见,心衰已成为严重危害人类健康的重要公共卫生问题,是未来心血管疾病的最终战场。

(二)历代医家对本病病因病机的认识

1. 病名溯源　"心衰"二字最早见于王叔和的《脉经》,曰"心衰则伏,肝微则沉,故令脉伏而沉"。但这里的"心衰"并非病名,只是对病机的描述。《圣济总录·心脏门·心脏统论》中亦有"心衰"的描述:"心衰则健忘,心热则多汗。"现代学者大多认为,此处"心衰"指心气血亏虚,心气衰弱之意。

历代中医古籍中并无"心力衰竭"的病名,而在一些古籍中记载的"心衰"

相关内容并非西医学中的心力衰竭。在一些文献研究中,大多将心衰按照症状归属于中医学中的"喘证""水肿""心悸""胸痹"等范畴。《黄帝内经》中并没有心衰病名,但最早描述了心衰的症状。如"心胀者,烦心短气,卧不安";"水病下为胕肿大腹,上为喘呼,不得卧者,标本俱病";"夫不得卧,卧则喘者,是水气之客也"。张仲景《金匮要略》中有关于"心水"的记载,如"心水者,其身重而少气,不得卧,烦而躁,其人阴肿";"水停心下,甚者则悸,微者短气";"水在心,心下坚筑,短气,恶水不欲饮",与西医学的心衰症状很是相符。

　　除此之外,中医古籍中还有一些与心力衰竭有关的疾病的记载。《素问·咳论》记载:"心咳之状,咳则心痛,喉中介介如梗状,甚则咽肿喉痹。……久咳不已,则三焦受之,三焦咳状,咳而腹满,不欲食饮,此皆聚于胃,关于肺,使人多涕唾,而面浮肿气逆也。"类似于西医学的肺心病心力衰竭。《素问·痹论》曰:"脉痹不已,复感于邪,内舍于心……心痹者,脉不通,烦则心下鼓,暴上气而喘。"这里的"心痹",由脉不通发展而来,出现"暴上气而喘"等症状,类似于冠心病心衰,但因"复感于邪",而与西医学中的风湿性心脏病心衰的症状、病因类似。

　　2. 病因病机分析　对于该病的病因,中医学认为外因多为风、寒、湿等邪气侵袭人体,日久发展成心衰。如《素问·痹论》有云:"风寒湿三气杂至,合而为痹也。……心痹者,脉不通,烦则心下鼓,暴上气而喘。"心衰的内因多为饮食不节、情志失调。如《素问·生气通天论》云:"味过于咸,大骨气劳,短肌,心气抑;味过于甘,心气喘满。"平素思虑过多亦可令心气受伤,病久可致心衰。《素问·五脏生成》云:"名曰心痹,得之外疾,思虑而心虚,故邪从之。"劳倦内伤同样可致心衰为病。《济生方》云:"水肿为病,皆由真阳怯少,劳伤脾胃,脾胃既寒,积寒化水。"

　　对于心衰的病机,临床各个医家从不同的角度进行了阐述。赵殿臣等认为心肾相关,病位为心肾,心衰日久导致心阴阳两虚,肾失于温养,肾不能制水,水饮泛滥,同时心肾亏虚,不能推动血液运行,血行不畅,瘀血内生,心肾化精乏源。马艳东等则基于心主血,肺主气,认为病位在心肺,肺气不足、血脉瘀滞是心衰的主要病机。袁国强等则基于中医脉络学说为理论基础来探讨心衰病机,认为气阳亏虚、络瘀水停、络息成积是慢性心衰的主要发病机制。唐蜀华等认为本病病机以心气阳亏虚为本,血瘀、水饮停滞为标,气阳亏虚 - 瘀血阻滞 - 水饮停蓄 - 气阴亏虚为其演变规律,病位在心,与肺、肾相关,涉及肝、脾。华新宇利用三焦理论分析心衰病机,认为慢性心衰的病理过程为心气虚→心阳虚→三焦失利,气水代谢失常→水不循常道,水停脏腑→三焦壅塞,痰瘀水停→脏腑阴阳俱虚与三焦壅塞虚实夹杂,心气亏虚是基本病理,三焦失利、气水代谢失常是病机关键,疏导三焦、行气利水当贯穿心衰治疗始终。郭维琴认为气虚是心衰的基本病机,在此基础上,感受外邪,脾肾阳气受损,气滞血瘀,气化不利,化为痰饮,凌心射肺,泛溢肌肤,形成本虚标实之证。庞志英认为本虚标实是其总属病机。本虚主要指心、肾、脾、肺亏损,早期以心气虚为主,可气虚及阴,表现为气阴两虚;或者气虚及阳,阳气亏损,最终导致阴阳两虚,而以阳虚为主。标实则是在本虚基础上产生的病理产物,主要表现为血瘀、水停、水邪上泛。杨士勇认为阳虚水泛是病机关键,气虚血瘀、阳虚水泛、水血同病是重要因素。

3. 陈可冀对心衰病机的认识　陈可冀结合中医传统思辨特点,认为慢性心衰的病机可概括为"虚""瘀""水"三方面。陈可冀以"心衰病"名之。早期以心气心阳亏虚,可兼有肺气亏虚,随着病情发展,致血运无力,瘀血内停;中期累及脾阳,脾阳受损,失于健运,加之肺气亏虚,水道失于通调,水湿内停;到后期肾阳虚衰,膀胱气化不利,水饮泛滥。大多数心衰患者的病机具有以上规律。心衰最根本的病机为内虚,而气虚血瘀贯穿心衰病始终。

(三)陈可冀对心衰中西医结合治疗的认识

1. 气血辨证与心衰　心衰可突然起病,也可呈隐匿性。其特点是渐进性发展直至恶化,其最终结局是发展为循环的衰竭。陈可冀则认为,久病、频发之病需从瘀论治。在急性心肌梗死或缺血性心肌病所导致的心力衰竭中,瘀血不仅促进了心衰的发生和发展,更是一种重要的病理产物。对于血瘀产生的原因,气血运行失常是最主要的。气是构成人体和维持生命活动的基本物质,由肾中所藏的先天精气,脾胃化生的水谷精微之气,以及肺吸入的清气所构成,具有温煦、推动、营养、防御等作用。心衰的病位在心,老年人多心气虚。《千金翼方》曰:"人年五十以上,阳气日衰,损与日至,心力渐退。"而气是血液运行的动力,维持心脏的正常跳动。《灵枢·经脉》有云:"手少阴气绝则脉不通……脉不通则血不流。"只有心气充足,才能推动气血运行,发挥正常的生理功能,心气不足,无力运血,血停为瘀,心气虚日久,心阳不足,阳虚不能温化水湿,为痰为饮。《金匮要略·水气病脉证并治》曰:"血不利则为水。"王清任《医林改错》云:"血积既久,其水乃成。"可见,瘀血停留体内日久,影响水液输布,因瘀致水。如此,陈可冀认为心力衰竭与气血关系密切,并力倡在八纲辨证的基础上加上气血辨证,组成十纲辨证,包括寒热、虚实、表里、阴阳、气血十纲,并认为活血化瘀是治疗心衰的重要方法之一;强调以气血为纲,从整体上把握心衰的病机特点,方能辨证精当,施治合理,收到佳效。

2. 病证结合与心衰　陈可冀从事临床实践多年,特别是作为中西医结合的领军人物,其毕生致力于中西医结合的基础与临床研究。在心衰的临床研究中,陈可冀认为除了以中医理论为指导,以望、闻、问、切四诊获取的综合信息之外,还应结合中医证的规范化研究成果及西医学对心衰病理生理认识的进展,即运用病证结合的方法,使其辨证更趋于合理,体现中西医优势互补。

治疗上,施以紧扣中医病机的理法方药,结合现代中药药理学的研究成果,做到病证结合、理效结合、常变有度。

陈可冀在气血辨治观基础上,认为气血在血瘀的形成和治疗中十分重要,故血瘀证当明气血,从而认为活血化瘀是治疗心衰的重要方法之一。他依据传统中医的思辨特点,将充血性心力衰竭分为3型:①气虚血瘀型以加味保元汤治疗;②中阳亏虚、水饮内停型以苓桂术甘汤加味治疗;③肾阳虚衰、水饮泛滥型以真武汤化裁治疗。

(1)气虚血瘀型:此型患者多见于心衰早期,纽约心功能分级(NYHA)Ⅰ~Ⅱ级,患者心衰症状往往不很明显,但具有心衰发病的危险因素,结合心衰原发病因及心脏彩超等其他检查,这一类患者尚处于心衰代偿期,此时病位主要在心、肺。另外,其他如慢性肺源性心脏病、缺血性心肌病、扩张性心肌病、风湿性心脏瓣膜病引起的心衰,在血流动力学基本稳定的情况下,以劳力性气促为突出表现者多归属本型。

本型主要表现为气短心慌,活动及劳累后加重,可伴有胸闷胸痛、头晕乏力、失眠多梦、两颧暗红等,舌质暗或可见瘀斑瘀点,苔薄白,脉细涩而数。临床根据舌脉、原发病、其他伴随症状,又可分为心气虚兼血瘀、心阳虚兼血瘀、肺肾气虚兼血瘀、气阴两虚兼血瘀4种亚型。

保元汤出自明代魏桂岩所著的《博爱心鉴》,由人参、黄芪、甘草、肉桂四味组成,是临床常用补气方剂之一,具有益气补虚培元、肺脾肾同补之效,涵括了中医补气之要。保元汤原方释义为太阴湿土,得阳始运,故用人参、黄芪甘温益气、升举脾阳,肉桂、甘草辛甘温润、温运脾阳。本方温阳,温而不燥,补气,补而不滞,但其活血之力不够。故治疗气虚血瘀型心衰,在原方基础上加用丹参、川芎、赤芍,名为加味保元汤。临床随症加减应用,如形寒肢冷,合并劳力性心绞痛,尤其是寒冷诱发者,加栝楼、薤白、干姜,重用肉桂或桂心;肺心病心衰伴轻度肺淤血,肺通气及弥散功能障碍,气短显著者,加葶苈子、蛤蚧尾(研末冲服);口干渴,盗汗明显者,加玉竹、地骨皮,另服生脉饮。

(2)中阳亏虚、水饮内停型:此型心衰已进展至中期,或以右心功能不全为主。NYHA为Ⅱ~Ⅲ级,病位主要在心、肺、脾。此型心衰由气虚血瘀型心衰进展而来,由心气(阳)虚兼血瘀演变为心脾阳虚兼水饮,心功能由 NYHA Ⅰ~Ⅱ级进展到Ⅱ~Ⅲ级。陈可冀认为慢性心力衰竭(CHF)到此阶段,心气虚已进展为心阳、脾阳虚,无形或轻症之瘀已变化为有形之痰饮水气夹瘀,如不阻断则会迅速质变为阳虚水泛甚至阳脱证,此时本虚与标实兼有,当标本兼治。

本型主要表现为心悸气短,形寒肢冷,食欲不振或兼呕恶,小便短少,肝脾肿大,水肿,舌淡苔白滑,脉沉细。

苓桂术甘汤是《伤寒论》中温阳化气的著名方剂,具温阳健脾、利水降逆之功,是脾虚兼水饮的主治方剂。方中茯苓为君药,药性缓和,益心脾利水湿,补而不峻,利而不猛;动物实验证明,茯苓有较强的利尿作用。白术益气健脾,通利水道。现代药理研究认为,白术有明显而持久的利尿作用,并能促进电解质,特别是钠的排出。桂枝温通经脉,通阳化气,实验证明除有较强的强心作用外,还能促进唾液及胃液的分泌,帮助消化,增强食欲。

本方突出脾虚湿盛在病机演变中的重要性;强调温补不留邪,化饮活血不伤正,即张仲景治疗痰饮当以"温药和之"的思想。临床上根据合并症加减应用,基本方为茯苓、桂枝、白术、炙甘草、丹参、桃仁。动则气喘或合并心绞痛者,加人参、生黄芪;肺淤血显著或伴肺水肿者,加葶苈子、苏子;胃肠道淤血,心下痞塞,干呕或呕吐明显者,加姜半夏、砂仁、陈皮、佩兰;肝脾肿大者,加鳖甲、三棱、莪术;水肿明显者,加猪苓、泽泻、冬瓜皮。

(3)肾阳虚衰、水饮泛滥型:此型为心衰终末期,NYHA 为Ⅳ级。本型本虚标实皆甚,属危急重症,相当于重度全心衰或心源性休克阶段。

本型主要表现为心悸怔忡,气短喘息,甚至端坐呼吸,或咳粉红色泡沫样痰,形寒肢厥,面色苍白,下肢水肿或重度水肿,尿少或无尿,唇舌紫暗,脉微细欲绝。病变脏腑涉及心、脾、肾、肺,为多脏同病,气血水交互为患。

真武汤亦出自《伤寒论》,是温阳利水名方。陈可冀主用基本方为茯苓、芍药、生姜、白术、附子、丹参、桃仁。少尿或无尿,加猪苓、车前子、冬瓜子、冬瓜皮、泽泻;腹水甚者,并用黑白丑末吞服;肺淤血、肺水肿咯血者,加旋覆花、苏子霜、大小蓟、侧柏叶,并三七粉冲服;胸腔积液或心包积液显著者,加己椒苈黄汤;心悸甚合并快速性心律失常,加琥珀末(冲服)、珍珠母、苦参;过缓性心律失常如病态窦房结综合征时,加用红参另煎兑入;长期大剂量应用利尿剂出现伤阴之象时,如口燥渴、舌光红无苔、烦躁者,加生地、玄参、石斛、芦根等。

(四)编者的经验体会

慢性心力衰竭是多种心系疾病的终末阶段,发病率呈上升趋势。中医药对于本病的治疗起着重要的作用,这不仅得益于既往先人的经验,同时还有后人的总结和创新。在血瘀证理论指导下,自主创立暖心胶囊,相关的临床研究很多,也已经初步证实了其有效性及安全性,能明显改善心功能,提高生活质量。

(吕渭辉　曹爱琴)

参考文献

1. Mosterd A,Hoes AW. Clinical epidemiology of heart failure[J]. Heart,2007,93(9):1137-1146.

2. Redfield MM, Jacobsen SJ, Burnett JC, et al. Burden of systolic and diastolic ventricular dysfunction in the community: appreciating the scope of the heart failure epidemic[J]. JAMA, 2003, 289(2): 194-202.

3. Bleumink GS, Knetsch AM, Sturkenboom MCJM, et al. Quantifying the heart failure epidemic: prevalence, incidence rate, lifetime risk and prognosis of heart failure The Rotterdam Study[J]. Eur Heart J England, 2004, 25(18): 1614-1619.

4. Ceia F, Fonseca C, Mota T, et al. Prevalence of chronic heart failure in Southwestern Europe: the EPICA study[J]. Eur J Heart Fail, 2002, 4(4): 531-539.

5. Christopher Cook, Graham Cole, Perviz Asaria, et al. The annual global economic burden of heart failure[J]. International Journal of Cardiology, 2014, 171(3): 368-376

6. Mozaffarian D, Roger VL, Benjamin EJ, et al. Heart disease and stroke statistics-2013 update: A report from the American Heart Association[J]. Circulation, 2013, 127(1): e6-e245.

7. 李庆林. 中西医结合治疗充血性心力衰竭66例[J]. 河南中医, 2008, 28(1): 53-54.

8. 赵殿臣, 张艳. 运用经方从心肾论治慢性心力衰竭[J]. 辽宁中医药大学学报, 2011, 13(7): 174-175.

9. 马艳东, 杨艳玲. 浅谈肺在心力衰竭发生发展和治疗方面的重要作用[J]. 河北中医, 2001, 23(1): 58.

10. 袁国强, 李彦霞, 魏聪. 从脉络学说论治慢性心力衰竭[J]. 中国中医基础医学杂志, 2012, 18(8): 820-822.

11. 周江. 唐蜀华教授治疗心力衰竭经验简介[J]. 中国中医急症, 2011, 20(1): 69-70.

12. 唐蜀华. 中医药治疗充血性心力衰竭的临床体会[J]. 上海中医药杂志, 2003, 37(1): 23-25.

13. 华新宇. 慢性心力衰竭中医病机的三焦观[J]. 光明中医, 2010, 25(11): 1963-1964.

14. 郭维琴, 赵忠印, 曹继平, 等. 心力衰竭中医辨证论治初探[J]. 中医杂志, 1988(1): 15-16.

15. 庞志英. 充血性心力衰竭的中医药治疗[J]. 中医学报, 2010, 25(2): 335-336.

16. 刘呈宇, 杨士勇. 杨士勇教授治疗慢性心力衰竭经验[J]. 中西医结合心脑血管病杂志, 2015, 13(6): 861-863.

17. 杨晓丽, 曹姗, 冯闲, 等. 中医气理论与健康状态关系[J]. 天津中医药大学学报, 2014, 33(2): 65-68.

18. 张印生, 韩学杰. 孙思邈医学全书[M]. 北京: 中国中医药出版社, 2009: 489.

19. 田代华, 刘更生. 灵枢经校注[M]. 北京: 人民军医出版社, 2011: 66.

20. 宋书功. 金匮要略广注校诠[M]. 海口: 海南出版社, 2010: 183.

21. 温长路, 刘玉玮, 温武兵. 医林改错识要[M]. 北京: 中医古籍出版社, 2002: 52.

22. 邓中甲. 方剂学[M]. 北京: 中国中医药出版社, 2005: 152.

七、灵活运用陈可冀胸痹相关理论
指导微血管性心绞痛治疗

1967 年,对于微血管性心绞痛开始有了模糊概念。Lidoff 首先报道了有典型的劳力性心绞痛症状的 15 名女性患者,其心电图运动平板试验结果呈阳性,但是冠脉造影结果无明显狭窄;1973 年,Kemp 将上述症状概括为"X 综合征";1987 年,Canoon 和 Epstein 对其有了确切的定义:"微血管心绞痛"是指由于冠状动脉微循环障碍导致心肌缺血所致的疼痛。但是值得注意的是,它应该和代谢微血管性心绞痛有所区别,后者包括代偿性高胰岛素血症、胰岛素抵抗、血脂紊乱、糖耐量降低等。统计数据显示,微血管心绞痛占冠脉解剖研究登记病例总数的 10%~15%,其中绝经期女性居多,高达 66%。初步估计,微血管性心绞痛在临床表现为心绞痛的患者中占有相当大的比例。由于这些患者冠脉本身不存在严重狭窄,无需植入支架治疗,药物治疗成为主要的治疗手段。西医学针对微血管性心绞痛主要以血管扩张剂为主,部分患者能获得一定程度的缓解,但往往难以根治。针对微血管性心绞痛,传统医学可能通过调整人体气血阴阳平衡,达到调节局部微环境稳定,缓解心绞痛的目的。

至今,对微血管心绞痛发病的病因并没有一致认识。西医学提出了以下几种假设:①由冠状动脉微循环内皮功能障碍引起。内皮细胞能够通过控制收缩和舒张因子,调节冠脉的血流量,从而达到对心肌供氧的调度。当一氧化氮(NO)水平降低时,内皮素 -1(ET-1)、血管紧张素Ⅱ(AT-Ⅱ)水平升高,导致微血管收缩,造成心肌供血不足。同时,吸烟、血脂紊乱、高血压、胰岛素抵抗和糖尿病也可以引起内皮功能障碍。②由雌激素不足引起。雌激素不仅具有抗动脉粥样硬化的功能,同时还有抗炎、抗氧化、加强血管壁弹性、抑制细胞增殖的作用,是女性重要的保护因子。针对绝经后女性,有研究尝试针对 X 综合征患者,可皮下注射雌二醇,以减少患者的胸痛发作频率。③由炎症引起。冠脉局部出现炎症反应时,内皮细胞可能会被损伤,从而导致微循环障碍。④由心脏自主神经功能紊乱引起。当交感神经过度兴奋,迷走神经过度抑制时,会促使微血管收缩;同时有研究发现,75% 的 X 综合征患者间位碘代苄胍(MIBG)摄入不足,可能是由于心脏神经末梢释放去甲肾上腺素增加,对 MIBG 的摄取形成竞争性拮抗所致。

(一)历代医家对微血管心绞痛病因病机的认识

虽然中医学中并没有"微血管心绞痛"的病名,但在诸多中医典籍中可以见到相似的病情记录。如《素问·脏气法时论》记载:"心病者,胸中痛,胁支满,胁下痛,膺背肩甲间痛,两臂内痛。"并且《素问·痹论》进一步描述:"心痹者,脉不通,烦则心下鼓,暴上气而喘。"《素问·标本病传论》记载:"心病先心痛。"《灵枢·五邪》记载:"邪在心,则病心痛喜悲,时眩仆。"可见古代医家早已认识到心脏是本病的主要病理部位。《针灸甲乙经》记载:"实则心暴痛,虚则烦心,心惕惕不能动,失智,内关主之。"早已得到了广大医家的认可。医圣张仲景提出"阳微阴弦"的理论,认为本虚标实是本病的主要病机,以此影响了后世众多医家。王清任以活血行气之法治疗本病,血府逐瘀汤之方沿用到现在。根据临床症状不难得出,本病属于中医"胸痹""心痛"范畴。中医治疗胸痹、心痛历史悠久,具有丰富的经验,特别是在改善症状、提高患者生活质量方面,为治疗微血管心绞痛开辟了一条崭新的道路。

从病因分析方面来说,葛炎良认为本病患者女性居多,常常因为心情不佳或疲惫而加剧,病机为胸阳不展、肝气郁结、络脉阻滞、血脉失调,以致胸闷胸痛、心悸怔忡,具有血瘀气郁、痰湿气虚等多重病理机制。张雪红认为,本病多以情志不畅或劳倦为诱因,病机以痰瘀交阻为主,兼有气虚、阳虚和气滞。赵习德则认为,肝气郁结是本病的主要诱因,心肝阳虚为内因,两者可以交叉相互影响。毛静远进行的中医证候分析显示,本病病机以气滞、痰阻、血瘀为主,可兼有气虚、阳虚及阴虚,心痹为基本病理改变,而气滞痰阻血瘀为基本证型,贯穿整个病理过程。由此可以总结得出,本病主要病机为气滞、血瘀、痰阻,从而导致心痹。

针对行支架术后的微血管病变,当代名老中医邓铁涛指出,其仍属于中医"胸痹"范畴,"标实"是其重要病机,但要重视正气不足的内在因素,介入治疗可以改善患者的主动脉血瘀实证,但是胸痹总病机是本虚标实,同时,支架术容易导致"破血",损伤正气,故相比之前本虚证可能会加重,正气不足,形成瘀血和痰浊有形之邪,会再次阻滞脉络。从中医整体观念出发,疾病的发生与五脏心、肝、脾、肺、肾整体平衡失调相关。支架术后容易导致气虚,进而影响到脾气亏虚,脾气亏虚则运化失职,水湿内停,形而为痰,痰阻脉络,则会导致气虚不畅,形而为瘀,痰瘀相结,心脉失养,发为胸痹。支架术是从外源损伤介导了一系列病理过程,导致局部气血凝滞,经络阻塞,毒邪壅遏,形成"内毒",易与其他病理因素交织,瘀阻脉道,发为"胸痹"。此外,尚有毒邪和火热痰瘀交结,壅滞气血,损伤心络,发为心痛的理论。或认为,冠心病多发生于中老年人,其主要病理机制是心肾两虚,心气、心阳虚衰和肾阴、肾阳不足可相兼为病。

(二)陈可冀对微血管心绞痛病理机制的认识

陈可冀认为冠心病的病理改变过程与中医"心脉痹阻""心脉不通"有一致之处,属于"血瘀证"范畴;认为本病病机为"本虚标实,标实中血瘀贯穿发病过程始终",于是以"活血化瘀""温通活络"为目的治疗冠心病,并在此基础上针对气滞、寒凝、痰浊、阳虚等致病因素,衍生出理气活血、益气活血、化浊活血、温阳活血等一系列治疗方法,具有显著的临床疗效。陈可冀曾向名老中医岳美中、冉雪峰、郭士魁等专家学习,深切感受到他们各自在治疗冠心病心绞痛上的独特方法。于是,他在继承中创新,倡导冠心病需辨寒热虚实、本虚标实状态,在治法上明确提出"三通"和"两补"原则治疗心绞痛的临证思想。

"三通"是指宣痹通阳、芳香温通及活血化瘀三法。"心绞痛发作频率大,程度较重时,多属血脉闭阻,通法生效较快;对于寒凝脉络,凝滞而痛者,可采用芳香温通法医治,常可快速起效;对于气滞血瘀、脉络痹阻者,常采取活血化瘀方药活血行滞、通痹止痛,疗效较好。"陈可冀强调,要注意温通药不宜过用、久用,尤其是对冠心病心绞痛的患者,其病机多为本虚标实证,过用、久用易损伤气阴,必要时宜通补兼施或通补交替应用。

"两补"是指补肾和补益气血。陈可冀通过大量临床研究,针对冠心病心绞痛的"痛无补法"论点做了评述纠正。他认为,在张仲景、李东垣等古代医家的著述中就有医治痛证用参芪的经验,在治疗过程中合理结合"补虚",常常有助于巩固疗效。

芳香温通治疗胸痹的典范之作——宽胸气雾剂,就是由他和名老中医郭士魁在长期临床实践中总结得到的临床经验方。该方以细辛开心窍为君,以檀香、荜茇、高良姜行气运血脉为臣,以冰片为佐使,共行芳香温通之功效,是目前临床上最常用的缓解冠心病心绞痛的中成药。他主持的"血瘀证与活血化瘀研究",在继承发展了中医传统活血化瘀理论的基础上,创造性阐明了现代科学依据,赋予了血瘀证和活血化瘀新的内涵。并且研究也证明,活血化瘀治疗具有改善血液纤溶活性、血液生物流变性、冠脉血流,以及抗动脉粥样硬化、抗血小板活性等功效,推动了血瘀证和活血化瘀这门新兴医学领域的现代发展。

(三)编者的经验体会

微血管心绞痛作为冠心病的一种特殊类型,临床症状与常见的冠心病还是有些许不同之处。确实,记录有关微血管心绞痛的中医名著和报道相对较少,但就如陈可冀所说,微血管心绞痛患者中,本虚标实者最多,这实际上是反映了气与血、母与子的关系。气为血之帅,血为气之母,气虚则血行无主,停而为瘀,瘀血阻滞心脉,不通则痛,而发为胸痹。而瘀血日久,气之母运行不畅,必然会影响到气,而致气虚或气滞。正如医家万全所说:"夫人之一身,本乎荣卫。卫者阳气,所以开阖囊禀运动枢机者也;荣者阴血,所以充溢脏腑灌溉肢体者也。故气虚则神机息,血虚则化源绝,然二者不可偏胜也。"

因此,在中医理论指导下治疗微血管心绞痛,要从整体观念出发,认识到本病的主要病机为本虚标实,解决临床表现,首先得从气滞、血瘀、痰阻的角度出发,从根本上解决问题。

【典型案例分析】

王某,男,69 岁,患"反复发作性胸痛"3 年,曾行冠脉造影结果显示冠状动脉无明显狭窄,但有反复胸痛发作,目前心绞痛每周或每月发作 2~3 次不等,多因劳累、情绪激动而诱发,或在凌晨、半夜发作,舌下含服硝酸甘油可缓解,自觉乏力气短、纳差懒言,大便畅,舌暗红,苔白腻。体格检查:血压 150/96mmHg,心率 76 次 /min。心电图提示窦性心律,ST-T 改变,胸痛时有动态 ST-T 变化。心电图平板运动试验呈阳性。心肌损伤酶谱阴性。

西医诊断:高血压;冠心病,心绞痛型。

中医诊断:胸痹,痰瘀闭阻型。

治疗:予缬沙坦 80mg、每日 1 次,地尔硫草 30mg、每日 3 次,阿司匹林肠溶片 100mg、每日 1 次,单硝酸异山梨酯 30mg、每日 1 次,盐酸曲美他嗪片 20mg、每日 2 次。在此基础上,以四君子汤合温胆汤进行加减,辅以活血通络药,达到标本兼治的目的。党参 15g,黄芪 15g,白术 15g,枳实 15g,云苓 20g,法半夏 10g,甘草 6g,全当归 10g,丹参 10g。水煎服,分早晚 2 次。经辨证,患者气虚为本,痰阻血瘀为标,进而导致气血不通,胸痹心痛反复发作。以四君子汤加黄芪补气,以温胆汤化痰,辅以丹参、当归活血。当归的有效成分之一阿魏酸更有改善红细胞变形性能力以及清除超氧自由基的功能。徐灵胎在《神农本草经百种录》中称当归为"补营之圣药"。根据"损其心者调其营卫"的理论,血虚则当补,血滞则当通。丹参补血功效虽然弱于当归,但通瘀功效却强于当归。丹参宜于偏热,当归宜于偏寒,两相配伍,可得通治。

患者按照医嘱用药,1 个月后复诊,精神、食欲正常,胸痛未再发作,舌苔颜色恢复正常,追踪随访 3 个月,病情稳定。

(田文杰)

参考文献

1. 李一帆.微血管性心绞痛发病机制的研究进展[J].心血管病学进展,2014,35(3):291-294.

2. 黄山,王大新.心脏 X 综合征的诊治进展[J].心血管病防治知识(学术版),2015(2):140-142.

3. 葛炎良.气血两调方治疗心脏 X 综合征 19 例疗效观察[J].山东中医杂志,2011,30(1)13-14.

4. 张雪红，宋巧凤．桃红四物汤加减治疗 X 综合征 20 例[J]．中国中医急症，2002，11（2）：137.

5. 赵习德．经方治疗心脏 X 综合征 38 例[J]．河南中医，2003，23（7）：10.

6. 毛静远，王恒和，葛永彬，等．51 例心脏 X 综合征患者证候特点分析[J]．中医杂志，2007，48（12）：1111-1112.

7. 张光银，张军平，丁彬彬．冠状动脉介入术后中西医结合防治再狭窄初探[J]．中华中医药杂志，2010，25（8）：1180-1183.

8. 王洪春，张艳，解海宁．中医对 PCI 术后的病机和辨证分型探讨[J]．中华中医药学刊，2007，25（11）：2341-2343.

9. 张敏州，陈伯钧，王磊，等．益气活血法对冠心病介入术后作用的基础和临床研究[C]//中国中西医结合学会心血管病专业委员会．第八次全国中西医结合心血管病学术会议论文集．广州：中国中西医结合学会心血管病专业委员会，2007.

10. 陈可冀，史大卓，徐浩，等．冠心病稳定期因毒致病的辨证诊断量化标准[J]．中国中西医结合杂志，2011，31（3）：313-314.

11. 何德化，张紫冠，谢强，等．宽胸气雾剂缓解冠心病心绞痛的疗效观察[J]．慢性病学杂志，2013（12）：943-944.

12. 李琳，李春岩，顾焕，等．宽胸气雾剂治疗冠心病心绞痛的临床观察[J]．中医药信息，2014，31（3）：131-133.

八、陈可冀"瘀毒致变"学术理论中"毒"的探讨

陈可冀学术思想中多处提到"瘀、毒"。他认为急性冠脉综合征的中医发病机制当中，"瘀毒致变"是主要病机。"瘀"指的就是致病因素"瘀血"，这点基本没有异议，但关于"毒"的含义指的又是什么，可能很多学者会存在一定的疑惑。

（一）历代医家对"毒"的认识

古代很早就提出"毒"的概念，一般包括中药学和中医学的不同含义。中药学中的"毒"与"药"具有不可分割的关系。如《素问·五常政大论》叙述："病有久新，方有大小，有毒无毒，固宜常制矣。大毒治病，十去其六……无毒治病，十去其九。"认为"毒"是药物当中有害的属性，若把药物的毒性降到最低，可发挥药物最大的作用，而用药不当，所有药物都可能发挥毒性的作用。中医学的"毒"多数归为一种致病因素，同时作为致病因素的还有邪气，而邪有风寒热暑湿燥火之分。关于"毒"与"邪气"的关系阐述，《素问·五常政大论》记载："寒热燥湿，不同其化也。故少阳在泉，寒毒不生，其味辛，其治苦酸，其谷苍丹。阳明在泉，湿毒不生……太阳在泉，热毒不生……厥阴在泉，清毒不生……少

阴在泉,寒毒不生……太阴在泉,燥毒不生,其味咸,其气热,其治甘咸,其谷黅秬。化淳则咸守,气专则辛化而俱治。"故把"毒"分成寒毒、湿毒、热毒、清毒、燥毒等。《素问(遗篇)·刺法论》有"五疫之至,皆相染易……正气存内,邪不可干,避其毒气"的记载,可理解为"毒"可由"邪气"进展演变而形成,具有较强的致病作用,病情进展迅速。这为陈可冀"瘀毒致变"学术思想奠定了理论基础。《金匮要略·百合狐惑阴阳毒脉证治》把"毒"分成"阴毒"和"阳毒",进一步阐述毒邪致病的基本病机。针对早期与"毒"相关的理论较为不足,隋代巢元方《诸病源候论》首次对"毒"展开较详细的论述,把"毒邪"称为"毒气",并分成风毒、热毒、水毒、痰毒等30余种毒邪种类,提出汗、吐、下、导引、外治等多种"解毒"方法。吴鞠通的《温病条辨》也将"毒"按照邪气性质进行分类,形成较为完善的"温病学说"理论体系,毒寓于邪,毒随邪入,热由毒化,瘀从毒结,变从毒起,毒不去,热不退,变必现。王清任《医林改错》提到"瘟毒在内烧炼其血,血受烧炼,其血必凝",提出解毒活血法,使"瘀毒"理论体系进一步得到完善。鲍相璈《验方新编》叙述"毒瘀肝经,损坏内溃,吐血数发,势极多危。毒瘀心包络,更加凶险,不待时日",提到"毒瘀"与心脏疾病发生的密切关系。周仲瑛的"伏毒"理论表示毒邪可伏而待发,未发时受情志、体质、环境等影响,一发病则病情凶险,而预防"伏毒"的发作、解除隐患,则类似于西医针对心血管事件的预防体系。

(二) 陈可冀对"毒"的认识

冠心病是危害人类健康的主要疾病之一,急性冠脉综合征(ACS)更是发病凶险,病情进展迅速,死亡率极高,严重威胁着人类的健康。中西医两大医学体系不断致力于减少该病的发生率、降低其危害性,不断有新的观点出现。作为我国中西医结合医学的泰斗陈可冀,也一直在不断探索、完善该病的中西医结合治疗理论体系,作出巨大贡献。陈可冀认为"血瘀证"在冠心病的发病机制中起到主要作用,活血化瘀法是治疗冠心病的治疗大法。同时,由于ACS发病急骤的特点,陈可冀提出"瘀毒致变"与冠心病易损斑块有着密切关系。西医学认为易损斑块破裂、血栓形成、炎症反应贯穿了ACS发生发展的全过程,血小板的黏附、聚集,纤溶系统的抑制导致了血栓的形成。中医学认为血脉艰涩,瘀滞日久,则为"败血""污血",邪为之甚,蕴久生热酿毒,"毒邪最易腐筋伤脉",这与动脉粥样硬化(AS)易损斑块溃烂、糜烂,炎性细胞浸润、出血等系列病理改变有可通约之处。导致斑块不稳定的炎性因子、细胞因子均可归属于中医学"毒"的范畴。基于中医学有关毒的性质及毒与AS易损斑块形成和破裂过程中炎症反应机制的一定相关性,毒之损害当可能属AS易损斑块的重要中医病机之一,但尚需实际临床证效相应研究的进一步确证。在疾病缓解期,毒邪潜伏,瘀毒互结,阻滞血脉,心之血脉不通,不通则痛,故见胸痹心痛;在急性期,若因情志失调、六淫入侵、过度劳累等因素促发,则可触动潜伏毒邪,发病急骤,猝然心痛,"旦发夕死,夕发旦死",形成真心痛,此非单一"瘀血"可以解释。因毒致病的引入,使真心痛发病病机方符合本病发作特点。"毒"是"邪"的一种,"邪之甚者谓之毒"。致病不遗留器质性损伤的为"普通病邪",而"毒邪"猛烈,致病后预后差,遗留器质性损伤。正如上文所提,"毒"有风毒、寒毒、热毒、湿毒等属性之分,易损斑块相关的毒邪又是从属何属性呢,或者将进一步产生哪种病理产物呢? 中医火热上炎,易于灼伤脉络,易损斑块之破裂应归属热性伤络范畴,而瘀毒互结,郁久化热,热从毒化,毒常蕴热,故热毒应是"毒"最常见的存在方式。热毒具有火热性,其性炎上,易袭阳位,故毒之为病多在心脑,而血管疾病多发生于糖尿病、高脂血症、高黏血症等病变的基础上,具有生成热毒的内在因素,其病程常反复发作,来去无常,久治不愈,故ACS的关键病机当是热毒伤络、瘀血闭阻,其发病状况符合热毒发病特点。因而活血解毒法是急性冠脉综合征的治疗大法。张敏州领导的研究团队成立了"陈可冀学术思想传承工作室",一直致力于陈可冀的学术思想传承。为了验证瘀毒理论体系的准确性,张敏州团队开展了多个临床及基础研究。"工作室"在前期ACS中医证候临床流行病学调查研究中,也发现"毒瘀互结"是ACS的主要证型,提出对于冠心病PCI围术期患者治疗上应活血化痰、凉血解毒为主。丹参性偏凉,是活血解毒药物的代表,且丹参酮ⅡA对于ACS患者具有良好的抗炎、降脂、稳定斑块的多靶点保护作用。对于行PCI的不稳定型心绞痛患者,丹参酮ⅡA在应用他汀类药物的基础上可降低术后CK-MB水平,提示其可能具有PCI围手术期心肌保护作用趋势。目前课题已进入结题阶段,相关成果也即将发布。

(三)编者的经验体会

如前所述,急性冠脉综合征之易损斑块与中医之瘀毒病理产物密切相关,此"毒"多数以"热毒"形式存在。笔者观察到,此类患者平时多嗜食肥甘厚腻、嗜食烟酒、熬夜,或合并高脂血症,或合并糖尿病、颈动脉硬化斑块形成等疾患,多形成湿热内蕴或阴虚火旺证候,热伤津亏,血行瘀滞,瘀毒蕴结,阻止心脉,心脉不通,故见胸痹心痛之病。火热之毒邪困结于体内,形成"伏毒",平时多有胸闷刺痛、胀痛或刺痛、夜间痛甚、口干口苦、心悸失眠、大便秘结、小便黄赤、舌质暗红或红绛、苔少、脉弦涩或细数等。若热毒触而暴发,灼伤血脉,瘀血内生,在原有瘀毒藏于体内的基础上,血瘀更盛,血脉痹阻不行,心气不通则痛,心营不荣而痛,故加剧心痛,心痛彻背,瘀毒蕴结不解,故心痛持续不能缓解,形成真心痛之病,病情凶险。故针对此类患者,瘀毒证病机以血瘀、火毒为主,也可见伤阴之候,互为因果,并导致病邪进一步加重,治疗当以活血解毒为大法,阴伤者兼予清热养阴。活血解毒法源自《医林改错》,正所谓"无邪不有毒,热从毒化,变从毒起,瘀从毒结",故而活血的同时应给予清热解毒。广东省中医院张敏州团队根据陈可冀"血瘀证"理论及邓铁涛"心脾相关"理论研制而成的"通冠胶囊"具有益气活血通络作用,业已证实该方对冠心病患者瘀血阻络证具有确切疗效。笔者临床上擅用通冠胶囊组方合生脉饮,酌加玄参、金银花、连翘、赤芍等清热解毒之品治疗急性冠脉综合征。方中丹参作为君药,具有活血化瘀、凉血消痈作用;水蛭破血化瘀助丹参活血之力;气为血之帅,黄芪、太子参益气行血;麦冬、五味子养阴润肠;玄参、金银花、连翘、赤芍等起到清热解毒活血之功。全方共奏活血通络、泻火解毒之功,临床疗效明显。

【典型案例分析】

林某,男,61 岁,因"反复胸闷痛 10 余年,加重 10 天"就诊。既往有冠心病 PCI 史(2005 年)。现症见:胸闷痛,压榨感,每次发作持续 10 余分钟,伴后背疼痛,活动后加重,夜间痛甚,含服硝酸甘油可缓解,心悸,神烦,口干口苦,无头晕头痛,纳眠差,小便黄,大便秘结,舌暗红,苔黄干,脉细数。查体:心率 95 次/min,血压 145/90mmHg,余无特殊。

西医诊断:不稳定型心绞痛。

中医诊断:胸痹心痛病(证型:瘀毒互结,阴虚火旺)。

治法:活血解毒,养阴清火。

方药:丹参 15g,水蛭 10g,黄芪 30g,太子参 20g,玄参 10g,麦冬 20g,赤芍 10g,金银花 10g,连翘 10g,五味子 15g。

服用 3 剂后,诉胸痛症状缓解。二诊时诉眠差,予原方加远志、酸枣仁,再服 5 剂后,夜间可眠,无胸痛发作,活动后少许胸闷。

(周宁智)

参考文献

1. 叶吉晃.周仲瑛教授"伏毒"学说初探[J].中国中医药现代远程教育,2006,4(10):4-7.

2. 张京春,陈可冀.瘀毒病机与动脉粥样硬化易损斑块相关的理论思考[J].中国中西医结合杂志,2008,28(4):366-368.

3. 赵帆,王兰,梁腾霄.中医药学中"毒"的含义和理论探讨[J].现代中医临床,2007,24(1):9-11.

4. 卢笑晖.论热毒在急性冠脉综合征发病中的作用[J].中国中医急症,2005,14(8):750-751.

九、急性心肌梗死中西医结合循证体系构建之路

急性心肌梗死(AMI)是危害人类健康的重大疾病,是国人的主要死亡原因之一。根据 2014 年中国 PEACE 协作组研究报告,2001—2011 年中国 AMI 人数增加了 4 倍,其发病率和死亡率呈逐年增长趋势;在 AMI 诊疗方面,国家投入了大量资源,但令人遗憾的是,在挽救生命、降低并发症方面并没有任何改善。

中医药学起源于先秦时期,经过五千年的历史沉淀,诞生了如《灵枢》《素问》《金匮要略》等著名论著,不仅全面论述 AMI 的病因病机,而且其中记载的经方更是在临床中长期使用。自新中国成立以来,中西医结合在诊治 AMI 及相关的基础及临床研究方面做了大量的工作。1980 年,在陈可冀及国内众多专家召开的全国冠心病辨证施治研究座谈会上,制订了冠心病辨证分型的试行标准,为以后的中西医结合临床研究奠定了基础。

随着近年来中西医结合工作者的不断努力,多中心、大样本、随机对照试验不断涌现,中西医结合治疗 AMI 积累了越来越丰富的循证依据,阐明了一些机制,提高了疗效,取得了一些标志性的科研成果。中医临床诊疗核心是"辨证论治",其诊疗方案是动态、灵活的,体现临床个体化经验及地域性特点,但是没有统一规范的治疗方案及中药方剂,临床取得的疗效评价标准也不尽相同。这不仅使中医临床诊疗行为存在较大差异,优秀的诊疗技术难以进一步推广,而且使中医药的科学性受到一定质疑。面对如此棘手难题,广东省中医院胸痛中心不断摸索尝试,在 2011 年牵头制定了 AMI 中西医结合临床路径,并开展了疗效评价研究;结果证明中西医结合临床路径能规范临床诊疗行为,缩短住院时间,降低住院费用和主要心血管事件发生率,一定程度上体现了规范的中医药治疗有利于改善 AMI 的预后。在此基础上,2014 年发布了我国首部《急性心肌梗死中西医结合诊疗专家共识》,首次提出了全面、系统及规范的中西医结合治疗方案,得到国内著名专家的高度认可,进一步肯定了中西医结合防治 AMI 的优势及作用。

临床指南是连接临床和证据的桥梁,反映了当今最佳的临床诊治水平。我国中医指南的制定工作起步较晚。随着 2017 年《中华人民共和国中医药法》的正式实施,国家从战略规划的高度上重视中医药事业发展,努力实现中医药现代化、国际化,对中医药标准化工作给予了大力支持,相继开展了一系列标准化项目。在前期 AMI 中西医结合临床路径和诊疗专家共识的基础上,成立全国"心肌梗死中医药防治联盟"。2018 年,在中国南方国际心血管病学术会议上发布由中国科学院院士陈可冀、葛均波,以及广东省中医院张敏州共同牵

头,联合国内众多中医、西医、中西医结合、标准化及方法学领域专家,汇集专家群体的经验和智慧,严格遵循循证医学指南制定的方法,通过多轮问卷、书面调研及全国专家会议论证后,制订出有证据级别及推荐意见的《急性心肌梗死中西医结合诊疗指南》(以下简称《指南》)。该《指南》采用当前国际公认的GRADE方法对证据体系进行客观的评价,以便临床应用,希望能降低死亡率、减少并发症及提高 AMI 中医药临床诊疗水平,规范 AMI 中医药防治方案。

在《指南》制定的过程中,存在部分证据质量不高的问题,从以下几方面给予了解决:①规范临床试验设计:制订科学规范的临床试验设计,并加以实施,以增加高质量证据来源;②规范期刊论文写作:期刊论文应详细交代样本量、盲法、对照以及样本的脱失及原因;③经过临床研究批准上市的中成药,政府主管部门应督促药品生产企业和临床试验负责单位及时公开发表高质量文献,为循证性中医临床实践指南提供高质量证据文献;④政府应加大对中医古籍经典方剂的规范化临床研究的支持力度,以更好地促进验方、经方的传承及创新。

事物的发展都有一个从无到有、从简单到复杂、从不完善到完善的过程,中西医结合的临床研究及循证性临床指南的研制也不例外。寄望将来有更多高质量的临床研究,夯实中医药研究的基础,打造高质量的循证证据体,只有这样才能让中医药"走出去",得到国际认可的中医药 AMI 研究成果,让高质量的中西医结合诊疗指南在挽救生命、降低死亡率方面产生重大的影响。

(廖鹏达　张敏州)

参考文献

1. Li J,Li X,Wang Q,et al. ST-segment elevation myocardial infarction in China from 2001 to 2011(the China PEACE-Retrospective Acute Myocardial Infarction Study):a retrospective analysis of hospital data[J]. Lancet,2015,385(9966):441-451.

2. 中国医师协会中西医结合医师分会,中国中西医结合学会心血管病专业委员会,中国中西医结合学会重症医学专业委员会,等. 急性心肌梗死中西医结合诊疗指南[J]. 中国中西医结合杂志,2018,38(3):272-284.

3. Wang L,Zhang M,Guo L,et al. Clinical pathways based on integrative medicine in chinese hospitals improve treatment outcomes for patients with acute myocardial infarction:a multicentre,nonrandomized historically controlled trial[J]. Evid Based Complement Alternat Med,2012,2012:821641.

4. 中国医师协会中西医结合医师分会,中国中西医结合学会心血管病专业委员会,中国中西医结合学会重症医学专业委员会,等. 急性心肌梗死中西医结合诊疗专家共识[J]. 中国中西医结合杂志,2014,34(4):389-395.

第二部分　临床实践篇

一、血瘀证理论与心肌梗死

急性心肌梗死(AMI)是严重危害人类健康的重大疾病,在发达国家被称为"头号杀手",是世界范围的主要死亡原因。本病在欧美发达国家常见,在美国,每年有近150万人患AMI,约每20秒就有1例发生心肌梗死或心肌梗死复发,约每分钟就有1人死于AMI。在我国,根据《2016中国卫生和计划生育统计年鉴》,2015年中国城市居民冠心病死亡率为110.67/10万,农村居民冠心病死亡率为110.91/10万,与上一年(110.5/10万、105.37/10万)相比略上升。总体上看,农村地区冠心病死亡率略高于城市地区,男性高于女性,2002—2015年急性心肌梗死死亡率总体呈上升态势,从2005年开始,急性心肌梗死死亡率呈现快速上升趋势,农村地区急性心肌梗死死亡率不仅于2007年、2009年、2011年数次超过城市地区,而且于2012年开始农村地区急性心肌梗死死亡率明显升高,大幅超过城市平均水平。根据2013年中国第五次卫生服务调查,城市15岁及以上人口缺血性心脏病的患病率为12.3‰,农村调查地区为8.1‰,城乡合计为10.2‰。60岁以上人群缺血性心脏病患病率为27.8‰。以此数据为基础,根据2010年第六次人口普查数据,2013年中国大陆15岁以上人口缺血性心脏病的患病人数约为11 396 104。根据国家卫生计生委PCI网络申报数据,中国2010—2015年经皮冠脉介入术病例数增长率趋于平稳。2015年中国大陆地区冠心病介入治疗的总例数为567 583例。我国平均每百万人口有426.82例患者行经皮冠脉介入术治疗。平均植入支架数基本保持在1.5枚左右。介入指征及器械使用趋向合理。介入治疗的死亡率稳定在较低水平,ST段抬高型心肌梗死患者急诊经皮冠脉介入术有所增加。AMI发病率和医疗费用的增加给个人、家庭和社会带来沉重负担,因此提高AMI防治水平,控制其医疗费用,成为心血管领域和卫生管理领域的一个重要课题。

（一）历代医家对本病病因病机的认识

1. 病名溯源 急性心肌梗死属于极其凶险的疾病，多危及生命，有"旦发夕死，夕发旦死"的特征，历代医家对此有着不同的命名，对其病因病机也有着不同的论述。

本病病名最早出现于《黄帝内经》。如《素问·缪刺论》《素问·刺热》中均有"卒心痛"之称，《素问·至真要大论》有"厥心痛"之称。《素问·痹论》说："心痹者，脉不通，烦则心下鼓。"《素问·五脏生成》云："赤脉之至也，喘而坚……名曰心痹。"《素问·脏气法时论》提到："心病者，胸中痛，胁支满，胁下痛，膺背肩甲间痛，两臂内痛。"《灵枢·厥病》指出心痛有肾心痛、胃心痛、脾心痛、肝心痛、肺心痛等几种，并将心痛严重、预后凶险者称为"真心痛"，曰："真心痛，手足清至节，心痛甚，旦发夕死，夕发旦死。"而《灵枢·五邪》指出："邪在心，则病心痛。"《难经》也有关于厥心痛、真心痛的论述，如："头心之病，有厥痛，有真痛，何谓也？……其五脏气相干，名厥心痛。其痛甚，但在心，手足青者，即名真心痛。其真心痛者，旦发夕死，夕发旦死。"

东汉张仲景明确提出了胸痹病名，并作了系统阐述。如其在《金匮要略》中指出："夫脉当取太过不及，阳微阴弦，即胸痹而痛，所以然者，责其极虚也。今阳虚知在上焦，所以胸痹心痛者，以其阴弦故也。"认为胸痹病机乃上焦阳气不足，下焦阴寒气盛，阴邪侵犯阳位，本虚标实。《诸病源候论》对本病的认识又有进一步的发展，认为"心病"可有心痛证候，心痛可分为虚实两类，治法各异；指出临床上有"久心痛"之症，伤于正经者难治。如《诸病源候论》曰："心为诸脏主，其正经不可伤，伤之而痛者，则朝发夕死，夕发朝死，不暇展治。其久心痛者，是心之支别络脉，为风邪冷热所乘痛也，故成疹不死，发作有时，经久不瘥也。"

2. 病因病机分析

（1）外感寒邪：早在《黄帝内经》中就指出感受外邪致病。若寒邪侵袭，阻碍胸阳，使心脉痹阻。如《素问·调经论》说："寒气积于胸中而不泻，不泻则温气去，寒独留则血凝泣，凝则脉不通。"《素问·六元正纪大论》也说："故民病寒客心痛，腰脽痛……"同时也指出了寒邪致血行不畅成瘀，产生气滞血瘀的病理改变。《诸病源候论》对本病的认识又有进一步的发展，指出素体不足的重要性，复因外邪侵袭，心脉痹阻，发生本病。如"心痛，是脏虚受风，风冷邪气乘于心也。""寒气客于五脏六腑，因虚而发，上冲胸间，则胸痹。"

（2）情志失调：若内伤情志，如忧思愤怒，心肝之气郁滞，血脉运行不畅，而致胸痹心痛。如《灵枢·口问》说："忧思则心系急，心系急则气道约，约则不利。"《脉经》云："愁忧思虑则伤心，心伤则苦惊，喜忘，善怒。心伤者，其人劳倦即头面赤而下重,心中痛彻背……其脉弦,此为心脏伤所致也。"《太平圣惠方》指出:"夫思虑烦多则损心,心虚故邪乘之,邪积不去,则时还饮食,心中如满,蕴蕴而痛,是谓之心痹。"《证治准绳》也认为心痛胃脘痛"始由怵惕思虑则伤神,神伤脏乃应而心虚矣"。沈金鳌认为七情"除喜之气能散外,余皆足令心气郁结而为痛也"。

（3）瘀血内阻:如《素问·调经论》说:"血气者,喜温而恶寒;寒则泣不能流,温则消而去之。"指出血见寒则凝涩,脉遇寒而拘挛,使心脉阻滞而发为本病。《丹溪手镜》云:"心痛,因宿寒搏血,血凝其气,气与血并。"指出了寒凝血瘀气滞引起心痛的发生。明清医家又明确提出"污血冲心""火邪犯心"等观点。如《医学正传·胃脘痛》云:"有真心痛者,大寒触犯心君,又曰污血冲心,手足青过节者,且发夕死,夕发旦死。"《杂病广要·身体类·胸痹心痛》说:"古有患胸痹者,心中急痛如锥刺,不得俯仰。蜀医谓胸府有恶血故也。"

（4）饮食不节:若脾胃损伤,运化失司,饮食不能化生气血精微,反聚湿生痰,上犯心胸清旷之处,清阳不展,气机不畅,心脉痹阻,遂致胸痹心痛。如《素问·至真要大论》云:"岁太阴在泉……民病饮积心痛。"《脉因证治》也指出"厥心痛,乃寒邪客于心包络也",并指出"宜以良姜、菖蒲,大辛热之药"散寒通络,并认为"胸痹,皆痰水宿饮,停留不散",治疗"宜栝蒌、枳实、香附、芎、苍术温散之"。

（5）正气亏虚:《金匮要略》说:"夫脉当取太过不及,阳微阴弦,即胸痹而痛,所以然者,责其极虚也。今阳虚知在上焦,所以胸痹心痛者,以其阴弦故也。"其中指出因"上焦阳虚",即心肺之阳气虚,引起"阴邪上犯",即寒邪、痰饮、水邪上逆胸中,胸阳被困,气机阻滞,心脉痹阻而发为胸痹。《诸病源候论》指出临床上有"久心痛"之症,伤于正经者难治,认为本病病机"又心为火,与诸阳会合,而手少阴心之经也,若诸阳气虚,少阴之经气逆,谓之阳虚阴厥,亦令心痛,其痛引喉是也"。《圣济总录》对之前的大量医书进行总结分析,也论述了脏虚与寒邪的作用,如有"卒心痛者,本于脏腑虚弱,寒气卒然客之""虚极之人,为寒邪所客,气上奔迫,痹而不通,故为胸痹""体虚之人,寒气客之,气结在胸,郁而不散,故为胸痹"的论述;同时也指出,阳虚经气上逆,致阳虚阴厥引起厥心痛——"论曰手少阴,心之经也,心为阳中之阳,诸阳之所会合,若诸阳气虚,少阴之经气逆,则阳虚而阴厥,致令心痛,是为厥心痛。"

总之,本病病因病机较多,正如陈言论心痛,认为:"若十二经络外感六淫,则其气闭塞,郁于中焦,气与邪争,发为疼痛,属外所因。""若五脏内动,泊以七情,则其气疙结,聚于中脘,气与血搏,发为疼痛,属内因。""饮食劳逸,触忤非类,使脏气不平,疙隔于中,食饮遁疰,变乱肠胃,发为疼痛,属不内外因。"

（二）陈可冀对本病中西医结合治疗的认识

1. "十纲"辨证 陈可冀十分强调气血辨证，指出"古人所云人之一身不离阴阳，所谓阴阳，如果以气血二字予以概括，抑或不为过"，因此在临床辨证中强调表里、寒热、虚实、阴阳、气血"十纲"并重。从病因学上讲，陈可冀认为寒热失宜、情志不遂、饮食劳倦等因素均可影响到气血运行，造成气血失调的病理改变，导致血瘀证的产生，故活血化瘀之法是临床常用大法，可主用，亦可兼用。这一学术思想受到国际学术界的普遍推崇，在全国临床各科得到广泛的推广应用，取得了极大的社会效益。

2. 专病专方 陈可冀赞同清代名医徐灵胎所提出的"一病必有一主方，一方必有一主药"的见解，主张临床既要注意讲究辨证论治的整体性，也要切中病损的关键，立方遣药，注重辨证论治与专病专方相结合，着眼于提高疗效。如冠心病稳定型心绞痛病变的形成多因冠状动脉狭窄及血液黏稠度增加从而导致相应供血部位的心肌缺血而出现胸痛，不通则痛，与血瘀证关系密切，故陈可冀在常规辨证本虚标实的基础上，多以血府逐瘀汤加减化裁。

3. 清宫医药 陈可冀从1980年起倡议并主持整理清代宫廷原始医药档案3万余件，并积极倡导应用文献及现代科学方法进行整理研究。其对清宫内廷医疗经验的特色进行了系统总结，认为清宫医疗经验的特色体现在8个方面：①崇尚实效，辨证论治；②法度谨严，广用经方；③借重通腑，驱除积滞；④征用温病时方，承先启后；⑤废除金石丹药，侧重调补；⑥重视家常防病，清气化湿；⑦实践归经理论，引药丰富多彩；⑧运用代茶饮法，调治兼顾。由中华书局出版的第一部专著为《慈禧光绪医方选议》(1981)，随后又出版了《清代宫廷医话》《清宫医案研究》《清宫外治医方精华》《清宫代茶饮精华》《清宫药引精华》《清宫医案集成》《清宫配方集成》等著述。

4. 病证结合 病证结合是传统中医学临床诊治疾病的一种重要方法，早在2000年前的中医经典《黄帝内经》中就已初具雏形；东汉张仲景在《黄帝内经》基础上，建立了在辨病论治体系下辨证论治的模式；唐代孙思邈《备急千金要方》中既有辨病论治，按病列方，也有在辨病基础上的辨证论治，按证列方。清代徐灵胎《兰台轨范》指出："欲治病者，必先识病之名，能识病名，而后求其病之所由生，知其所由生，又当辨其生之因各不同，而病状所由异，然后考其治之之法。"陈可冀在前人基础上，倡导并践行病证结合方法治疗疾病，尤其在冠心病的治疗方面，病证结合应用活血化瘀法，显著提高了临床疗效。

5. 活血化瘀法的化裁

（1）活血化瘀法：在继承传统学术思想的基础上，陈可冀认为冠心病心绞痛患者血小板黏附、聚集，血栓形成，微循环障碍，动脉内膜增厚，脂质沉积，血管狭窄等病理改变,皆可影响血液的正常运行,导致血行不畅,滞而不行,因此可将其归属中医"血瘀"范畴;冠心病患者胸痛、舌色紫暗、瘀点瘀斑、舌下静脉曲张、口唇发绀等,皆为瘀血的临床表征。陈可冀将宏观表征与微观病理改变有机结合,认为冠心病心绞痛主要中医病机为"血脉瘀滞",活血化瘀治法可作为中医治疗冠心病的基本治法。根据血瘀兼证虚实的不同,相继研制了冠心Ⅱ号方、抗心梗合剂、愈梗通瘀汤、愈心痛方、川芎嗪、延胡索素、赤芍801、芎芍胶囊等10余种活血化瘀方药治疗冠心病,并首先在国内采用随机、双盲、双模拟方法进行临床试验评价活血化瘀中药治疗冠心病的效果,证实活血化瘀法治疗冠心病心绞痛,具有改善心绞痛症状、抗心肌缺血的作用,开辟了中医药及中西医结合临床双盲随机对照试验的先河。

（2）益气活血、化浊通腑:20世纪70~80年代,陈可冀等认为,患者胸闷、呼吸困难、面色苍白、多汗、脉微欲绝,属中医学"气虚""阳虚"甚至"阳脱"的表现;患者冠状动脉管腔狭窄和闭塞,属于中医学"血瘀"范畴。由此提出气虚、心脉瘀阻是AMI的主要病机,主张益气活血法治疗AMI,并研制了抗心梗合剂。方由黄芪、丹参各30g,党参、黄精、郁金、赤芍各15g组成,用于治疗AMI。临床研究表明,本方可明显改善患者的临床症状,降低AMI的住院并发症和病死率。在临床实践中,陈可冀发现AMI早期患者多有大便秘结、口气臭秽、舌苔黄腻或厚腻、脉弦滑或滑数等症状和体征,认为其病机在气虚血瘀基础上,兼有瘀血、痰浊胶结,秽浊蕴积。患者动脉粥样硬化(AS)斑块破裂、溃疡、出血、脂质成分外溢、血栓形成等病理改变,可归于中医学"痰瘀互结"范畴,提出痰瘀互结、秽浊蕴积是AMI病机的一个重要方面。在以往益气活血基础上,主张结合化浊通腑法治疗AMI,并研制出益气活血、化浊通腑的愈梗通瘀汤。

（3）活血解毒:在AS急性心血管事件中,血小板活化、黏附、聚集和血栓形成等病理改变,以及胸痛、舌暗、瘀斑、舌下静脉曲张等宏观体征,中医学多将其归于"血脉瘀阻"范畴,但血栓闭塞引发的炎症瀑布反应、氧化脂质沉积、细胞凋亡和组织损伤坏死等病理损害,以及病情凶险、疼痛剧烈、舌苔垢浊、舌质紫绛、口气秽臭的临床特点,却似非单一"血瘀"病因所能概括。陈可冀采用病证结合方法,把心血管血栓性疾病发病的病理改变及临床特点与中医"毒"邪致病起病急骤、传变迅速、直中脏腑和腐肌伤肉等特点相结合,提出心血管血栓性疾病"瘀毒"病因学说,认为"瘀""毒"同化联合致病是冠心病的主要病因,"毒瘀"互结,坏血损脉,贯穿心血管血栓性疾病的整个过程,并据此提出了采用活血解毒治法稳定AS斑块的思路。

（4）芳香温通和宣痹通阳:心绞痛或心肌梗死发作期,标实为主并以"三通"为法,即"芳香温通""宣痹通阳"两种通法与"活血化瘀"共同使用以达温通活血或宣痹活血之功。最为常用的医方有冠心Ⅱ号、宽胸丸、宽胸气雾剂、愈梗通瘀汤、愈心痛方、栝楼薤白系列方药及血府逐瘀汤加减变通等。其中，宽胸气雾剂是陈可冀与郭士魁研发的气雾剂。宽胸气雾剂作为芳香温通类创新药物，是中国中医科学院的陈可冀团队在宋代洪遵所撰《集验方》中的"哭来笑去散"基础上进一步研发而来，具有温中散寒、芳香开窍、理气止痛的特殊功效，近年来已成功应用于冠心病心绞痛患者的诊治中，因此获得了《急性心肌梗死中西医结合诊疗指南》等多个指南的推荐。

（5）活血化瘀用药规律：蒋跃绒等对陈可冀活血化瘀治疗心血管疾病的用药规律进行了分析。其中，对西医学病名与药物进行关联分析发现，冠心病支架术后血瘀证应用川芎、赤芍的可信度最高，二者配伍可视为治疗冠心病支架术后的专病专方专药，其次常用的活血药依次为红花、延胡索、丹参；高血压血瘀证对应的药物依次为牛膝、赤芍、生地黄、川芎、丹参、红花；心律失常血瘀证对应的用药依次为延胡索、川芎、生地黄、丹参、当归。分析结果与陈可冀临证注意兼顾疾病特点灵活选用活血化瘀药和科学配伍的特色基本相符。其中，丹参、红花、川芎、赤芍可作为血瘀证的通用药物；延胡索辛散温通，"行血中气滞，气中血滞"，功能活血行气，疗一身诸痛，冠心病心绞痛、头痛明显者可选用；川芎辛温香窜，走而不守，能上行巅顶，下达血海，为血中之气药，治疗头痛常选用之，并适当配伍他药；赤芍苦微寒，清热凉血、祛瘀止痛，与川芎合用可佐其温燥，而加强活血化瘀之功，陈可冀常二者配伍治疗多种血瘀证，尤其是冠心病介入术后，以川芎、赤芍的有效组分配伍组成的芎芍胶囊，经多中心随机双盲对照研究证实具有预防冠心病介入术后再狭窄的作用。

（三）编者的经验体会

广东省中医院于1997年在全国中医系统最早开展冠心病介入诊疗技术研究，在邓铁涛的指导下，系统总结10年来冠心病介入治疗的中西医结合研究进展，将冠心病介入治疗纳入中医辨证诊疗体系，明确提出冠心病介入术后患者以气虚血瘀为主要病机，确立益气活血法为冠心病介入术后的主要治法。同时，课题组在国内较早开展AMI的再灌注治疗和中西医结合治疗研究，2004年开通AMI绿色通道，从事AMI再灌注治疗后的中医药治疗方案研究，在益气活血法的基础上构建AMI中西医结合临床路径，通过多中心、对照研究，探讨临床路径对AMI主要心血管事件发生率、住院时间和住院费用的影响。

1. 传承与发展　张敏州领导的研究团队在2014年10月20日成立了"陈可冀学术思想传承工作室"，以期进一步推动陈可冀学术思想的传承和发展，对中西医结合研究起到重要的推动作用。主要先从冠心病角度进行数据挖掘，找寻陈可冀、邓铁涛、路志正、颜德馨、朱良春等的经验方进行学习、整理、分析。总结其临床经验、用药规律和学术思想，对中医药的发展具有重要的理论意义和应用价值。陈可冀认为"百病皆生于瘀""久病入络为瘀""怪病多瘀",其"血瘀证与活血化瘀研究"荣获 2003 年国家科学技术进步奖一等奖,是国内中医、中西医结合领域首个一等奖。因此,我们从血瘀证角度出发,梳理陈可冀学术思想发展源流和岭南传承脉络,系统总结陈可冀学术思想和观点、文化特色,梳理国医大师关于冠心病血瘀证的内容并进行分析总结。

(1) 集当代名老中医治疗冠心病学术经验研究资料、整理分析及总结提炼:国医大师的学术经验是中医临床实践的主要精华部分,"工作室"在陈可冀的指导下,系统检索中国万方医学网(1982—2014 年)、维普医药信息资源系统(1989—2014 年)、中国知网(1979—2014 年)中的当代名老中医治疗冠心病的医案,合并《当代名老中医典型医案集》中的医案,建立名老中医治疗冠心病数据库,对当代名老中医用药规律、证素、四气五味、归经进行频数分析、因子分析、聚类分析,发现其隐含的用药规律和证治规律。结果共纳入文献 213 篇,涉及当代名老中医 154 名,医案 386 则,药物 290 味,共 4 947 频次。活血化瘀、益气化痰、行气化湿是名老中医治疗冠心病的主要治法,丹参、甘草、瓜蒌、薤白、茯苓分别是活血、益气、化痰、行气、化湿药物的使用首位药物。温性药物使用频率最高,甘、苦、辛为主要药味,归经主要为心、肺、脾经;因子分析总结出名老中医常用药物组合体 11 个,常用药对 16 个,三味药物组合体 7 个,多味药物组合体 5 个。本研究得到了陈可冀的高度评价,认为其有助于全面和系统地整理与继承当代名老中医治疗冠心病的学术经验,同时也对临床医师治疗冠心病以及中药的研究提供有价值的参考信息。

(2) 传承研究方面

1) 完成活血解毒法干预急性冠脉综合征的多中心临床研究:陈可冀认为血瘀证是冠心病的主要病因病机,而"瘀毒致变"导致的炎症反应、斑块破裂是急性冠脉综合征发生的主要病因病机。陈可冀认为,不稳定斑块破裂、血栓行程、冠脉闭塞引发的心肌组织损伤坏死、炎症瀑布反应、氧化脂质沉积、细胞凋亡等是急性冠脉综合征发生的关键病机,这与传统中医学"因毒致病"起病急骤、传变迅速、直中脏腑、腐肌伤肉的特点多有相似之处。小样本临床观察表明,清热解毒活血方药在防治不稳定型心绞痛方面具有可靠的临床疗效。

基于此认识,"工作室"在前期 ACS 中医证候临床流行病学调查研究中,也发现"毒瘀互结"是 ACS 的主要证型,提出对于冠心病 PCI 围术期患者治疗上应以活血化瘀、凉血解毒为主。丹参性偏凉,是活血解毒药物的代表,且丹参酮 ⅡA 对于 ACS 患者具有良好的抗炎、降脂、稳定斑块的多靶点保护作用,对于行 PCI 的不稳定型心绞痛患者,丹参酮 ⅡA 在应用他汀类药物的基础上可降低术后 CK-MB 水平,提示其可能具有 PCI 围手术期心肌保护作用趋势,有待于进一步的临床及实验研究。

通过以上分析,我们建立的研究假说是:丹参酮ⅡA磺酸钠注射液能够减少ACS患者围PCI期心肌损伤,改善心功能和生命质量,从而降低PCI后主要心血管事件的发生率。由广东省中医院主持,中山大学附属第三医院、中国中医科学院西苑医院、中国中医科学院广安门医院、北京中医药大学东方医院、上海中医药大学附属曙光医院、新疆维吾尔自治区中医医院、徐州市中心医院、广西中医药大学第一附属医院等15家医院参与的"丹参酮ⅡA磺酸钠注射液对急性冠脉综合征患者预后影响的多中心临床研究",已在全国启动。该研究按照循证医学和药品临床试验管理规范(GCP)要求,纳入600例非ST段抬高型ACS患者,进行大样本、随机、双盲对照临床研究,选用多维指标,评价丹参酮ⅡA磺酸钠注射液预处理对患者近期心血管事件发生率和围PCI治疗期心肌损伤、造影剂肾病的影响,并对其安全性进行评价,为中医药治疗冠心病提供循证依据。该研究通过伦理委员会批准,并在中国临床试验中心注册(注册号:ChiCTR-TRC-14005182),对于阐述PCI围术期活血化瘀中药单体对心肌的保护作用将提供强力的循证医学证据。目前,该项研究已顺利完成结题工作。

2)循证证据的不断积累:AMI是严重危害人类健康的重大疾病,是全球的主要死亡原因之一。中医治疗AMI具有一定的优势,但由于没有统一可推广的中医诊治AMI的规范,中医院AMI的救治成功率低于同级西医院。

陈可冀在推动冠心病及AMI中医证型客观化及辨证治疗标准化的工作上,付出大量的努力。2014年,陈可冀、霍勇及张敏州联合牵头并制定了我国第一部《急性心肌梗死中西医结合诊疗专家共识》。该共识得到业界内中医、西医、中西医结合专家的广泛认可,并肯定了中医药在防治AMI中的作用及地位。

为了进一步发扬陈可冀中医诊疗标准化工作的思想,规范中医临床诊疗行为,提高AMI救治成功率及辨证治疗能力,在陈可冀学术思想指导下,在中国心肌梗死防治联盟的平台上,2017年10月20日进行了《急性心肌梗死中西医结合诊疗指南》制定工作会议,在前期广泛文献调研、质量分析及证据评价的基础上,对AMI的中医辨证、中成药或其他治疗方法以GRADE系统进行评价及推荐。然后邀请全国具有相当学术影响力的心血管疾病专家,经历问卷调查、专家咨询及专家论证会等规范程序后制订。本指南的制订过程,是中西医结合循证事业发展道路上的又一重要的里程碑,并对规范中医临床诊疗行为,提高中医AMI的治疗水平及推动中医治疗标准化工作有着深远而积极的影响。

2. 益气活血法对冠心病心肌梗死临床疗效与相关机制研究 通冠胶囊是根据陈可冀及邓铁涛多年临证经验,由黄芪、丹参、水蛭等药物拟方而成。方中黄芪归脾经,甘温善补中气,益气以助血行,气足而推动血行,取"气为血帅,气行则血行"之义,为君药。黄芪被《神农本草经》称为"补药之长"。《珍珠囊》云:"黄芪甘温纯阳……补诸虚不足,一也;益元气也,二也;壮脾胃,三也……"故黄芪通过补气健脾在脾统血脉运行方面起重要作用。丹参自古为活血化瘀要药,味苦,归心、肝经,功擅活血、凉血、通血脉止痛,化离经之血。《神农本草经》谓:"主心腹邪气。"《妇人明理论》云:"一味丹参功同四物。"从经络讲,它入心肝二经。《神农本草经》有"丹参……味苦,微寒……主心腹邪气"之说,《医学金针》倡丹参饮治疗心腹诸痛。《本草纲目》谓其"活血,通心包络",为疗血瘀心胸疼痛之要药,亦有清心除烦之功,为臣药。水蛭为破血通脉要药,味咸苦入血分,应用于临床已有两千多年的历史。《本草汇言》云:"水蛭,逐恶血、瘀血之药也。"《神农本草经百种录》指出其有"生血不伤……坚积易破,攻积久之滞,自有利而无害"的特点。《神农本草经》谓其能"逐恶血、瘀血……破血瘕积聚",力峻效宏。张锡纯认为水蛭"破瘀血而不伤新血,于气分丝毫无损",功擅破血逐瘀通络。邓铁涛认为,通冠胶囊药简而力宏,且两种活血化瘀药物,一为和血药,一为破血药,加之益气药物,共收益气活血、祛瘀通脉之功,使祛邪而不伤正,达到攻补兼施、标本兼治的目的。

以陈可冀和邓铁涛的学术思想及多年临床经验为根据,张敏州带领的团队研发了通冠胶囊,组方原则是益气活血,融合了"血瘀证"及"心脾相关"核心理论而成。通冠胶囊组成为黄芪、丹参、水蛭和冰片。以黄芪为君,药性甘温,可补益中气,气行则血行,是"气为血帅,气行则血行"的运用;臣药拟丹参,味苦,具有活血祛瘀、调经止痛、除烦安神等作用,是治疗血瘀为病因的胸痹要药;水蛭,性味咸苦擅泻,破血通经,逐瘀通络,擅入血分;冰片味辛宣散,兼能开窍,故冰片、水蛭二药为佐使。诸药合用,则正气充、气血行、胸痹舒。有研究结果提示,通冠胶囊可抑制 PCI 后患者心室重构、改善左心室收缩功能、抑制术后血小板激活程度及降血脂,提高生命质量。

此外,在对急性心肌梗死及心功能不全患者的研究中,通冠胶囊也具有一定疗效。陈伯钧通过观察 70 例服用通冠胶囊的急性心肌梗死患者,评估左心室重构程度,发现常规治疗配合通冠胶囊对左心室舒张末期容积指数(LVEDVI)、左心室收缩末期容积指数(LVESVI)有降低作用($P<0.05$),此外治疗组较对照组间的 E/A、LVEF 升高差异有统计学意义($P<0.01$)。訾勇等研究后发现,通冠胶囊对 PCI 支架植入术后患者的左心室射血分数(LVEF)及整体心功能有改善作用。张翔炜等将 PCI 后的冠心病患者 80 例随机分为观察组及对照组,均予西医常规治疗,观察组联合通冠胶囊,经统计分析发现,观察组治疗后 AT-Ⅲ 及 t-PA 水平相较治疗前及治疗后的参照组患者升高,具有统计学差异($P<0.05$),提示通冠胶囊具有调节凝血 - 纤溶系统作用,可有效改善PCI 后患者高凝状态。

3. 急性心肌梗死中西医结合临床路径的构建　AMI 发病急骤,死亡率高,医疗费用也居各种疾病之首,给个人、家庭和社会带来沉重负担,因此提高AMI防治水平,控制其医疗费用,成为心血管领域和卫生管理领域的一个重要课题。临床路径(CP)是一种诊疗标准化方法,以缩短平均住院日、合理支付医疗费用为特征,是按病种设计最佳的医疗和护理方案,根据病情合理安排住院时间和费用的。业已证实,规范的临床路径不仅能有效降低住院时间和住院费用,同时也能显著提高医疗服务质量,受到各国医学界的重视,成为20世纪以来的一种崭新的医疗模式。中医学对于AMI的治疗积累了丰富的经验,发挥中、西医学的各自优势,在文献研究和专家咨询的基础上,构建AMI的中西医结合优化治疗方案,在此基础上建立中西医结合治疗AMI的临床路径,探讨中医院构建临床路径的方法,对提高AMI的中西医结合治疗水平和卫生管理方法,提高医疗服务质量和水平,构建和谐医患关系将具有重要意义。

在国家中医药管理局公益性行业科研专项"急性心肌梗死中西医结合临床路径的构建和评价研究"中,课题组通过AMI中医证候演变规律研究、文献调研和专家咨询研究,构建AMI中西医结合临床路径,通过多中心的对照研究,对临床路径的有效性和安全性进行深入评价。临床路径的内涵是一种以循证医学证据和临床实践指南为指导,以住院(或工作)日为单位来组织医疗活动和管理疾病的方法,其结果是建立一套标准化治疗模式,最终起到规范医疗行为、减少随意性、降低成本和提高医疗质量的作用。循证中医临床路径则是以中医药诊疗为主体,强调依据当前所能获得的最佳研究证据,结合医生的实践经验和患者的意愿,来制订和实施综合了中、西医最优方法的临床路径。

基于以上认识,我们对AMI的各类中医文献证据如古籍文献、现代文献、名老中医经验、系统评价和Meta分析等证据进行广泛收集,在此基础上进行专家咨询和共识,结果发现气虚血瘀是AMI再灌注治疗后的主要病机,益气活血法是AMI再灌注治疗后的主要治法,从而确定AMI中医优化诊疗方案,并完成AMI中西医结合临床路径的构建。

为了评价急性心肌梗死中西医结合临床路径的有效性和安全性,在陈可冀指导下,课题组联合上海中医药大学附属曙光医院、附属岳阳中西医结合医院,北京中医药大学东方医院,江苏省中医院等8家协作医院,采用多中心、回顾性研究为对照的研究方法,对中西医结合临床路径进行卫生经济学评价。课题组连续选取2008年1月—2009年12月入住广东省中医院及各协作医院的ST段抬高型心肌梗死患者405例作为对照组(非临床路径组),又连续纳入2010年1月—2010年10月入住广东省中医院及各协作医院的197例ST段抬高型心肌梗死患者作为治疗组(临床路径组),两组均进行再灌注治疗(溶栓或经皮冠脉介入术治疗),路径组的中医治疗方案以益气活血中药为主,对照组以西医标准治疗为主,观察两组的住院时间、住院费用和主要心血管事件发生率。研究结果发现，治疗组住院时间低于对照组（9.2 天 ±4.2 天 vs.12.7 天 ±8.6 天，$P=0.00$）；两组住院费用对比，经物价指数调整后，治疗组平均住院总费用低于对照组（46 365.7 元 ±18 266.9 元 vs.52 866.0 元 ±35 404.4 元，$P=0.003$）；两组住院期间的主要心血管事件发生率具有统计学意义（2.6% vs. 7.4%，$P=0.03$）。结论：以益气活血法为基础的急性心肌梗死中西医结合临床路径，可以降低 AMI 住院时间，控制 AMI 患者住院费用，充分体现出中西医结合临床路径在 AMI 医院管理和质量控制方面的价值。

【典型案例分析】

黄某，男，74 岁，因"胸痛伴气促 1 个月"由针灸科于 2016 年 3 月 18 日转入 ICU，住院期间患者因急性心肌梗死合并严重心力衰竭、心源性休克，既往有冠心病（2013 年 PCI 后）、慢性心功能不全（NYHA Ⅲ级）、高血压 10 余年（最高 180/90mmHg）、吸烟 40 年（20 支 /d）、脑梗死后遗症。查体：窦性心律不齐，心界稍向左扩大，心率 108 次 /min，各瓣膜区未闻及杂音，胸廓未见异常，双肺呼吸音增粗，双下肺可闻及少许湿啰音，双下肢轻度浮肿。辅助检查提示肌钙蛋白（T）0.376μg/L，NT-ProBNP 9 978.0pg/ml，血常规示 WBC 11.09×10^9/L，NEUT% 85.7%，hs-CRP 150.324mg/L。胸片提示肺淤血，心影增大，心胸比 0.6。心电图提示 Ⅱ、Ⅲ、avF 导联，V_1~V_6 导联 ST 段压低 0.2mV。

诊断：急性非 ST 段抬高型心肌梗死；慢性心功能不全（NYHA Ⅲ级）；脑梗死后遗症期；冠状动脉粥样硬化性心脏病（PCI 后）；高血压 3 级（极高危组）。

治疗措施：无创辅助通气；阿司匹林、波立维（硫酸氢氯吡格雷片）、阿托伐他汀、螺内酯、呋塞米口服及托拉塞米静脉推注利尿，后予西地兰（去乙酰毛花苷）静脉推注强心。经治疗，患者胸闷、气促症状未见明显缓解，需要泵入大量利尿剂但出入量控制仍不理想，考虑利尿剂抵抗，患者逐渐并发肾功能不全，故于 3 月 28 日行床旁连续性肾脏替代治疗（CRRT），但患者心功能恶化，出现心源性休克，并发肾 / 肝功能不全，用多巴胺 + 去甲肾上腺素升压，心脏彩超提示心功能较差（EF 40%），左房 / 左室扩大，节段运动异常。至 3 月 30 日夜间突发心搏骤停，立即行心肺复苏和主动脉内球囊反搏（IABP）治疗，后病情逐步稳定，恢复自主循环。IABP 支持下，病情较前稍稳定，血管活性药物减量，于 4 月 1 日行冠脉造影。

从中医角度看，冠心病当属中医学"胸痹""真心痛"范畴。"胸痹"之名，首见于《黄帝内经》："肺大则多饮，善病胸痹。"《灵枢·厥病》中也有记载："真心痛，手足清至节，心痛甚，旦发夕死，夕发旦死。"可见真心痛来势之凶险。又如《医学正传·胃脘痛》云："有真心痛者，大寒触犯心君，又曰污血冲心，手足青过节者，旦发夕死，夕发旦死。"《杂病广要·身体类·胸痹心痛》说："古有患胸痹者,心中急痛如锥刺,不得俯仰。蜀医谓胸府有恶血故也。"可以看出,冠心病古已有之。近代来说,以陈可冀为代表的团队在研究中发现,冠心病血液不通的症状,在中医里的证候表现就是"血瘀证"。通过辨证治疗,中医传统的活血化瘀药治疗冠心病效果很好,还能防止对肝肾功能及肌肉的损害。活血化瘀的本质是"活其血脉""化其瘀滞",从而改善冠脉循环和微循环功能,消除病理变化,改善血管重塑问题。对于本患者来说,心脏情况越来越差,合并肾功能不全,主要是因为瘀血阻滞血管,心脉不通则胸阳不振,从而出现心力衰竭、心源性休克,因此要解决其根本问题,必须进行心肌梗死靶血管的血运重建治疗。

为了解决患者心肌梗死后冠脉情况,与家属沟通病情后行冠状动脉造影,提示冠脉左主干(LM)末段前三叉可见90%分叉病变,累及前降支(LAD)、回旋支(LCX)开口,LAD原支架内狭窄,最狭窄处60%狭窄,中段可见80%弥漫性狭窄;LCX原支架完全闭塞,OM1次全闭塞,远端血流TIMI2级;右冠状动脉(RCA)原支架内狭窄,最狭窄处约90%狭窄;RCA后三叉后完全闭塞,TIMI0级。经过多次球囊扩张后,于LAD植入3.0mm×24mm(PARTNER)支架,LM-LAD植入3.5mm×12mm(Resolute)支架。

术后心衰、心源性休克一直难以纠正并抢救多次,曾给予气管插管接呼吸机辅助通气支持和无创呼吸机辅助通气支持。后患者病情逐步稳定,但因家属经济原因,于4月21日签字停用IABP、无创呼吸机支持,停用IABP后仍需维持小剂量升压药物治疗,时有心悸,暂无气促,无发热,咳痰,口干,无胸闷痛。

望:神疲、气促、呼吸困难;舌暗红,苔白。

闻:声低懒言。

问:肢体乏力、胸闷绵绵、尿量偏少(利尿剂过多)。

切:脉细弱、四肢欠温。

中医诊断:真心痛。

证候诊断:大气亏虚、气虚瘀阻、气血运行不畅。

治法:益气活血,祛瘀通络。

处方:丹参20g,黄芪30g,生晒参15g,当归10g,延胡索15g,法半夏15g,川芎10g,大黄3g,知母10g,柴胡10g,升麻10g,桔梗10g,三棱6g,莪术6g,山萸肉15g,陈皮15g。配红参15g,另炖。

经治疗后,心源性休克逐渐好转,血管活性药物不断减量,精神逐步改善,5月4日停用血管活性药物,5月5日转出ICU,5月13日出院,随访至今无再次住院。

心得体会:冠心病心绞痛和急性心肌梗死属中医"胸痹""真心痛"范畴。《灵枢·经脉》谓:"手少阴(心)气绝则脉不通……脉不通则血不流。"这提示气虚血瘀是胸痹心痛的主要病机。对于此类患者,陈可冀认为冠心病无论虚实,

"心血脉瘀滞、不通则痛"是其病机的一个重要方面,首先倡导用活血化瘀方药治疗冠心病心绞痛、心肌梗死。急性心肌梗死介入治疗可以解除狭窄、开通闭塞血管,然虽通过介入治疗,血管通畅,瘀阻可能得到一定程度的改善,但是同时亦损伤内皮细胞,且手术的实施乃采取外力、机械手段祛除了本身的瘀血、痰浊等病理产物,其气虚之象依然存在,复加外源性创伤会进一步耗伤气机,损伤元气,使气虚更甚,因而益气活血为防治冠心病心绞痛和急性心肌梗死的重要治法,也是络脉瘀阻治疗的发展。本病已逐渐发展至心衰重症,经过积极的生命支持治疗后患者心功能已较转入前明显恢复,但仍需要维持小剂量升压药物处理。这种情况往往在于长时间卧床,心脾俱虚。脾为后天之本,本例患者明显是以气虚为主要表现,并有气机升降失司,因此方选愈梗通瘀汤加减,君药仍应以红参、黄芪为主,取补中益气之法,以柴胡、升麻为臣药,桔梗以畅通气机、引药上行,山萸肉引经下行,配合三棱、莪术活血通瘀,终使心脾调和,胸阳得振,故患者阳气渐复,精血得化而康复出院。

（周袁申　孔勇杰　张敏州）

参考文献

1. 付长庚.陈可冀院士学术思想与成就[J].中医药通报,2016,15(4):3-5.

2. 陈可冀,李连达,翁维良,等.血瘀证与活血化瘀研究[J].中西医结合心脑血管病杂志,2005,3(1):1-2.

3. 中医研究院西苑医院内科,东直门医院内科,广安门医院内科,等.以"抗心梗合剂"为主治疗急性心肌梗塞118例疗效分析[J].中华内科杂志,1976,1(4):212-215.

4. 李立志,董国菊,葛长江.宽胸气雾剂缓解冠心病心绞痛的多中心随机对照临床研究[J].中国中西医结合杂志,2014,34(4):396-401.

5. 王宝君,董国菊,刘剑刚.宽胸气雾剂缓解冠心病心绞痛发作及对血管内皮功能的影响[J].中国中医急症,2015,24(12):2175-2178.

6. 蒋跃绒,谢元华,张京春,等.陈可冀治疗心血管疾病血瘀证用药规律数据挖掘[J].中医杂志,2015,3(56):376-378

7. 徐浩,史大卓,陈可冀,等.芎芍胶囊预防冠状动脉介入治疗后再狭窄的临床研究[J].中国中西医结合杂志,2000,20(7):404-407.

8. 任毅,陈志强,张敏州,等.当代名老中医治疗冠心病用药规律的聚类分析[J].中国中西医结合杂志,2016,36(4):411-414.

9. 中国医师协会中西医结合医师分会,中国中西医结合学会心血管病专业委员会,中国中西医结合学会重症医学专业委员会,等.急性心肌梗死中西医结合诊疗专家共识[J].中国中西医结合杂志,2014,34(4):389-395.

10. 陈伯钧,苏学旭,潘宗奇.通冠胶囊抑制急性心肌梗死后左心室重构的临床研究[J].江苏中医药,2006,27(2):23-24.

11. 张敏州,刘泽银.通冠胶囊治疗冠心病及对左心舒张功能的影响[J].实用中医内科杂志,2003,17(2):81-82.

12. 王磊,张敏州,程康林,等.通冠胶囊对冠心病介入术后左心室收缩功能的临床研究[J].中药材,2007,30(2):247-250.

13. 张翔炜,张敏州.通冠胶囊对冠心病经皮冠脉介入术后患者凝血纤溶系统的影响[J].中国中西医结合杂志,2004,24(12):1065-1068.

14. 乔志强,张敏州,张翔炜,等.通冠胶囊改善冠心病介入术后病人生命质量的随机双盲及安慰剂对照研究[J].中西医结合心脑血管病杂志,2006,4(1):4-5.

15. 訾勇,张敏州,王磊.通冠胶囊对冠心病介入术后患者心功能及血清 SDF-1 的影响[J].新中医,2011,43(8):5-7.

16. Wang L,Zhang M,Guo L. Clinical pathways based on integrative medicine in chinese hospitals improve treatment outcomes for patients with acute myocardial infarction:a multicentre, nonrandomized historically controlled trial[J]. Evid Based Complement Alternat Med,2012, 2012:821641.

17. 高冬,宋军.从活血化瘀到活血生新[J].中国中西医结合杂志,2013,33(5):581-582.

18. 任毅,张敏州,李健.中西医结合治疗急性心肌梗死切入点的探索与思考[J].中西医结合心脑血管病杂志,2012,10(6):742-744.

二、血瘀证理论与冠心病心绞痛

　　冠状动脉粥样硬化性心脏病(CHD)是指冠状动脉粥样硬化到一定程度使冠脉管腔狭窄、阻塞,导致心肌缺血、缺氧而引起的心脏病,简称冠心病。1979年,世界卫生组织(WHO)将冠心病分为以下 5 型:无症状性心肌缺血、心绞痛、心肌梗死、缺血性心肌病、猝死。心绞痛是由冠状动脉供血不足,心肌急剧的、暂时的缺血与缺氧所引起的临床综合征,是冠心病最主要和最常见的类型。当冠状动脉的供血量与心肌的需血量之间失衡时,冠状动脉血流不能满足心肌细胞代谢的需要,引起心肌组织急剧的、暂时的缺血缺氧的病理生理表现,即产生心绞痛症状。动脉粥样硬化导致冠状动脉狭窄时,其血流量减少,血管扩张功能也减弱。一旦心脏负荷(容量或压力负荷)突然增大,如体力活动、劳累、激动等,心肌氧耗量迅速增加,对血液的需求量增加,而冠状动脉的固有狭窄限制了血液供应能力,从而导致缺血缺氧。其他原因如吸烟、神经体液调节障碍等,引起冠状动脉痉挛,或循环血流量短时间减少,如休克、心动过速等,使冠状动脉血流量突然降低,也可导致心肌血液供给不足,则亦诱发心绞痛。

心绞痛的特点为阵发性的胸前区域压榨性疼痛感觉，主要位于胸骨后，可放射至心前区、左上肢、后背等，持续数分钟，经休息或服用硝酸酯制剂后往往迅速消失。劳累、情绪变化、饱食、受寒、阴雨天气、高血压等为心绞痛发作的常见诱因。本病多见于男性，发病年龄多在 40 岁以上，女性多发生于绝经期前后。

临床普遍采用的分型：①稳定型心绞痛：即上述稳定劳力性心绞痛，是由劳累引起心肌缺血，造成的胸部及附近部位的疼痛不适，伴心肌组织功能障碍，但没有心肌细胞坏死。其特点为阵发性的前胸压榨性窒息样感觉，主要位于胸骨后，可放射至心前区和左上肢尺侧面，也可放射至两臂和右臂的外侧面，或颈与下颌部，持续几分钟之久，休息或舌下含用硝酸甘油可迅速消失。②不稳定型心绞痛：是动脉粥样斑块破裂出血，不同程度破溃表面的血栓形成及远端小血管栓塞所导致的一组临床症候群。不稳定型心绞痛的定义根据以下 3 个病史特征做出：a. 在稳定型劳力性心绞痛基础上出现逐渐增强的心绞痛（更重、更久）。b. 初发的心绞痛（通常在 1 个月内）、轻微的劳力活动即可引起心绞痛。在静息或较轻劳力时出现的心绞痛。c. 缺血性不稳定型心绞痛发作与明显的诱发因素有关，如贫血、感染、甲状腺功能亢进或心律失常等，称为继发性不稳定型心绞痛。变异型心绞痛以静息时心绞痛为特征，主要是冠状动脉痉挛引起，为不稳定型心绞痛的一种类型。

心绞痛产生疼痛的机制可能是在缺血缺氧的情况下，心肌细胞内积聚了过多的代谢产物，如乳酸、丙酮酸、磷酸等酸性物质，或类似激肽的多肽类物质，刺激心脏内自主神经的传入纤维末梢，经第 1~5 胸交感神经节和相应脊髓段，传入大脑，产生疼痛感。同时心肌缺血时由于心肌的异常牵拉也可引起疼痛。某些患者心肌缺血时并不发生心绞痛，这可能与其内源性止痛物质增加或其疼痛阈值提高有关。因此，心肌缺血时产生的疼痛程度与心肌缺血的程度及心肌缺血的原因和预后均无关。

（一）历代医家对本病的认识

1. 病名　国家中医药管理局在 1994 年发布的中华人民共和国中医药行业标准《中医病证诊断疗效标准》中，将以胸闷心痛为主症的疾病命名为"胸痹心痛"。国家技术监督局发布的中华人民共和国国家标准《中医临床诊疗术语·疾病部分》中称本病为"胸痹（心痛）"。国家统编 6 版教材《中医内科学》中称本病为"胸痹心痛"。《中医内科疾病名称规范研究》也将该类疾病的规范化名称定为"胸痹心痛"，与西医学的冠心病心绞痛相对应。由此可见，当代对冠心病心绞痛的中医病名认识基本统一，即"胸痹心痛"。

2. 病因病机　《医学源流论》云："凡人之所苦，谓之病；所以致此病者，谓之因。"引起疾病的根本原因就是病因。《灵枢·五邪》曰："邪在心，则病心痛。"

这里所说的"邪"就是引起心痛的病因,历代医家对"邪"做了很多的探索。

病机指的是疾病发生、发展及变化的机理。外邪侵袭人体,客于脏腑经络肢体肌肉,如何引起人体相应的变化而导致种种病变,在脏腑经络间传变如何等,就是病机学说所需阐明的道理。《素问·痹论》曰:"心痹者,脉不通。"可以说是关于心绞痛病机的一个较早记载。

（1）病因认识

1）风寒为首,外邪侵袭:外邪指风、寒、暑、湿、燥、火六淫。当气候异常变化（六气太过、不及或不应时）或者长期在潮湿、寒冷、高热环境中生活、工作,人体均易感受六淫之邪而发病,其中尤以风寒之邪为常见。

《素问·至真要大论》认为风、寒、湿、燥、热诸邪,皆能导致心痛,如"岁厥阴在泉,风淫所胜……民病洒洒振寒……心痛支满","岁太阴在泉……湿淫所胜……民病饮积心痛","岁阳明在泉,燥淫所胜……民病……心胁痛","少阴司天,热淫所胜……民病胸中烦热……肩背臂臑及缺盆中痛,心痛","太阳司天,寒淫所胜……民病厥心痛",这是指六气太过所致心痛。《素问·气交变大论》曰:"岁火不及,寒乃大行……民病胸中痛,胁支满,两胁痛,膺背肩胛间及两臂内痛……心痛暴喑",这是指六气不及所致心痛。

《黄帝内经》提出的以风寒之邪为主的外邪致心痛说,在古代胸痹心痛病因学说中居于重要的地位,自隋唐直至宋代,各种著作中多有论及,如巢元方在《诸病源候论》中指出"心痛者,风冷邪气乘于心也","心有支别之络脉,其为风冷所乘,不伤于正经者,亦令心痛","寒气客于五脏六腑,因虚而发,上冲胸间,则胸痹"。风寒外邪侵袭,客于心之正经或别络,均致心痛。后世《备急千金要方》《太平圣惠方》《圣济总录》等大型方书中有关病因论述均遵循了这一观点。

风寒之邪历来被视作导致胸痹心痛的主要外邪,历代治疗该类疾病的方剂中辛温散寒药物也一直占有较高比重。《黄帝内经》中即有热邪致心痛的记载,晋代《肘后备急方》中治疗"卒心痛"的方剂也有以黄连、苦参、龙胆等清热药单独组方的例子,均证明了热邪致心痛的存在及其不容忽视。值得一提的是,明代龚信的《古今医鉴》特别补充了实热致心痛的病因,即"凡痛在心,连两胁至两乳下,牵引背板、匙骨下而痛者,实热也",在理论上完善了心痛的外感病因说。

2）思虑过度,七情内伤:心藏神,为君主之官,主宰人的精神意识思维活动,故喜、怒、忧、思、悲、恐、惊七情过极,均能影响于心,致心之病变。

《素问·五脏生成》指出"心痹"（"心痹,得之外疾,思虑而心虚,故邪从之"）的病因为思虑过度损伤心气,病邪趁虚而入。《素问·血气形志》曰:"形乐志苦,病生于脉。"张介宾注释说:"形乐者,身无劳也;志苦者,心多虑也。心主脉,深思过虑则脉病矣。"指出思虑过度则耗伤心血,气滞血瘀,病生于心脉,脉痹不通,自然心痛。

明清医家重视心痛的情志内伤病因,如明代王肯堂认为思虑伤神,心藏神,神伤则脏虚,心虚邪客,故而作痛("夫心统性情,始由怵惕思虑则伤神,神伤脏乃应而心虚矣,心虚则邪干之,故手心主包络受其邪而痛也")。

清代沈金鳌的《杂病源流犀烛》对情志因素致心痛总结道"七情之由作心痛……曷言乎心痛由七情也? 经云:喜则气散,怒则气上,忧则气沉,思则气结,悲则气消,恐则气下,惊则气乱,除喜之气能散外,余皆足令心气郁结而为痛也",指出了情志内伤致心痛的关键在于其使心气郁结。

3) 饮食不节,痰饮由生:恣食肥甘厚味或生冷之物,日久损伤脾胃,运化失司,聚湿生痰,湿痰化热,或痰阻血瘀;饱餐伤气,推动无力,气血运行不畅,均可引发胸痹心痛。

饮食偏嗜,如食物过咸,容易导致心痛的发生。《素问·五脏生成》曰:"多食咸,则脉凝泣而变色。"过食咸味则使血脉凝涩不畅,气血不通而发生心痛。

宋代严用和在其著作《济生方》中认为如果恣食生冷之物损伤脾胃,久而生痰,痹阻胸阳,会导致心痛("夫心痛之病……皆因外感六淫,内沮七情,或饮啖生冷果食之类")。

明代龚廷贤在《寿世保元》中指出饮酒过度亦为胸痹心痛的病因。酒性大热,过饮则伤脾胃,内生痰热,上犯心胸,致清阳不展,气机不畅,而发心痛。"酒性大热有毒,大能助火。一饮下咽,肺先受之……酒性喜升,气必随之,痰郁于上,溺涩于下。肺受贼邪,不生肾水,水不能制心火,诸病生焉……或心脾痛……"

脾胃虚弱者,水湿不运,聚湿成痰,痰郁化热,或痰阻血瘀,痹阻心脉而致心痛。痰饮作为一种病理产物,又成为胸痹心痛的病因之一。《素问·至真要大论》曰:"岁太阴在泉……民病饮积心痛。"清代李用粹的《证治汇补》则提出了心痛的痰热病因:"肺郁痰火,忧恚则发,心膈大痛,攻走胸背。"《灵枢·本脏》曰:"肺大则多饮,善病胸痹。"均指出痰饮为患可致胸痹心痛。

脾胃虚弱是导致胸痹心痛的原始病因,同时痰饮作为脾胃虚弱的病理产物,又再次成为导致胸痹心痛的继发病因。

4) 劳逸失度,气血不调:过劳包括劳力过度、劳神过度和房劳过度。《素问·举痛论》曰:"劳则气耗。"过劳则耗气伤阴,络脉失养。《素问·宣明五气》曰:"久卧伤气。"过度安逸则气血运行不畅,络脉瘀滞,均可致胸痹心痛。

金代张从正认为过逸则气血循行不畅,复加过食肥甘厚味,痰浊内生,上扰胸阳,心脉不畅,心痛则发("膏粱之人,起居闲逸,奉养过度,酒食所伤,以致中脘留饮,胀闷,痞膈醋心")。

明代《玉机微义》记载:"亦有病久,气血虚损,及素作劳羸弱之人患心痛者,皆虚痛也。"过劳则气阴两伤,久病者气血虚损,心气不足,血不养心,则心痛作矣。李梴的《医学入门》谓:"盖心劳曲运神机,则血脉虚而面无色,惊悸梦遗盗汗,极则心痛……"指的是劳神伤心所致心痛。

5)脏腑虚弱,他脏及心:《素问·评热病论》曰:"邪之所凑,其气必虚。"《灵枢·百病始生》曰:"风雨寒热,不得虚,邪不能独伤人。"反映了从《黄帝内经》起,这种内因在发病中占主导地位的理论就产生了。《金匮要略》认为胸痹心痛的原因系"阳微阴弦"。

隋代《诸病源候论》明确提出了心痛的脏腑阳虚病因,认为"若诸阳气虚,少阴之经气逆,谓之阳虚阴厥,亦令心痛"。这一论述为后世医家所继承并有所发展。宋代《太平圣惠方·治心背彻痛诸方》中指出心背彻痛的病因是"脏腑虚弱,肾气不足,积冷之气,上攻于心"。《圣济总录》认为卒心痛的病因是"脏腑虚弱,寒气卒然客之",心痛则因于"脏腑气虚,风寒客之"。均认为心痛是在脏腑虚弱的基础上感受外寒所致。

明代张景岳《景岳全书》云:"气血虚寒,不能营养心脾者,最多心腹痛证,然必以积劳积损及忧思不遂者,乃有此病,或心脾肝肾气血本虚,而偶犯劳伤,或偶犯寒气及饮食不调者,亦有此证。"指出心痛可因心脾肝肾之气血虚所致,不仅明确了脏腑,而且定位于气血。《杂病源流犀烛》则从阴阳的角度概括了心痛的脏腑虚弱病因,即"心主诸阳,又主阴血……阳虚而邪胜者亦痛……阴虚而邪胜者亦痛"。至此,对于导致胸痹心痛的脏腑虚弱之病因已经明确,即心脾肝肾的气血阴阳之虚。

《黄帝内经》认为其他经络脏腑的病邪也可引起胸痹心痛。如《素问·缪刺论》曰:"邪客于足少阴之络,令人卒心痛暴胀,胸胁支满。"《诸病源候论》云:"足阳明为胃之经,气虚逆乘心而痛,其状腹胀归于心而痛甚,谓之胃心痛也。"这里提到的"胃心痛"以及"脾心痛""肾心痛"等,均是由其他脏腑经络的病邪侵犯心经所致。根据历代医籍所论,其根本原因为他脏本虚,复感外邪进而凌犯心君,或者其气逆上冲心。

由此,"胸痹心痛"的病因学说经过历代医家的充实、发展和完善,即在脏腑虚弱的基础上,因外感六淫、内伤七情、饮食不节、劳逸失度所致。

(2)病机分析

1)不通则痛:《素问·举痛论》曰:"经脉流行不止,环周不休,寒气入经而稽迟,泣而不行,客于脉外则血少,客于脉中则气不通,故卒然而痛。"《素问·调经论》曰:"寒气积于胸中而不泻,不泻则温气去,寒独留则血凝泣,凝则脉不通。"这两段说明了心痛发作的机理:寒邪入侵,凝于脉中,气血循行不畅,经脉痹阻,所以心痛发作。

2)不荣则痛:此外,《黄帝内经》认为寒邪能致血虚,血虚则心脉失养而发心痛,如"寒气客于背俞之脉则脉泣,脉泣则血虚,血虚则痛,其俞注于心,故相引而痛"(《素问·举痛论》)。此即后世所云"不荣则痛"。

3）牵引作痛：《素问·举痛论》还论述了另外一种寒邪致痛的病机："寒气客于脉外则脉寒，脉寒则缩蜷，缩蜷则脉绌急，绌急则外引小络，故卒然而痛。"寒邪客于脉外，经脉受寒收缩，牵引经外细小络脉，内外相引，拘紧而痛。这一说法，与西医学关于冠状动脉痉挛导致心绞痛的描述基本一致。

（二）陈可冀对本病病因病机的认识

冠心病属中医学"胸痹""心痛""真心痛"等范畴，病因病机多归纳为本虚标实。本虚为阴阳气血之不足，标实则以血瘀、痰浊、寒凝、气滞多见，但"瘀阻血脉"贯穿于冠心病发病的整个过程。

1. "瘀""毒"的含义与关系 瘀血在中医文献中有"凝血""着血""留血""恶血""衃血""干血""蓄血"等名称。历代文献对瘀血的形成可概括为3种：一是指瘀滞内结之血，二是指离经之血，三是指污秽之血。同时结合冠心病发生的病理机制，陈可冀认为冠心病的瘀血病机即为"瘀滞内结之血"。《说文解字》对毒的解释："毒，厚也；害人之艸，往往而生，从中从毒。"毒在中医学中的含义除有毒药物、某些病症外，还认为毒是能够对机体或组织器官产生损伤的致病因素的统称。毒可分为外毒及内毒，外毒以外感六淫为主；内毒是机体在各种致病因素作用下，脏腑功能失调、气血运行失常使体内生理病理产物不能正常分布及时排出，蕴结体内，转化为毒。

"瘀"和"毒"在冠心病发病发展过程中的关系，可概括为"瘀可致毒、毒可致瘀、毒瘀互结"，其中"因瘀致毒"导致痰瘀互结是冠心病发展和恶化的关键所在。冠心病多发生于中老年人，多脏腑功能衰退、气机不利、血行不畅，虽为本虚标实之证，但瘀血贯穿疾病发生发展的始终。正如叶天士所云"久病入络""久痛入络""大凡经主气，络主血，久病血瘀"。随着病情发展，瘀血蕴结日久，导致体内病理性代谢产物增加，不能及时排出，则凝聚蕴化为毒；毒邪进一步壅塞气机，耗阴伤络，煎熬血液，则导致心脉瘀血内阻加重，形成恶性循环。

2. "因瘀致毒"是冠心病发展恶化的关键 冠心病稳定型心绞痛的基本病理改变为动脉粥样硬化稳定斑块造成的冠状动脉不同程度的固定性狭窄，临床多表现为心绞痛病有定处、舌下静脉曲张、舌质紫暗或有瘀斑瘀点、脉涩或结代等，属中医学"瘀血内阻"之象。冠状动脉内稳定性斑块一旦转变为不稳定性斑块，继发血栓形成，则导致病情急剧变化并加重，临床表现为心绞痛疼痛感剧烈、疼痛持续时间长、舌质紫绛或舌苔垢腻，脉弦滑或弦紧而数等，病情"凶险多变"。隋代巢元方《诸病源候论》在胸痹病机转归方面提出："因邪迫于阳气，不得宣畅，壅瘀生热。"清代柳宝诒《温热逢源》亦云："因病而有蓄血，温热之邪与之纠结，热附血而愈觉缠绵，血得热而愈形胶固。"毒邪胶结依附于瘀血,则可损伤心络、败坏心肌,导致不稳定型心绞痛、急性心肌梗死甚或休克、心源性猝死等的发生。可见,"瘀"和"毒"在冠心病的发生发展中,互为前提,相互化生,其中瘀血滞久蕴化生毒,毒瘀互结,是导致冠心病发展恶化的病机关键。

(三)陈可冀对本病中西医结合治疗的认识

陈可冀在几十年的中西医结合临床实践中,十分注重血瘀证及活血化瘀理论的研究,不仅从中医辨证论治的角度研究运用活血化瘀法治疗心血管疾病,而且致力于从现代科学的角度阐明血瘀证的机制,为活血化瘀法治疗疾病提供科学依据。陈可冀在血瘀证与活血化瘀研究领域具有很深的造诣,其主持的"血瘀证与活血化瘀研究"获得了国家科学技术进步奖一等奖。通过数十年的临床实践,陈可冀形成了自己独特的血瘀证辨证方法和论治体系,对临床具有重要的参考价值,并依此制定了"实用血瘀证诊断标准"。冠心病稳定期急性心血管事件的发生当存在瘀毒转化的病因病机,进而制定了冠心病稳定期因毒致病的辨证诊断量化标准。

活血化瘀医方使用最为频繁的即血府逐瘀汤。此方是清代名医王清任创制的效验卓著、流传甚广的活血化瘀名方。陈可冀对此方进行多项基础及临床试验,研发制成多种中成药制剂,在精研活血化瘀的基础上,根据患者体质及兼夹证之不同加减变通,衍生出理气活血、化痰活血、祛浊活血、养阴活血、益气活血、温阳活血、息风活血、解毒活血等诸多不同治法,分别选用补阳还五汤、生脉散、瓜蒌薤白半夏汤、苓桂术甘汤、血府逐瘀汤、温通复脉汤、逍遥散、清眩降压汤及四妙勇安汤加减治疗;其加减变化之灵活,确为陈可冀治疗冠心病的一大特色。

临床上陈可冀重视辨证与辨病相结合,常参照现代药理学研究成果针对性用药,如治疗心肌梗死重用赤芍和川芎,防治冠脉介入治疗后再狭窄用由血府逐瘀汤简化而来的芎芍胶囊。芎芍胶囊为陈可冀在国家"八五""九五""十五"攻关课题研究成果的基础上开发的,用以防治冠脉介入治疗后再狭窄的国家二类新药。通过统计分析还发现,冠心病出现不同的症状,用药的选择也有所不同,如针对胸闷侧重于半夏、瓜蒌等的应用,而心痛则更注重延胡索、薤白、丹参等的应用。延胡索(41.8%)辛散温通,有活血行气止痛之功,止痛效果显著,为陈可冀治疗各种疼痛的常用药物。此外,陈可冀常用藿香、佩兰治疗冠心病,两药一起应用可以芳香化湿,有扩张冠脉、改善心肌供血的作用。

同时,陈可冀认为冠心病多并发高脂血症、痛风、糖尿病及肥胖等,多属中医学湿浊偏盛型体质;通过临床观察发现,本类患者冠状动脉病变特点多表现为多支病变,接受冠脉介入术后亦容易出现再狭窄。湿浊久则变生痰浊,留滞经络,使血流受阻,而致痰瘀互结。从中医角度讲,冠心病多为肥胖痰湿偏重之人,痰湿阻于脉络,致气血运行失畅,血液瘀滞,痰瘀互阻,致心脉不畅,发为"胸痹"。现代研究认为,冠心病常伴有长期的脂质代谢异常、高血压、糖尿病、吸烟等。这种动脉粥样硬化病变在大量细胞因子及生长因子作用下,内皮损伤,内皮细胞通透性下降,单核细胞进入内皮形成巨噬细胞,巨噬细胞在血管内膜吞噬脂质细胞形成泡沫细胞,平滑肌细胞大量增殖并合成大量细胞外基质,形成了一个由脂纹、纤维斑块、粥样斑块到斑块的复合病变发展起来的动脉粥样硬化。斑块内富含大量泡沫细胞,进一步发展则脂核增大、纤维帽变薄,此处在应力作用下易于出现斑块破裂,进一步出现血小板黏附聚集,血栓形成,进而形成包括心绞痛、急性非 Q 波及急性 Q 波心肌梗死在内的急性冠状动脉综合征。活血化瘀药物具有改善血液循环、微循环及血液流变性的作用。现代药理学研究证实,该类药物具有扩张冠状动脉、外周血管及平滑肌的作用,从而改善冠状动脉供血,降低外周血管阻力以改善血液循环;明显提高机体耐缺氧能力;对急性心肌梗死可保护缺血心肌,缩小梗死范围;抑制血小板聚集,降低血液黏稠度;从而有效地用于治疗冠心病心绞痛、心肌梗死、心肌炎等症。

(四) 编者的经验体会

陈可冀治疗冠心病重视辨本虚标实。从统计结果来看,实证最常见,多为痰瘀互结证、水与血结证、瘀阻心脉证;其次常见虚实夹杂证,如气虚血瘀证、阴虚阳亢证。治疗上陈可冀则注重气血并调,痰瘀并治,善于以瓜蒌薤白半夏汤化痰宣痹通阳;以冠心Ⅱ号方、血府逐瘀汤加减活血化瘀,以生脉散加减益气养阴。此外,治疗冠心病陈可冀还很重视"心胃同治",常运用温胆汤和胃化痰,协同改善心肌缺血。而且根据不同血瘀证类型常合用多方加减协同治疗,如水与血结证,常在活血化瘀方药的基础上合用五苓散和苓桂术甘汤利水化饮。数据分析结果显示,川芎、赤芍为陈可冀治疗冠心病最常用的活血化瘀药物。以川芎、赤芍为主要成分的芎芍胶囊,也是陈可冀在国家"八五""九五""十五"攻关课题研究成果的基础上研制的,用于 PCI 后再狭窄的防治。此外,统计分析还发现,冠心病出现不同的症状,陈可冀用药的选择也有所不同,如针对胸闷侧重于半夏、瓜蒌等的应用,而心痛则更注重延胡索、薤白、丹参等的应用。延胡索辛散温通,有活血行气止痛之功,止痛效果显著,是陈可冀治疗各种疼痛的常用药物。此外,陈可冀常用藿香、佩兰治疗冠心病,两药一起应用可以芳香化湿,有扩张冠状动脉、改善心肌供血的作用。

以名老中医数据库提供的陈可冀治疗冠心病稳定型心绞痛的医案为数据来源,运用统计方法初步分析冠心病稳定型心绞痛的用药规律,并挖掘蕴含其中的学术思想。结果如下:

1. 用药频次结果分析 陈可冀最常用药体现了以活血化瘀为主,灵活佐用理气、化痰、祛浊、补气、温阳、养阴、宣痹诸法治疗冠心病稳定型心绞痛的鲜明特色。对冠心病稳定型心绞痛患者进行证候分型和冠状动脉造影检查,通过定量分析冠状动脉造影结果与各证型的关系,结果发现,与冠心病关系最为密切者为血瘀证,其后依次为痰浊证、气虚证、阴虚证、气滞证、阳虚证、寒凝证等,也充分验证了陈可冀的学术观点。

2. 常用中药药性分析 陈可冀治疗该病常用温性药,其次为平性、寒性、微寒性药。血得热则行,遇寒则凝,以温性药为主的用药特点充分反映了陈可冀对本病病理性质为血瘀的认识。张仲景在《金匮要略》中论胸痹的病机为"阳微阴弦",阳既不足,阴必有伤。陈可冀以温药为主,配以平性及寒性药,寒热并调,以平为期。

3. 常用中药归经分析 陈可冀常用药物归经中,以心、脾、胃经药物多见,其次为肺、肝、肾经药物。结合常用药物分析,以归心经之丹参、红花、延胡索、桃仁、桂枝直达病所,行气活血,力大功专;以归脾、胃经之党参、黄芪、半夏、藿香、佩兰、陈皮、白术益气健脾、祛湿化痰,反映出陈可冀注重痰、湿在冠心病发病中的重要影响;以归肝经之赤芍、川芎、当归、白芍和血调肝,肺经之瓜蒌、薤白化痰通阳,麦冬、五味子养阴敛气,肾经之泽泻、猪苓、车前草利尿泻浊。可见陈可冀在治疗冠心病时以活血化瘀为主,辅以化痰、扶正治疗冠心病稳定型心绞痛的学术观点及用药组方规律,可为临床治疗冠心病稳定型心绞痛提供用药思路。

陈可冀以活血化瘀为主辨证治疗冠心病心绞痛,并对各种不同虚实证候的主症、次症、治法、方药等进行了规范,建立了血瘀证诊治标准、冠心病辨证标准、冠心病疗效评价标准,这些皆成为国家的行业标准和新药疗效评价标准,得到国内外的普遍认可。同时陈可冀临证时注重气血相关、病邪相兼及脏腑气机生化,在活血化瘀治法的基础上衍化出理气活血、化痰活血、益气活血、温阳活血等多种治法,丰富和完善了活血化瘀治法的内容,为冠心病的中西医结合诊疗指明了方向,并奠定了良好的基础。

【典型案例分析】

李某,男,57 岁。主诉:胸闷、气短 5 年余,加重伴阵发性咳嗽 5 日余。

现病史:患者 5 年前无明显诱因出现心慌、胸闷、气短等症,诊断为冠心病,给予口服中西药物治疗后症状渐缓解,即自行停止服药。5 年多来,上症时轻时重,缓解时停服药物,严重时服用丹参滴丸、消心痛(硝酸异山梨酯片)、速效救心丸、阿司匹林肠溶片等药可缓解。未进一步诊治。5 日前因受凉感冒后上症加重,伴咳嗽,咳较多量白色痰,阵发性心前区闷痛,发作无明显规律,夜间多发,每次持续约 5~10 分钟,经含化丹参滴油丸症状可以缓解。患者现心慌、胸闷、气短,阵发性心前区闷痛,伴胁肋胀痛,活动后气短明显,呈刺痛拒按,咳嗽,咳少。发病以来无晕厥、黑蒙,无咳血、咳痰,无心前区压榨性疼痛。饮食睡眠差,二便正常。

既往史:既往慢性支气管炎 10 余年,冠心病 5 年余,腰背疼痛 5 年余(呈刺痛,曾在多处门诊检查治疗,病因不清),慢性胃炎 3 年余。平素健康状况一般,否认糖尿病病史,否认高血压病史,否认结核病史,否认肝炎病史,否认其他传染病史,否认输血史,否认药物过敏史,否认药源性疾病,否认食物过敏史,否认食物中毒史,否认手术史,否认外伤史,否认其他重大疾病史。有预防接种史,具体不详。

查体:双肺叩诊清音,双肺呼吸音低,可闻及干鸣音及细小湿鸣音。心前区无隆起,无心包摩擦音,心界无扩大,心率 98 次 /min,律齐,各瓣膜听诊区未闻及病理性杂音。舌质紫暗,苔白腻,脉数。辅助检查:①心电图示窦性心律,ST-T 异常,提示慢性心肌供血不足;②胸片示主动脉硬化,左侧胸膜肥厚粘连;③胃镜示慢性浅表性胃炎。血常规及生化基本正常。

初步诊断:

中医诊断:胸痹(血瘀气滞);咳嗽(痰湿蕴肺)。

西医诊断:冠心病,心绞痛,心功能Ⅲ级;慢性支气管炎急性发作(单纯型);慢性胃炎。

治则:行气活血,通脉止痛,解表止咳。

处方:血府逐瘀汤加减。桃仁 12g,红花 7g,当归 12g,川芎 12g,赤芍 16g,枳壳 12g,桔梗 12g,炙甘草 15g,生地 25g,檀香 7g,薤白 12g,川牛膝 12g,柴胡 10g,麻黄 10g,芍药 10g,细辛 3g,干姜 15g,桂枝 15g。

血府逐瘀汤主治诸症皆为瘀血内阻胸部,气机郁滞,一为活血与行气相伍,既行血分瘀滞,又解气分郁结;二是祛瘀与养血同施,则活血而无耗血之虑,行气又无伤阴之弊;三为升降兼顾,既能升达清阳,又可降泄下行,使气血和调。即王清任所称"胸中血府血瘀"之证。胸中为气之所宗,血之所聚,肝经循行之分野。血瘀胸中,气机阻滞,清阳郁遏不升,则胸痛、头痛日久不愈,痛如针刺,且有定处;胸中血瘀,影响及胃,胃气上逆,故呃逆干呕,甚则水入即呛;瘀久化热,则内热瞀闷,入暮潮热;瘀热扰心,则心悸怔忡,失眠多梦;郁滞日久,肝失条达,故急躁易怒;至于唇、目、舌、脉所见,皆为瘀血征象。治宜活血化瘀,兼以行气止痛。方中桃仁破血行滞而润燥,红花活血祛瘀以止痛,共为君药。赤芍、川芎助君药活血祛瘀;牛膝活血通经,祛瘀止痛,引血下行,共为臣药。生地、当归养血益阴,清热活血;桔梗、枳壳,一升一降,宽胸行气;柴胡疏肝解郁,升达清阳,与桔梗、枳壳同用,尤善理气行滞,使气行则血行,均为佐药。桔梗并能载药上行,兼有使药之用;甘草调和诸药,亦为使药。合而用之,使血活瘀化气行,则诸症可愈,为治胸中血瘀证之良方。

（刘琴）

参考文献

1. 刘龙涛,陈可冀,付长庚,等.从"因瘀致毒"谈冠心病的病因病机[J].中国中西医结合杂志,2015,35(11):1378-1380.

2. 陈可冀,史大卓,徐浩,等.冠心病稳定期因毒致病的辨证诊断量化标准[J].中国中西医结合杂志,2011,31(3):313-314.

3. 付长庚,高铸烨,王培利,等.冠心病血瘀证诊断标准研究[J].中国中西医结合杂志,2012,32(9):1285-1286.

4. 中国中西医结合学会活血化瘀专业委员会.冠心病血瘀证诊断标准[J].中国中西医结合杂志,2016,36(10):1162.

5. 王安璐,罗静,于美丽,等.基于陈可冀院士血瘀证辨证方法治疗冠心病稳定性心绞痛的实用性随机对照研究[J].中国中西医结合杂志,2017,37(10):1174-1180.

6. 中国中西医结合学会活血化瘀专业委员会.实用血瘀证诊断标准[J].中国中西医结合杂志,2016,36(10):1163.

7. 罗静,王安璐,赵维,等.实用血瘀证诊断标准及其可靠性与真实性评价[J].中国中西医结合杂志,2015,35(8):950-956.

8. 张京春,谢元华.陈可冀院士辨治冠心病医案的数据挖掘[J].世界中西医结合杂志,2008,3(1):4-5,7.

9. 张京春.陈可冀院士治疗冠心病心绞痛学术思想与经验[J].中西医结合心脑血管病杂志,2005,3(7):634-636.

10. 张京春.陈可冀院士治疗冠心病心绞痛学术思想与经验(续完)[J].中西医结合心脑血管病杂志,2005,3(8):712-713.

11. 徐浩,史大卓,陈可冀,等.芎芍胶囊预防冠状动脉介入治疗后再狭窄的临床研究[J].中国中西医结合杂志,2000,20(7):404-407.

12. 陈维养.陈可冀医学选集:七十初度[M].北京:北京大学医学出版社,2002:14.

13. 陈可冀,史载祥.实用血瘀证学[M].北京:人民卫生出版社,1999:111-120.

14. 陈可冀.试谈冠心病心绞痛及急性心肌梗塞的中医治疗[J].中华内科杂志,1977,2(4):232-235.

15. 张京春.陈可冀学术思想及医案实录[M].北京:北京大学医学出版社,2007:55.

16. 吴荣,王阶.陈可冀治疗冠心病稳定性心绞痛用药规律探析[J].西部中医药,2017,30(11):91-92.

17. 张京春,谢元华,蒋跃绒,等.陈可冀辨治冠心病医案证法方药的频数分析[J].中医杂志,2008,49(10):901-902,913.

18. 史大卓.陈可冀院士冠心病病证结合治疗方法学的创新和发展[J].中国中西医结合杂志,2011,31(8):1017-1020.

19. 杜毅,杨关林,陈旭,等.基于文献的冠心病中医证候与冠脉造影结果的研究[J].辽宁中医杂志,2012,39(6):1034-1035.

三、"瘀毒致变"理论与 PCI 围术期心肌梗死

急性冠脉综合征(ACS)是危害人类健康的重大疾病,随着介入器械和治疗技术的不断发展和完善,经皮冠脉介入术(PCI)已经成为 ACS 的主要治疗手段,能有效降低主要心血管事件的发生率。但是,PCI 围术期各种并发症发生率仍然居高不下,尤其是围术期心肌梗死(PMI)的发生,导致患者远期不良事件发生率增加,因此如何防治围术期心肌梗死成为研究的热点问题。笔者作为陈可冀的学生,深耕于临床,发现"瘀毒致变"理论对于 PCI 围术期心肌梗死的中医药防治具有重要的理论指导和实践价值。

(一)当代医学对围术期心肌梗死的认识

1. PCI 围术期心肌梗死的定义　1977 年 9 月,Gruentzig 进行了世界上第一例经皮冠状动脉腔内成形术(PTCA),开创了介入心脏病学的新纪元。此后,以 PTCA 和冠脉内支架植入术为基础的冠脉介入治疗技术迅速发展。随着冠脉介入治疗的适应证不断拓宽,复杂病变介入治疗成功率不断提高,目前 PCI 已成为 ACS 治疗的重要手段。然而,冠脉介入治疗导致的围术期心肌梗死引起了人们的广泛关注。2005 年,美国心脏病学会(ACC)、美国心脏学会(AHA)和欧洲心脏病学会(ESC)修订的经皮冠脉介入术(PCI)指南指出,围术期心肌梗死的平均发生率分别为 23%±12%、23%±12% 和 27%±12%。另有文献报道,冠脉介入手术相关心肌损伤的发生率可高达 40%。其中,大多数患者并没有症状,但即使是心肌损伤标志物轻度升高,也可能导致更高的死亡率。关于围术期心肌梗死的定义曾经出现争议,为便于统一的临床研究,2007 年 10 月欧洲心脏病学会(ESC)、美国心脏病学会(ACC)、美国心脏学会(AHA)和世界心脏联盟(WHF)联合颁布了全球心肌梗死的统一定义。该定义明确指出,基线心肌肌钙蛋白(cTn)水平正常的患者接受经皮冠脉介入治疗后,如心脏标志物水平升高超过 URL99 百分位值,则提示围术期心肌坏死;心脏标志物水平超过 URL99 百分位值的 3 倍,被定义为与 PCI 相关的心肌梗死。该定义发布以来,对指导临床实践和科学研究发挥了重要作用。随着更多循证医学证据

的出现和医学检验、影像技术的发展,ESC/ACCF/AHA/WHF 于 2012 年在 ESC 年会期间对心肌梗死的统一定义进行了更新,发布了第三版心肌梗死全球统一定义,其中 PCI 相关的心肌梗死定义为心脏标志物水平超过 URL99 百分位值的 5 倍。数据显示,PCI 后心肌损伤(肌钙蛋白增高)与 90 天内的主要终点事件(死亡、心肌梗死、再发严重的心肌缺血需紧急血管重建)高度相关。

2. PCI 围术期心肌梗死的发生机制 研究表明,介入术后心肌损伤的可能机制包括:①各种原因导致主支靶血管机械性血流受阻:如连续多次球囊扩张、单次球囊扩张时间过长或扩张压力过高,冠状动脉破裂或夹层等;②侧支血管血流影响:由于球囊扩张和 / 或支架术后斑块的挤压移位,可引起冠状动脉细小分支血管的闭塞,进而导致侧支血管分布区域的心肌细胞发生坏死、心肌损伤标志物升高;③缺血再灌注损伤:钙离子超载、氧自由基导致心肌损伤;④微循环障碍:冠状动脉微血栓形成或气栓、冠状动脉痉挛或无复流、慢血流,导致冠脉微循环障碍;⑤炎症反应:机械刺激导致冠脉局部促炎症级联反应,黏附因子增加,导致心肌炎症损伤;⑥冠脉基础病变:PCI 后心肌损伤程度还与治疗前基础病变程度、类型及合并症的不同有很大关系,PCI 前冠脉基础病变越重,越复杂,合并症越多,术后越容易出现心肌损伤标志物的增高。以上因素,多同时发生,引起心肌损伤,甚至发生围术期心肌梗死,增加了患者冠脉不良事件的发生。因而,如何采取有效措施,多靶点、多途径干预,减少 PCI 围术期心血管事件,从而增加 PCI 安全性,预防和减少 PCI 后心肌梗死的发生是一个重要的研究切入点。

3. PCI 围术期心肌梗死与他汀类药物 他汀类药物(3- 羟基 -3- 甲基戊二酰辅酶 A 还原酶抑制剂)是目前临床应用最广泛的调脂药物,但是它所带来的临床益处远远不止降脂作用。欧美国家的多个大中心研究表明,长期使用他汀类药物可以改善 ACS 患者早期临床症状,降低 ST 段抬高型心肌梗死发生率,对 PCI 围术期患者可带来一致的获益。不同的回顾性研究和 Meta 分析结果表明,对于择期行 PCI 的患者,使用他汀类药物可以有效降低术后 PMI 发生率。ARMYDA-ACS 研究结果表明,PCI 术前 7 天给予阿托伐他汀(40mg/d)可以明显改善稳定型心绞痛患者术后转归,PCI 术前 2 天给予 80mg 阿托伐他汀可以有效降低炎症指标 C 反应蛋白水平,显著降低 PMI 发生率,促使 30 天主要不良心脏事件风险降低 88%。ARMYDA-RECAPTURE 试验证实了长期口服阿托伐的患者在术前再次顿服负荷剂量他汀可以进一步改善预后。该试验中阿托伐他汀组在术前 12 小时给予 80mg 阿托伐他汀,结果主要终点 30 天 MACE(心源性死亡、心肌梗死或靶血管血运重建率)发生率较对照组显著减少,相对风险降低了 48%,尤以围术期心肌梗死发生率下降为著。不只限于阿托伐他汀,ROMA 研究显示,冠心病稳定型心绞痛患者 PCI 前服用高剂量瑞舒伐他汀,也能降低 PMI 事件和远期主要心脑血管事件的发生率。术前 24 小时内给予瑞舒伐他汀 40mg 预负荷,可使术后 12 小时和 24 小时的 PMI 发生率分别降低 15.6%(P=0.034)和 17.7%(P=0.003),可分别降低 30 天和 12 个月随访时主要心脑血管不良事件的发生率[21.3%(P=0.001)和 22.5%(P=0.001)];随访期间两组心源性死亡、自发心肌梗死、中风、靶血管血运重建的发生率相似,主要心脑血管不良事件的降低主要归因于 PMI 发生率的降低。

他汀类调脂药物为何能够为冠心病患者提供 PCI 围术期心肌保护作用,降低 PMI 的发生率,其作用机制与其非降脂的多效应有关。他汀类药物除了稳定斑块外,还可改善内皮功能,并具有抗炎、降低血栓形成应答等作用。PCI 术前接受他汀类药物治疗可以改善 PCI 诱发的血管壁炎症反应,加速血管修复,同时能有效降低 C 反应蛋白水平,从而改善 C 反应蛋白水平增高者术后近期存活率,并可以减少 PCI 后的心肌炎症反应。研究显示,在非 ST 段抬高 ACS 患者中,高剂量他汀的抗炎效应在首次给药后最初几小时内在血脂水平受影响前就已显现;Naples Ⅱ 试验发现了在择期 PCI 的稳定型心绞痛患者中,阿托伐他汀急性负荷后的效应主要是在 CRP 升高患者,证明了抗炎作用在他汀急性效应中扮演主要作用。他汀类急性效应的另一可能机制是与一氧化氮介导内皮功能增强有关。研究表明,他汀给药后 3 小时即可出现一氧化氮浓度明显升高;ARMYDA 的亚组研究 ARMYDA-CAM 试验表明,他汀治疗能明显抑制 PCI 后细胞黏附分子 -1 及 E 选择素的升高。以上研究结果表明,他汀可以减轻 PCI 后的内皮炎症反应及改善内皮功能,进而减少微循环功能失调与心肌细胞坏死的风险。

然而,大剂量服用他汀类药物,会带来一系列副作用,诸如肝损害、横纹肌溶解等不良事件的发生率会增加。而且,对于东方人群,由于基因的差异存在,高剂量他汀治疗并未能带来一致的获益。葛均波牵头的 "Asian Lipitor Pretreatment in ACS" 研究显示,PCI 前 80mg 阿托伐他汀负荷并未能降低 PMI 的发生率。故而,立足东方人群,探讨围术期心肌梗死干预策略仍具有重要的现实意义。

(二)当代医家对本病的认识

当代医家认为 PMI 属中医学 "胸痹" "心痛" "真心痛" 的特殊发病类型。本病发生机制为在气、血、阴、阳亏虚基础上,痰浊、血瘀等病理产物阻滞心脉,使得胸阳痹阻,气机不畅,心脉挛急或闭塞而发病。临床行 PCI 的患者多为老年患者,有劳力性心绞痛和 / 或伴有自发性心绞痛;PMI 多为 PCI 过程中出现分支血管闭塞,或斑块脱落、血栓破碎、炎症反应,并导致微循环障碍。因此,PMI 的发生多表现为在慢性气虚、阴虚等本虚证基础上,出现急性血瘀、痰阻等标实证。

为了进一步规范本病的中医辨证论治和干预治疗,世界中医药学会联合会介入心脏病专业委员会、中华中医药学会介入心脏病专业委员会和中国医师协会中西医结合医师分会介入心脏病专家委员会,联合制定和发布了《经皮冠状动脉介入治疗围手术期心肌损伤中医诊疗专家共识》(以下简称《共识》),将围PCI期心肌损伤中医辨证分型分为以下类型:

1. 气虚血瘀证　胸痛胸憋、持续不缓解,动则加重;伴面白、自汗、心悸、气短、乏力;舌质淡暗,舌苔薄白,脉弦细弱。

2. 痰瘀互阻证　胸痛胸憋、持续不缓解;伴体胖、头重、喘促;舌质色暗,舌苔厚腻,脉象弦滑。

3. 气虚痰瘀互阻证　胸痛胸憋、持续不缓解,动则加重,恶心欲吐;伴面白、自汗、心悸、气短、乏力,或伴体胖、头重、喘促;舌质淡暗,舌苔厚腻,脉细弦滑。

4. 常见兼症

(1)阴虚证:症见口干口渴、舌红少苔、脉象细数。

(2)痰热证:症见口苦纳呆、舌红苔腻、脉象滑数。

(3)热毒症:症见烦躁不安、腹满便秘、舌紫苔燥、脉象沉紧。

根据辨证分型的不同,《共识》中推荐了以下方药进行干预治疗:

1)气虚血瘀证:治法为益气活血法,推荐方药为补阳还五汤加减。方药如下:黄芪、当归尾、赤芍、川芎、红花、桃仁、地龙等。

2)痰瘀互阻证:治法为化痰活血法,推荐方药为瓜蒌薤白半夏汤合血府逐瘀汤加减。方药如下:瓜蒌、薤白、半夏、桃仁、红花、赤芍、川芎、生地、牛膝、桔梗、柴胡、甘草、枳壳等。

3)气虚痰瘀互阻证:治法以益气活血、化痰通络为主,方药以补阳还五汤合瓜蒌薤白半夏汤加减。方药如下:黄芪、当归尾、赤芍、川芎、红花、桃仁、地龙、瓜蒌、薤白、半夏等。

(三)陈可冀对本病的认识

冠心病是危害人类健康的重大疾病,为了攻克这一疾病,陈可冀呕心沥血,不断地推动冠心病中西医结合治疗方法的创新和提高,继2003年血瘀证与活血化瘀研究获"国家科学技术进步奖一等奖"之后,陈可冀提出冠心病"瘀毒"病因学说,对冠心病"瘀毒"病因病机进行了系统的创新研究,建立了冠心病稳定期患者再发事件的预警体系和因毒致病的辨证量化诊断标准,并经随机对照临床研究证实,在活血基础上结合解毒药可进一步抑制炎症反应,为病证结合冠心病二级预防提供了证据。

陈可冀认为"血瘀"是冠心病的主要病因病机,而"瘀毒致变"导致的炎症反应、斑块破裂是急性冠脉综合征发生的主要病因病机。不稳定斑块破裂、血栓行程、冠脉闭塞引发的心肌组织损伤坏死、炎症瀑布反应、氧化脂质沉积、细胞凋亡等是急性冠脉综合征发生的关键病机，这与传统中医学"因毒致病"起病急骤、传变迅速、直中脏腑、腐肌伤肉的特点多有相似之处。文献报道，清热解毒活血方药在防治不稳定型心绞痛方面具有可靠的临床疗效。

陈可冀团队牵头了一项针对专家咨询建立的介入术后冠心病中医证候诊断标准的评价。该研究纳入了 23 家医院 1 050 例介入术后冠心病患者，结果提示血瘀证的患者远远多于非血瘀证患者，且对血瘀证诊断的灵敏度、特异度及准确度均高达 93% 以上。《经皮冠状动脉介入治疗围手术期心肌损伤中医诊疗专家共识》指出，PMI 多为 PCI 过程中出现分支血管闭塞，或斑块脱落、血栓破碎、炎症反应，并导致微循环障碍；PMI 的发生多表现为在慢性气虚、阴虚等本虚证基础上，出现急性血瘀、痰阻等标实证，临床上以气虚血瘀证、痰瘀互阻证、气虚痰瘀互阻证多见，而"瘀毒"闭塞脉络在 PMI 的发生中占重要地位。

（四）编者的经验体会

PCI 注重局部干预，整体关注不足是其缺点，而整体治疗、宏观调节是中医优势之一。如何在介入治疗中加用中药制剂，从而加强对围手术期的心肌保护作用已成为中医学工作者关注的重要研究方向之一。在陈可冀"瘀毒理论"指导下，研究者所在团队开展了 ACS 中医证候临床流行病学调查研究，结果发现"毒瘀互结"是 ACS 的主要证型，从而提出对于冠心病 PCI 围术期患者来说，在治疗上应以活血化痰、凉血解毒为主。在此基础上，课题组先后开展了活血化痰法和活血解毒法治疗 PMI 的多中心临床研究。

1. 活血化痰法　丹蒌片以益气化痰、活血通络为法组方。方中瓜蒌皮、薤白宽胸通阳、化痰散结，为君药；丹参、川芎、赤芍、郁金入心经，通络活血化瘀，助君药为臣。加黄芪补气以治其本，气助血行而化瘀；葛根升清，既助黄芪之力，又引温肾之品上交于心，亦为臣药。君臣结合，集宣痹、化痰、理气、通滞、养血、化瘀、柔脉于一体，共奏通脉功效。骨碎补补肾活血，泽泻入肾与膀胱，泻湿降浊，与葛根一升一降，使邪有去处，三药皆为佐药。郁金苦辛甘寒，可上行心及包络，为气中血药；川芎辛温入心包络、肝、胆经，上可行头目，下可行血海，为血中气药；丹参苦微寒，专入心肝二经，皆有引经报使之功效。如此君、臣、佐、使结合，攻补兼施，泻实补虚，标本兼治，共达痰消瘀化、血脉和畅、痹宣痛止、标本兼治的目的。小样本研究发现，运用丹蒌片治疗冠心病心绞痛痰瘀互阻证，用药 1 个月后，治疗组临床总体疗效、心绞痛疗效及中医症状改善均明显优于对照组（$P<0.05$），提示丹蒌片活血豁痰的组方特点，可以不仅改善冠心病心绞痛痰瘀证患者的心肌缺血症状，而且具有不同程度的降低炎症反应、

稳定斑块及抗氧化的作用。动物试验发现,丹蒌片可以调整动脉内皮损伤大鼠血浆内皮素、血管紧张素Ⅱ、一氧化氮合酶的浓度,提示其对血管内皮损伤有一定的保护作用;丹蒌片还能降低高脂血症大鼠血脂水平,改善血管内皮功能,这与他汀类药物多靶点的药理作用类似。

为进一步评估丹蒌片能否减少 ACS 患者围 PCI 期心肌损伤,广东省中医院张敏州团队牵头了"丹蒌片对急性冠脉综合征围介入治疗期心肌损伤影响的多中心临床研究"(课题注册号:ChiCTR-TRC-12001929)。该研究由卫生部中日友好医院、天津医科大学第二医院、天津市胸科医院、中国中医科学院西苑医院、上海中医药大学附属岳阳中西医结合医院、河南中医学院第一附属医院(现河南中医药大学第一附属医院)、浙江省中医院、广东医学院第一附属医院(现广东医科大学附属医院)共同参与完成。该研究通过多中心、大样本、随机对照临床试验,观察丹蒌片预负荷对 ACS 围术期心肌损伤的保护作用,同时观察其对冠心病患者远期心功能、生命质量的改善作用。

该研究共纳入 219 例年龄大于 18 岁的 ACS(非 ST 段抬高)患者,在入组后 72 小时内行择期 PCI,随机分为丹蒌片治疗组(n=109)和安慰剂组(n=110),治疗组在基础治疗的基础上,于 PCI 前 48 小时每天服用 4.5g 丹蒌片,并于术后 90 天每天服用 4.5g 丹蒌片。所有患者在 PCI 术前及术后予中等强度的阿托伐他汀(10mg/d)调控血脂,PCI 前均未服用负荷剂量的他汀类药物。

该实验研究结果显示,在 PCI 后 8 小时(22.0% vs 34.5%,P=0.04)及 24 小时(23.9% vs 38.2%,P=0.02),丹蒌片组围术期心肌梗死的患者比例明显低于安慰剂组。PCI 后 30 天发生主要不良心血管事件人数比例在丹蒌片和安慰剂组分别是 22.0% 和 33.6%(P=0.06)(表 2-1)。在 PCI 后 90 天的随访中,丹蒌片组的主要不良心血管事件发生率较安慰剂组明显降低(23.9% vs 37.3%,P=0.03)(表 2-2)。亚组分析显示,非致死性术后再次心肌梗死的发生率在丹蒌片组及安慰剂组中具有明显差异(22% vs 34.5%,P=0.04)。

表 2-1　在 PCI 后 30 天丹蒌片组与安慰剂组的主要心血管不良反应事件

	发生率		疗效差异(%)	
	丹蒌片组	安慰剂组	发生率差异 (95%CI)	P
全集分析	N=109	N=110		
总不良心血管事件,n(%)	24(22.0)	37(33.6)	1.8(1.0,3.3)	0.06
心源性死亡,n(%)	0	0		
非致死性心肌梗死,n(%)	24(22.0)	37(33.6)	1.8(1.0,3.3)	0.06

续表

	发生率		疗效差异(%)	
	丹蒌片组	安慰剂组	发生率差异 (95%CI)	P
靶血管重建,n(%)	0	1(0.9)		1.0
因心血管事件再次入院,n(%)	0	0		
符合方案集分析	N=107	N=109		
总不良心血管事件,n(%)	24(22.4)	36(33.0)	1.7(0.9,3.1)	0.08
心源性死亡,n(%)	0(0)	0(0)		
非致死性心肌梗死,n(%)	24(22.4)	36(33.0)	1.7(0.9,3.1)	0.08
靶血管重建,n(%)	0	1(0.9)		1.0
因心血管事件再次入院,n(%)	0	0		

表 2-2 在 PCI 后 90 天丹蒌片组与安慰剂组的主要心血管不良反应事件

	发生率		疗效差异(%)	
	丹蒌片组	安慰剂组	发生率差异 (95%CI)	P
全集分析	N=109	N=110		
总不良心血管事件,n(%)	26(23.9)	41(37.3)	1.9(1.1,3.4)	0.03
心源性死亡,n(%)	0	1(0.9)		1.00
非致死性心肌梗死,n(%)	24(22.0)	38(34.5)	1.9(1.0,3.4)	0.04
靶血管重建,n(%)	2(1.8)	5(4.5)	2.5(0.5,13.4)	0.45
因心血管事件再次入院,n(%)	0	0		
符合方案集分析	N=105	N=103		
总不良心血管事件,n(%)	25(23.8)	35(34.0)	1.6(0.9,3.0)	0.11
心源性死亡,n(%)	0	1(1.0)		0.50
非致死性心肌梗死,n(%)	23(21.9)	32(31.1)	1.6(0.9,3.0)	0.13
靶血管重建,n(%)	2(1.9)	5(4.9)	2.6(0.5,13.9)	0.28
因心血管事件再次入院,n(%)	0	0		

以上研究结果表明,丹蒌片预负荷治疗可减少急性冠脉综合征患者围手术期心肌梗死的发生率,降低 ACS 患者 PCI 后近期心血管事件的发生率。

2. 活血解毒法　陈可冀团队前期观察了活血（三七总皂苷）、解毒（黄连提取物）、活血解毒中药有效部位（虎杖提取物、大黄醇提物）对 ApoE 基因敲除小鼠血脂和主动脉粥样斑块炎症反应的影响。结果发现，活血、解毒及活血解毒中药均可通过改善斑块内部成分来稳定易损斑块，还可降低小鼠血清 hs-CRP 水平，其中兼有活血和解毒作用的中药虎杖提取物、大黄醇提物效果最为显著，其机制可能与调节脂质代谢和抑制炎症反应有关，证明活血解毒中药消减和稳定斑块的作用优于单纯的活血化瘀中药。

丹参味苦，性微寒，归心、肝二经，具有活血通络、祛瘀止痛、凉血消痈、除烦安神等功效。中医有"一味丹参饮，功同四物汤"之说，因此丹参可以作为活血解毒药的代表。丹参酮是丹参中具有橙黄色和橙红色特征的脂溶性二萜类化合物，其中丹参酮ⅡA是丹参中脂溶性成分的代表。实验研究显示，丹参酮ⅡA具有良好的心血管药理作用，能够抑制动脉粥样硬化进展、稳定斑块、抗炎、抗血小板聚集、抗缺血-再灌注损伤等，尤其是有良好的抗炎作用。我们团队实验室的研究还发现，丹参酮ⅡA具有良好的抑制心室重构作用，其作用机制可能与调节心肌细胞胶原蛋白和弹性蛋白平衡相关。

丹参酮ⅡA对 ACS 患者具有良好的抗炎、降脂、稳定斑块的多靶点保护作用，且有文献报道对于行 PCI 的不稳定型心绞痛患者，丹参酮ⅡA在应用他汀类药物的基础上可降低术后 CK-MB 水平（$P=0.054$），提示其可能具有 PCI 围术期心肌保护作用趋势，有待于进一步的临床及实验研究。通过以上分析，我们课题组建立的研究假说是：丹参酮ⅡA磺酸钠注射液能够减少 ACS 患者围 PCI 期心肌损伤，改善心功能和生命质量，从而降低 PCI 后主要心血管事件的发生率。由广东省中医院主持，中山大学附属第三医院、中国中医科学院西苑医院、中国中医科学院广安门医院、北京中医药大学东方医院、上海中医药大学附属曙光医院、新疆维吾尔自治区中医医院、徐州市中心医院、广西中医药大学第一附属医院等 18 家医院参与的"丹参酮ⅡA磺酸钠注射液对急性冠脉综合征患者预后影响的多中心临床研究"，已在全国启动。该研究按照循证医学和 GCP 要求，计划纳入 600 例非 ST 段抬高型 ACS 患者，进行大样本、随机、双盲对照临床研究，选用多维指标，评价丹参酮ⅡA磺酸钠注射液预处理对患者近期心血管事件发生率和围 PCI 治疗期心肌损伤、造影剂肾病的影响，并对其安全性进行评价，为中医药治疗冠心病提供循证依据。目前，该研究已经通过广东省中医院伦理委员会批准，并在中国临床试验中心注册（注册号：ChiCTR-TRC-14005182）。本研究的开展，对于阐述 PCI 围术期活血化瘀中药的多靶点保护作用，将提供强力的循证医学证据。

（王磊　姚妙恩）

参考文献

1. Smith SC Jr, Feldman TE, Hirshfeld JW Jr, et al. ACC/AHA/SCAI 2005 Guideline Update for Percutaneous Coronary Intervention-Summary article: a report of the American College of Cardiology/American Heart Association Task Force on Practice Guidelines (ACC/AHA/ SCAI Writing Committee to Update the 2001 Guidelines for Percutaneous Coronary Intervention)[J]. Circulation, 2006, 113 (1): 156-175.

2. Thygesen K, Alpert JS, White HD, et al. Universal definition of myocardial infarction[J]. J Am Coll Cardiol, 2007, 50 (22): 2173-2195.

3. Thygesen K, Alpert JS, Jaffe AS, et al. Joint ESC/ACCF/AHA/WHF Task Force for Universal Definition of Myocardial Infarction. Third universal definition of myocardial infarction[J]. J Am Coll Cardiol, 2012, 60 (16): 1581-1598.

4. Babu GG, Walker JM, Yellon DM, et al. Peri-procedural myocardial injury during percutaneous coronary intervention: an important target for cardioprotection[J]. Eur Heart J, 2011, 32 (1): 23-31.

5. Pasceri V, Patti G, Nusca A, et al. Randomized trial of atorvastatin for reduction of myocardial damage during coronary intervention: results from the ARMYDA (Atorvastatin for Reduction of Myocardial Damage During Angioplasty) study[J]. Circulation, 2004, 110 (6): 674-678.

6. Patti G, Pasceri V, Colonna G, et al. Atorvastatin pretreatment improves outcomes in patients with acute coronary syndromes undergoing early percutaneous coronary intervention: results of the ARMYDA-ACS randomized trial[J]. J Am Coll Cardiol, 2007, 49 (12): 1272-1278.

7. Briguori C, Visconti G, Focaccio A, et al. Novel approaches for preventing or limiting events (Naples) II trial: impact of a single high loading dose of atorvastatin on periprocedural myocardial infarction[J]. J Am Coll Cardiol, 2009, 54 (23): 2157-2163.

8. Di Sciascio G, Patti G, Pasceri V, et al. Efficacy of atorvastatin reload in patients on chronic statin therapy undergoing percutaneous coronary intervention: results of the ARMYDA-RECAPTURE (Atorvastatin for Reduction of Myocardial Damage During Angioplasty) Randomized Trial[J]. J Am Coll Cardiol, 2009, 54 (6): 558-565.

9. Yun KH, Oh SK, Rhee SJ, et al. 12-month follow-up results of high dose rosuvastatin loading before percutaneous coronary intervention in patients with acute coronary syndrome[J]. Int J Cardiol, 2011, 146 (1): 68-72.

10. Sardella G, Conti G, Donahue M, et al. Rosuvastatin pretreatment in patients undergoing elective PCI to reduce the incidence of myocardial periprocedural necrosis: The ROMA trial[J]. Catheter Cardiovasc Interv, 2013, 81 (1): E36-E43.

11. Patti G, Chello M, Pasceri V, et al. Protection from procedural myocardial injury by atorvastatin

is associated with lower levels of adhesion molecules after percutaneous coronary intervention: results from the ARMYDA-CAMs (Atorvastatin for Reduction of Myocar-dial Damage During Angioplasty—Cell Adhesion Molecules) sub-study[J]. J Am Coll Cardiol, 2006, 48(8): 1560-1566.

12. Ge J, Kim YJ, Jang YS, et al. Design and rationale of a study in Asia of atorvastatin pretreatment in patients undergoing percutaneous coronary intervention for non-ST elevation acute coronary syndromes[J]. J Cardiol, 2010, 55(3): 303-308.

13. 世界中医药学会联合会介入心脏病专业委员会,中华中医药学会介入心脏病专业委员会,中国中西医结合学会心血管病专业委员会介入心脏病学组,等. 经皮冠状动脉介入治疗围手术期心肌损伤中医诊疗专家共识[J]. 中国中西医结合杂志,2017,37(4):389-393.

14. 郗瑞席,陈可冀,史大卓,等. 介入术后冠心病中医证候诊断标准的评价[J]. 中国中西医结合杂志,2013,33(8):1036-1041.

15. 张敏州,王磊. 急性心肌梗死中西医结合治疗研究进展[J]. 中国中西医结合杂志,2009,29(10):955-959.

16. 王磊,张敏州. 冠心病介入治疗后中医药干预研究进展[J]. 中国中西医结合杂志,2010,30(4):444-448.

17. 王师菡,王阶,李霁,等. 丹蒌片治疗痰瘀互阻型冠心病心绞痛的疗效评价[J]. 中国中西医结合杂志,2012,32(8):1051-1055.

18. 杨振,洪铁,刘玉梅,等. 丹蒌片对高脂血症及血管内皮损伤大鼠的保护作用[J]. 世界中西医结合杂志,2010,5(6):491-494.

19. Lei Wang, Shuai Mao, Jianyong Qi, et al. Effect of Danlou Tablet(丹蒌片)on peri-procedural myocardial injury among patients undergoing percutaneous coronary intervention for Non-ST elevation acute coronary syndrome: a study protocol of a multicenter, randomized, controlled trial[J]. Chinese Journal of Integrative Medicine, 2015, 21(9): 662-666.

20. Wang L, Zhao X, Mao S, et al. Efficacy of Danlou Tablet in patients with Non-ST elevation acute coronary syndrome undergoing percutaneous coronary intervention: results from a multicentre, placebo-controlled, randomized trial[J]. Evid Based Complement Alternat Med, 2016, 2016: 7960503.

21. Mao S, Wang Y, Zhang M, et al. Phytoestrogen, tanshinone ⅡA diminishes collagen deposition and stimulates new elastogenesis in cultures of human cardiac fibroblasts[J]. Exp Cell Res, 2014, 323(1): 189-197.

22. Mao S, Wang L, Zhao X, et al. Sodium tanshinone ⅡA sulfonate for reduction of periprocedural myocardial injury during percutaneous coronary intervention (STAMP trial): rationale and design[J]. International Journal of Cardiology, 2015, 182: 329-333.

四、八段锦序贯康复对急性心肌梗死患者生命质量的影响

在中国,心脏康复工作尚处于发展初期,急需社会各界共同推进。2015 年 11 月 21 日,由中国科学院院士、心血管病专家陈可冀倡导建立的中国医师协会中西医结合医师分会心脏康复专家委员会正式成立。据了解,委员会汇集了除青海之外的各个地区、各家医院的心脏康复方面的专家,希望通过将心脏康复理念传播出去,推动中国心脏康复事业的发展。

急性心肌梗死(AMI)是一组急性心肌缺血引起的临床综合征,是一种常见的严重危害人类健康的心血管疾病。在美国,急性冠脉综合征是成年人入院的主要原因。国家健康统计中心 2006 年的资料显示,急性冠脉综合征发病率约为 145 万例 / 年,每年大约有 25 万例患者因此而死于院外。与发达国家相比,我国急性冠脉综合征的发病率和死亡率呈快速增长趋势。2004 年,中国多省市队列研究结果显示,急性冠心病事件的发生率为 114/10 万人年,并且已成为我国 65 岁以上居民的首位死亡原因。心肌梗死发病率和死亡率的增加给个人、家庭和社会带来沉重的经济和精神负担,积极开展急性心肌梗死的防治研究工作刻不容缓。

近 20 年来,随着 AMI 再灌注治疗和心脏重症监护室的广泛建立,AMI 的住院死亡率已经降低至 5%。AMI 长期预后研究表明,主要死亡原因为再梗死、心力衰竭和猝死,心肌梗死后带来的慢性心功能衰竭、生命质量下降仍然是严重困扰患者和社会的重要问题。为改善 AMI 长期预后,除在急性期应积极治疗外,应加强心肌梗死后的康复和二级预防,以延长患者寿命,提高生命质量和恢复工作能力。因而心肌梗死后的心脏康复和生命质量研究成为医学界研究的热点问题。

(一)中医药特色疗法在心脏康复治疗中优势明显

运动康复训练不仅仅是简单的体力活动,而且是心血管疾病一级预防、二级预防、三级预防的重要手段,但目前大多数研究主要针对慢性心力衰竭(CHF)的二级预防,并能有效减少心衰患者的住院天数、降低复发率、改善功能储备和提高生活质量。国外多项研究证实,运动康复可显著降低 CHF 患者的相关住院率达 28%。最近一项纳入了 33 组共 4 740 例参与试验的荟萃分析表明,运动康复除了可改善患者的生活质量外,还可降低心衰患者的病死率。Taylor 等也证实了这一观点。然而,运动康复能否显著降低心衰患者的病死率尚不能得出一致结论。既然运动康复效果显著,究竟应选择何种运动方式,尚

无统一标准。Laoutaris 等的研究证实,有氧运动与多种运动结合(有氧运动联合阻力运动及呼气训练)相比较,后者对外周肌肉、呼吸肌、心肺功能和患者生活质量的改善作用均优于前者,据此推断多种运动综合锻炼作用效果更佳。

心脏康复(CR)是涉及医学评价、处方运动、心脏危险因素矫正、教育和咨询的综合长期程序,其目的在于稳定或逆转动脉硬化过程,改善心功能,减少再发心肌梗死和猝死的危险,减少心脏病致残率,改善患者的心理和职业状态,提高患者的生命质量。心脏康复不仅包括药物治疗,还包括运动、护理、心理和行为等方面的治疗。多方面治疗的有效整合,才能使心脏得到有效、及时康复。

研究已经证实,AMI 的心脏康复治疗能够改善心肌缺血,提高心脏储备能力和运动能力,降低 QT 离散度,改善心率变异性,提高患者对环境的适应性及患者的生命质量,缩短住院时间,稳定、减缓或逆转冠状动脉粥样硬化病变的进展,降低心肌梗死的再发率和死亡率,提高生命质量,改善患者的远期预后。心脏康复治疗已经成为 AMI 治疗的关键环节。

中医注重疾病的预防和康复,提倡"未病先防,既病防变"的"治未病"思想,注重提高生命质量,倡导运用药物、体疗、食疗和改善生活方式等多种手段来实现对人的整体调节,以求达到"阴平阳秘""恬惔虚无"的生命质量最高境界。促进疾病的康复是中医的优势,千百年来中医疗法为此积累了许多切实有效的经验。积极探索一套有中医特色的能够有效促进提高心肌梗死后心脏康复的中医养生方案,对该病的防治具有重要的学术和社会经济价值。

(二)生命质量是心肌梗死康复治疗中的重要结局指标

生命质量是一个非常宽泛的概念,又称生活质量或生活质素,是处于不同社会背景中的个体对自身生活的主观感受,包括了个体的生理健康、心理状态及社会功能等,受到个体的目标、期望和所关注点的影响。随着疾病谱的改变和医学模式的转变,在临床研究结局评价方面,西医学不仅着眼于外来致病因子或生物学发病机制的微观改变和局部征象,也已十分强调从人体对于干预措施的整体反应去选择有关结局指标,在同一项研究中,不仅要测量特异的常规的疾病生物学结局,而且也要测量疾病在心理、社会、精神方面的结局。传统的发病率、病死率测量对全面评价许多治疗的利益和风险并不足够,因此生命质量已日益被认为是对于一个成功治疗的有效和重要的测量,且这种思辨方式和认识与中医学关于人体生命活动的整体观,几乎是一致的。

随着医学模式的转变,心肌梗死需要解决的问题,已由早期单纯改善生存时间和稳定病情发展为同时提高患者的生命质量。近年来,急性心肌梗死的康复治疗对患者生命质量的改善受到广泛重视。多项临床随机对照研究证实,心脏康复治疗可以改善心肌梗死患者的心理状态,提高患者躯体、心理、社会职责能力、健康的自我评价,加强患者的自我控制能力,有效改善患者生命质量。因而,心脏康复治疗能够有效改善 AMI 患者生命质量,而生命质量则是 AMI 康复治疗的重要结局指标。

生存量表有助于将患者的主观感受反映到临床实践和新的治疗措施的评估中,是评价生命质量的重要方法之一。选择恰当的量表是生命质量评估过程中的重要问题。SF-36(MOS 36-item short-form health survey)是目前国际上在心血管临床研究中应用最广泛的生命质量量表。共有 36 条条目,分为生理功能、生理角色功能、疼痛、社会功能、心理健康、情绪角色功能、活力、总体健康等 11 个方面,适用于老年人群生命质量的评估,具有较好的信度和效度。冠心病中西医结合生存量表是国内学者参照国外量表研制方法,结合中医临床信息加入中医胸痹的证候学相关内容,包括了症状、生理、心理及社会等 4 个维度,21 个条目。此量表条目简洁易懂,研制过程质量控制严格。用冠心病中西医结合生命质量量表考察冠心病患者的生活质量有着良好的可行性、信度、效度和反映度。

(三)中医整体观念与心肌梗死生命质量研究

整体观念是中医药的特色和优势。整体观念不仅强调人的自然属性,更重视人的社会属性,将天和人的自然性、社会性有机融合在一起,从总体高度把握生命和健康;而西医学生命质量的研究不仅包括人的生物学机体和功能,还强调人的社会属性和功能,也体现"天人合一"的思想,可见生命质量与中医的理念有很多相似的地方,都强调整体,有其内在一致性。整体观念贯穿于疾病的诊断、治疗和疗效评价中,治疗上强调"未病先防,既病防变",并通过药物、保健、食疗和中医情志治疗等综合的医疗保健手段来恢复机体的整体平衡,提高患者的生命质量。有报道以活血化瘀药物为主配合有氧运动治疗冠心病,治疗组明显改善患者症状,提高患者生命质量;电针结合西药治疗,也可明显改善心肌缺血症状,提高患者生命质量。具有益气活血作用的方药通冠胶囊可改善冠心病介入术后的生活质量和心功能,而邓老冠心胶囊可能显著改善气虚痰瘀型冠心病患者的精神、自我健康的总体评价、精力等,并能提高健康愉快感和生活满意度,从而改善患者的生命质量。但目前国内外关于中医传统保健术对心肌梗死康复期生命质量影响的研究尚未见相关报道。

(四)八段锦是中医重要的养生术

八段锦是中国传统三大保健术之一,为我国流传年代最远、发展地域最广、在人民群众中影响最大的古代运动,是中医养生与治疗学的重要组成部分,也是邓铁涛中医养生学术思想的核心部分。邓铁涛指出,经络学说是八段锦的功法理论基础,常练八段锦可以疏通经络,畅通气血,消结化瘀,保津益气,调理脏腑;手臂的屈伸有助于对肘部的刺激,从而起到畅通心肺经络的目的。有研究证明,八段锦可以降低 LDL-C 水平和升高 HDL-C 水平,预防冠心病发生;可以提高中老年人血清 NO 水平和降低血清丙二醛水平,抑制血小板聚集、黏附,提高中老年人血清超氧化物歧化酶活力,进而起到延缓衰老的作用。邓铁涛指出,八段锦不仅能够调心、调息、调形,改善气血运行,调节脏腑功能,疏导患者的不良情绪,而且符合现代研究低强度、长时间有氧运动的特点,非常适合心肌梗死后的运动康复训练。

运动锻炼是冠心病心脏康复计划的核心内容,对于改善冠心病患者的心血管功能,减少或消除心绞痛症状,降低心血管危险因素,稳定、减缓或逆转冠状动脉粥样硬化病变的进展,降低心肌梗死的再发率和死亡率以及提高生活质量,都具有肯定的效果。八段锦作为一种传统健身运动,其本身的流传不衰证实其对疾病的预防和康复具有良好的作用,然而,其对冠心病的康复研究,目前尚无大规模临床报道。广东省中医院重症医学科在邓铁涛的指导下较早开展八段锦在冠心病康复治疗方面的研究,在冠心病人群中推广以"中医药辨证治疗为主,八段锦功法为辅"的康复疗法。前期"邓铁涛养生方法改善心肌梗死康复期患者生命质量的研究"(广东省中医药管理局课题)初步证实,以益气活血为主的中医药辨证治疗与中医传统保健术"八段锦"相结合的中医传统疗法能够促进冠心病心脏康复,从而有效改善冠心病患者的生命质量。

相对于立式八段锦而言,坐式八段锦对体力要求较低,适合心肌梗死急性期患者或合并心力衰竭患者的康复治疗。依据中医学理论分析,坐式八段锦第一式为双手托天理三焦,为双手交叉上托,拔伸腰背,提拉胸腹,可以促使全身气机上下流通,水液散布,从而周身都得到元气和津液滋养;第二式为左右开弓似射雕,这一式展肩扩胸,左右手如同拉弓射箭式,可以抒发胸气,消除胸闷,疏肝理气。练习它可以增加心排量,充分吸氧,增强意志,精力充沛,从而改善心功能障碍,提高全身氧供／氧代谢,改善患者心肺功能。

八段锦序贯康复疗法是指在心肌梗死急性期卧床期间采用坐式八段锦,恢复期下地活动后序贯采用立式八段锦。这种保健运动方法既有利于患者循序渐进地进行康复治疗,又避免了急性期剧烈运动带来的副作用。

目前,国内关于中医传统保健术促进 AMI 康复治疗的研究报道甚少,更缺乏严格随机对照的研究,也未采用生命质量作为评价指标,进一步开展中医传统保健术"八段锦序贯康复"对心肌梗死患者生命质量的研究,对于 AMI 的康复治疗具有重要意义。

AMI 患者的药物治疗联合健康教育、运动康复、心理干预为一体的综合康复治疗是目前最全面合理、安全有效的治疗方式。为使综合心脏康复更切实可行,易于管理实施,成立社区心脏康复中心将会是一个理想的模式,实行三站式康复,即院内康复、社区康复、家庭康复。对于我国这样一个具有庞大CHF患者基数的国家,综合心脏康复具有广阔的发展前景。

【典型病案分析】

患者,男,62岁,2016年7月1日因反复剑突下疼痛3年余,再发加重3小时由急诊收入院。

既往史:高血压病史,2014年7月以"急性心肌梗死"收入院,行冠脉造影示RCA中段狭窄70%,LAD近端狭窄80%,LCX远端狭窄70%,术中因患者原因未植入支架,予药物保守治疗。

现病史:2016年7月1日患者出现剑突下压榨性疼痛,自服救心丹后不缓解,心电图示"V_1~V_5导联ST段抬高",诊断为"ST段抬高型心肌梗死"。即刻开通急诊绿色通道,行PCI,术中显示LAD次全闭塞,其余血管情况与之前相比未出现明显变化,术中LAD植入1枚支架。

术后第1天,对患者进行安全性评估后,提示患者可实行八段锦序贯疗法。患者在床边心电监护下,开始在床上学做坐式八段锦,每天2次,每次20~30分钟。3天后,患者下床活动,进行立式八段锦锻炼。每天2次,每次20~30分钟。出院后,叮嘱患者继续坚持八段锦锻炼身体,同样是每天2次。3个月后患者回院随访,心电图、心脏彩超及生活质量量表都得到明显改善。

（张晓璇）

参考文献

1. Murray CJ,Lopez AD. Global mortality,disability,and the contribution of risk factors:global burden of disease study[J]. Lancet,1997,349(9063):1436-1442.

2. Nanette K Wenger.2011 ACCF/AHA Focused Update of the Guidelines for the Management of Patients With Unstable Angina/Non-ST-Elevation Myocardial Infarction(Updating the 2007 Guideline):highlights for the clinician[J]. Clin Cardiol,2012,35(1):3-8.

3. Mejer A,Irzmanski R,Pawlicki L,et al. Assessment the lifestyle in patients after recent acute coronaly syndrome qualified for cardiac rehabilitation mid in healthy subjects[J]. Pol Merkur Lekarski,2013,35(205):39-42.

4. Sagar VA,Davies EJ,Briscoe S,et al. Exercise-based rehabilitation for heart failure:systematic review and meta-analysis[J]Open Heart,2015,2(1):e000163.

5. Taylor RS,Sagar VA,Davies EJ,et al. Exercise-based rehabilitation for heart failure[J]. Cochrane Database Syst Rev,2014,4(4):CD003331.

6. 张永珍.慢性心力衰竭心脏康复的循证医学依据[J].岭南心血管病杂志,2013,19(4): 377-380.

7. Laoutaris ID,Adamopoulos S,Manginas A,et al. Benefits of combined aerobic/resistance/ inspiratory training in patients with chronic heart failure. A complete exercise model? A prospective randomised study[J]. Int J Cardiol,2013,167(5):1967-1972.

8. Cortes O,Arthur HM. Determinants of referral to cardiac rehabilitation programs in patients with coronary artery disease:a systematic review[J]. Am Heart J,2006,151(2):249-256.

9. American Association of Cardiovascular and Pulmonay Rehabitation. Guidelines for cardiac rehabilitation programs[M].2nd Edition. Champaign:Human Kinetics,1995:14.

10. Marchionni N,Fattirolli F,Fumagalli S,et al. Improved exercise tolerance and quality of life with cardiac rehabilitation of older patients after myocardial infarction:results of a randomized,controlled trial[J]. Circulation,2003,107(17):2201-2206.

11. Suzuki S,Takaki H,Yasumura Y,et al. Assessment of quality of life with 5 different scales in patients participating in comprehensive cardiac rehabilitation after acute myocardial infarction [J]. Circ J,2005,69(12):1527-1534.

12. Kovoor P,Lee AK,Carrozzi F,Wiseman V,et al. Return to full normal activities including work at two weeks after acute myocardial infarction[J]. Am J Cardiol,2006,97(7):952-958.

13. Simpson E,Pilote L. Quality of life after acute myocardial infarction:a systematic review[J]. Can J Cardiol,2003,19(5):507-511.

14. Bettencourt N,Dias C,Mateus P,et al. Impact of cardiac rehabilitation on quality of life and depression after acute coronary syndrome[J]. Rev Port Cardiol,2005,24(5):687-696.

15. Reed SD,Radeva JI,Weinfurt KP,et al. Resource use,costs,and quality of life among patients in the multinational Valsartan in Acute Myocardial Infarction Trial(VALIANT)[J]. Am Heart J,2005,150(2):323-329.

16. 刘红波,郭海强,曲波,等.修改后的SF-36健康调查应用于老年人群的评价[J].中国 卫生统计,2006,23(1):27-30.

17. 邢文华,陈晓敏,朱建华. SF-8简短量表用于冠心病病人健康相关生活质量测定的可行 性[J].国外医学·心血管疾病分册,2004,31(3):181-184.

18. 胡学军,张伯礼,蔡光先.生存质量在中医药领域中的应用与研究进展[J].天津中医, 2002,9(6):72-74.

19. 王克贞.活血化瘀法配合有氧运动改善冠心病患者心功能远期疗效观察[J].中国临床 康复,2002,6(5):745.

20. 徐桂冬,童延华,黄富强,等.针药结合对冠心病心绞痛患者生存质量影响[J].针灸临 床杂志,2006,22(2):245-246.

21. 乔志强,张敏州,张翔炜,等.通冠胶囊改善冠心病介入术后病人生命质量的随机双盲及安慰剂对照研究[J].中西医结合心脑血管病杂志,2006,4(1):4-5.

22. 吴焕林,王侠,李新梅,等.邓老冠心胶囊改善冠心病患者生活质量临床研究[J].中国现代医学杂志,2005,15(16):2464-2468.

23. 杨利.邓铁涛教授"冠心三论"[J].湖南中医药导报,2004,10(6):8-10.

24. 于涛,曹洪欣.胸痹(冠心病)证候演变规律的临床研究[J].中医药信息,2004,21(3):44-45

25. 丁邦晗,吕强,张敏州,等.胸痹心痛的中医危险证型:附375例聚类分析[J].中国中医急症,2004,13(5):298-300.

26. 杜玉竹.加减补阳还五汤改善心肌梗死患者康复期乏力的作用[J].中国临床康复,2003,7(9):1460.

27. 王记生.从中医角度谈传统健身方法——八段锦[J].河南中医,2006,26(1):81.

28. 刘俊荣,朱丽光,李俊杰,等.八段锦对不同血脂水平人群HDL和LDL水平的影响[J].天津中医学院学报,2005,24(3):121-122.

29. 黄涛,常建东.健身气功·八段锦对不同性别中老年人一氧化氮、丙二醛和超氧化物歧化酶代谢的影响[J].中国临床康复,2005,9(16):162-164.

30. 郭力恒,张敏州,周袁申.邓铁涛养生方法对心肌梗塞康复期患者生命质量影响的观察[J].时珍国医国药,2012,23(6):1476-1477

31. 车琳,王乐民.如何开展社区心脏康复[J].中华全科医师杂志,2014,13(5):334-336

五、血瘀证理论与高脂血症

高脂血症(hyperlipidemia)是指血清中甘油三酯(TG)或总胆固醇(TC)水平过高,也包括血清高密度脂蛋白胆固醇(HDL-C)水平过低在内的各种血脂代谢异常综合征。自20世纪90年代以来,中国人群血脂异常率逐年上升,血脂水平明显升高。2012年,一项全国范围调查研究显示,成人平均血清TC为4.50mmol/L,而高TC血症患病率达4.9%;平均甘油三酯为1.38mmol/L,高甘油三酯血症患病率为13.1%;平均高密度脂蛋白胆固醇为1.19mmol/L,高密度脂蛋白胆固醇血症患病率为33.9%。与2002年相比,中国的成人血脂异常率明显上升,总体患病率超过40%。目前预测2010—2030年,我国心血管病事件将因血清胆固醇的升高约增加920万。此外,我国儿童、青少年的高TC血症患病率也呈升高趋势,提示未来中国的成人血脂异常和相关疾病将会继续加重。

以TC或低密度脂蛋白胆固醇(LDL-C)升高为特点的血脂异常是动脉粥样硬化性心血管疾病(ASCVD)重要的危险因素;降低LDL-C水平,可显著减少ASCVD的发病及死亡危险。而TG增高或HDL-C降低等其他类型的血脂异常,与ASCVD发病率的升高也有一定相关性。所以将血脂进行有效的控制,对我国 ASCVD 的防控有着重大的意义。鼓励民众积极采取健康的工作、生活方式,是防治 ASCVD 和血脂异常的基本策略;对于血脂异常患者,防治工作的重点应放在提高血脂异常知晓率、控制率和治疗率方面。近年来,我国成人血脂异常患者的知晓率和治疗率虽有提高,但仍在比较低的水平,血脂异常的防治工作亟待加强。

(一)历代医家对本病病因病机的认识

1. 病名溯源　中医学典籍中并无"血脂"或"高脂血症"的明确论述,也没有和血脂异常相对应的病名。经过西医学对血脂相关生理功能的探索,现大多医家都认为血脂可与中医的"膏""脂"等相关概念相对应。膏脂源于中焦,为脾胃运化水谷精微物质时的产物之一,隶属水液代谢中津液的范畴,其中稀薄者为脂,稠厚者为膏。《礼义同则》云:"凝者为脂,释者为膏。"膏脂是机体的重要组成部分,有补充脑髓血海,填充骨质间隙,以及健全体格、濡养保护脏腑等作用。明代张景岳认为,膏脂来源于津液,具有与津液同样的功能,并在代谢过程中,随着膏脂流注的位置和功用不同可转化为精血,融注骨髓和脑腔则"为脑为髓,为精为血"。西医学也认为血脂是机体代谢的一部分,参与体内三大物质与能量的转换。《素问·异法方异论》中论及膏脂尚可抵御外邪,当机体强健,膏脂充盛,"故邪不能伤其形体"。《灵枢·卫气失常》根据气血所含多寡将人体成分为脂、膏、肉 3 类,认为众人即平常人因血气平衡,形志适中,各自称其身,膏有耐寒之用,肉有充形之用,脂者特殊、血清气少,人体由此三者组合而成,但三者均"不能大",否则属气血不平之躯。故膏脂与津液一样都为生命必需的物质,由中焦水谷精微所化生,且可与津液互化,循行脉络,随津液的流行敷布全身,具有填充骨质间隙、补充脑髓血海、丰隆及健全体格、濡养保护脏腑等生理作用。

2. 病因病机分析

(1)饮食与生活习惯:相关研究结果显示,不良的饮食习惯、过度劳累以及情绪失常等会对病患脏腑功能产生影响,令脏腑功能出现失调,使脂肪代谢发生紊乱,从而导致发生痰湿以及瘀血等病理产物,成为高脂血症的重要致病因素。从中医角度来说,饮食不节、情志失调、年老体虚等原因引发肝脾肾脏虚弱,功能失调,引发痰浊、瘀血内生。

(2)肾失气化:肾为先天之本,主水,主津液。年老体虚后,肾气由盛渐衰,水湿失运;肾阳虚,水凝为痰;肾阴虚,炼液为痰;肾气虚,脂浊停留。有专家指出,血脂异常的患者体质为本虚标实,因此使用方剂应以"益肾固本"为核心,扶正祛邪,再加以活血祛瘀、行气通络的方剂达到扶正固本的目的。

(3)脾失健运:脾胃为后天之本。脾主运化,人体之精微物质,赖以输布全身,贯注血脉。因食膏粱厚味或嗜酒过度而损伤脾胃,脾失健运,壅塞脉道,血运受阻,渐至痰浊瘀血互结而发为本病。脾失运化,精微物质转化为过多膏脂,水津停而成饮,凝聚成痰,而致精化为浊,痰浊内聚,病变乃生。

（4）肝失疏泄：肝主疏泄,调畅气机。如《血证论》云："肝主藏血……其所以能藏之故,则以肝属木,木气冲和条达,不致遏郁,则血脉得畅。"若肝胆疏泄无权,一则胆汁排泄不畅,难以净浊化脂；二则肝木克脾土,影响脾胃的升清降浊和运化功能,脾运失职则气血乏源,痰浊内生,无形之痰浊输注于血脉而成本病；三则肝主疏泄,气行则津行,气滞则湿阻。

（5）痰浊内阻：《诸病源候论》云："诸痰者,此由血脉壅塞,饮水积聚而不消散,故成痰也。"此句指出,病理性脂浊,聚而为痰,痰在血中,成"血中之痰浊",形成痰瘀互结。《血证论》说："血不利则水生。"水不利则生痰。痰、瘀既是病理产物,又是致病因素。痰、瘀在血脂异常发病过程中呈病理相关性和病理渐进关系,并贯穿血脂异常病程始终。肝肾亏虚、脾虚痰湿均会导致痰湿内聚,阻止气机,且气行不畅又导致痰瘀,从而形成痰瘀互结的恶性循环,所以对于高脂血症的治疗应当"化痰"与"活血"共同应用。

综上所述,高脂血症以脏腑功能失调为本,痰浊瘀血为标,痰瘀是肝、脾、肾功能失调的病理产物,是高脂血症的病理基础。脾虚失运、肾失气化、肝失疏泄是导致痰瘀形成高脂血症的内在原因；饮食不节、劳倦过度、情志失常等是化生痰浊、促成高脂血症的外因条件。而痰浊以及瘀血互结之后在血管中沉积,使得脉道失柔,是促使高脂血症发展成心血管病或脑血管病的主要因素。

（二）陈可冀对本病中西医结合治疗的认识

高脂血症是动脉粥样硬化乃至各项心脑血管事件的病理基础,斑块的稳定与否取决于斑块内脂质斑块的大小和纤维帽的厚度,脂质核心随着泡沫细胞的死亡和血浆脂类的沉积而不断增大,纤维帽因为巨噬细胞浸润释放大量的水解酶降解胶原纤维而逐渐变薄,使斑块的稳定性下降。陈可冀根据西医学有关炎症反应引发易损斑块破裂,进而出现血小板聚集和血栓形成的系列病理演变过程,结合中医学有关瘀毒致病的病因病机学说,提出了"毒、瘀致易损斑块"的新观点,而高脂血症可被视为中医学的"痰瘀互结"范畴。

陈可冀应用活血中药干预 ApoE 基因缺陷小鼠,探讨其对血脂及动脉粥样硬化斑块炎症反应的影响。实验应用赤芍、丹参、川芎、桃仁、三七粉、酒大黄等活血化瘀之品,干预高脂血症及动脉粥样硬化小鼠,并检测各组小鼠血脂情况,发现对照组血清 TC 水平较高,而各药物组均有不同程度的下降。通过各项中药实验及临床研究,陈可冀认为赤芍、丹参、川芎、三七、大黄等活血化瘀药均有一定的调脂作用,其中大黄、丹参具有抑制内源性胆固醇合成的作用。

（三）编者的经验体会

高脂血症患者血液黏稠、血流不畅等血液流变学改变的特点,与中医血行瘀滞,流通不畅的特点相一致。高脂血症后期引发的血管病变,内膜增生,脂质沉积,血小板聚集导致血管狭窄、血供不及等病理表现,其本质皆为痰瘀交结,阻滞脉络。痰瘀致病多疑难复杂,临床症状变化多端,病邪兼夹为患,单纯化痰则瘀难祛,仅注重化瘀则痰浊又难消,往往临床活血化痰并用。临床众多医家采用活血化瘀法治疗本病取得满意的疗效,发现可以显著降低血脂水平,抑制炎症增生,保护血管内皮细胞等。

本病病性本虚标实,涉及肝、肾、脾,与心、脑等相关,脏腑功能的亏虚是发病之根,气血津液失调产生痰浊瘀毒等病理因素的蓄积为病。治疗多采用改变生活方式、调理脏腑功能、祛除病理产物为法,治疗手段较为全面,可涵盖药物、针灸、艾灸、茶饮、激光、运动等多方面,且临床疗效肯定。近代在理论上鲜有创新且存在差异性,但多在结合传统认识基础上,采用临床观察及现代实验手段,从基因、代谢、血流动力学等一系列客观指标方面揭示了本病的病理性质与中医"痰""瘀"等存在关联性,从微观角度揭示本病"痰""瘀"等病理因素与血液有形成分的改变、血管内皮功能的损伤、血液高凝高稠、血流缓慢低灌注、血栓形成等状态密切相关,从微观角度揭示了本病"痰瘀相关"的病理实质,并通过临床试验研究,证实从"痰瘀"论治可明显降低血脂,改善症状,延缓病程等,证实了从"痰瘀"论治高脂血症的理论及临床科学性。

高脂血症的病机重点在于痰瘀互结,虽本病多有痰瘀交结的特点,但临床当分清痰瘀的类属,及主次侧重,以痰为主者多注重化痰散结,以瘀为主者化瘀通脉,痰瘀互结者两者兼顾。同时结合兼夹的病邪选择相应的治法。若风痰瘀阻,则祛风化痰和络;热邪煎熬津液,导致痰热瘀阻者,当清痰瘀、凉血热;若由寒邪导致的生痰致瘀者,当温通祛寒,化痰消瘀;若因肺脾气虚,无力化津运血所致者,应补气活血通络为主。

高脂血症临床辨治虽以痰瘀论治,当分清病因去痰瘀,不可一味见高脂血症便以化痰活血之品治疗,当细辨脏腑虚实,病邪兼夹,虚实结合。如化痰当区别痰热与痰湿,根据不同情况选用温阳、清热、燥湿、疏导等治法。祛瘀当分血热血寒、心气不足、阴虚热灼等,从而选取相应的祛瘀药物。如众多高脂血症仅仅以血检异常为表现,当结合其他疾病辨证论治。如高脂血症伴见喘促咳逆、胸部满闷隐痛、咳血等属瘀阻肺络,痰壅肺气者,以宣利肺气、化痰行瘀为法,常选双合汤配合杏苏散化裁;若高脂血症后期血脉痹阻,胸闷胸痛等见于冠心病、心肌梗死等,当以养心通脉、活血化痰为法,常用冠心Ⅱ号方和瓜蒌薤白半夏汤化裁;若痰瘀停聚脾胃,壅滞中焦者,见脘胀刺痛、纳呆便血等,当运脾和胃、化痰活血,常选六君子汤配伍丹参饮化瘀;痰瘀停聚清窍,蒙蔽清空,常用通窍活血汤配伍导痰汤化裁;若痰瘀停聚肢体经络为主,症见肢体麻木、半身不遂等,当以宣痹通络、化痰祛瘀为法,常选小金丹配伍桃红饮加减。

同时要注意处理好气血水三者之间的关系。痰瘀源于津血不归正化,津血同属阴液,津入脉内即生营血,水为血、津二液的主要成分,故三者在痰瘀生成上存在密切的关联。《黄帝内经》有"阳化气,阴成形"的论述,津血是组成机体有形之质的一部分,气化功能是保障机体运行的动力源泉,气化失司则气血流通滞缓,津液代谢障碍。在痰瘀的治疗方面,气行则推动有力,血行无阻,气顺则气化无碍,水液代谢通调;化痰可助行气,有助于痰浊的祛除,化瘀则有助于改善血脉条件,促进气血流通,减少瘀滞的生成。气血水三者在生理病理上息息相关,气机郁滞可直接导致痰瘀,尚可损害脏腑间接生痰致瘀,气血瘀滞,津液可变生痰浊,痰饮久恋,可积成瘀,痰瘀又加重气滞血瘀。临证要正确处理三者的关系,用药不可过于孟浪,以免伤及气血,祛瘀慎防破血,化痰慎防伤津,行气注重养血,化痰祛瘀配合行气解郁,用药力求平和,标本兼顾,方能起到气血行、痰瘀清的治疗目的,避免使用商陆、甘遂、牵牛、巴豆等峻猛之品。

高脂血症的转归是一个不断发展的过程,多因素参与,病程相对较长,饮食习惯、心理素质、居住环境、先天禀赋等因素均参与其中,并可引发其他诸多疾病。针对本病的防治,生活中禁油炸肥腻、高蛋白、高脂质及高热量的食物,减少脂质的摄入,同时鼓励适当运动,可以通过传统的太极拳、八段锦、五禽戏等功法锻炼,加强脂质的代谢,亦可通过食疗、茶饮等多种方式调节血脂,综合治疗。强调在药物治疗的基础上,饮食调摄、情志养生、功能锻炼等同等重要。临床辨治中重视怡情养性,强调机体自身的恢复,从"未病"的角度,注重日常调养,通过培养乐观豁达的心境,调整科学健康的膳食结构,适当的功法锻炼等多手段调整脏腑功能以匡扶正气,预防高脂血症的发生及疾病的进一步发展。可结合中医传统理论,选择诸多方法加以调摄。要重视发病前及发病后的自身调理,心态平和是机体阴平阳秘的重要条件,怡情养性对于健康至关重要,需遵从上古之人的养生理念,避风寒、适寒温、畅情志、节饮食。减少社会纷繁复杂的压力干扰,跟随天地阴阳盛衰的"日出而作,日落而息"的生活观。同时应强调发病后注重防治并发症,及早治疗。

【典型案例分析】

黎某,男,54岁,因"发现血脂异常1周"于2017年8月22日就诊于广东省中医院大学城医院心内科专科门诊。接诊时症见:患者神清,精神可,无明显头晕头痛,无心悸气促,无胸闷胸痛,无腹痛腹泻等不适,平素纳眠一般,小便调,大便黏腻。舌暗红,有瘀点,苔白微腻,脉沉。患者1周前体检时发现血脂升高,TC 6.11mmol/L,TG 1.72mmol/L,LDL-C 4.15mmol/L,HDL-C 1.06mmol/L。既往高血压病史 3 年,规律服用缬沙坦胶囊 80mg、每日 1 次治疗,自测血压控制可;平素嗜食肥肉;吸烟史 20 余年,约 1 包/d。

考虑西医诊断为高脂血症;中医四诊合参,诊断为血浊,辨证为痰瘀互结证。患者年过五旬,脏腑功能衰减,加之久居岭南湿甚之地,湿气积聚于内化生为痰。痰湿内困脾土,运化失司,故见大便黏腻;痰阻则气机运行不畅,血行瘀滞,痰瘀互结脉内,化为血浊,故发为本病;舌脉所见,亦为痰瘀互结之象。

患者拒绝使用西药降脂稳斑等治疗,要求服用中药调理,嘱患者注意调整饮食结构,减少肥甘厚腻之物的摄入,适当运动锻炼,戒烟。方拟半夏白术天麻汤合血府逐瘀汤加减:

法半夏 15g,白术 15g,天麻 5g,茯苓 10g,炙甘草 5g,生姜 10g,当归 15g,桃仁 10g,红花 10g,枳壳 5g,赤芍 10g,柴胡 10g,川芎 10g,黄芪 15g。

2017 年 8 月 29 日复诊:患者诉大便黏腻较前改善,舌脉象所示舌体瘀点较前有所减少,继服前方。

2017 年 9 月 5 日复诊:症状及舌脉象所见大致同前,于前方基础上加用炒神曲 15g。

2017 年 10 月 10 日复诊:患者大便调,舌脉象所示舌体暗红较前改善,未见瘀点瘀斑,苔薄白,脉稍沉。

2017 年 10 月 24 日复诊:复查血脂四项,提示 TC 4.54mmol/L,TG 1.48mmol/L,LDL-C 2.95mmol/L,HDL-C 1.36mmol/L。

心得体会:高脂血症的发生发展受多因素的影响。本病案患者久居岭南湿甚之地,素嗜食肥肉,吸烟史 20 余年,脏腑亏虚,痰瘀互结于内,化为血浊阻滞血脉。首先需要调整患者日常饮食结构,减少油膏摄入,其次是要适当运动,提升机体阳气,清理体内病理产物,最后才是汤药的治疗。高脂血症的治疗,需先辨脏腑的虚实,病邪的兼夹,如化痰有痰热和痰湿的区别,祛瘀则需鉴别虚实以缓攻或急攻。患者痰湿素甚,未见热象,当以化痰健脾为主,予半夏白术天麻汤为底,健脾化痰;患者年过五旬,脏腑亏虚,祛瘀不可猛峻,予血府逐瘀汤为底,活血化瘀药徐徐予之。汤药之效,结合饮食调控、运动调养,由内而外调整气机运行,效果甚佳。

(曾靖)

参考文献

1. 国家卫生和计划生育委员会疾病预防控制局 . 中国居民营养与慢性病状况报告(2015年)[M].北京:人民卫生出版社,2015.

2. Moran A，Gu D，Zhao D，et al. Future cardiovascular disease in china：markov model and risk factor scenario projections from the coronary heart disease policy model-china［J］. Circ Cardiovasc Qual Outcomes，2010，3（3）：243-252.

3. 丁文清，董虹孛，米杰.中国儿童青少年血脂异常流行现状 meta 分析［J］.中华流行病学杂志，2015，36（1）：71-77.

4. Baigent C，Keech A，Kearney PM，et al. Efficacy and safety of cholesterol-lowering treatment：prospective meta-analysis of data from 90，056 participants in 14 randomised trials of statins［J］. Lancet，2005，366（9493）：1267-1278.

5. Ren J，Grundy SM，Liu J，et al. Long-term coronary heart disease risk associated with very-low-density lipoprotein cholesterol in Chinese：the results of a 15-Year Chinese Multi-Provincial Cohort Study（CMCS）［J］. Atherosclerosis，2010，211（1）：327-332.

6. 王淼，赵冬，王薇，等.中国 35~64 岁人群血清甘油三酯与心血管病发病危险的关系［J］.中华心血管病杂志，2008，36（10）：940-943.

7. 李莹，陈志红，周北凡，等.血脂和脂蛋白水平对我国中年人群缺血性心血管病事件的预测作用［J］.中华心血管病杂志，2004，32（7）：643-646.

8. 李剑虹，王丽敏，米生权，等.2010 年我国成年人血脂异常知晓率和治疗率及控制率调查［J］.中华预防医学杂志，2012，46（8）：687-691.

六、心 律 失 常

心脏在正常情况下冲动起源的部位在窦房结，以一定范围内的频率发生有规律的搏动，并通过心脏传导系统传布于心房与心室，引起心房与心室按照先后顺序有节律地收缩。心律失常（arrhythmia）是由于窦房结激动异常或激动源于窦房结以外的其他起搏点，激动的传导缓慢、阻滞或经异常通道传导，即心脏搏动的起源和 / 或传导障碍导致心脏搏动的频率和 / 或节律异常。心律失常是心血管疾病中常见的一组疾病，有多种类型，包括心动过缓、心动过速、心律不齐及异位心律等。心律失常临床表现多种多样，十分复杂。本病常见症状有心悸、乏力、头晕、晕厥等，亦可无自觉症状。临床上按心律失常发作时心率的快慢分为快速性和缓慢性心律失常两大类，前者见于期前收缩、心动过速、心房颤动和心室颤动等；后者以窦性缓慢性心律失常和各种传导阻滞为常见。心律失常具有起病急、复杂多变、进展较快的特点，给患者带来很大的痛苦，严重影响患者的生活、工作，甚至危及生命。西药在抗心律失常方面虽能取得很大疗效，但近年来，抗心律失常药物导致心律失常副反应的情况日益得到证实与重视。因此，从祖国传统医学寻找抗心律失常的方法和药物意义重大。

（一）历代医家认识

1. 病名溯源 中医古籍文献中，类似西医学"心律失常"描述很多，散见于"心悸""怔忡""厥证""眩晕""虚劳"以及有关脉律失常（疾、数、迟、缓、促、涩、结、代，以及各种怪脉）等篇中。心悸包括惊悸与怔忡，是指因惊恐、劳累、体虚等原因，导致患者自己感觉心中悸动、惊惕不安，甚至不能自主的一种病症。临床上一般多呈阵发性发作，常同失眠、健忘、胸痹、眩晕、脘痞、耳鸣等症同时出现。追溯《黄帝内经》，虽还未出现心悸（惊悸、怔忡）一类的病名，但书中已经有了类似的记载。《素问·举痛论》曰："惊则心无所倚，神无所归，虑无所定，故气乱矣。"《素问·至真要大论》提到的"心澹澹大动"和《灵枢·本神》讲的"心怵惕"，都是类似心悸症状的描述。《素问·三部九候论》所载"参伍不调者病"为脉律不齐的表现。《素问·平人气象论》曰："脉绝不至曰死，乍疏乍数曰死。"已认识到心悸发作时严重脉律不齐与疾病预后的关系。到了东汉，南阳张仲景在《伤寒论》和《金匮要略》两部传世巨著中，正式提出了悸与惊悸的病名，并对本病的发病原因和病机，作了初步的描述，认为该病主要是由惊扰、水饮、虚劳及汗后受邪等多种因素引发的。《金匮要略·惊悸吐衄下血胸满瘀血病脉证治》中还对惊悸的病因及审证求因的方法作了详细的论述，指出"寸口脉动而弱，动则为惊，弱则为悸"。后世各家学说系统全面地总结了长期临床实践的经验，对该条文进一步作了详细的描述，认为"惊自外至者也，惊则气乱，故脉动而不宁；悸自内惕者也，悸因中虚，故脉弱而无力"。《伤寒论》177条曰："伤寒脉结代，心动悸，炙甘草汤主之。"本方又名复脉汤，是治疗心悸的重要方剂之一。《伤寒论》第 64 条云："发汗过多，其人叉手自冒心，心下悸，欲得按者，桂枝甘草汤主之。"《伤寒论》第 118 条云："火逆下之，因烧针烦躁者，桂枝甘草龙骨牡蛎汤主之。"《伤寒论》第 301 条曰："少阴病，始得之，反发热，脉沉者，麻黄细辛附子汤主之。"临床常用此方治疗心肾阳衰之心动过缓。南宋严用和在《济生方》中不仅对惊悸进行了详细载述，还在文中提出了怔忡的病名——"夫怔忡者，此心血不足也"。《济生方·怔忡论治》认识到怔忡发病的原因在于"真血虚耗，心帝失辅，渐成怔忡"；再则"冒风寒暑湿，闭塞诸经"，"五饮停蓄，湮塞中脘"等病因，亦能导致怔忡。元代《丹溪心法》提出了"责之虚与痰"的理论，认为血虚与痰火是怔忡致病的根本原因。如《丹溪心法·惊悸怔忡》曰："怔忡者血虚……怔忡无时，血少者多。有思虑便动，属虚。时作时止者，痰因火动。"明代《医学正传·惊悸怔忡健忘证》对惊悸、怔忡的联系和区别作了详尽描述。《景岳全书·杂证谟·怔忡惊恐》认为怔忡由阴虚劳损所致，且"虚微动亦微，虚甚动亦甚"，在治疗与调护上强调"速宜节欲节劳，切戒酒色"；"速宜养气养精，滋培根本"。清代王清任在《医林改错·血府逐瘀汤所治症目》中则认识到瘀血内阻是导致心悸怔忡的常见原因之一,用血府逐瘀汤治疗常能获得较好效果。

2. 病因病机分析

(1)心虚胆怯:平素本就心虚胆怯的人,由于突然受到惊恐,如耳闻巨响、目睹异物,或临危遇险,使心惊神慌不能自主,渐至稍惊则心悸不已。如《济生方·惊悸论治》曰:"惊悸者,心虚胆怯之所致也,且心者君主之官,神明出焉,胆者中正之官,决断出焉,心气安逸,胆气不怯,决断思虑,得其所矣。或因事有所大惊,或闻巨响,或见异相,登高涉险,惊忤心神,气与涎郁,遂使惊悸。"中医理论认为,大怒伤肝,大恐伤肾,怒则气逆,恐则精却,阴虚于下,火逆于上,亦可扰动心神,发为惊悸。此外,《丹溪心法·惊悸怔忡》描述的"痰因火动"之说,如痰热内蕴,复加郁怒,胃失和降,痰火互结,上扰心神亦可导致心悸的发生。

(2)心血不足:心主血,心血不足,多为久病体弱、血液生化不足;或长期慢性失血;或因劳倦过度,导致心血耗损,心血不足,常能导致心悸、怔忡。《丹溪心法·惊悸怔忡》曰:"怔忡者血虚……怔忡无时,血少者多。"阴血亏损,心失所养,不能藏神,故神不安而志不宁,发为本证。所以久病体虚、血液生化不足,或失血过多,或劳倦过度,容易导致心悸。如思虑过度,劳伤心脾,不但耗伤了心血,又影响了脾胃生化之源,逐渐导致气血两虚,不能上奉于心,而发生心悸。

(3)阴虚火旺:久病体虚,或房劳过度,或遗泄频繁,伤及肾阴;或肾水素亏,水不济火,虚火妄动,上扰心神,亦能导致本病的发生。如《素问玄机原病式·火类》曰:"水衰火旺而扰火之动也,故心胸躁动,谓之怔忡。"阴虚火旺是导致本病的重要病机,热病之后,或杂病日久,伤耗阴液;情志过激,火邪内生,久而伤及阴精;过服温燥之品,使阴液暗耗,心阴不足、肝肾阴虚或肾阴亏虚,不能上济心火,心肾不交,阴不制阳,阳热偏亢,虚热内扰,同时阴液不足,心神失却滋养,发为心悸。

(4)心阳不振:大病久病之后,阳气虚衰,不能温养心脉,故心悸不安。此即《伤寒明理论·悸》所曰:"其气虚者,由阳气内弱,心下空虚,正气内动而为悸也。"若脾阳亏虚,运化失权,则气血生化乏源,心无所主,神无所归,心神失养,可发为心悸;脾阳不足,脾运化水液功能失常,水湿不化而生痰饮,水饮上凌心肺,心中易悸动不安;再则,脾阳不振,子盗母气,心阳也不足,心阳不振,亦是引发心悸的主要病机。

(5)水饮凌心:脾肾阳虚,不能蒸化体内水液,停聚为饮,饮邪上犯,心阳被抑,亦可引起心悸。这就是《伤寒明理论·悸》曰:"其停饮者,由水停心下,心主火而恶水,水既内停,心不自安,则为悸也。"心主血脉、主神志,必须建立在心阳督守之下来完成。心的阳气旺盛,搏动有力,方能保证其心之作用的顺利实现。阳气虚损,水气上冲所致心悸者,总由心、脾、肾阳虚,水不化气而内停,成痰成饮,上凌无制为患。心阳虚衰,君主失位,坐镇无权,水气因之上冲,则见心悸、胸闷短气等证候。

(6)瘀血阻络:一则由于心中阳气不振,血液运行不畅;再则由于痹证发展而来。如《素问·痹论》曰:"脉痹不已,复感于邪,内舍于心","心痹者,脉不通,烦则心下鼓"。《医宗必读·悸》解释说:"鼓者,跳动如击鼓也。"可见风寒湿邪搏于血脉,内犯于心,以致心脉痹阻,营血运行不畅,亦能引起心悸怔忡。血府逐瘀汤出自清代王清任的《医林改错》。王清任认为:"治病之要诀,在明白气血。"血府逐瘀汤既可活血,又能理气。胸背部为心肺之府,气之会穴膻中、血之会穴膈俞均位于胸背部;而心主血脉,内藏神明,心病必将影响气血的运行,导致气血不畅,而出现血瘀之证或其他原因所致心病而兼见血瘀之象。故心悸的治疗常单用或合用血府逐瘀汤,以标本兼治。

总之,本病的病因病机较多,常因体虚久病、劳倦所伤、情志失调、感受外邪等,导致脏腑功能失调,以心的气血阴阳不足,心神失养为本,或气滞、痰浊、血瘀、水饮扰动心神为标而发病。病位在心,与脾、肾、肝、肺多脏有关。本病可由心之本脏自病引起,也可由他脏病及于心而成,多为虚实夹杂之证。虚证主要是气、血、阴、阳亏损,心神失养;实证主要有气滞、血瘀、痰浊、水饮扰动心神,心神不宁。虚者治以补气血,调阴阳,并以养心安神之品,使心神得养则安;实者,或行气化瘀,或化痰逐饮,或配以重镇安神之品,使邪去正安,心神得宁。

(二)陈可冀对本病中西医结合治疗的认识

1. 快速性心律失常

(1)辨证论治:陈可冀诊治快速性心律失常重视辨证论治,详辨阴、阳、气、血、虚、实,多从虚、瘀、痰、火论治,病位在心、脾、肝、肾,以虚者居多,常见虚实夹杂,以虚为本,以实为标。虚者以气虚和阴虚多见,实者有瘀血、痰火的不同。治疗上,经验方与辨证用方相结合。陈可冀根据多年临证经验,自创新补心丹,以西洋参、麦冬、黄芪、生地、玄参益气养阴清热为主,佐以丹参活血,酸枣仁、柏子仁宁心安神,鹅不食草清热解毒,用于病毒性心肌炎、甲状腺功能亢进症、高血压等疾病伴见的期前收缩所致的心悸,证属气阴两虚、阴虚内热者。此为常法或通治之法,临证还需根据具体证候变化应用,如气阴两虚者常以生脉散、黄芪生脉散加味;阴虚内热者常以天王补心丹、知柏地黄汤等加减;血虚肝旺者常以四物安神汤加减;气虚血少、脉结代者,常以炙甘草汤加减;阴阳两虚、心肾不交者以桂枝加龙骨牡蛎汤加减;瘀血内阻者,以冠心Ⅱ号、血府逐瘀汤加减;痰火内扰者以黄连温胆汤、小陷胸汤加减;兼痰浊者,以栝蒌薤白半夏汤、茯苓杏仁甘草汤、桔枳姜汤加减;水饮内停者,以防己茯苓汤、猪苓汤、五皮饮等加减。陈可冀治疗本病还常加用宁心安神药,实证者多选珍珠母、石决明重镇安神,虚证者多选酸枣仁、柏子仁滋阴养血安神,使心神得宁,惊悸自止。

（2）病证结合:陈可冀在前人基础上,倡导并践行病证结合方法治疗疾病,从疾病证型上分析,快速性心律失常的证型与其原发疾病有着密切的关系。如因冠心病引起的快速性心律失常,心悸辨证多属心脉瘀阻证;因肺心病引起的快速性心律失常,心悸辨证多为痰扰心脉证;因急性心肌炎、甲状腺功能亢进症引起的快速性心律失常,心悸辨证多属阴虚火旺或气阴两虚证;因心功能不全引起的快速性心律失常,心悸辨证多属心阳不足或阳虚水泛证;因自主神经功能紊乱引起的快速性心律失常,心悸辨证常为心神不宁或肝气郁结证。从治疗上分析,中医药治疗心律失常,病因治疗应放在首位,不可本末倒置,抛弃原发病,单纯治疗心律失常。如冠心病可选用三七、丹参、当归等具有活血通脉作用的中药;肺心病可选用桑白皮、地龙、石菖蒲等具有清肺涤痰作用的中药;风心病可选用防己、羌活、独活等具有祛风除湿作用的中药;病毒性心肌炎可选用黄连、苦参、虎杖、板蓝根等清热解毒中药;心功能不全者可选用人参、黄芪、五味子、葶苈子、木防己等具有益气养阴、利水作用的中药。

（3）用药规律:通过对陈可冀治疗快速性心律失常患者处方用药规律的分析发现,其用药主要为以下几组:滋阴养血药——麦冬、玄参、地黄、当归、五味子;益气药——黄芪、党参、太子参、甘草;活血药——延胡索、地黄、赤芍、丹参、川芎、桃仁、红花、牡丹皮;清热药——苦参、黄芩、黄连、牡丹皮、竹茹;化痰祛湿药——茯苓、半夏、藿香、佩兰、车前草、薤白、瓜蒌、泽泻、竹茹;安神药——酸枣仁、柏子仁、珍珠母。通过频数分析显示,陈可冀用药频次排在前 6 位的依次为麦冬（46.15%）、甘草（43.59%）、延胡索（41.02%）、太子参（33.33%）、赤芍（28.21%）、半夏（25.64%）。陈可冀治疗快速性心律失常的用药规律从侧面体现了临证重视益气养阴的应用,根据夹瘀、夹痰、夹火的不同随证施治的特点。

（4）单药治疗:陈可冀在辨证论治的基础上,注意结合使用延胡索、苦参、郁金等经临床筛选及现代研究证实具有抗心律失常作用的药物。对快速性心律失常,根据中药药理研究结果,可辨证选用下列中药:具有阻滞心肌细胞膜钠通道作用的中药如苦参、当归、莲子心、石菖蒲、甘松、三七、山豆根、延胡索、地龙等;具有抑制心肌细胞膜 Na^+-K^+-ATP 酶作用的强心中药,如生脉散、葶苈子、蟾酥、北五加皮等;具有阻滞 β 受体作用的中药如淫羊藿、佛手、葛根等;具有阻滞钙通道作用的中药如粉防己、藁本、川芎、独活、羌活、赤芍、红花、丹参、五味子等;延长动作电位类药物如黄杨木、黄连、延胡索、木防己等。

陈可冀曾用苦参片 7.5g/d 治疗频发室性期前收缩用普鲁卡因胺不能完全控制的患者,取得了较好疗效。对于快速性心律失常证属气滞血瘀者,他常选用延胡索进行治疗。延胡索又名元胡、玄胡索等,是我国历史悠久的传统药物之一,具有活血、行气、镇痛等功用。近代研究证实,该药主要含多种生物碱,分别具有镇痛、镇静、局麻等作用,药理活性颇为广泛。陈可冀在中医辨证治疗期前收缩时,自一个复方中临床筛选出延胡索,单味口服治疗快速室上性心律失常,取得了一定疗效。在其团队做的临床研究中,结果分析显示,延胡索总生物碱的水溶性成分对室性期前收缩,延胡索总生物碱的水不溶性成分对房性期前收缩、房室交界性期前收缩的疗效在不用剂量组均明显强于安慰剂组,随着剂量递增,有效例数增多。对阵发性心房颤动可选延胡索末分次温水冲服,剂量以每日小于 9g 为宜,个别患者剂量大于 12g 时可能出现药物热。基础实验发现,延胡索生物碱有抗实验性家兔氯化钡和大鼠乌头碱诱发的心律失常及抗缺血再灌注心律失常的作用。

2. 缓慢性心律失常

(1)辨证论治:根据缓慢性心律失常的临床表现,陈可冀认为其辨证多符合"寒厥""心悸""胸痹""眩晕"和"痰浊"的范畴,病机多数表现有不同程度的虚寒证候,病位在心、脾、肾三脏。本病患者临床上绝大多数表现为阴证、虚证、寒证,其所出现的昏厥也多属寒厥范畴,此类患者基本具备肢体发凉、喜暖恶风的虚寒证特点,有的自觉足心有微风吹拂,有的夏季炎暑也要厚褥重被,有的背部、腹部发凉,遇寒骨节酸痛,病情加重,符合中医"阴胜则寒""阳虚阳气不达四末"的理论,舌质多以舌淡居多,舌苔以薄白、白滑及白腻为多,脉象所见以迟而无力居多,符合虚寒证表现。根据中医理论劳者温之、虚者补之及寒者热之的原则,对这种类型病例,主要应用温阳复脉方剂,以麻黄附子细辛汤、真武汤、保元汤、右归饮或二仙汤为基本方化裁。畏冷、腰膝酸软、夜尿频多、脉迟甚者以肉桂末 1~2g 冲服,每日 3 次;恶心欲呕、心悸怔忡甚者配合苓桂术甘汤;不少患者腹胀症状很明显,灸上脘、中脘、足三里、三阴交等穴位,则腹胀等症状常可有不同程度缓解;血压明显增高伴头晕、头痛、肢麻的患者,酌加珍珠母、葛根、菊花、罗布麻叶等;阵发性心房颤动,频繁发作的患者,酌用北五加皮。

(2)病证结合:病态窦房结综合征是老年人患缓慢性心律失常中的常见疾病之一,是由于冠心病、心肌炎以及心肌病等导致窦房结供血不足或窦房结动脉血栓形成,窦房结的激动形成或传出发生障碍,从而产生迟脉(通常 <50~60 次/min)、虚弱、眩晕、心悸、心率快慢交替、甚至昏厥等综合征,在治疗上比较困难。中医古典著作中记载"脉迟证"多用温补治法。陈可冀针对病态窦房结综合征患者"心、脾、肾阳虚"的特点,采用温通心阳、温运脾阳、温补肾阳的法则进行治疗。但由于肾阳是全身功能、各脏腑阳气运行的主要力量,血脉的正常运行也是"资始于肾",肾阳强壮,心阳、脾阳也可得到扶植,所以在治疗中又以温补肾阳为主,选用麻黄附子细辛汤、补中益气汤、右归饮

为主加减,并认为热服生脉散合四逆汤的浓缩煎剂,可以预防阿 - 斯综合征发作,用肉桂末也有一定效果。陈可冀在临床上采用病证结合模式,针对病态窦房结综合征患者,常用自创经验方温通复脉汤[党参 10~15g、黄芪 10~15g、柴胡 10g、干姜 10g、升麻 10g、肉桂 1.5~3g(后下)、白术 10g、陈皮 10g、麻黄 3g、细辛 3~6g、制附子 10g(先煎)、炙甘草 10g,加水 1 000ml,煎至 300ml,一日 1 剂]。温通复脉汤也可制成丸剂,一日 3 次,一次 3g 口服。此方除了治疗病态窦房结综合征,临床也可治疗其他缓慢性心律失常,包括窦性心动过缓、窦房阻滞、窦性停搏、房室传导阻滞等属于心阳亏虚、瘀阻血脉患者。心阳亏虚、瘀阻血脉患者临床症见心悸气短,心慌胸闷,倦怠乏力,肢体凉冷,喜暖恶风,头晕,记忆力减退,甚至晕厥等,舌脉表现常为舌淡、苔白,脉沉迟无力。需注意阴虚有火、阳热内盛患者不宜服用,误用后可反助火伤阴。

(3)用药规律:针对缓慢性心律失常,陈可冀多选用以下药物治疗:①通阳:常用炙麻黄、细辛、桂枝、薤白等。其中,炙麻黄增加窦性心律的效果比较明显,而且起效较快。一般汤剂使用量为 5~10g/d。但麻黄的副作用表现比较明显,后来陈可冀试用生石膏 20~30g 与之伍用,结果可减轻或消除麻黄反应而不影响麻黄增加窦性心律的效果。②温阳:常用附子、肉桂、仙茅、淫羊藿(仙灵脾)、补骨脂等。温阳类药久服,患者可能会出现温燥表现,陈可冀习惯用仙茅、补骨脂、菟丝子等药,达到温而不燥,以便能久服。③益气:人参或党参、黄芪,常与温阳通阳之品同用。④活血:川芎、赤芍、丹参、红花、三棱等,用于窦性心律过缓伴见有胸痹心痛、舌质紫暗等血瘀证明显者。⑤化痰:常用瓜蒌、炙半夏等,用于苔腻、纳差等痰湿内阻者。⑥滋阴:麦冬、枸杞子、生地、玉竹等,用于舌红、苔少、口干等兼阴虚者。

(4)单味药物:对缓慢性心律失常,可选用兴奋 β 受体的中药如附子、麻黄、细辛、吴茱萸、丁香、椒目等。附子是常用中药之一,其主要作用可归纳为"温阳"。附子Ⅰ号是附子的一种新的活性成分,即消旋去甲乌药碱,对缓慢性心律失常有一定影响。陈可冀团队进一步观察了本药对 68 例缓慢性心律失常的影响,其中病态窦房结综合征 44 例,房室传导阻滞 20 例,窦性心动过缓 3 例,窦房阻滞 1 例。病态窦房结综合征患者经治疗后,由治疗前心率49.8 次 /min 增为 74.4 次 /min;房室传导阻滞患者,在用药过程中,7 例Ⅱ度房室传导阻滞变为Ⅰ度房室传导阻滞,2 例原为 2∶1 房室传导阻滞变为正常,另 1 例多为 2∶1 或 3∶1 阻滞,偶有正常传导,而用药后多为正常传导,Ⅱ度阻滞明显减轻。Ⅲ度房室传导阻滞 10 例中仅有 1 例用药后变为Ⅱ度Ⅰ型阻滞。附子Ⅰ号静脉滴注有增快心率,增强心音,全身或面部发热,2/3 患者舒张压略下降等效应,说明附子Ⅰ号具有激动 β 受体的效应。这可能是附子"温阳"作用的部分机制所在。提高心率的单味药还有细辛。多个临床观察验证细辛提高心率作用明显,其用量有的临床观察中每剂含量可达12g,突破了传统的"细辛不过钱"之说。麻黄也可提高心率,但需使用炙麻黄,量应稍小为佳。补骨脂有温阳作用,淫羊藿、鹿茸可补肾阳、强壮兴奋,这几味药提高心率的临床效果也很好。

(三)编者的经验体会

1. 辨证论治体会　陈可冀辨治快速性心律失常,多从虚、瘀、痰、火论治,重视详辨阴阳气血虚实,病位在心、脾、肝、肾,常见虚实夹杂,以虚为本,以实为标。其中以虚者居多,虚者常以气虚、阴虚多见。心悸怔忡之治,虽有心脾肝肾之分,但阳统乎阴,心本乎肾,所以上不宁者,未有不由乎下,心气短者,未有不因乎精,此心脾肝肾之气名虽异,而精气互根,治不可离之故。首先应补心血,安神气,壮水之主,以制阳光。若心气不足,肾水上凌而停心下,当折其逆。大抵阴虚阳亢而心慌、失眠、面赤、烦热的,可与酸枣仁汤(酸枣仁、知母、茯苓、川芎、甘草)或朱砂安神丸(朱砂、黄连、炙甘草、生地黄、当归)。若气血皆虚的,可与四物安神汤(当归、茯神、白芍、熟地、黄连、人参、白术、竹茹、麦冬、乌梅、酸枣仁、栀子、辰砂)。心慌、善恐、胸闷、痰甚、失眠的,可与温胆汤(半夏、枳实、竹茹、橘皮、茯苓、甘草)。若病程较久,阳燥之证已去,而形气俱虚的,可与人参归脾汤(人参、茯苓、黄芪、白术、龙眼肉、酸枣仁、青木香、甘草、远志、归身、生姜、红枣)。脉结代者,可与炙甘草汤(炙甘草、生姜、桂枝、人参、生地、阿胶、麦冬、麻仁、大枣)。

陈可冀认为缓慢性心律失常"脉迟"或迟与促、结、代交替,多数为"虚寒"表现。他针对缓慢性心律失常患者"心、脾、肾阳虚"的特点,根据中医"劳者温之""虚者补之""寒者温之"的治疗原则,采用温通心阳、温运脾阳和温补肾阳的治疗方法。心阳不振,鼓动无力而多致血脉闭阻、心血不润;肾阳虚衰,不能上济心阳,阳气不能温布全身,心肾阳虚,火不生土,损及脾阳;脾失温运,水湿内停,可致湿阻气滞,气滞则可致血瘀。由于肾阳是全身生理功能、各脏腑阳气运行的主要力量,血脉的正常运行也是"资始于肾",肾阳强壮,心阳、脾阳也可得到扶植,所以在治疗中又以温补肾阳为主,并随证加用活血药及养阴药。故其本在心、脾、肾阳虚。方选保元汤(人参、茯苓、黄芪、白术、甘草、肉桂)、麻黄附子细辛汤(麻黄、附子、细辛)、右归饮(熟地、山药、山茱萸、枸杞、甘草、杜仲、肉桂、制附子)、真武汤(制附子、茯苓、芍药、白术、生姜)及二仙汤(仙茅、仙灵脾、当归、巴戟天、黄柏、知母)等加减。

2. 病证结合的体会　辨证治疗是中医治疗疾病的固有方法,辨病治疗也是中医治疗疾病的固有方法,大部分的心律失常均可查明其病因,例如由心肌炎、冠心病、肺心病、甲状腺功能亢进、甲状腺功能低下、低钾血症、高钾血症等原因所致的心律失常,若能消除其病因,其心律失常就有可能得以根除。例如由柯萨奇病毒引起的心肌炎所致的心律失常,选用黄芪、淫羊藿、苦参、虎杖、板蓝根等有抗该病毒作用的中药;冠心病者选用三七、丹参、当归等具有活血通脉作用的中药。病因消除了,心律失常可以改善。

陈可冀在治疗缓慢性心律失常,如病态窦房结综合征时,常用温通复脉汤。此方由补中益气汤、保元汤、麻黄附子细辛汤三方合方加减而成,功能温通心阳、温运脾阳、温补肾阳,以使脏腑阳气运行复常及血脉运行通畅,从而起到劳者温之、虚者补之、寒者热之的功效,血瘀征象明显者,可加鸡血藤 30g、川芎 10g、桃仁 10g、三七粉 3g、当归 15g 加强活血化瘀之力,取温养活血之意;咽干口渴者,可加石斛 30g、知柏各 6~10g、天花粉 15~30g 以制其燥,使温阳益气而不助火;畏冷明显、脉沉者,另加肉桂末 1.5g 冲服,一日 2~3 次;血压高伴随头痛、头晕、肢麻者,可酌加珍珠母 30g、葛根 12g、菊花 12g;有痰浊可加半夏 10g、南星 10g 及合苓桂术甘汤等;频繁发作心房颤动者,加用北五加皮、延胡索等。表现为慢快心律者,本方效果略差。

3. 用药规律的体会　在辨证用方的基础上再用辨病用药的精神作指导,选加具有抗心律失常作用的中药以及中成药,如快速性心律失常表现为肾虚者可选加淫羊藿、冬虫夏草、宁心宝等;血虚者选加当归、川芎等;气虚者选加人参、黄芪等;有热者选加苦参、茵陈蒿、莲子心、黄连等;有痰者选加法半夏、石菖蒲、山豆根;血瘀者选加三七、丹参、延胡索等;有风湿者加防己、羌活、独活等;脾虚气滞者加甘松、佛手等;缓慢性心律失常表现为阳虚有寒者选加麻黄附子细辛汤和心宝,且在使用麻黄附子细辛汤时,为防其温燥伤阴,可于辨证用药的同时加石斛、沙参、天花粉等养阴生津之药以和之。

应用温补方药治疗缓慢性心律失常,不论在提高心率和改善症状等方面都有一定作用。这主要是由于缓慢性心律失常比较典型,用温补方药,以其温性、热性和补益、扶正的性能,纠虚寒之偏;助阳温中,消散阴寒,治疗阳气不足,取得疗效。但在应用温补方药时,为了提高疗效,减少伤阴助火的副作用,需注意:

(1) 温而勿燥:温补药包括温肾助阳及温中回阳等数十种药物,其温性、热性程度不同。大辛大热、性能燥烈的有肉桂、附子、乌头、吴茱萸等;温而不燥具有温润作用的有巴戟天、淫羊藿、补骨脂等,治疗时应当掌握证候特点使用。可以用温润药治疗的就不用大辛大热药,尤其久服者更应注意阴阳寒热消长情况。但对重症虚寒患者,应用大辛大热药为好,最好配合使用一些佐药,以制其燥。如以地黄或甘草配附子、乌头,以知母、黄柏配仙茅、肉桂等,达到温阳不助火的作用。

(2) 配合应用活血药,由于迟脉及结代脉亦主血瘀,适当配合当归、鸡血藤、川芎等活血通瘀药,对提高疗效可能有助。

【典型案例分析】

1. 阵发性房性心动过速

黄某,51 岁,男,汉族,已婚,技术员。

主诉:心慌、气短、胸闷反复发作 9 个月,加剧 3 天。

现病史:自述"脉律不齐"已逾 12 年,未予治疗。至 1977 年 7 月 16 日因劳累而突感心慌、气短、胸闷,先后在本市两医院就诊,当时查血压 160/110mmHg,心电图示"窦房阻滞、频发房性期前收缩"。用普萘洛尔(心得安)、强心苷、复方硝酸甘油等治疗,病情无明显缓解,并反复发作阵发性房性心动过速,心房率在房速发作时达 170~180 次 /min。近 3 天来心慌、气短、胸闷加重,终日惶惶不安,激动或活动后尤甚,收入院治疗。

体检及有关检查:体温 36.5℃,脉搏 78 次 /min,血压 120~150/80~100mmHg。心律不齐,心率 86 次 /min,心界不大,心音正常,$A_2 > P_2$,肺(−),肝脾未扪及。心电图示窦性心律,多发性房性期前收缩,频发短阵房性心动过速。发作时心房率 150 次 /min 左右。胸部 X 线片示两下肺野纹理增重,左上肺可见陈旧性结核性钙化灶,主动脉弓屈曲。化验检查:血脂示 β- 脂蛋白比浊 330mg%、甘油三酯 139mg%;肝功能正常。超声心动图正常。

舌象:舌质暗,苔薄白。

脉象:促脉,结代脉及弦脉交替。

诊断:

中医诊断:心悸(气阴两虚夹血瘀)。

西医诊断:高血压 3 级(极高危组),高血压性心脏病;心律失常,阵发性房性心动过速,窦房传导阻滞。

治疗:益气,养阴,活血,安神。

治疗经过:入院后经用益气养阴、活血安神法以及心得宁 90mg/d 治疗,症状改善不大,每天短阵房性心动过速仍然频发,不可胜数,在卧床情况下,犹不时发作。按"血脉瘀阻"论治,于 5 月 4 日及 22 日先后以冠心Ⅰ号(丹参、赤芍、川芎、红花、降香)10g+5% 葡萄糖注射液 250ml 静脉滴注,计 2 个疗程(20 天),6 月 2 日结束。点滴后症状稍有改善,但心律不齐犹存,仍心悸(夜间尤甚),胸闷,胸痛,舌苔薄白、质暗,脉弦、促、结代交替。分析病情,证属肝失疏泄,气滞血瘀,血不养心,心神不宁,取调肝理气活血之法。

处方:川芎 12g,赤芍 12g,合欢皮 12g,柏子仁 9g,珍珠母 24g,夜交藤 30g,丹参 30g,羌活 12g。

2 剂后,心律失常消失。6 月 8 日心得宁减量为 45mg/d。此后,除 6 月 10

日出现偶发房性期前收缩（15 次 /10min）外，每日多次听诊及心电图检查，均属正常心律。守上方继继续服用 40 余天，心律仍正常，未再出现房性期前收缩或阵发性房性心动过速，血压亦正常。因有胸闷，曾于 6 月 12 日始，相继在原方基础上加薤白 18g、肉桂 6g、瓜蒌 18g 以宽胸通阳，加药后胸闷消失。6 月 24 日遥测心电图连续监测 2 小时，示正常心律，无异常发现。心得宁于 6 月 26 日停用。以后多次间断心电图遥测，均正常，乃于 7 月 18 日出院。

心得体会：中医认为"心主血脉"，指心有主管血脉和推动血液循行于脉中的作用，包括主血和主脉两个方面。《医学入门·脏腑》曰："人心动，则血行于诸经。"不少心律失常、脉律不齐，可以从"瘀血"论治。本病例患者症见心慌、气短、胸闷、舌质暗、苔薄白、促脉、结代脉及弦脉交替，四诊合参为心脉瘀阻证，其治疗主要是应用了活血化瘀法，取得了满意疗效。治疗期间使用冠心Ⅰ号（丹参、赤芍、川芎、红花、降香）。该注射液具有理气活血止痛功效。中医认为"心主神志"，即心主神明，又称心藏神。《灵枢·邪客》曰："心者，五脏六腑之大主也，精神之所舍也。"本例患者终日惶惶不安，激动或活动后心动过速发作尤甚，治疗应注重调养神志，汤剂使用了合欢皮、柏子仁、珍珠母、夜交藤等药物养心安神。中医认为心与肝关系密切，心主血，肝藏血；心主神，肝主疏泄，调节精神情志。肝与心之间的关系，主要表现在血液和精神情志两个方面。此患者的病机为肝失疏泄，气滞血瘀，血不养心，心神不宁，治疗应侧重疏肝理气活血。

2. 病态窦房结综合征

罗某，男，64 岁，1997 年 3 月 25 日初诊。

主诉：反复发作心悸、气短、头晕 10 年。

现病史：患者近 10 年反复发作心悸、气短、头晕，伴乏力、记忆力减退、畏寒肢冷等症，近两周无明显原因诸症加重，有时憋醒，大小便正常。食管心房调搏电生理检查确诊为"病态窦房结综合征"，心电图示窦性心动过缓，心率 40 次 /min，频发房性期前收缩，完全性右束支传导阻滞。

舌象：舌暗，苔薄白。

脉象：脉沉细结代。

诊断：

中医诊断：心悸，心肾阳虚。

西医诊断：病态窦房结综合征。

处方：党参 15g，黄芪 15g，升麻 10g，肉桂 3g（后下），白术 10g，陈皮 10g，麻黄 3g，细辛 3g，制附子 10g（先煎），炙甘草 10g，麦冬 10g，生地 12g，延胡索 10g，川芎 10g。

治疗予温通复脉汤减柴胡、干姜，加麦冬 10g、生地 12g 以佐温阳药之温燥，并可阴中求阳，加延胡索 10g、川芎 10g 以活血化瘀。服药 5 剂后患者胸闷、气短症状减轻,但仍眠差、期前收缩较多,上方加苦参 10g、珍珠粉 0.3g 以抗心律失常,镇静安神,再进 6 剂而病情大减。

心得体会:本例患者出现心悸、气短、头晕,伴乏力、记忆力减退、畏寒肢冷等症,舌暗,苔薄白,脉沉细结代,四诊合参辨证为心肾阳虚证,心阳虚衰,推动、温运无力,心动失常,轻则心悸,重则怔忡;心阳虚衰,宗气衰少,胸阳不展,气滞胸中,故见胸闷气短;虚寒内生,温煦失职,故见畏寒肢冷;温运乏力,头部血脉失充,寒凝而血行不畅,故见头晕、记忆力减退。舌暗,脉沉细结代,乃心肾阳虚,元阳亏虚,推动无力,导致瘀血内阻所致。《濒湖脉学》云:"迟来一息至惟三,阳不胜阴气血寒。"《素问·厥论》曰:"阳气衰于下则为寒厥。"可见阳气衰、阴气盛是本病的根本原因,责之于脏腑则主要在心、脾、肾三脏,其表在心,其本在肾,而脾次之,主要病理为心阳虚、心肾阳虚或兼脾阳不足,在阳虚的基础上兼有气虚、阴虚或夹有血瘀、痰浊等不同证候,属阴证、虚证、寒证、瘀证。陈可冀所创温通复脉汤由保元汤、补中益气汤及麻黄附子细辛汤三方合方组成,能温通心阳、温运脾阳、温补肾阳以使脏腑阳气及血脉运行复常,起到劳者温之、虚者补之、寒者热之的功效。本例患者原方减柴胡、干姜,加麦冬、生地,意在佐温阳药之温燥,并可阴中求阳。本例患者患病日久,久病多瘀,心脉瘀阻症状明显,故加延胡索、川芎以活血化瘀。中医认为"心主神志",本例患者病程日久,情志劳伤,近两周诸症加重,治疗应注意调养神志,加用苦参、珍珠粉镇静安神。

（任毅）

参考文献

1. Gan-Xin Yan,Peter R. Kowey. 心律失常的现代治疗[M].严干新,主译. 北京,人民卫生出版社,2013.

2. 张树龙. 自主神经与心律失常[J].江苏实用心电学杂志,2012,21(6):389-407.

3. 陈可冀,陈耀青. 中医药抗心律失常研究进展[J].中西医结合杂志,1991,11(7):445-448.

4. 马胜兴,钱振准,陈可冀.延胡索治疗心律失常的临床观察[J].北京医学,1984,6(3):176-177.

5. 马胜兴,陈可冀,马玉玲,等.延胡索抗心律失常作用的初步实验[J].中药通报,1985,10(11):41-42.

6. 马胜兴,陈可冀.延胡索研究概况[J].中西医结合杂志,1985,5(12):758-760.

7. 张萍,徐凤芹,马晓昌,等.延胡索碱治疗快速性心律失常的研究进展[J].中国中西医结合杂志,2012,32(5):713-716.

8. 马胜兴,姜成田,钱振淮,等.郁金治疗过早搏动56例疗效观察[J].北京中医,1984(3):18-19.

9. 孙莹莹,刘玥,陈可冀.人参皂苷的心血管药理效应:进展与思考[J].中国科学:生命科学,2016,46(6):771-778.

10. 蒋跃绒.病证结合治疗快速性心律失常经验举隅[J].中国中西医结合,2012,32(8):1136-1137.

11. 张京春,史大卓,陈可冀.急性心肌梗死中西医结合治疗的现状[J].中西医结合心脑血管病杂志,2004,2(1):1-5.

12. 张萍,李博,徐凤芹,等.中医药治疗冠心病室性早搏的系统评价[J].中西医结合心脑血管病杂志,2012,10(12):1409-1411.

13. 廖家桢.病态窦房结综合征辨治[J].北京中医,1989(6):9-11.

14. 郭士魁,陈可冀.附子Ⅰ号并生脉注射液静脉滴注治疗18例缓慢型心律失常临床疗效观察[J].北京医学,1981,3(1):46-47.

15. 马胜兴,钱振淮,陈可冀,等.延胡索药物热一例报告[J].中西医结合杂志,1982(3):169.

16. 陈可冀.人参、人参滥用综合征及其他[J].中级医刊,1980(7):4-5.

17. 付长庚.陈可冀院士学术思想与成就[J].中医药通报,2016,15(4):3-5.

18. 陈可冀.血瘀证与活血化瘀治疗的研究[J].中国中医药,2005,11(3):10-12.

19. 陈可冀.活血化淤方药与心血管病[J].山西医药杂志,1986(1):40-42.

20. 蒋跃绒,谢元华,张京春,等.陈可冀治疗心血管疾病血瘀证用药规律数据挖掘[J].中医杂志,2015,56(5):376-379.

21. 陈可冀.中医药学临床验案范例[M].北京:新世界出版社·外文出版社,1994.

22. 陈可冀.陈可冀学术思想与医疗经验选集[M].北京:北京科学技术出版社,2016.

23. 陈维养.陈可冀医学选集:七十初度[M].北京:北京大学医学出版社,2002.

24. 张京春,蒋跃绒.中国中医科学院著名中医药专家学术经验传承实录:陈可冀[M].北京:中国医药科技出版社,2014.

25. 陈维养.陈可冀院士:中西医结合医学家[M].北京:北京大学医学出版社,2009.

26. 张京春.陈可冀学术思想及医案实录[M].北京:北京大学医学出版社,2007.

七、血瘀证理论与高尿酸血症

高尿酸血症(hyperuricemia,HUA)是由嘌呤代谢障碍导致尿酸生成增多或排泄减少引起血尿酸浓度升高的一种全身性疾病。男性血尿酸水平≥420μmol/L,女性≥360μmol/L即可确诊。本病常伴有肥胖、2型糖尿病、高脂血症、高血压、动脉硬化和冠心病等,临床上称为代谢综合征。从血尿酸增高至症状出现可长达数年至数十年,仅有血尿酸增高而不出现症状者,称为无症状性高尿酸血症。高尿酸血症的临床症状主要为反复发作的痛风性急性关节炎、尿酸盐结晶沉积(痛风石)、痛风性慢性关节炎和关节畸形等。痛风常累及肾脏而引起慢性间质性肾炎和尿酸性肾结石。上述症状临床常统称为痛风(gout)。

近30年来,高尿酸血症的患病率在我国呈现逐年升高的趋势。20世纪80年代初期,国内高尿酸血症患病率女性为1.3%,男性为1.4%。近年流行病学调查显示,高尿酸血症的患病率在我国不同地区分布也不相同。2009年山东省高尿酸血症的患病率为16.99%,而河北省邢台市山区的患病率为8.39%;2010年江苏省农村高尿酸血症的患病率为11.9%;2011年四川省成都市高尿酸血症的患病率为16.29%;2012年广西壮族自治区桂林市老年人高尿酸血症的患病率为22.28%;2014年四川省藏族僧人高尿酸血症的患病率为21.46%。广东省内高尿酸血症的患病率分布也不均匀:2015年广州市65岁以上老年人高尿酸血症的患病率为37.8%,粤东山区发病率为10.78%。

随着我国人口的老龄化以及人均寿命的延长,高尿酸血症的患病率随着年龄的增加显著升高,高尿酸血症已经成为老年人中的常见高发病之一。但有研究报道,中青年人群高尿酸的发病率高于老年人。2013年《高尿酸血症和痛风治疗的中国专家共识》指出,高尿酸血症患者男性多于女性,可能与其饮食习惯和生活方式有关,呈现逐年升高的流行趋势,并呈现年轻化的总体趋势。

(一)历代医家对高尿酸血症病因病机的认识

中医古籍中并无高尿酸血症这一疾病名称,却有痛风的病名记载。"痛风"病名首见于元代医家朱丹溪《格致余论·痛风论》云:"彼痛风者,大率因血受热已自沸腾,其后或涉冷水,或立湿地,或扇取凉,或卧当风,寒凉外抟,热血得寒,污浊凝涩,所以作痛,夜则痛甚,行于阴也。"明代医家张介宾在《景岳全书·杂证谟·风痹》中曰:"风痹一证,即今人所谓痛风也。"明代张三锡在《医学准绳六要·痛风》中云:"痛风,即《内经》痛痹。"明代程玠在《松崖医径·痛风》中曰:"痛风者,肥人多因风湿,瘦人多因血虚。"清代医家张璐在《张氏医通·痿痹门·痛风(历节)》中按曰:"痛风一证,《灵枢》谓之贼风,《素问》谓之痹,《金匮》名曰历节。后世更名白虎历节。多由风寒湿气,乘虚袭于经络,气血凝滞所致。近世邪说盛行,而名之曰箭风。风毒肿溃,乃谓之曰箭袋。"可能包含了西医学所讲的与高尿酸过高有关的痛风一病。

古代医家认为痛风的发病是正邪相争,脾肾功能失调的结果。脾肾二脏清浊代谢紊乱,浊毒内伏,复因劳累,暴饮暴食及外感风寒而诱发本病。如《类证治裁》指出:"寒湿风郁痹阴分,久则化热攻痛。"但也有血气虚弱者,如《医学入门·痛风》云:"血气虚劳不荣养关节、腠理。"

（二）陈可冀对高尿酸血症病因病机的认识

陈可冀在继承历代先贤学术经验基础上，认为高尿酸血症当从"痰瘀同病"论治。痰、瘀均为病理产物，痰因脏腑功能失调、水液代谢障碍而形成，瘀因人体血液不循常道而成。《素问·经脉别论》云："饮入于胃，游溢精气，上输于脾，脾气散精，上归于肺，通调水道，下输膀胱，水精四布，五经并行。"论述了津与血的关系，为痰瘀同病理论的来源。朱丹溪提出："痰挟瘀血，遂成巢囊。"揭示痰瘀同病的实质是痰湿与瘀血相互胶结，并首先明确了"痰瘀同病"之概念。清代唐宗海在《血证论》中提出："血积既久，亦能化为痰水。"可见，痰瘀常相兼为病，易形成痰瘀同病的病机。

痰瘀同病的重要病因如饮食不节可损伤脾胃，脾胃受损则气机不利，经脉阻滞。气滞则血瘀，故导致经脉血行瘀滞。痰湿因气血的推动而行于全身，人体之痰湿正常可通过脏腑的协调与疏泄作用，使代谢产物不蓄积为害。若人体正气不足，脏腑功能失调，则痰湿不能及时排泄而蓄积为害。又因人体虚弱，无力化生气血，亦无力行血，致使血脉瘀滞。痰与瘀相互影响，造成痰瘀致病的共同病机；且人中年以后，脏腑功能渐衰，其中尤以脾肾为主。肾虚则无力气化痰浊；脾虚则无力行痰湿，并且能酿生湿邪。而痰湿又可加重脾肾的负担，导致脏腑更虚。

高尿酸血症是内因、外因及诱因三方面共同作用的结果，因脾肾功能失调，在正气不足的情况下风、寒、湿、热等淫邪入侵，导致气机或气化不利，升降失调，水液代谢输布障碍，津液不归正化为痰、瘀，最终形成"痰瘀同病"的病机。高尿酸血症的病因与痰瘀同病的病因相似，最终均能造成人体气机不利或气化不利，产生相同的病理产物——痰和瘀。可见，"痰瘀同病"与高尿酸血症关系密切。临床可将痰瘀理论运用于痛风的防治，从"痰瘀同病"论治高尿酸血症。

（三）陈可冀对高尿酸血症中西医结合治疗的认识

高尿酸血症与代谢综合征中的肥胖、空腹血糖受损、高脂血症和高血压等主要病理特征密切相关。

1. 高尿酸血症与高血压 研究发现高血压患者中高尿酸血症发病率明显升高，并且高尿酸血症可以作为独立危险因素增加高血压相关风险事件。而随着高血压持续时间的延长，血尿酸水平呈现下降趋势，提示血尿酸可能在高血压的起始阶段起到重要作用。使用黄嘌呤氧化酶抑制剂别嘌醇治疗高尿酸血症患者时发现，血压下降水平与尿酸下降水平呈正相关。对青少年高血压伴有高尿酸血症患者使用别嘌醇治疗后，发现收缩压和舒张压水平较安慰剂组均明显下降。随后使用别嘌醇治疗肥胖伴有高尿酸血症青少年患者时发现，动态血压监测明显下降。以上研究提示高尿酸血症与高血压的发生密切相关，且相互影响。

2. 高尿酸血症与冠心病、心力衰竭 研究提示高尿酸血症与冠心病及慢性心力衰竭密切相关。研究发现高尿酸血症每增加 1mg/dl 则冠心病的死亡率增加 12%。而在慢性心力衰竭患者血尿酸水平可以独立于肾功能和使用利尿剂之外与心脏射血分数呈负相关。研究表明，血尿酸水平与中重度心力衰竭患者死亡率之间呈线性关系，提示可以通过血尿酸高低判断中重度心力衰竭患者的预后。使用黄嘌呤氧化酶抑制剂治疗冠心病患者可改善内皮功能紊乱及氧化应激，并且可改善心衰患者射血分数及血管内皮功能。

3. 高尿酸血症与代谢性疾病 高尿酸血症不仅与心血管风险事件之间存在相关性，而且与心血管事件的危险因素之间也存在相关性，包括体重指数（BMI）、血脂、血糖及血胰岛素水平。高尿酸血症不仅是代谢性疾病的特征性表现，还与高血压、冠心病和心力衰竭等心血管危险因素一样，成为判断心血管疾病预后和治疗靶点的独立危险因素。研究发现，高尿酸与心血管事件（尤其是心源性猝死）之间关系密切。通过体内和体外研究发现高尿酸可以通过抑制胰岛素信号传导诱导胰岛素抵抗，介导心血管疾病发生。研究发现高尿酸血症与 2 型糖尿病住院患者心血管事件风险增加有关。代谢综合征的病理生理基础是高胰岛素血症与胰岛素抵抗，糖脂代谢过程中发生胰岛素抵抗使血尿酸生成增加，同时增加肾小管对尿酸的重吸收，高血脂、高胰岛素血症也增加肝的脂肪酸合成，导致嘌呤代谢增加，从而引起血尿酸生成增加，互为因果增加心血管事件发生。

高尿酸血症常与高血压、高脂血症并见，发病与痰浊关系密切。故高尿酸血症可借鉴痰瘀同病论治的思想，紧守病机，坚持长期治疗，整体治疗。目前高尿酸血症主要治疗方法为清热祛湿泄浊，即注重运用大量寒凉祛湿的药物。结合痰瘀同病的论治，当临床治疗高尿酸血症长期难以奏效时，可结合患者病情考虑加少许温通行气之药以利于化痰消瘀。化痰消瘀属于中医学八法中的"消法"，长期大量使用会耗伤人体正气及阴血，导致机体虚弱，故治疗高尿酸血症时可根据需要加少量固护人体正气或滋阴养血之品，使邪祛而不伤正。

（四）编者经验体会

高尿酸血症病机为脾肾功能失调，风、寒、湿、热等外邪入侵，致人体气机不利或气化不利，最终使水液代谢输布运化排泄失常，津液不归正化为痰、为瘀，故临床治疗应遵痰瘀为病而采用痰瘀同治的方法治疗。

首先，痰瘀相兼为病，相互影响。如《类证治裁·痹症论治》云："久而不痊，必有湿痰败血瘀滞经络。"又痰与血均为阴邪,两者易交结凝固。气血通则津液行,则痰难生;气滞则血不行,则血瘀。故痰瘀相关,痰夹瘀血,瘀血夹痰。治痰宜兼治瘀,治瘀宜兼治痰,痰瘀兼治。

其次,痰瘀致病有主次缓急之分。因痰浊阻滞而致血瘀形成的痰瘀同病,治疗当以化痰为主,祛瘀为辅;若因瘀血停留而致痰阻形成的痰瘀同病,治疗当以活血化瘀为主,化痰为辅。再者,痰瘀属阴邪,致病多缠绵难愈,病程较长,且不易治愈。

最后,因痰瘀属阴,难以祛除,故治疗时可加少量温通药以达化瘀消痰之目的。同时也应注意到祛痰化瘀属消法,易伤人体正气,用药需中病即止,切不可久用多用。因"多用则耗血伤气",可根据病情酌加少量益气扶正养阴之品,使邪去而正安。

治疗高尿酸血症宜痰瘀同治,治瘀要兼治痰,治痰要兼治瘀。应区分新病久病,急性期和缓解期,分期论治高尿酸血症。急性期宜迅速缓解临床症状,慢性期及间歇期宜降尿酸及巩固治疗。高尿酸血症急性期主要病机为痰瘀夹瘀热闭阻经脉,治疗应遵循急则治其标的原则。高尿酸血症早期以痰湿体质为主,晚期以瘀血体质为主。提示高尿酸血症早期治疗应以祛湿为主,晚期应以化瘀为主。高尿酸血症易反复发作,病情缠绵难愈,且易与他病合而致病,导致病情复杂难治。研究发现,痰瘀与难治性高尿酸血症关系密切,且痰瘀贯穿病程始终。故治疗痰瘀病不能速效,非一日之功,当持之以恒,善于守方。

【典型案例分析】

陈某,男,45岁,2017年1月21日初诊。主诉:反复多关节肿痛9年余,加重5天。现病史:患者于2008年无明显诱因出现右足踝关节肿痛,就诊于当地医院,查见血尿酸升高,诊断为痛风性关节炎。经治疗后关节炎症状反复发作,初起1年发作2~3次,近年来频率增加,每年发作5~6次,严重时可见关节积液。发作时服用秋水仙碱、苯溴马隆等治疗,可缓解症状。本次痛风为2017年1月16日起发作,累及右侧膝关节,关节红肿疼痛,有积液,抽取积液2次,合计80ml。至今疼痛难忍,不能行走;纳眠可,二便调;舌胖质暗、苔白厚腻,脉沉滑。身高168cm,体量87kg,BMI值30.8;血压162/94mmHg;个人史:吸烟20支/d,饮酒2~3两/d。现用药:硝苯地平控释片60mg、每日1次,塞来昔布胶囊100mg、每日2次。辅助检查(2016年10月12日)生化全套:血清尿酸653μmol/L,甘油三酯2.57mmol/L、低密度脂蛋白3.7mmol/L;风湿四项+血沉未见异常。2016年12月14日膝关节超声:右侧膝关节髌上囊积液。

西医诊断:痛风性关节炎。

中医诊断:痛风,证属风湿热痹、痰瘀痹阻。

治以活血化瘀、化痰散结,予桃红饮合二陈汤加减:桃仁 15g,红花 10g,当归 20g,川芎 10g,半夏 15g,陈皮 6g,茯苓 10g,威灵仙 15g,防己 10g,蜈蚣 1 条,甘草 6g。28 剂,水煎服,1 剂 /d,分早晚 2 次服。嘱低嘌呤饮食。

2017 年 2 月 18 日二诊:服上方 28 剂,自觉右膝关节疼痛缓解,本月疼痛发作 2 次,程度有所减轻,本月未抽积液;右膝仍肿大,弯曲受限;纳眠可,二便调;舌胖质暗、苔白腻,脉沉滑。现用药:硝苯地平控释片 60mg、每日 1 次,阿托伐他汀钙片 10mg、每晚 1 次,非布司他片 40mg、每日 1 次。辅助检查(2017 年 1 月 22 日):血清尿酸 546μmol/L。2017 年 2 月 18 日查血清尿酸 489.8μmol/L。

处方:初诊方加白芥子 10g、延胡索 10g、全蝎 6g。

28 剂,水煎服,1 剂 /d,分早晚 2 次服。嘱低嘌呤饮食。

(陈燕芬　卢军)

参考文献

1. 中华医学会内分泌学分会. 高尿酸血症和痛风治疗的中国专家共识[J]. 中华内分泌代谢杂志,2013,29(11):913-920.

2. 王吉耀. 内科学[M].2 版. 北京:人民卫生出版社,2010:1084-1087.

3. 王承德,沈丕安,胡荫奇. 实用中医风湿病学[M].2 版. 北京:人民卫生出版社,2009:583-594.

4. 朱君,余俊文. 高尿酸血症和痛风的流行病学及其危险因素的研究进展[J]. 现代生物医学进展,2008,8(1):191-195.

5. 阎胜利,赵世华,李长贵,等. 山东沿海居民高尿酸血症及痛风五年随访研究[J]. 中华内分泌代谢杂志,2011,27(7):548-552.

6. 张平,张丽,魏双平,等. 邢台山区高尿酸血症现状及影响因素[J]. 实用预防医学,2014,21(4):500-502.

7. 蒙剑芬,朱玉静,谈文峰,等. 江苏省高邮市农村高尿酸血症流行病学调查[J]. 中华风湿病学杂志,2012,16(7):436-441.

8. 施秋兰,易珂,李宗贵,等. 成都地区高尿酸血症年青化趋势分析[J]. 中国预防医学杂志,2015,16(6):458-462.

9. 胡梦妍,刘锦波,周春华. 桂林市老年人群高尿酸血症的患病情况及危险因素分析[J]. 广西医学,2017,39(1):81-83,91.

10. 吕庆国,王诗钰,张雨薇,等. 四川省藏族僧人高尿酸血症流行病学调查及危险因素分析[J]. 四川大学学报(医学版),2015,46(5):759-763,769.

11. 李岩,孙景波. 社区老年人高尿酸血症患病率及危险因素调查研究[J]. 重庆医学,2017,46(12):1666-1668.

12. 谢悦胜,罗日强,宋依奎,等.粤东山区居民高尿酸血症患病情况及影响因素分析[J].中国公共卫生,2017,33(2):317-320.

13. 眭蕴慧,殷海波,石白,等.基于"痰瘀相关"探讨痛风病因病机及治疗思路[J].辽宁中医杂志,2014,41(7):1402-1404.

14. 钟琴,马武开,刘正奇,等.从痰、毒、瘀论治难治性痛风体会[J].风湿病与关节炎,2016,5(3):48-50.

15. 李建洪,杨博,张晓宇,等.从痰瘀论治痛风探析[J].风湿病与关节炎,2017,6(11):52-54;63.

16. Grayson PC,Kim SY,LaValley M,et al. Hyperuricemia and incident hypertension:a systematic review and meta-analysis[J]. Arthritis Care Res(Hoboken),2011,63(1):102-110.

17. Krishnan E,Kwoh CK,Schumacher HR,et al. Hyperuricemia and incidence of hypertension among men without metabolic syndrome[J]. Hypertension,2007,49(2):298-303.

18. Cicero AF,Rosticci M,Fogacci F,et al. High serum uric acid is associated to poorly controlled blood pressure and higher arterial stiffness in hypertensive subjects[J]. European Journal of Internal Medicine,2017,37:38-42.

19. Daniel I Feig,Duk-Hee Kang,Richard J Johnson,et al. Uric acid and cardiovascular risk[J]. N Engl J Med,2008,359(17):1811-1821.

20. Kanbay M,Ozkara A,Selcoki Y,et al. Effect of treatment of hyperuricemia with allopurinol on blood pressure,creatinine clearence,and proteinuria in patients with normal renal functions [J]. Int Urol Nephrol,2007,39(4):1227-1233.

21. Feig DI,Soletsky B,Johnson RJ. Effect of allopurinol on blood pressure of adolescents with newly diagnosed essential hypertension:a randomized trial[J]. JAMA,2008,300(8):924-932.

22. Soletsky B,Feig DI. Uric acid reduction rectifies prehypertension in obsess adolescents[J]. Hypertension,2012,60(5):1148-1156.

23. Seo Young Kim,James P Guevara,Kyoung Mi Kim,et al. Hyperuricemia and coronary heart disease:a systematic review and meta analysis[J]. Arthritis Care Res(Hoboken),2010,62(2):170-180.

24. Claudio Borghi,Eugenio R Cosentino,Elisa R Rinaldi,et al. Uricaemia and ejection fraction in elderly heart failure outpatients[J]. European journal of clinical investigation,2014,44(6):573-578.

25. Anker SD,Doehner W,Rauchhaus M,et al. Uric acid and survival in chronic heart failure validation and application in metabolic,functional,and hemodynamic staging[J]. Circulation,2003,107(15):1991-1997.

26. Higgins P,Dawson J,Lees KR,et al. Xanthine oxidase inhibition for the treatment of

cardiovascular disease：a systematic review and meta analysis［J］. Cardiovascular Therapeutics，2012，30（4）：217-226.

27. Kleber ME，Delgado G，Grammer TB，et al. Uric acid and cardiovascular events：a mendelian randomization study［J］. J Am Soc Nephrol，2015，26（11）：2831-2838.

28. Li Zhi，Zhu Yuzhang，Huang Tianliang，et al. High uric acid induces insulin resistance in cardiomyocytes in vitro and in vivo［J］. PLoS One，2016，11（2）：e0147737.

29. Yanfeng Ren，Nan Jin，Tianpei Hong，et al. Interactive effect of serum uric acid and total bilirubin for cardiovascular disease in Chinese patients with type 2 diabetes［J］. Scientific Reports，2016，6：36437.

30. 王超英，何金红. 高尿酸血症与高血压、肥胖、高血脂、糖尿病的关系分析［J］. 实用医学杂志，2010，26（5）：819-821.

31. 钱玉中，李娜，苏于纳. 高尿酸血症中医病名及病因病机的探讨［J］. 中医药导报，2013，19（1）：112-113.

32. 赵智强. 略论痛风、高尿酸血症的中医病因病机与治疗［J］. 中医药学报，2009，37（5）：46-47.

33. 张天星，王义军，贺娟. 痛风的中医医理探究［J］. 中国中医基础医学杂志，2015，21（3）：268-269.

34. 赵恒侠，王孟庸，李顺民，等. 高尿酸血症与痰湿瘀浊综合征辨析［J］. 河南中医学院学报，2003，18（5）：41-42.

35. 赵良斌，李明权，叶传蕙. 叶传蕙教授治疗高尿酸血症经验介绍［J］. 新中医，2012，44（1）：138-140.

36. 高红勤，朱良春. 朱良春治疗痛风经验应用体会［J］. 中国中医药信息杂志，2014，21（8）：114-115.

八、从"虚""瘀""水"探讨心力衰竭

心力衰竭（简称心衰）是由于任何心脏结构或功能异常导致心室充盈或射血能力受损的一组复杂临床综合征，其主要表现为呼吸困难和乏力（活动耐量受限），以及液体潴留（肺淤血和外周水肿）。心衰为各种心脏疾病的严重和终末阶段，发病率和死亡率高，是当今最重要的心血管疾病之一。心力衰竭已经成为 21 世纪的重大难题，是心血管疾病的最后一道壁垒。据调查，欧洲国家心力衰竭的发病率大约 1%~2%，55 岁以上男性终生发生心力衰竭的风险为 33%、女性为 28%。超过 70 岁的老年人群，心力衰竭的发病率超过 10%。在美国，每年心力衰竭的新发人数大约为 65 万，是 65 岁以上人群住院的最常见病因，预计到 2030 年，每 5 个 65 岁以上人群中就有 1 个心力衰竭患者。中

国针对全国 10 省 20 个城市和农村 15 518 人的调查显示,35~74 岁人群心力衰竭的患病率为 0.9%,其中男性 0.7%,女性 1%,城市 1.1%,农村 0.8%,北方 1.4%,南方 0.5%。我国针对部分地区 42 家医院 10 714 例心力衰竭患者调查发现,心力衰竭病因主要为冠心病,其次为高血压和风湿性心脏瓣膜病;心力衰竭患者死亡的主要原因为左心功能衰竭、心律失常和猝死。一项多中心、前瞻性中国心力衰竭登记注册研究,通过对 2012—2014 年 88 家医院 8 516 例心力衰竭患者调查发现,心力衰竭死亡率为 5.3%。我国急诊急性心力衰竭患者死亡率为 9.6%,24 小时内死亡占 63.5%,48 小时内死亡占 80.9%。心力衰竭已经成为我国乃至全球一个重大的公共卫生问题。

(一)历代医家对心力衰竭病因病机的认识

1. 病名溯源 　传统中医学并无心力衰竭的病名,根据其临床症状,归属于"心水""心咳""心脏麻痹"等范畴。

本病最早描述见于《黄帝内经》。《素问·痹论》:"脉痹不已,复感于邪,内舍于心……心痹者,脉不通,烦则心下鼓,暴上气而喘,嗌干善噫,厥气上则恐。"《素问·五脏生成》:"赤脉之至也,喘而坚,诊曰有积气在中,时害于食,名曰心痹。得之外疾,思虑而心虚,故邪从之。"《素问·咳论》:"心咳之状,咳则心痛,喉中介介如梗状,甚者咽肿喉痹。……心咳不已,则小肠受之,小肠咳状,咳而矢气……久咳不已,则三焦受之,三焦咳状,咳而腹满,不欲食饮,此皆聚于胃,关于肺,使人多涕唾而面浮肿气逆也。"

东汉张仲景在《黄帝内经》基础上对心力衰竭病名进一步提炼。《金匮要略·痰饮咳嗽病脉证并治》亦曰:"夫病人饮水多,必暴喘满,凡食少饮多,水停心下,甚者则悸,微者短气","水在心,心下坚筑,短气,恶水不欲饮"等。提出心力衰竭是由于心肾阳虚,无力推动血行,血不利则为水,留滞皮下、脏腑之间而成为水肿。

张锡纯提出"心脏麻痹"的病名。《医学衷中参西录》:"心者,血脉循环之枢机也,心房一动则周身之脉一动,是以心机亢进,脉象即大而有力,或脉搏更甚数;心脏麻痹,脉象即细而无力,或脉搏更甚迟,是脉不得其平,大抵由心机亢进与心脏麻痹而来也。于以知心之病虽多端,实可分心机亢进、心脏麻痹为二大纲。"

"心衰"是最接近现代心力衰竭的病名。《脉经·脾胃部》曰:"心衰则伏,肝微则沉,故令脉伏而沉。"《圣济总录·心脏统论》曰:"心气盛则梦喜笑恐畏,厥气客于心,则梦丘山烟火,心衰则健忘,心热则多汗。"

2. 病因病机分析

(1)感受外邪:早在《黄帝内经》时就指出感受外邪致病。《黄帝内经》曰:

"脉痹不已,复感于邪,内舍于心。"感受风寒暑湿等六淫邪气,邪袭卫表,壅滞肺道,宣降失调,痰浊内生,肺主治节,肺气壅滞,肺不能治节,心不主血脉,心脉痹阻,心脉失养,发为心衰。或风寒湿热之邪,由血脉内侵于心,耗伤心气心阴,发为心衰。

(2)情志失调:平素心虚胆怯,突遇惊恐,逆犯心神,心神失主,心神失养,发为心衰。如《济生方·惊悸论治》指出:"惊悸者,心虚胆怯之所致也。"长期忧思不解,心气郁结,阴血暗耗,不能养心而心衰;或化火生痰,痰火扰心,心气心血耗伤,发为心衰。

(3)体虚劳倦:禀赋不足,素质虚弱,或久病伤正,耗伤心气心阴,或劳倦伤脾,生化乏源,气血阴阳亏虚,脏腑功能失调,不能濡养心脉,发为心衰。如《丹溪心法·惊悸怔忡》曰:"人之所主者心,心之所养者血,心血一虚,神气不守,此惊悸之所肇端也。"又如《素问·举痛论》曰:"劳则喘息汗出,外内皆越,故气耗矣。"过劳则气喘汗出,喘则内气散越,汗出则外气散越,使气耗伤。

(4)饮食不节:若脾胃损伤,运化失司,饮食不能化生气血精微,心神失养,遂致心衰。或进食过于苦寒、辛温药物,或输液过快,皆可导致心衰。

(5)正气亏虚:心病日久,心气不足,心气内虚,不能行血,不能濡养心神,发为心衰。如《素问·平人气象论》曰:"乳之下,其动应衣,宗气泄也。"又如《杂病源流犀烛》:"怔忡……或由阳气内虚,或由阴血内耗。"肾气不足,不能温阳心阳,心阳亏虚,发为心衰。如《备急千金要方·心脏方》:"夫心者火也,肾者水也,水火相济。"又如《医林改错》:"元气既虚,必不能达于血管。血管无气,必停留而瘀。"

总之,本病病因主要有外邪侵袭,过度劳倦,或情志失调,或饮食不节,病机以心阳亏虚为本,每因感受外邪、劳倦过度、情志所伤等诱发。病变脏腑以心为主,涉及肝、脾、肺、肾,同时与气(阳)、血、水液关系密切。病性为本虚标实,虚实夹杂。虚证以气虚、阴虚、阳虚为主,重则气脱、阳脱、阴脱;实者痰饮内停,瘀血内阻,甚则寒水射肺、水气凌心。

(二)陈可冀对本病中西医结合治疗的认识

1. 执简驭繁,以"虚""瘀""水"统领病机　陈可冀随着对心力衰竭病因病机、症状、证候、治疗等规律性研究的不断深入,结合西医学认识,认为可以用"心衰病"名之。心力衰竭病程往往较长,早期到终末期,症状、证候演变多,在阴阳、脏腑、气血、津液等多个层次产生很多复杂盛衰虚实变化。但大多数心力衰竭(心衰)患者的病机演变有较强规律性,应执简驭繁加以总结。心力衰竭的最根本中医病机为内虚,早期主要为心气心阳亏虚,可兼肺气亏虚,随病情发展及病机变化,心气心阳亏虚致运血无力,瘀血内停;中期脾阳受损,脾虚失运,复加肺气亏虚,水道失其通调,水湿内停;后期肾阳虚衰,膀胱气化不利,水饮泛滥。因此,心力衰竭的病机可用"虚""瘀""水"三者概括。分析中医病证病机时,应遵循简明扼要原则,有益于中医疾病的病机规范化研究。但在理解与运用病机进行分析及遣方用药时,又不能孤立而机械地理解,应运用动态和有机联系的观点去探讨与分析。这样可使治疗前后衔接,总体完整,从而获得最好疗效。

2. 病证结合,方中寓法,法中有方,治疗时常中达变 陈可冀认为,心衰辨证固然应以中医理论为指导,以望、闻、问、切四诊取得患者的综合信息为基础,但应结合中医证的规范化研究成果及西医学对心衰病理生理认识进展,即运用病证结合的方法,可使其辨证更趋于合理,体现中西医优势互补。治疗上,施以紧扣中医病机的理法方药,结合现代中药药理学的研究成果,做到病证结合、理效结合、常变有度。

(1)气虚血瘀,加味保元汤:本型主症为气短心慌,活动时及劳累后突出,可伴胸闷胸痛、头晕乏力、失眠多梦、两颧暗红、舌质暗或见瘀斑瘀点、苔薄白、脉细涩而数。临证在此主证下据舌脉、心衰原发病、其他伴随症状,可化分为心气虚兼血瘀、心阳虚兼血瘀、肺肾气虚兼血瘀、气阴两虚兼血瘀4种亚型。此型患者多见于心衰早期,纽约心功能分级为Ⅰ级、Ⅱ级,病位主要在心、肺。心力衰竭从其病理生理来看,未必都存在心排血量的降低。实际上,心室灌注压升高而心排血量尚正常时,心衰诊断便可确定。此类患者临床症状,除运动能力有所下降外,往往不很明显,结合引起心衰的原发病及运用超声心动图等其他检查,这些心功能处于所谓代偿期的患者应尽早发现并治疗。另外,其他如慢性肺源性心脏病、缺血性心肌病、扩张性心肌病、风湿性心脏瓣膜病引起的心衰,在血流动力学基本稳定的情况下,以劳力性气促为突出表现者多归属本型。

保元汤只有人参、黄芪、甘草、肉桂四味,是临床常用补气方剂之一。该方剂主在温阳,温而不燥,补而不滞,但其活血之力稍弱。治疗气虚血瘀型心衰原方基础上添加丹参、川芎、赤芍,名为加味保元汤,再结合引起心衰之原发病的不同及兼症之区别加减应用。形寒肢冷,并发劳力性心绞痛,尤其是寒冷诱发者,加栝楼、薤白、干姜,重用肉桂或桂心;肺心病心衰伴随轻度肺淤血,肺通气及弥散功能障碍,气短显著者加葶苈子,蛤蚧尾研末冲服;口干渴,盗汗明显者加玉竹、地骨皮,另服生脉饮;高血压性心脏病左室肥厚加红花、地龙,三七粉冲服。

(2)中阳亏虚,水饮内停,苓桂术甘汤加味:本型主证为心悸气短,形寒肢冷,食欲不振或兼呕恶,小便短少,肝脾肿大,水肿,舌淡苔白滑,脉沉细。此型多见于心衰发展至中期,或以右心功能不全为主者。纽约心功能分级为Ⅱ~Ⅲ

级,病位主要在心、肺、脾。心衰由左心功能不全之肺淤血(如风湿性心瓣膜病二尖瓣狭窄)进展,到右心功能不全致体循环瘀血时,所引起一系列症状体征时多归为此证。此型心衰由气虚血瘀型心衰进展而来,由较单纯的心气(阳)虚兼血瘀演变为心脾阳虚兼水饮,心功能由 NYHA Ⅰ~Ⅱ级进展到Ⅱ~Ⅲ级。苓桂术甘汤组方既无参芪之补气要药,又无麻附等温阳之品,如何能治疗阳虚水停型心衰? 陈可冀认为,此处切不可以药测证而机械理解。心衰病至此期,心气虚已进展为心阳、脾阳虚,无形或轻症之瘀已变化为有形之痰饮水气夹瘀,如不阻断则会迅速质变为阳虚水泛甚至阳脱证。故处于此阶段的心衰患者,本虚标实并存。苓桂术甘汤源自《伤寒论》,具温阳健脾利水降逆之功,是脾虚兼水饮的主治方剂。取此方之意,一是突出脾虚湿盛在病机演变中的重要性;二是强调温补而不留邪,化饮活血而不伤正,即张仲景治疗痰饮以"温药和之"的思想。临证当在判断正邪消长的基础上灵活变通。基本方:茯苓、桂枝、白术、炙甘草、丹参、桃仁。动则气喘或合并心绞痛者加人参、生黄芪;肺淤血显著或伴肺水肿者加葶苈子、苏子;胃肠道淤血心下痞塞,干呕或呕吐明显者加姜半夏、砂仁、陈皮、佩兰;肝脾肿大者加鳖甲、三棱、莪术;水肿明显者加猪苓、泽泻、冬瓜皮。

(3)肾阳虚衰,水饮泛滥,真武汤化裁:本型主证为心悸怔忡,气短喘息,甚至端坐呼吸,或咳粉红色泡沫样痰,形寒肢厥,面色苍白,下肢水肿或重度水肿,尿少或无尿,唇舌紫暗,脉微细欲绝。本型本虚标实皆甚,属危急重症,抢救不力可迅致死亡。心衰进一步发展至重度心力衰竭,NYHA 为Ⅳ级或终末期心衰多属此证,相当于重度全心衰或心源性休克阶段,病变脏腑波及心、脾、肾、肺,形成数脏同病,气血水交互为患。真武汤亦出自《伤寒论》,是温阳利水方。心动悸、四肢沉重、身瞤动、小便不利及水肿等症状与右心衰竭或全心衰竭,NYHA Ⅲ~Ⅳ级者非常吻合。然而,与苓桂术甘汤的应用同理,陈可冀认为应用真武汤亦必须悉心分析心衰发生发展至此阶段的心脾肾阳虚程度与痰瘀水饮互结之间的消长变化。此型心衰,陈可冀主用基本方为茯苓、芍药、生姜、白术、附子、丹参、桃仁。少尿或无尿,加猪苓、车前子、冬瓜子、冬瓜皮、泽泻;腹水甚者,并用黑白丑末吞服;肺淤血、肺水肿咯血者,加旋覆花、苏子霜、大小蓟、侧柏叶,并三七粉冲服;胸腔积液或心包积液显著者加己椒苈黄汤;心悸甚合并快速性心律失常如心房颤动、房性心动过速、频发室性期前收缩者,加琥珀末(冲服)、珍珠母、苦参;过缓性心律失常如病态窦房结综合征时,加用红参另煎兑入;长期大量利尿剂应用引起代谢性碱中毒,出现口烦渴、舌光红无苔、烦躁者加生地、玄参、石斛、芦根;合并感染长期应用广谱抗生素引起伪膜性肠炎,患者腹泻频繁难止,是脱证之兆,应并用保元汤加罂粟壳;厥脱既成,心源性休克时静脉应用参附注射液或合生脉注射液。

（三）编者经验体会

广东省中医院于 1997 年在全国中医系统最早开展冠心病介入诊疗技术和建立重症医学科，在邓铁涛和陈可冀的指导下，系统总结 10 年来心衰治疗的中西医结合研究进展，取得了可喜的进步。

张敏州领导的研究团队在 2014 年 10 月 20 日成立了"陈可冀学术思想传承工作室"，以期进一步推动陈可冀学术思想的传承和发展，对中西医结合研究起到重要的推动作用。主要先从心力衰竭角度进行数据挖掘，找寻陈可冀、邓铁涛、路志正、颜德馨、朱良春等的经验方进行学习、整理、分析。总结其临床经验、用药规律和学术思想，对中医药的发展具有重要的理论意义和应用价值。

国医大师的学术经验是中医临床实践的主要精华部分，"工作室"在陈可冀的指导下，系统检索中国万方医学网（1982—2014 年）、维普医药信息资源系统（1989—2014 年）、中国知网（1979—2014 年）中的当代名老中医治疗心衰的医案，合并《当代名老中医典型医案集》中的医案，建立名老中医治疗心衰数据库，对当代名老中医用药规律、证素、四气五味、归经进行频数分析、因子分析、聚类分析，发现其隐含的用药规律和证治规律研究。

【典型案例分析】

黄某，男，56 岁，初诊，因"反复气促 11 年，加重 3 天"入院。患者既往反复因气促于我院住院，诊断为肺源性心脏病、心力衰竭。此次发病经过为：3 周前感冒诱发咳喘，痰多黏稠难咳，痰中带血，色鲜红，尿少，双下肢浮肿，伴心慌心悸。体格检查：重病病容，口唇发绀，呼吸急促不能平卧，喉中痰鸣，心界向双侧扩大，心率 120/min，律不齐，心音强弱不等，两肺闻及广泛湿啰音及哮鸣音，肝区叩击痛（+），轻触痛，腹部膨隆，移动性浊音（+），双下肢可凹性水肿，舌体胖大、边有齿痕，苔白腻、根部黄腻，脉结代而数、沉取无力。心电图示房颤律。X 线片：两肺广泛性索状及斑片状模糊阴影，考虑为肺水肿。动脉血气分析：pH 7.31，$PaCO_2$ 71mmHg，PaO_2 51mmHg。西医诊断：①慢性阻塞性肺疾病急性加重；②慢性肺源性心脏病急性发作，心功能Ⅲ级。中医诊断：心衰病（脾肾阳虚，水饮泛滥，兼夹瘀血痰热）。治疗上，宜温阳利水、蠲饮活血为治。以真武汤加味。处方：黑附片 10g，桂枝 6g，茯苓 30g，赤芍 10g，白芍 15g，白术 10g，生石膏 15g，知母 10g，黄芩 10g，鱼腥草 15g，丹参 15g，杏仁 10g，生姜 6g。上方浓煎取汁 150ml，频服。三七粉 1.5g，冲服，每日 3 次。4 天后，水肿消退明显，咳喘减轻，痰转稀易咳，痰中带血消失，心悸改善。前方去生石膏、知母，加党参 15g、麦冬 10g、五味子 10g、猪苓 15g、琥珀末 1.5g（冲服），再进 7 剂。基本不喘,偶咳白痰,能平卧,水肿消失,食欲改善,腹围减小,体重由 69kg 降至 58kg。动脉血气指标正常,表明心衰临床基本控制。

心得体会:本例为慢性肺源性心脏病急性发作,虽脾肾阳虚,与瘀血水饮并存,然肺之痰热亦盛,故陈可冀在真武汤的基础上,重用生石膏、知母、黄芩、鱼腥草清热化痰,俾痰化热清,肺气宣发肃降有序,通调水道功能复常,水饮才可能有其出路。真武汤,无论其单味药还是复方研究,均证实其抗心衰作用是多方位的,如强心、利尿,增加心排血量,降低心脏前后负荷,抑制心脏重塑及心肌细胞凋亡,清除氧自由基,提高血浆谷胱甘肽过氧化物酶(GSH-Px)水平,增强红细胞超氧化物歧化酶(SOD)活性,降低血清脂质水平,降低血栓素Ⅱ活性等。临床上多用于肺心病引起的右心衰竭或全心衰竭的治疗。但该患者伴发急性肺部感染,已有轻度二氧化碳潴留,如不加强抗感染措施以改善通气,恐会产生肺性脑病致呼吸衰竭。故继续应用抗生素静脉输注,配合解痉药物。心衰重症,须中西并用,优势互补,方能体现中西医结合的最大效应。

(陈伯钧)

参考文献

1. Ponikowski P, Voors A A, Anker S D, et al. 2016 ESC Guidelines for the diagnosis and treatment of acute and chronic heart failure: The Task Force for the diagnosis and treatment of acute and chronic heart failure of the European Society of Cardiology (ESC). Developed with the special contribution of the Heart Failure Association (HFA) of the ESC[J]. Eur J Heart Fail, 2016, 18 (8): 891-975.

2. Paul A Heidenreich, Nancy M Albert, Larry A Allen, et al. Forecasting the impact of heart failure in the United States: a policy statement from the American Heart Association[J]. Circ Heart Fail, 2013, 6(3): 606-619.

3. 顾东风, 黄广勇, 何江, 等. 中国心力衰竭流行病学调查及其患病率[J]. 中华心血管病杂志, 2003, 31(1): 3-6.

4. 中华医学会心血管病学分会. 中国部分地区 1980、1990、2000 年慢性心力衰竭住院病例回顾性调查[J]. 中华心血管病杂志, 2002, 30(8): 450-454.

5. 张健, 张宇辉. 多中心、前瞻性中国心力衰竭注册登记研究——病因、临床特点和治疗情况初步分析[J]. 中国循环杂志, 2015, 30(5): 413-416.

6. 李小宇, 秦俭, 梁潇, 等. 1198 例急性心力衰竭患者急诊抢救的回顾性分析[J]. 中华老年心脑血管病杂志, 2012, 14(10): 1045-1047.

九、血瘀证理论与糖尿病

糖尿病是由遗传和环境因素共同引起的一组以糖代谢紊乱为主要表现的临床综合征。胰岛素作用障碍和胰岛素缺乏，单独或同时引起糖类、脂肪、蛋白质、水和电解质等的代谢紊乱，临床主要特征为慢性高血糖。据调查，我国的糖尿病患者人数高达 1.139 亿，20 岁以上人群中的糖尿病患病率已超过9.7%。糖尿病属于中医"消渴"范畴。

（一）历代医家对糖尿病的认识

在世界的医学史中，我国传统医学对糖尿病的记载最早，且论述详细。消渴的病名首见于《素问·奇病论》中，根据消渴症状、病机的不同，被记载为消瘅、肺消、膈消、消中等病名，且文中认为消渴为五脏虚弱，过食肥甘厚腻，情志失调所引起。汉代《金匮要略》设有专门的篇章对消渴进行记载，文中详细描述了消渴病"三多"的临床特点，并言"寸口脉浮而迟，浮即为虚，迟即为劳；虚则卫气不足，劳则荣气竭。趺阳脉浮而数，浮即为气，数即消谷而大坚；气盛则溲数，溲数即坚，坚数相搏，即为消渴"，从脉象的角度来解释虚劳荣卫气血亏虚是消渴病的致病内因，胃中燥火亢盛为其病机。张仲景还为不同病机的消渴立法处方，肾虚者"男子消渴，小便反多，以饮一斗，小便一斗，肾气丸主之"；气虚者"渴欲饮水，口干舌燥者，白虎加人参汤主之"。清代唐宗海认为消渴为血瘀所致，在《血证论》中记录"瘀血在里则口渴，所以然者，血与气本不相离，内有瘀血，故气不得通，不能载水津上升，是以发渴，名曰血渴，瘀血去则不渴矣"，并言"瘀血发渴者，以津液之生，其根出于肾水，水与血交会转运，皆在胞中，胞中有瘀血则气为血阻，不得上升，水津因不能随气上布，但去下焦之瘀，则水津上布而渴自止"，对消渴的病因提出了新的见解。

（二）陈可冀对本病病因病机的认识

1. 先天禀赋不足　消渴病的重要内在原因为先天禀赋不足。禀赋不足、五脏柔弱是消渴的重要体质因素。《灵枢·五变》认为："五脏皆柔弱者，善病消瘅。"《灵枢·本脏》分别从五脏先天不足的角度讲述了消渴产生的原因："心脆则善病消瘅热中……肺脆则苦病消瘅易伤……肝脆则善病消瘅易伤……脾脆则善病消瘅易伤……肾脆则善病消瘅易伤。"

2. 饮食不节　脾为后天之本，运化水谷，转输精微、化生气血津液。脾气有统摄、控制血液循于脉中的功能。然《素问·痹论》言："饮食自倍，肠胃乃伤。"《灵枢·邪气脏腑病形》曰："脾脉……微小为消瘅。"《外台秘要》云："夫五味入于口,藏于胃。脾为之行其精气,溢在于脾,令人口甘。此肥美之所发也。此人必数食甘美而多肥。肥令人内热,甘者令人中满。故其气上溢为消渴也。"消渴者多为饮食不节,过食肥甘厚味所致。肥甘之食易生内湿,水湿困脾,脾阳不振,其运化及统血功能易失司,散精不足,血行不畅,则血瘀。

3. 房劳过度　劳欲太过则肾阳不足。《灵枢·邪气脏腑病形》:"肾脉……微小为消瘅。"又《金匮要略》有:"男子消渴,小便反多,以饮一斗,小便一斗,肾气丸主之。"《古今医彻》中言:"不知越人所谓肾间动气者是,乃五脏六腑之本,十二经脉之根,呼吸之门,三焦之原,一名守邪之神,是气之动,则上而蒸津液,肺得之而不渴,胃得之而不饥,膀胱得之而气化。"肾为先天之本,劳欲过度耗损肾阳,气化失职,水液不升,肾阳虚则不能温煦脾土,元阳推动不行,脾阳亏虚则血脉滋养乏源,日久则血瘀。

4. 情志失调　肝在志为怒,怒则气上,过怒可致肝气疏泄太过。肝主疏泄及藏血,主条达气机,推动气血津液运行。《血证论·吐血》提及:"气为血之帅,血随之而营运……气结则血凝……气迫则血走。"故情志失调,血随气运,气逆则血逆。《灵枢·五变》曰:"夫柔弱者,必有刚强,刚强多怒,柔者易伤也……怒则气上逆,胸中蓄积,血气逆留,髋皮充肌,血脉不行,转而为热,热则消肌肤,故为消瘅。"血行不畅,血滞而生热,伤津耗液。而《灵枢·邪气脏腑病形》云:"肝脉……小甚为多饮,微小为消瘅。"《灵枢·本脏》曰:"肝脆则善病消瘅易伤。"消渴之人,常有情绪抑郁、暴怒,怒伤肝,肝失养,疏泄失调,气滞则血行不畅,血滞为瘀血;再或致相火妄动,内炼津液,血液凝稠,聚而为瘀。

(三) 陈可冀对本病中西医结合治疗的认识

1. 消渴与血瘀　糖尿病属中医学"消渴"范畴,基本病机为阴虚燥热,其本为阴虚,标为燥热。随着疾病的发展,阴损及阳,阴虚可致阳气损耗,从而形成气阴两伤、阴阳俱虚,其最终病理为气血运行失调,脉络瘀阻,筋脉失养,脏腑受损,进而出现合并症,包括痹证、痿证、中风、胸痹等。因此,消渴后期血管并发症的基本病机为脉络瘀阻,是由气阴两伤所致。血瘀证是中医临床常见证型,见于多种疾病。在《黄帝内经》血脉理论的基础上,清代王清任通过对血管、血液等的研究和阐述,为血瘀证理论的形成奠定了基础。血瘀证的形成与"血""脉"密切相关,脉道通利、心气充沛、血液充盈则血运通行。血与脉共同构成血行,"血行失度"或"血脉不通"则成"血瘀"。血瘀证被认为是一种由各种病因所引起的临床综合征,其共同的病理生理学特点在于"血行失度"与"血脉不通",即离开筋脉的血液停留于一处,或血液运行受阻,使身体组织和器官血液灌注不足,或形成全身或局部瘀血,从而引起代谢紊乱和功能活动障碍。

消渴与血瘀关系密切。《黄帝内经》中认为五志过极、情志失调是糖尿病的病因之一,因情志不畅、气郁不达,气机不畅,血行涩滞而成血瘀。唐宗海在《血证论》中提出"瘀血去则不渴",为消渴病"从瘀论治"奠定了基础。随着消渴病与血瘀证相关性的研究深入,瘀血不仅被认为是根于阴虚燥热,贯穿于消渴病始末的一种病理产物;同时,也是一种消渴病的致病因素,其使脉道不利、血液不行,进而导致血管病变的发生。由此可见,血瘀是消渴病慢性血管并发症的重要病理机制。

2. 消渴病血瘀证机制的研究 陈可冀领导的课题团队对血瘀证的病理机制和活血化瘀疗法进行了40余年的深入研究,不仅使血瘀证的理论得到了发展,而且还揭示了血瘀证的现代科学内涵。血瘀证与西医学某方面指标的变化有所差别,其具有独特的规律与特征,包括了血液流变性异常、微循环障碍、血流动力学障碍、血小板聚集活化、凝血及纤溶活性异常等。研究发现,糖尿病血管病变发生、发展的病理机制与血瘀证科学内涵相似,其表现在"血的异常"和"脉的异常"两方面,前者包括血液流变性、血流动力学和血液成分异常,后者包括血管功能紊乱和血管狭窄。

(1)血的异常:在糖尿病微血管并发症的进展中,以血液高凝状态、血流速度减慢和微血栓形成为主要表现的血液流变学,和以微血管血流量增加、压力增高引起微血管基底膜增厚和血管壁滤过屏障功能受损,所致血管内皮功能异常的血流动力学,二者起重要作用。随着微循环结构的功能障碍,最终发生微循环缺血缺氧,微循环功能衰竭。糖尿病患者存在四高状态,即:高凝状态——纤维蛋白溶解酶活性降低;高聚状态——血沉加快,低切变速度下全血黏度升高;高浓度状态——血浆纤维蛋白原增加;高黏状态——血黏度、全血黏度升高。并且这"4种状态"使微循环血液中易形成网状结构,容易形成血瘀及血栓,影响血流从而出现血管并发症。研究观察发现,糖尿病视网膜病变患者的红细胞聚集指数、全血比黏度、血浆比黏度、纤维蛋白原及血沉均明显增加,并且视网膜中央动脉的收缩峰值血流速度、加速度、舒张末期血流最大速度均减慢,此表明了2型糖尿病视网膜的病变机制存在着血流动力学的改变。这种糖尿病高糖情况下,血液的"凝、聚、黏、浓"状态正是血瘀证的外在表现。

而在糖尿病大血管病变的过程中,内皮损伤部位常有血小板黏附、聚集,并释放出生长因子,使平滑肌增殖,从而引起动脉粥样硬化的发生。同时,血小板的高黏附、高聚集状态也可导致微循环瘀滞,糖尿病的微血管因周围组织缺氧而引起病变。在高糖状态下血小板功能出现异常,其具体表现在血小板的黏附性增加、血小板聚集功能亢进、血小板释放反应增强、血小板促凝活性增强。亦有研究表明,血瘀证患者血小板聚集率较无血瘀证患者显著升高;血瘀证患者的血小板因膜糖蛋白CD62P和CD63的高表达而处于高活化状态;并发现CD62P在2型糖尿病血管病变患者呈高表达。在血栓形成病理生理过程中,P 选择素与血小板活化、内皮细胞与白细胞黏附密切相关,而血小板活化因子(PAF)是迄今发现的最强血小板聚集诱导剂。有研究者对 2 型糖尿病患者大血管病变中血清可溶性 P- 选择素和 PAF 的表达进行观察,结果发现两者均为高表达,并呈正相关性。

凝血及抗凝功能异常以及由此引起的血栓形成亦是糖尿病大血管并发症的主要病理机制之一。在正常的人体内环境中,血液的凝血、纤溶系统及各种激活和抑制因子始终保持平衡。而在糖尿病患者内环境的高糖状态下血小板活化,进而刺激血液中与抗凝有关的因子含量或活性降低,与瘀血相关的因子含量或活性增高,共同导致血液高凝状态。血小板与内皮细胞在促凝与抗凝调节方面起着重要作用,两者功能失调是糖尿病血瘀证形成的内在机制之一。

(2)脉的异常:内皮功能异常是糖尿病血管病变的病理生理学基础。正常的内皮细胞可生成 NO 和前列环素等介质,使血管紧张性降低,从而减少了血小板的聚集和抑制了炎性细胞的招募及活性,其对维持血管壁的健康发挥了重要作用。然而,在高血糖状态下内皮细胞功能异常主要表现为对内皮祖细胞分化的损伤,使内皮型一氧化氮合酶(eNOS)的磷酸化受到影响,NO 生物利用度减少,最终内皮细胞损伤;受损的内皮细胞在刺激下可释放出多种血管活性物质,改变了血管张力及血流动力学,凝血系统和血小板活化得到刺激,血管通透性增加进而造成一系列病理变化;另外,内皮细胞凋亡既可造成血管内皮结构的损害,还可对内皮细胞的正常功能造成严重损害,从而促进血管病变的发生,是引起糖尿病大血管病变的始动因素。由内皮细胞损伤所引起的生物活性物质释放、血流动力学异常是对血瘀证形成理论中脉异常的阐释。

糖尿病血管病变终末期的主要病理表现为血管狭窄,是导致糖尿病患者下肢疼痛、生活质量下降以及致死、致残的重要原因。糖尿病心血管并发症发生发展的重要病理生理基础是动脉粥样硬化。高糖状态促使动脉血管内粥样硬化斑块不断形成、增长,管腔内径逐渐缩小,加重血管狭窄程度,最终出现血流动力学改变,血流“不通”导致脏腑器官及远端供血不足,组织器官长期处于缺血、缺氧状态,进而出现瘀阻疼痛的表现,该过程契合中医学理论中的“不通则痛”。

3. 活血化瘀与糖尿病血管病变防治 血瘀证是糖尿病血管病变的重要中医证型,现代许多医家根据辨证论治法则及病证结合理论,在前人的经验总结及自身的临床实践的基础上不断研究和总结,使“从瘀论治”糖尿病血管病变治疗方案得了重要发展,且在临床治疗中,活血化瘀疗法获得良好疗效。近代名医祝谌予在观察糖尿病患者中运用了修瑞娟的血液微循环研究理论,并最先提出了“用活血化瘀为主治疗糖尿病”,提倡将活血化瘀法的中医治疗运用在糖尿病尤其是合并慢性血管、神经病变者的治疗中。实验研究表明,活血化瘀中药不但具有扩张血管、加快血流、增加血流量的作用,并可以对纤维组织增生产生抑制、使血液流变性得到纠正并改善、消除微循环障碍等,其在改善糖尿病患者糖脂代谢、预防或减轻多种血管并发症方面得到广泛应用,并取得了良好疗效。

(1)调节内皮细胞功能:内皮细胞是血液和血管平滑肌之间的重要屏障,其分泌的多种活性物质维持着血管正常的生理功能,并在多向调节中处于平衡状态。而高糖状态则使平衡状态打断,导致内皮细胞功能紊乱、分泌活性物质失调,进而造成血管病理改变。实验研究表明,高糖状态下内皮细胞损伤可通过活血化瘀复方、单体或单味中药的使用得到不同程度改善,如具有活血化瘀功效的中药姜黄,可通过对血浆内皮素、血浆血栓素和前列腺素水平的调节,缓解血管痉挛,调节血管的舒张与收缩平衡,从而使实验性糖尿病大鼠血管内皮细胞功能得到保护。

(2)改善胰岛素抵抗:胰岛素抵抗是2型糖尿病的病理生理基础之一,也是糖尿病血管并发症发生发展的重要机制。大量临床和基础研究证实,运用活血化瘀中药治疗,可调节脂质代谢、抑制炎症反应,进而使高血糖状态下的胰岛素抵抗得到改善。有研究通过对糖尿病胰岛素水平与无症状性心肌缺血的病理关系的分析,对活血化瘀中药复方开心胶囊(由川芎、蒲黄、五灵脂、香附、山楂等组成)的有关机制进行探讨,结果显示,开心胶囊成分可以升高糖尿病合并心肌缺血的大鼠血浆胰岛素水平,并降低全血浆胰岛素水平。运用加味桃核承气汤可使糖尿病及正常大鼠空腹血糖浓度降低,对 B 细胞分泌内源性胰岛素起促进作用,并对胰及胰外组织分泌胰高血糖素产生抑制,对胰岛素内分泌细胞有一定的修复功能,同时能够使胰岛 B 细胞的分泌颗粒增加,刺激肝糖原合成,使肝糖原分解得到抑制。研究发现,使用活血化瘀复方制剂速效救心丸、地奥心血康和复方丹参滴丸对 2 型糖尿病大鼠模型灌胃治疗,均可不同程度使大鼠空腹血糖水平降低、糖耐量改善、血清胆固醇和甘油三酯水平降低,进而糖脂代谢得到改善、胰岛素抵抗得到纠正。

(3)抑制血小板活化:高糖状态促使血小板活化,并刺激细胞因子分泌与释放,加剧了炎症级联反应的同时,引起了血管内皮损伤,两者均是糖尿病心血管并发症的始动环节。既往研究表明,活血化瘀中药可抑制血小板黏附、聚集和释放功能,具有预防和溶解血栓功效,使血液循环和微循环得到改善。全胜麟等对丹红注射液对糖尿病血管病变患者血小板活化标志物 P- 选择素的影响进行了观察,结果发现,血小板在糖尿病合并血管病变患者体内呈高凝状态,而丹红注射液能显著降低血小板的活化功能。

(4)改善血液流变性及微循环:红细胞的变形能力与刚性指数可通过全血高切黏度反映,人体血浆黏度与血浆纤维蛋白原的浓度呈正比。研究表明,复方血栓通胶囊能使高血糖引起的视网膜血流量得到改善,从而改善因微循环异常所致的视网膜病变。葛根素和灯盏细辛注射液可降低糖尿病肾病血液黏稠度,其中灯盏细辛注射液可显著降低全血低切黏度和降低血小板聚集率。脉络宁能够使老年糖尿病患者的血流变指标和甲皱微循环得到改善,同时还可使血清 C 反应蛋白水平降低。

(四) 编写者的经验体会

陈可冀认为"百病皆生于瘀""久病入络为瘀""怪病多瘀"。微血管病变与大血管病变是糖尿病的主要并发症。微血管病变主要包括糖尿病性视网膜病变和糖尿病性肾病;大血管病变以冠状动脉疾病和外周血管疾病为主,是导致糖尿病患者高病死率、致残率的重要原因。冠心病合并 2 型糖尿病患者并存心血管危险因素多,冠状动脉病变程度较严重,且病变弥漫。糖尿病心肌梗死后 5 年随访死亡率高达 50%,是非糖尿病的 2 倍。胰岛素抵抗导致系统炎症反应是糖尿病患者发生粥样硬化斑块的重要机制之一,可以通过改善胰岛素抵抗减慢粥样硬化斑块的进展。因此,探索具有既能够改善胰岛素抵抗又能对抗心肌缺血功效的中药制剂成为近年来中西医结合心血管研究领域的热点,具有重要的临床应用价值。

1. 活血化瘀法治疗糖尿病的机制 银杏的叶、果均具有较高的药用价值,在我国从宋代开始入药。在中医本草文献记载中,银杏最早出现在元代吴瑞编著的《日用本草》,且明代李时珍的《本草纲目》及清代以来多种本草药籍对银杏的传统功效均有记述。银杏味甘、苦、涩,性平,归心、肺经,具有敛肺平喘、化浊降脂、活血化瘀、通络止痛等传统功效。银杏其所含化学成分比较复杂,包括黄酮类、内酯类、聚戊烯醇类化合物,还包含烷基酚酸类、有机酸、甾类、微量元素等。银杏制剂的活性成分主要是银杏黄酮类和银杏内酯类。银杏黄酮类化合物主要包括黄酮、双黄酮、儿茶素等及其苷类,萜内酯化合物包括二萜内酯和倍半萜内酯等。

陈可冀领导中国中医科学院西苑医院心血管病中心、首都医科大学附属北京安贞医院心内科等中心联合对银杏叶提取物(EGb)预处理对 2 型糖尿病大鼠心肌梗死后心血管保护的效应与机制进行了实验研究。实验中采用链脲佐菌素腹腔注射(35mg/kg)加高脂饲料喂养建立 2 型糖尿病大鼠模型,将模型大鼠随机分为模型组、假手术组、二甲双胍组、EGb 低剂量组及 EGb 高剂量组,每组 12 只,连续灌胃 4 周后前降支结扎模拟大鼠心肌梗死状态,另选取 10 只作为正常组。观察各组大鼠空腹血糖(FBG)、血清胰岛素(FINS)、胰岛素抵抗指数(IRI)及胰岛素敏感指数(ISI)、TG、TC、HDL-C、LDL-C,血浆 P-选择素(P-selectin)、CK-MB、cTnI、TNF-α、IL-1、IL-6、凝溶胶蛋白(gelsolin)、肌动蛋白微丝（F-actin）及维生素 D 结合蛋白（DBP）水平。结果与正常组比较，模型组及假手术组大鼠 FBG、FINS、IRI、TG、TC、LDL-C、CK-MB、CTnI、IL-6、TNF-α、IL-1、P-选择素、gelsolin（PRP）、F-actin 升高（P<0.01，P<0.05），ISI、HDL-C、gelsolin（PPP）、DBP 降低（P<0.01，P<0.05）。与模型组比较，各给药组 FBG、FINS、IRI、TG、TC、LDL-C、CK-MB、CTnI、IL-6、TNF-α、IL-1 及 P-选择素降低（P<0.01，P<0.05），ISI、HDL-C 升高（P<0.01，P<0.05）；EGb 两个剂量组 gelsolin（PRP）、F-actin 降低（P<0.05），gelsolin（PPP）、DBP 升高（P<0.05）。因此，EGb 具有降糖、调脂、抗炎及改善胰岛素抵抗的作用，预处理能够减轻因急性心肌缺血导致的心肌损伤。

2. 痰瘀同治法治疗糖尿病的机制 陈可冀领导的团队对使用丹瓜方治疗痰瘀互结型糖尿病的机制进行了研究。丹瓜方由丹参 15g、瓜蒌 15g、川芎 10g、郁金 10g、薤白 10g、赤芍 10g、僵蚕 6g 及半夏 6g 组成。实验中，分别以标准的 M199 培养液、高糖（22.22mmol/L）培养液、不同浓度的丹瓜方培养液、高糖加不同浓度丹瓜方培养液培养 ECV 304，对内皮细胞生长情况及显微形态变化进行观察。观察发现，浓度越高的丹瓜方对培养 ECV 304 细胞的抑制作用越明显；适当丹瓜方浓度（如 1/450）对促进培养的 ECV 304 多形性及"伪足样"结构形成作用更为显著；过高糖（22.22mmol/L，相当于临床重度高血糖的糖尿病患者）对培养的 ECV304 也具有抑制作用；丹瓜方和过高糖对细胞的抑制作用不形成叠加。因此，丹瓜方具有明显抑制 ECV304 增殖的作用，还可影响其细胞形态。

【典型案例分析】

案例 1

患者，女，45 岁。1991 年 9 月 21 日初诊。患者因体重减轻、多饮、多尿确诊为 1 型糖尿病 14 年。长期注射胰岛素治疗，但病情仍不稳定，反复发生酮症酸中毒。近查空腹血糖 23.4mmol/L，尿糖（+++）。现口干、多饮、多尿症状明显，视物模糊，四肢乏力，大便干结难解，两三日一解。月经量少，色黑，经期延长达 10 天。每日用胰岛素总量 52U。舌红，苔薄白，舌下脉络迂曲，脉细。中医诊断：消渴。辨证立法：气阴两伤兼瘀血阻络，燥热内盛。治拟益气养阴、清热润燥、活血化瘀。

处方：北芪 20g，生地黄 30g，苍术 15g，玄参 30g，葛根 10g，丹参 30g，川断 15g，菟丝子 10g，枸杞子 15g，菊花 10g，谷精草 10g，黄芩 10g，黄连 5g，黄柏 10g，知母 10g，天花粉 20g。每日 1 剂，水煎服。服药 36 剂。

复诊：四肢乏力缓解，"三多"症状减轻，空腹血糖为 16.6mmol/L，月经仍量少，予原方加减治疗。

处方:当归10g,川芎10g,赤芍15g,益母草30g,木香10g,北芪30g,生地黄30g,苍术15g,玄参30g,丹参30g,葛根15g,菊花10g,谷精草10g,草决明30g。

再服2个月,"三多"症状消失,大便通畅,胰岛素用量减至35U/d,空腹血糖9.4mmol/L,病情稳定。

体会:该女性患者表现为口干、多饮、多尿、视物模糊、四肢乏力、大便干结、月经量少、色黑、经期延长,中医查体可见舌下脉络迂曲,首诊辨为"气阴两伤、瘀血阻络、燥热内盛",由于气虚推动无力所以血瘀内生,阴伤失于濡润所以燥热内生。故以北芪补气,枸杞子、生地黄、天花粉、川断滋阴润燥治其本;黄芩、黄连、黄柏"三黄"泻热,加知母、玄参坚阴治其标;"久病入络为瘀",用葛根、丹参活血化瘀;谷精草性味甘平,清肝明目,协助改善视物模糊。复诊后气阴两伤症状好转,血糖有所下降,但仍有波动。此时主要矛盾为"血瘀",故再诊方中加强活血化瘀力度,取得了很好的疗效。

案例2

范某,女,74岁,天津人。主诉:面瘫8个月,伴双足色暗、有破溃,于2004年11月3日来诊。

患者于8个月前因着急后出现面部瘫痪,后进一步检查发现脑垂体瘤。头颅磁共振示鞍内囊性病变、腔隙性脑梗死、脑萎缩、脑白质稀疏。颈腰磁共振示颈椎病,C2-3、C4-5、C5-6、C6-7椎间盘膨出;腰椎退行性变,L2-3、L3-4、L4-5、L5-S1椎间盘膨出,压迫相应水平硬膜囊。胸片示双肺间质纤维化、左下肺非活动性结核、肺硬变、左胸膜增厚、主动脉硬化。颈动脉超声示双颈椎动脉硬化。双下肢动脉超声示双下肢股总动脉轻度硬化。现症见面部口眼歪斜,头晕阵作,易流泪,双足色暗、有破溃面,纳食二便可。既往糖尿病病史3年,一直口服金鸡降糖片。糖尿病足病史2年,现空腹血糖(FPG)6.29mmol/L。脂代谢异常史多年,脂肪肝病史多年。2004年查体发现脑垂体瘤。1964年曾行甲状腺次全切术。查体:血压160/90mmHg,心率90次/min,舌暗、苔黄厚腻,脉沉弦。超声心动图:左室舒张功能不全,主动脉硬化。头颅磁共振:双侧半卵圆中心梗死,脑白质稀疏,诊断为Rathke裂囊肿。中医诊断:消渴、中风,气阴两虚、痰瘀互阻。西医诊断:2型糖尿病,糖尿病足,面部神经瘫痪后遗症,鞍内Rathke裂囊肿。治疗原则:益气养阴,化痰活血。处方:生黄芪30g,党参20g,丹参20g,玄参15g,玉竹12g,苍术12g,滑石15g(包煎),薏苡仁20g,王不留行20g,郁金12g,僵蚕10g,全蝎10g,7剂。2005年7月27日二诊,患者诉一直服用陈可冀所拟中药汤剂,口眼歪斜、头晕较前明显好转,足部溃疡已愈,时咳嗽,咳白痰,气短,纳可,二便调。追问病史,既往有慢性支气管炎、陈旧性肺结核病史。查血压130/90mmHg,心率100次/min,舌暗、苔薄白,脉沉细。

处方以前方去滑石、郁金、僵蚕、全蝎,加苦参 30g、珍珠母 30g,7 剂。

心得体会:此患者由于长期血糖控制不佳合并末梢血管及周围神经病变,进而导致足部感染、溃疡。陈可冀十分强调气血辨证,指出"古人所云人之一身不离阴阳,所谓阴阳,如果以气血二字予以概括,抑或不为过"。他在临床辨证中强调表里、寒热、虚实、阴阳、气血"十纲"并重。此患者糖尿病病史 3 年,久病多瘀。中医认为消渴"此乃肥贵人之病也",肥胖之人多痰湿,所以痰瘀互阻为标实之证。所以陈可冀根据病证结合及"十纲"辨证判断为气阴两虚、痰瘀互阻证。陈可冀在益气养阴的基础上选用王不留行、郁金、丹参活血化瘀,选用全蝎通络止痛、僵蚕化痰散结以治疗面部神经瘫痪,起到了很好的疗效。二诊时患者足部溃疡已愈、面部症状好转,陈可冀及时去部分通络活血之药,中病即止,疗效颇佳。

(黄莉姗　高雄一　张敏州)

参考文献

1. 张敏,李建香,马文静,等.我国糖尿病流行病学和疾病经济负担研究现状[J].世界最新医学信息文摘,2017,17(56):176.

2. 闯景漠,缠双鸾.活血化瘀法在糖尿病治疗中的作用[J].河南中医,2010,30(7):716-717.

3. 李振中,尹翠梅.痰浊瘀血与糖尿病血管病变理论探讨[J]中西医结合心脑血管病杂志,2005,3(11):46-48.

4. 袁申元,武宝玉.微循环障碍与糖尿病慢性并发症[J].中国微循环,2000,4(2):73-76.

5. 许成群.活血化瘀治疗糖尿病的机理[J].陕西中医学院学报,2001,24(4):13-15.

6. 徐刚,牟吉荣.糖尿病血瘀证的病理和活血化瘀方法探析[J].中医药学刊,2003,21(10):1739-1740,1790.

7. Stratmann B,Tschoepe D. Pathobiology and cell interactions of platelets in diabetes[J]. Diabetes Vasc Dis Res,2005,2(1):16-23.

8. 职小飞,吴敏,卞茸文,等.2 型糖尿病血瘀证与血流动力学改变的相关性研究[J].辽宁中医药大学学报,2007,9(3):10-11.

9. 姜兆顺,张胜兰,寇天芹,等.2 型糖尿病血瘀证患者血小板 CD_{62p}、CD_{63} 测定意义探讨[J].中国中西医结合杂志,1999,19(9):527-528.

10. 高桂琴,李敬会,黄明炜,等.超敏 C 反应蛋白、血小板活化与 2 型糖尿病血管并发症的关系[J].中国微循环,2005,9(5):349-350.

11. 王芳,赵学礼.2 型糖尿病大血管病变与 P- 选择素、血小板活化因子及超敏 C 反应蛋白的相关性研究[J].北京医学,2010,32(1):60-61.

12. Ajjan R, Grant PJ. Coagulation and atherothrombotic disease[J]. Atherosclerosis, 2006, 186 (2):240-259.

13. Cines DB, Pollak ES, Buck CA, et al. Endothelial cells in physiology and in the pathophysiology of vascular disorders[J]. Blood, 1998, 91(10):3527-3561.

14. Chen YH, Lin SJ, Lin FY, et al. High glucose impairs early and late endothelial progenitors cells by modifying nitric oxide-related but not oxidative stress-mediated mechanisms[J]. Diabetes, 2007, 56(6):1559-1568.

15. Festa A, D' Agostino R, Howard G, et al. Inflammation and micro-albuminuria in non-diabetic and type 2 diabetic subjects: the insulin resistance atherosclerosis study[J]. Kidney Int, 2000, 58(4):1703-1710.

16. Tedgui A, Mallat Z. Apoptosis as a determinant of atherothrombosis[J]. Thromb Haemost, 2001, 86(1):420-426.

17. 祝谌予. 历史的使命——我看中西医结合研究[J]. 上海中医药杂志, 2001, 35(3):4-6.

18. 王秀芝. 活血化瘀法治疗糖尿病慢性并发症浅析[J]. 河北中医, 2010, 32(3):368-369.

19. 孙鸿朗, 褚伟, 陈晓峰, 等. 中药姜黄对实验性糖尿病大鼠血管病变的影响[J]. 湖北中医杂志, 2008, 30(4):9-10.

20. 李学军, 杨叔禹. 从瘀论治胰岛素抵抗的研究现状[J]. 中国中医基础医学杂志, 2001, 7(7):559-560.

21. 柳吉玲. 活血化瘀药抗血栓作用的研究进展[J]. 中国当代医药, 2013, 20(35):15-17.

22. 全胜麟, 屈晓雯. 丹红注射液对糖尿病血管病变患者GMP-140及血液流变学的干预作用[J]. 中西医结合心脑血管病杂志, 2010, 8(11):1318-1319.

23. 何伟珍, 王洁婷, 蔡晓华, 等. 复方血栓通胶囊对糖尿病视网膜病变眼动脉血流动力学的影响[J]. 临床医学, 2005, 25(2):51-52.

24. 李瑞娟, 王燕, 马继伟, 等. 葛根素和灯盏细辛注射液对糖尿病肾病血液流变学的影响[J]. 中医研究, 2010, 23(7):39-41.

25. 宁静. 活血化瘀在老年糖尿病患者的临床应用[J]. 中国血液流变学杂志, 2004, 14(3):356-357.

26. Xu Y, Wang L, He J, et al. Prevalence and control of diabetes in Chinese adults[J]. JAMA, 2013, 310(9):948-959.

27. An X, Yu D, Zhang R, et al. Insulin resistance predicts progression of de novo atherosclerotic plaques in patients with coronary heart disease: a one-year follow-up study[J]. Cardiovasc Diabetol, 2012, 11:71.

28. Janus A, Szahidewicz-Krupska E, Mazur G, et al. Insulin resistance and endothelial dysfunction constitute a common therapeutic target in cardiometabolic disorders[J]. Mediators Inflamm, 2016, 2016:3634948.

29. 刘玥,刘艳飞,田晋帆,等.银杏叶提取物预处理对2型糖尿病大鼠心肌梗死后心血管保护效应研究[J].中国中西医结合杂志,2017,37(9):1100-1104.

30. 衡先培,陈可冀,洪振丰,等.高糖培养ECV304内ROS含量变化及丹瓜方影响的研究[J].光明中医,2008,23(5):551-555.

十、高 血 压

高血压定义为收缩压≥140mmHg和/或舒张压≥90mmHg,或近两周内服用降压药物。正常高值血压的定义是收缩压在120~139mmHg和/或舒张压在80~89mmHg,且未服用降压药物。

高血压属于临床上比较常见的疾病,一旦发病将会严重影响到患者的正常生活与工作。根据相关研究结果显示,全世界成人中高血压的发病率在25.00%~35.00%,且年龄大约70岁的人群中高血压发病率已经达到60.00%~70.00%,威胁着老年患者的生命健康。此外,高血压属于脑卒中、心肌梗死、心力衰竭与慢性肾脏病的危险因素,因此预防以及治疗高血压能够在一定程度上降低老年患者心脑血管病的发生率以及病死率。

传统的中医治病,依赖望、闻、问、切进行辨证论治。因此,传统中医书籍中没有高血压病名的记载。高血压患者有许多症状,可有眩晕、头痛、心悸、胸痛等,由于有心、脑、肾等损害,甚至口眼歪斜、半身不遂。综合这些现象,高血压可归属于中医的"眩晕""头痛""中风"等范畴。

(一)历代医家对本病的认识

中国古代文献没有关于"高血压"的记载,根据病因病机认为高血压属于中医"眩晕""头痛"的范畴。

《素问·至真要大论》曰:"诸风掉眩,皆属于肝。"《素问·五常政大论》云:"太过……木曰发生……发生之纪,是谓启陈,土疏泄,苍气达,阳和布化,阴气乃随,生气淳化,万物以荣,其化生,其气美,其政散,其令条舒,其动掉眩巅疾……其经足厥阴少阳,其脏肝脾……其病怒。"《素问·五脏生成》谓:"徇蒙招尤……过在足少阳、厥阴,甚则入肝。""下厥上冒,过在足太阴、阳明。"《素问·标本病传论》曰:"肝病头目眩,胁支满……"

《素问·至真要大论》曰:"太阴司天,湿淫所胜……时眩……病本于肾。""太阳司天,寒淫所胜……时眩仆……病本于心。"

《黄帝内经》对于眩晕病因病机的认识,大致有外邪所中、肝风内动、气血冲逆与气血脑髓不足等。

《素问·至真要大论》曰:"诸风掉眩,皆属于肝。""《素问·六元正纪大论》:

"木郁之发,太虚埃昏,云物以扰,大风乃至,屋发折木,木有变。故民病胃脘当心而痛,上支两胁,鬲咽不通,食饮不下,甚则耳鸣眩转,目不识人,善暴僵仆。"指出各种风病振颤眩晕的病证,都属于肝脏之病,认为肝郁太过,可致肝阳上扰,肝风内动,而有眩晕耳鸣之病。

《素问·生气通天论》:"阳气者,大怒则形气绝,而血菀于上,使人薄厥。"《灵枢·五乱》:"五行有序,四时有分,相顺则治,相逆则乱。……清气在阴,浊气在阳,营气顺脉,卫气逆行,清浊相干……乱于头,则为厥逆,头重眩仆。"气血冲逆于上,气机逆乱,上实下虚,清空被扰也可导致眩晕。

《灵枢·海论》:"髓海不足,则脑转耳鸣,胫酸眩冒,目无所见,懈怠安卧。"《灵枢·口问》:"故邪之所在,皆为不足。故上气不足,脑为之不满,耳为之苦鸣,头为之苦倾,目为之眩。"由虚而致者多为髓海不足。

《素问·五脏生成》:"头痛巅疾,下虚上实,过在足少阴、巨阳,甚则入肾。徇蒙招尤,目瞑耳聋,下实上虚,过在足少阳、厥阴,甚则入肝。"从上述论述可以看出,就眩晕与头痛而言,头痛之病主要在肾,多为下虚上实,而眩晕之病主要在肝,多为下实上虚。

东汉张仲景的《伤寒杂病论》对于眩晕病因病机的认识,除感受外邪和因虚致眩以外,则着力揭示了痰饮所致的眩晕,开创了因痰致眩的先河。金代刘完素认为:"风气甚而头目眩运者,由风木旺,必是金衰不能制木,而木复生火。风火皆属阳,多为兼化。阳主乎动,两动相搏,则为之旋转。"张子和认为:"眩运眼涩……胸中有宿痰使然也。"朱丹溪认为:"无痰则不作眩,痰因火动。又有湿痰者,有火痰者……七情郁而生痰动火,随气上厥,此七情致虚而眩运也。"明代张景岳则强调无虚不作眩。认为头眩虽属上虚,然不能无涉于下。清代王清任认为瘀血可以导致眩晕、头痛。

历代医家对高血压的病因病机论述十分详细。归纳如下:

1. 肝阳上亢　多因长期精神紧张或忧思郁怒,使肝气郁滞,郁久化火而肝火上炎、或劳伤过度或年老体衰,阴血虚损,失于滋养,以致阴不涵阳,肝阳失去制约引起肝阳上亢。

2. 肝肾阴虚　肝肾同源,同居下焦。肝属木,肾属水,两者为母子关系。两脏有病,往往相互影响。子病可以及母,母病可以及子。若肝阳上亢,不但耗伤肝阴,亦可损及肾水;而肾阴不足或纵欲伤精,则水不涵木、枯涸肝肾。

3. 痰湿中阻　脾主运化水谷,若嗜酒肥甘,饥饱无常,或思虑劳倦,伤及于脾,可使脾失健运,聚湿成痰。痰浊阻滞中焦,清阳不能上升,浊阴不能下降,蒙蔽清窍,发为眩晕。痰浊郁而化热,痰火相犯,蒙蔽清窍,则眩晕加剧。

4. 心肾不交　禀赋不足,房劳过度或久病之人,肾阴暗耗,不能上承于心,水不济火,心火独亢;或五志过极,心火内炽,不能下交于肾,心肾不交;或肝肾阴虚,肝阳偏亢,相火上炎,引动心火,心火不能下济于肾,肾水不能上滋于心,心肾失交。

5. 气阴两虚 劳欲过度,饮食不节,或病久伤及脾胃,元气无生化之源,导致气虚;肝火肝阳亢动日久,伤津耗液;亦可在治疗中误用过多寒凉之品,伤及阴液,导致气阴两亏。

6. 阴阳两虚 阴阳互根,阴平阳秘,人乃康健。阴虚日久,则会影响阳气的充足,产生阴损及阳的病理过程,导致阴阳两虚。

7. 冲任失调 妇女进入围绝经期,则可出现冲任失调,肝肾不足。由此髓海不充,元神之府被扰。

8. 瘀血内停 忧虑郁怒,五志过极,肝气阻滞,血行不畅日久成瘀;痰浊内停,影响气机,滞气碍血,可致瘀证;阴虚内热,煎熬津血,血凝成瘀;阳虚内寒,血失温煦,行滞生瘀。瘀阻脑络,清窍失聪,眩晕渐作。

(二)陈可冀对本病病因病机的认识

陈可冀对高血压的病因病机认识:本病可因情志刺激,五志过极,忧郁恼怒惊恐,思虑过度,持续性精神紧张;或饮食不节,嗜食肥甘辛辣,纵情饮酒;或劳欲过度,精气内伤;或体质禀赋偏盛、偏虚,如过瘦、过肥等多种因素及其相互作用所导致,且总以内因为发病的基础。当其发病之后,由于素体及原始病因的不同,疾病先后阶段的演变发展,可以表现多种病理变化及不同证候,为此,必须辨证论治。

1. 病理变化主要为肝、肾、心的气血阴阳失调 审证求因,高血压虽然表现为肝经病候为主,但因内脏之间的整体关系,往往与肾、心密切相关,早期多以肝为主,以后常见与肾、心同病,且可涉及脾,但其间又有主次的不同。

由于脏腑阴阳的不平衡,表现阳亢与阴虚两个方面的病变为多。阳亢主要为心肝阳亢,但久延可致伤阴,发展为肝肾阴虚;而肝肾(心)阴虚,阴不制阳,又可导致心肝阳亢两者之间互为联系、演变,故其病理中心以"阴虚阳亢"为主,表现"下虚上实"之候。

从其病程经过而言,一般起初及中青年患者以阳亢居多,逐渐发展为阴虚阳亢,久病不愈又可见阴虚为主。阳亢为标,多属暂时性;阴虚是本,常为重要的后果。标实与本虚对立而又联系。脏腑阴阳的正常功能活动,是生化气血并主宰运行的基础,脏腑阴阳失调也必然引起气血运行的反常。而气血运行的紊乱又可加重脏腑阴阳的失调。如《妇人大全良方》在论述中风时指出:"皆因阴阳不调,脏腑气偏,荣卫失度,气血错乱。"提示气血失调是高血压发展至中风的病理基础,是阴阳失调的具体表现。部分妇女患者,因妊娠、多育或天癸将竭之际,阴阳乖逆,可导致冲任失调。因冲任隶属肝肾,冲为血海,任主一身之阴,而肝藏血,肾藏阴精,故肝肾阴虚,则冲任失调而为病。

2. 风、火、痰、瘀、虚为主要病理因素　在脏腑阴阳失调的基础上,不但阳亢与阴虚互为因果,且可导致化火、动风、生痰、夹瘀、助虚,五者又可相互转化、并存,表现"火动风生""风助火势""痰因火动""痰郁化火""风动痰升"等。唯在不同个体及病的不同阶段,又有主次、先后之分。

风、火、痰、瘀临床可各有侧重,且每多和正虚并存,有偏实、偏虚的不同。凡属肝肾不足阴虚阳亢化风,而致心肝火盛,蒸液成痰,气滞血瘀者属实,久延伤阴,则由实转虚,因阴虚而致虚风内动,虚火上炎,气不化津,气虚血瘀者属因虚致实,表现本虚标实(虚中夹实)之证。

3. 气血逆乱　如病延日久,或病情急剧发展,虚实向两极分化,阴虚于下,阳亢于上,肝风痰火升腾,冲激气血,气血逆乱,可见气升血逆,甚至阻塞窍络,突发昏厥卒中之变,或风痰入络,气血郁滞,血瘀络痹,而致肢体不遂、偏枯,或因心脉瘀阻而见胸痹、心痛。《素问·调经论》云:"血与之气,并走于上,则为大厥,厥则暴死,气复反则生,不反则死。"即指高血压发展转归为中风的后果而言。

(三)陈可冀对本病中西医结合治疗的认识

陈可冀自 20 世纪 50 年代末开展高血压的临床研究以来,在诊治方案上,先后经过:①辨证施治 - 辨证定方,随证加减或分证治疗;②辨病制定基本方,结合辨证加减配伍最能体现辨证论治特色,适应中医临床实际,符合具体的特异性,且有优异的症状疗效,能较好地调整高血压患者内在失调的生理功能,达到温和的降压目的,阻止或延缓病情的发展。总结诊治特色如下:

1. 辨证要点　①辨清病理性质,掌握阳亢与阴虚,标实与本虚的主次,予以潜阳、滋阴、活血、益气,阴虚及阳者又当温养。②区别病理因素,标实为主者,辨别风、火、痰、瘀的主次、兼夹,予以息风、清火、化痰、活血。③审察脏腑病机,本虚为主者,鉴别肝、肾、心的重点,予以柔肝、滋肾、养心。

2. 治疗方法

(1)肝阳上亢证

证候:头晕目眩,头胀头痛,或巅顶掣痛,面赤升火,头筋跃起,脑响耳鸣,烦躁,肢麻肉𥆟,口干口苦,苔薄黄,舌质红,脉弦数。

治疗:平肝息风,潜阳清热方。

苦丁茶 15~30g,钩藤 15~30g(后下)天麻 15g,决明子 15g,野菊花 15g,罗布麻叶 15g,珍珠母 30g(先煎),玄参 15g,车前草 15g,桑叶 15g。

加减:肢麻不利加臭梧桐、豨莶草;头晕痛甚加白蒺藜、蝉蜕;面红、目赤、鼻衄、便结加龙胆、黑山栀或大黄。

（2）痰火内盛证

证候：头晕重痛，咯吐黏痰，胸闷，神烦善惊，形体多肥，身重肢麻，语謇多涎，口干苦或黏，舌苔黄腻、舌尖红，脉弦滑数。

治疗：清热化痰方。

半夏10g，胆南星6g，炒黄芩10g，夏枯草12g，僵蚕10g，海藻10g，牡蛎30g（先煎），泽泻15g，鲜竹沥10~20ml。

加减：心烦梦多加黄连、莲子心、茯神；神情异常加郁金、天竺黄；胸闷、痰多、便秘加瓜蒌、石菖蒲。

（3）气血失调

证候：头痛头胀，或痛处如针刺，面色暗红，时有烘热，胸部有紧压感，或胸痛如刺，间有心悸，肢体窜痛或顽麻，妇女月经不调，口干、苔薄、舌质偏暗，或有紫斑、瘀斑，脉或细、或涩、或结代。

治疗：调气和血方。

丹参12g，川芎10g，大（小）蓟15g，怀牛膝10g，夜交藤12g，生槐米10g，广地龙10g，代赭石30g。

加减：头昏加白蒺藜；颈项强痛加葛根；胸闷胸痛加瓜蒌皮、延胡索；肢麻不利加鸡血藤、红花；胸胁满胀或窜痛加柴胡、青木香；妇女月经不调加茺蔚子、女贞子、墨旱莲。

（4）肝肾阴虚证

证候：头昏晕痛，目涩视糊，耳鸣，遇劳则面赤升火，肢麻，腰酸腿软，口干，舌红少苔，脉细弦或细数。

治疗：滋阴柔肝益肾方。

生地30g，枸杞子10g，炙女贞子10g，制首乌12g，桑寄生12g，生石决明30g（先煎），菊花10g，白蒺藜10g。

加减：头眩、面色潮红加牡蛎、鳖甲；烦热加知母、黄柏；肢麻加白芍；失眠多梦加枣仁、夜交藤、合欢皮。

（5）阴虚及阳证

证候：头晕，目花，视物模糊，面白少华，间有烘热，神疲气短，腰酸腿软，肢清足冷，夜尿频数，舌淡红或淡白、质胖，脉沉细。

治疗：温补肝肾方。

仙茅10g，淫羊藿10g，肉苁蓉10g，当归10g，生熟地各15g，甘杞子15g，灵磁石30g，黄柏6g。

加减：头昏目花加潼蒺藜；心悸气短加生黄芪、五味子；倦怠、大便不实加党参、怀山药；祛寒、足肿加制附子、白术、车前草。加减一般不超过3味药。

3. 辨治规律总结　陈可冀根据高血压发病的不同病因及不同年龄阶段，

总结了独具特色的辨证规律和辨病与辨证相结合的证治特点。针对老年期高血压,根据近年来的研究,健康老年人存在阴虚、肾虚,实证主要表现为痰浊、血瘀。临床上老年高血压患者以肝肾亏虚、阳亢、血瘀最为多见,常以补肾为主的复方治疗。而中、青年期高血压患者,多数属起病伊始,病程较短,以肝郁化火、火热上冲较为多见,肝阳上亢者亦不少见,适合用清热降火、平肝潜阳的复方治疗。此外,陈可冀还十分重视妊娠期高血压的防治,妊娠期高血压危害严重,早期预防、早期发现、早期治疗甚为重要。由于妊娠期的生理特点是阴血不足,所以临床亦常见妊娠期高血压患者以肝肾阴血亏损和肝阳上亢同时并见,常多选用滋阴养血药治疗。

陈可冀根据临床辨证将常用药物归纳为以下 10 类:①滋阴药,如玄参、白芍、知母等;②潜镇药,如石决明、牡蛎、珍珠母等;③清热药,如龙胆、夏枯草、黄连、黄芩等;④补益肝肾药,如熟地、枸杞子、龟甲等;⑤平肝息风药,如天麻、钩藤、菊花、羚羊角等;⑥祛风通络药,如地龙、牛膝、秦艽、桑枝等;⑦养心安神药,如茯苓、夜交藤、酸枣仁等;⑧豁痰药,如半夏、南星、贝母、竹茹等;⑨化瘀药,如川芎、桃仁、益母草、鸡血藤等;⑩温阳药,如杜仲、续断、仙茅、淫羊藿等。

陈可冀常据证选用的治疗高血压的复方:天麻钩藤饮,对头晕、耳鸣、肢麻、头重足轻等肝风患者有效;二仙汤或二仙合剂,对阴虚阳亢患者尤为适合,而并不只适用于女性冲任不调之阴虚阳亢证型;六味地黄汤加味及其衍变方,用于阴虚阳亢者,如杞菊地黄汤、知柏地黄汤等,每每获效;桂附二味汤或桂附地黄汤加味,针对阳虚型或阴阳两虚型的高血压患者,均为多用而有效的方剂。另外,对许多降压有效的中成药或小复方,也常常据证使用,亦常嘱轻症患者用小复方代茶饮,也是其临证特色之一。不仅如此,许多单味药经过现代药学、药理学及临床研究证明确有降压疗效者,在辨证的前提下,亦常常加减使用或单味应用。如:汉防己、罗布麻、葛根、延胡索、臭梧桐、土青木香、钩藤、天麻、长春花、地龙、旱芹菜、黄连、黄芩、黄柏、三棵针、野菊花、杜仲、牛膝、萝芙木、牡丹皮、莲子心等。

陈可冀通过几十年的临床实践研究证明,高血压以肝肾阴虚、肝阳上亢类型为多见,约占高血压的 90% 以上。凡辨证属于肝肾阴虚、肝阳上亢者,常采用自拟的经验方清眩降压汤治疗。方用苦丁茶 30g,天麻 30g,钩藤 30~60g(后下),黄芩 10g,川牛膝 10g,生杜仲 10g,夜交藤 30g,鲜生地 30g,桑叶 15g,菊花 15g,每日 1 剂,水煎,分 2 次口服。方中以苦丁茶散肝风、清头目、活血脉,天麻、钩藤平肝潜阳息风为主,辅以杜仲补益肝肾,夜交藤搜风通络、养心安神,黄芩、桑叶、菊花清肝热、平肝阳,佐以牛膝祛瘀通络、引血下行以折其阳亢,更助苦丁茶等活血通脉之力,鲜生地清热养阴以滋肾水。诸药合用,共奏益肝肾、清肝热、平肝阳之功效。纵观全方配伍,药精力专,可直中肝肾阴虚、肝阳上亢之病机所在。若眩晕、耳鸣、头痛重者,可加羚羊角粉 3~4.5g,分 2 次药液冲服,以凉肝息风镇惊。羚羊角粉虽属血肉有情之品,并非补益。

对于有痰浊痹阻的高血压患者,陈可冀多选用栝蒌薤白半夏汤豁痰宣痹;血瘀常用血府逐瘀汤,气虚血瘀则用补阳还五汤;气阴两虚常用生脉散;高血压致水湿内停则用猪苓汤与苓桂术甘汤;阳虚证则用温通复脉汤。

近年来,高血压治疗已经从单药治疗向多药联合治疗转变,即从最初的少数几种如复方降压片、降压 0 号片、罗布麻片等发展至今,已有利尿剂、血管紧张素转换酶抑制剂、血管紧张素受体阻滞剂、钙拮抗剂等,以及研制的新型降压药物。但从中医学宝库中探索仍能得到有效的降压方法,如中医药、按摩、针灸等。中西医结合治疗成为临床上常规的降压方法和治疗原则。目前中西医结合治疗包括:①降压西药加降压中成药或按摩、针灸;②降压西药加活血化瘀中成药或单味中成药如黄柏、知母;③降压西药加食疗、中药药膳。陈可冀认为中西医结合的出现是学科交叉的必然,今后进一步发展也是历史的必然,因为人民大众对医疗保健的需求是多方面的。

(四)编者经验体会

高血压是临床常见的心血管综合征,近年来,随着生活水平的提高,工作及生活压力的增加,作息不规律,加上遗传因素,高血压的发病率正在逐渐增加,已经成为"中国人健康的第一杀手"。广东省中医院成立于 1933 年,被誉为"南粤杏林第一家",建设有心血管科、脑病科、急诊科、重症医学科、针灸科、按摩科、康复科等科室,不同科室在西药降压基础上,充分发挥中医药特色优势,将中医整体观念、辨证论治、因人制宜等疾病防治的理论及方法贯穿应用于高血压中西医综合治疗方案的制订中,采用不同方法改善高血压患者的症状及预后,特别是因高血压引起的中风等的脑血管疾病,治疗方法各有特色,彼此互补,在改善患者症状、提升患者生活质量、减少西药不良反应方面,取得了良好的效果。

1. 综合评估,中西并用,选择最佳降压方案 随着社会的进步,人们对健康越来越重视,绝大多数由不良生活方式等因素导致的高血压均能在早期发现。针对这部分高血压患者,我院专家主张采用中西医结合方法,根据高血压分级、是否有伴随症状、是否有靶器官损害等进行综合评估,选择最佳治疗方案。

(1)高血压 1 级且无靶器官损害:首次发现者一般不使用抗高血压西药,先采用饮食、运动或口服中药、中成药干预,定期监测血压,若效果不理想,再进行评估后给予降压西药。中药或中成药的使用遵循辨证论治原则,属肝阳上亢者以天麻钩藤饮或羚角钩藤汤为主方,常用蒺藜、夏枯草、菊花、钩藤、天麻;脾肾阳虚者以理中汤加减,常用淫羊藿、杜仲、黄芪、附子、肉苁蓉、牛膝等;痰瘀阻络者以二陈汤合丹参饮加减,多用法半夏、陈皮、茯神、苍术、丹参、桃仁等。另外,脑心清、银丹心脑通软胶囊、清肝降压胶囊、杜仲降压片、心脑通片、心脉通片、松龄血脉康胶囊等中成药亦有较好的降血压作用。根据我院专家的临床经验,上述中药或中成药的正确辨证使用,不仅可以控制血压,对伴有眩晕、胸闷等症状的高血压患者亦可起到很好的缓解作用。

(2) 高血压2级以上或高血压1级伴靶器官损害:强调在规范使用抗高血压药物的基础上,辨证加用中药或中成药以协助降压并改善伴随症状。

2. 提倡因人而异、个体化治疗,不同人群强调不同血压达标水平 高血压患者在未规律服用降压药,血压控制不佳或波动较大,或伴随有较严重的脑动脉硬化时引起眩晕、头痛发作。因此,我院专家强调"平稳降压、安全达标"是治疗高血压的第一步。同时,还要根据是否伴随靶器官损伤及不同靶器官损伤制订个体化降压方案。①倡导改变不良生活方式:所有高血压患者均应强调治疗的生活方式的调整,鼓励患者长期坚持健康生活方式,合理膳食,戒烟限酒,每日进行有氧运动,保持心理平衡,减轻并保持理想体重,养成家庭测量血压的习惯及树立长期服药的观念。②推荐传统养生方法的应用:根据个人意愿,选择调畅情志、合理食疗、适度药养、穴位按摩、导引气功等综合养生方式调控血压。③因人而异,有针对性地选择降压药物:由于不同降压药物有不同的特点与优势,已有越来越多的临床研究表明,不同个体应根据自身及药物特点,并结合经济学等因素给予不同的降压药物推荐及调整。因此,我院专家要求在临床实践中,尽量参照指南推荐用药。如:合并心房颤动患者,首选血管紧张素Ⅱ受体拮抗剂、血管紧张素转换酶抑制剂;合并糖尿病、肾功能不全者,首选血管紧张素转换酶抑制剂或血管紧张素Ⅱ受体拮抗剂,其次选择钙离子拮抗剂;老年人首先推荐小剂量利尿剂、钙离子拮抗剂。④强调不同人群制订不同降压目标:针对中老年高血压患者,由于可能存在较严重的动脉粥样硬化,为保证重要器官的血供,参照指南推荐,血压维持在130~140/65~85mmHg较好;对于45岁以下的高血压患者,较低的血压可能更有利于延缓动脉粥样硬化的进展,故在可耐受的前提下,应尽可能将目标血压值维持在理想水平(即 <130/80mmHg);并发糖尿病的高血压,为避免肾和心血管损害,要求将血压降至130/80mmHg以下。⑤因人而异调整降压目标:高龄患者如果血压不耐受,可适当放宽降压目标,控制在140~150/80~90mmHg 即可,不必过于追求达标,否则低血压不良反应会抵消降压所带来的获益。

3. 坚持"能中不西",高血压患者中医辨证先辨阴阳 《素问·阴阳应象大论》所云"善诊者,察色按脉,先别阴阳",强调了医生临床诊察疾病应首先分析疾病的阴阳属性。我院专家将阴阳作为高血压患者辨证论治的基本原则,认为高血压病机根本是本虚标实,治疗当明辨阴阳,分阳证与阴证论治。阳证者为肝阳上亢,阴证者乃清阳不升、浊阴不降;且可因体质、病程等不同而伴血瘀、风痰、湿浊、气虚、阴阳亏虚,临证需随症加减。①肝阳上亢:多见于年轻高血压患者,围绝经期女性尤多。或为素有肝郁,郁而化热,表现为阳亢;或为阴不制阳,阳亢于上,眩晕时发时止,连及厥阴,头痛连及目眶、头部胀闷不适。此为高血压之阳证,其根本在于肝肾阴亏、阴不制阳,治宜补益肝肾,镇潜风阳,以镇肝熄风汤合天麻钩藤饮加减。②清阳不升、浊阴不降:可见于各年龄层,男女均可见,以体型肥胖者为多。此属高血压之阴证,根本在于脾阳亏虚、湿浊内阻,治宜温阳健脾,升清降浊,当以理中汤加减。

4. 总结提高中医药降压疗效及中医药保护靶器官作用的经验 目前单味降压药的研究较多,经药理证明具有降压作用的中药中,具有血管扩张作用的有防己、黄芩、钩藤、益母草、赤芍、罗布麻叶等;具有利尿作用的有防己、杜仲、桑寄生、泽泻、茯苓、萹蓄、绵茵陈、龙胆、罗布麻等;具有中枢性降压作用的有远志、酸枣仁;具有钙离子阻滞作用的有防己、川芎、当归、赤芍、红花、三棱、丹参、前胡、肉桂、五味子、藁本、白芷、羌活、独活、葶苈子、桑白皮、绵茵陈、海金沙、龙眼肉等;具有中枢神经节阻断作用的有全蝎、地龙、钩藤、桑寄生等;具有β受体阻滞作用的有葛根、佛手、淫羊藿等;具有影响血管紧张素Ⅱ形成的有山楂、何首乌、白芍、木贼、红花、板蓝根、青风藤、海风藤、牛膝、泽泻、海金沙、胆南星、法半夏、瓜蒌、青木香、降香、细辛等。辨证治疗,再加上这些具有降压的中药,其降压效果可以提高。

中医药虽然在降压疗效方面不够理想,但在改善症状和对心、脑、肾等靶器官的保护作用方面具有一定的优势。对古方的药理研究证明,生脉散、血府逐瘀汤能够减少心肌缺氧,改善心肌缺血;地黄饮子、补阳还五汤通过改善脑组织水和钠代谢而对抗脑缺血再灌注损伤;六味地黄汤具有改善肾功能、增强肾小管功能的作用。因此,在辨证用药的基础上配合使用以上方药,可以起保护心、脑、肾等靶器官的作用。另外,据研究,不少中药已被证实具有减低高血压靶器官损害的作用。现归纳如下:①降低血脂防止动脉硬化:高血脂可以损伤内皮细胞导致动脉硬化。已证明何首乌、女贞子、金樱子、泽泻、决明子、山楂等中药有降血脂作用,有防止高血压患者动脉硬化的作用。②抑制纤维组织增生,减轻动脉硬化:中药丹参、赤芍、川芎、红花、三七、蒲黄等可活血、抗凝、改善血流变、抑制纤维组织增生、防止动脉硬化。③清除自由基:过多的自由基可损害血管内皮细胞,促进细胞衰老,导致动脉硬化。大多数含挥发油的中药,如当归、砂仁、香附等有抗氧化作用,从而减少自由基,起到保护内皮细胞的作用。具有清除自由基作用的中药还有人参、何首乌、黄芪、桂枝、白术、茯苓、党参、麦冬、山楂、生地等。具有清除自由基的复方中药有八味地黄丸、白虎加人参汤、清宫寿桃丸、清宫长寿丹、小柴胡汤等。④ACEI样作用中药的应用:ACEI 不但有很好的降压作用,而且能够逆转左心室肥厚,清除自由基,预防缺血性心律失常,改善冠脉血流和防治充血性心力衰竭,还可以扩张出球小动脉,降低肾小球内压,减少蛋白尿,保护肾功能。具有 ACEI 样作用的中药有红花、何首乌、白芍、牛膝、山楂、泽泻、海金沙、法半夏、降香等。⑤钙离子拮抗剂:血管平滑肌细胞膜钙离子通道过多开放,导致 Ca^{2+} 内流过多,细胞内胞质网释放 Ca^{2+} 浓度增加,血管平滑肌细胞张力增加,周围血管阻力增加,血压升高。同时过多的 Ca^{2+} 进入细胞造成钙超载,血管平滑肌受损,导致血管硬化。因此,钙离子拮抗剂可以降压,还有利于防止血管硬化。具有钙离子拮抗作用的中药有防己、川芎、当归、赤芍、红花、丹参、牡丹皮、前胡、肉桂、五味子、藁本、白芷、桑白皮、海金沙、薏苡仁等。在辨证用药的基础上选加上述中药,有利于减少高血压靶器官的损害,降低心血管并发症的发生率和死亡率。

另外,我院采用耳穴压豆交感、神门、内分泌、肝、肾、心、降压沟等,治疗效果较佳。

我院还有特色天灸,艾灸涌泉、百会、风池等,辅助治疗高血压,得到群众的好评。

5. 先进仪器设备 CT、磁共振、心脏彩超、立卧位高血压三项检测等先进仪器对我们诊断高血压引起的相关疾病具有很大的帮助,同时促进了对高血压治疗方案的更新和完善。

6. 定期组织学习,开展高血压疾病的讲座,如高血压用药漫谈等,积极参加高血压的会议及讲座,各级医师密切关注国际及我国高血压治疗指南及用药方案的变化,做到与时俱进和独具特色并行。

随着科技的进步,我们对疾病的认识也在进步,疾病治疗的目标效果也在不断提升,改善患者生活质量、延长患者生存期是我们亘古不变的理想和目标。

【典型案例分析】

案例一:郝某,女,62 岁。2005 年 8 月 31 日初诊。反复头晕 40 余年。高血压 40 余年,血压最高达 180/120mmHg,现服尼莫地平等药。每于劳累后出现左侧胸部及后背痛。

现症:左侧胸部及后背痛,每次疼痛持续 3~5 分钟,痛时服用"速效救心丸"可缓解,眠差,时头晕,手足麻木,出汗多,大便干,脾气急躁。查:头发花白;舌红苔白腻,脉沉弦;心率 80 次 /min;血压 150/90mmHg;超声心动图示左房正常高限,余各房室不大,射血分数 61%,少量二尖瓣反流;心电图示窦性心律,T 波在 Ⅱ、V_3~V_6 导联直立,振幅偏低;尿常规正常。

西医诊断:高血压,冠状动脉粥样硬化性心脏病。

中医诊断:肝阳上亢挟痰风眩。

治法:平肝潜阳,佐以化痰。

处方:拟天麻钩藤饮合半夏白术天麻汤加减。天麻 20g,钩藤 20g,夏枯草 20g,怀牛膝 15g,延胡索 12g,郁金 12g,半夏 10g,炒白术 12g,甘草 10g。

二诊:服药 6 剂,症状较前无明显变化,时头晕,劳累后有心绞痛发作,每次发作 2~3 分钟,发时服"硝酸甘油"或"速效救心丸"可缓解。脾气急躁,失眠,大便偏干。查血压 160/110mmHg(注:晨起未服降压药),心率 80 次/min,律齐。

治法:平肝潜阳,清热化痰。

处方:天麻 30g,钩藤 30g,夏枯草 30g,怀牛膝 15g,延胡索 12g,郁金 12g,半夏 12g,炒白术 12g,甘草 10g,黄芩 15g,菊花 30g,葛根 30g,杜仲 30g,珍珠母 30g。7 剂。西医治疗:尼群地平 10mg,日 2 次;吲达帕胺片 2.5mg,日 1 次。随诊血压 138/86mmHg,症状明显改善。

案例二:某,女,50 岁,因"头晕头痛 4 年,加重半年"收住院。患者头晕、头痛,耳鸣,烦躁易怒,口干口苦,胸闷,大便干,舌红苔薄黄,脉弦。既往发现高血压病史 4 年,血压最高 160/100mmHg。常服硝苯地平 10mg,每日 3 次,血压控制在 140~150/80~90mmHg。查体:血压 140/90mmHg,心率 75 次/min,律齐,主动脉第二音亢进,双肺未闻干湿啰音,双下肢不肿。

西医诊断:高血压 2 级。

中医诊断:眩晕(肝肾阴虚,肝阳上亢型)。

治法:补益肝肾,平肝潜阳息风。

处方:清眩降压汤加减。苦丁茶 30g,天麻 30g,钩藤 30~60g(后下),黄芩 10g,川牛膝 10g,生杜仲 10g,夜交藤 30g,鲜生地 30g,桑叶 15g,菊花 15g。

服药第 2 天,血压即降至 120/80mmHg;服药 5 剂头晕头痛减轻,但自觉时有烘热,加知母 12g、黄柏 12g、生石决明 30g,养阴清热,平肝潜阳;再服 4 剂,患者诸证明显减轻,血压平稳,24 小时动态血压监测示血压最高为 136/80mmHg。

案例三:患者,女,54 岁,2013 年 5 月 6 日就诊。高血压病史 6 年,最高血压 196/126mmHg,予氨氯地平 5mg、缬沙坦 80mg 每日 1 次口服,血压维持在 136/86mmHg 左右。门诊症见:头晕,眼胀,晨起及下午为重,心悸,潮热,烦躁,少寐,梦多,大便干,舌红,苔薄黄,脉弦而微数。患者 3 年前开始月经不规律,近 1 年绝经,平素脉搏 80~95 次/min。患者血压虽达标,但仍苦于头晕与心悸二症,结合其他伴随症状,考虑交感神经兴奋,故首诊调整降压药,改氨氯地平为美托洛尔缓释片 47.5mg,每日 1 次;缬沙坦继续服用。患者不愿服用中药或中成药,故未予处方。嘱家中监测记录血压与脉搏。

二诊:1 周后患者复诊,血压波动在 132/84mmHg 左右,脉搏 65~80 次/min,心悸明显好转,其他诸症未见明显好转。同意服中药。四诊合参,结合患者中老年女性,天癸将绝,肝肾阴亏,阴不制阳,阳亢于上,属眩晕之阳证。

治以平肝潜阳为主,辅以补益肝肾固本。

处方:牛膝 30g,茯神 30g,天麻 10g,代赭石 15g,生龙骨(先煎)15g,生牡蛎(先煎)30g,钩藤 30g,黄芩 10g,柴胡 5g,天冬 10g,生甘草 5g。共服 7 剂,每日 1 剂,煎服 3 次。

三诊:服上方 7 剂后,头晕明显好转,无心悸,夜可入寐,维持原方案治疗。

四诊:继服 7 剂后,无头晕、心悸等不适,要求改用中成药替代中药,以杞菊地黄丸配合降压药服用,每月复诊,血压及诸症稳定。

(杨广)

参考文献

1. 王宣淇.我国高血压流行病学及老年高血压防治[J].医学综述,2011,17(11):1674-1677.

2. 刘小春.浅谈社区干预在老年高血压防治中的作用[J].中国现代药物应用,2011,5(5):255-256.

3. Yusuf S,Reddy S,Ounpuu S,et al. Global burden of cardiovasculardisease:part I:general considerations,the epidemiologic transition,risk factors,and impact of urbanization[J]. Circulation,2001,104(13):2746-2753.

4. 张芝兰.高血压古今中医文献的整理与研究[D].北京:北京中医药大学,2006:1-90.

5. 马晓昌.病证结合治疗高血压病[J].中国中西医结合杂志,2012,32(8):1134-1136.

6. 黄满花,刘云涛,陈百坚,等.丁邦晗教授中西医结合治疗高血压眩晕的经验[J].中西医结合心脑血管病杂志,2015,13(8):1047-1048.

7. 陈海燕,严夏,付鉴.名中医黄春林教授谈高血压病治疗的难点与对策[J].现代中西医结合杂志,2001,10(19):1873.

十一、代谢综合征

代谢综合征(MS)是一组以肥胖、高血糖(糖尿病或糖调节受损)、血脂异常(高 TG 血症和 / 或低 HDL-C 血症)以及高血压等聚集发病、严重影响机体健康的临床症候群,是一组在代谢上相互关联的危险因素的组合,这些因素直接促进了动脉硬化性心血管疾病(ASCVD)的发生,也增加了发生 2 型糖尿病的风险。目前研究显示,代谢综合征患者是发生心脑血管疾病的高危人群,与非代谢综合征者相比,其罹患心血管疾病和 2 型糖尿病的风险均显著增加。

我国关于代谢综合征的诊断标准如下:

(1)腹型肥胖(即中心型肥胖):腰围男性≥90cm,女性≥85cm。

（2）高血糖：空腹血糖≥6.1mmol/L 或糖负荷后 2 小时血糖≥7.8mmol/L 和 / 或已确诊为糖尿病并治疗者。

（3）高血压：血压≥130/85mmHg 及 / 或已确认为高血压并治疗者。

（4）空腹 TG≥1.70mmol/L。

（5）空腹 HDL-C<1.04mmol/L。

以上具备 3 项或更多项即可诊断

流行病学：美国估计代谢综合征的发病率在 20%~25%，年龄大于 50 岁的人群中，欧洲接近 30% 的患者是代谢综合征，而这个比例在美国达到了 40%。张蓉根据卫生部组织的 2002 年全国 27 万人的居民营养与健康状况调查所得数据估算我国至少有 MS 患者 1 亿。而且 MS 随年龄升高而增加，45~65 岁为高发年龄段。彭满等应用中华医学会糖尿病学分会关于 MS 诊断和治疗的建议，对中国人群 MS 患病率进行调查的结果如下：在上海、北京、武汉等大中城市，中国人群 MS 的粗患病率为 14%~16%，标化患病率为 9%~12%，总体上呈现北方高于南方、城市高于农村的趋势；男性 MS 患病率明显高于女性；MS 患病率随着年龄增长而增高，有一定的性别差异，年龄 <65 岁 MS 患病率男性高于女性，但年龄 >65 岁则女性高于男性。我国已经步入老龄化社会，随着老龄人口的增加，估计 MS 将进一步增加。由此可见，代谢综合征是一个发病率高，影响大，预后差，多因素的疾病，需要加强对于该疾病防治的研究。

代谢综合征不是单纯的一种疾病，而是多种异常在同一个机体并存的一类复杂性疾病，这就提示我们要整体、系统、全面地认识、研究这一疾病。代谢综合征是一个现代疾病，结合 MS 的主要临床表现，如肥胖、口干多饮、多食、头痛、头晕目眩、胸闷、胸痛等对其加以命名。总体来说，现代医家多将纳入"脾瘅""眩晕""气虚""肥胖""弦晕""消瘅""心悸""胸痹""头痛""湿阻""消渴"等范畴加以认识和命名。但传统的命名方式较为模糊，不能确切体现本病的特点。2000 年，在刘喜明的指导下，韩曼等对名中医专家进行访谈，有的专家认为结合中医古籍，"肥满"作为中医病名较为贴切、形象，也符合腹型肥胖的主要特征；也有的专家认为以"肥胖"命名，更有助于向患者交代病因及普及健康知识；还有少数专家认为"脾瘅"可以作为中医病名。

（一）历代医家对代谢综合征的认识

《素问》较早观察到中风等靶器官损害与过食肥甘等生活习惯有关系。如《素问》曰："凡治消瘅仆击，偏枯痿厥，气满发逆，甘肥贵人，则高粱之疾也。"

张仲景已认识到了血瘀在消渴病发展过程中的影响。如《金匮要略·惊悸吐衄下血胸满瘀血病脉证治》曰："病者如热状，烦满，口干燥而渴，其脉反无热，此为阴伏，是瘀血也，当下之。"

　　张景岳对富贵之病的不良生活习惯进行了总结。《景岳全书》:"其为病之肇端,则皆膏粱肥甘之变,酒色劳伤之过,皆富贵人病之。"

　　孙思邈提示房事不节是消渴的病因之一。《备急千金要方》说:"消之为病……盛壮之时,不自慎惜,快情纵欲……此皆由房室不节所致也。"

　　朱丹溪指出,肥白之人,沉困怠情是气虚,从而从体质及临床表现上论述了气虚在肥胖中的作用。同时他又提出内火是本病的重要因素。《养生论》云:"虚而气不能舒,郁而气不得舒,日久气滞血停,水邪泛滥,火势内灼。"

　　张子和认识到情志是不可忽视的重要致病因素。《儒门事亲》卷三中记载:"此论饮之所得,其来有五,有愤郁而得之者,有困乏而得之者,有思虑而得之者……"

　　李东垣认识到代谢综合征的病机与脾胃之气的盛衰有关。《脾胃论》曰:"脾胃俱旺,则能食而肥,脾胃俱虚,则不能食而瘦,或少食而肥,虽肥而四肢不举,盖脾实而邪气盛也。"

　　陈士铎提出,肥人多痰……乃气虚也。

　　唐宗海认为肝在代谢综合征中起到重要作用。《血证论》曰:"木之性主于疏泄,食气入胃,全赖肝木之气以疏泄之,而水谷乃化;设肝之清阳不升,则不能疏泄水谷,渗泻中满之证,在所不免。"

　　当代名医施今墨也认为消渴的重要病机是气虚。

(二)陈可冀对本病病因病机的认识

　　(1)禀赋不足,体质柔弱:《灵枢·五变》说:"五脏皆柔弱者,善病消瘅。"现代研究认为,禀赋不足是代谢综合征的内在因素。禀赋充实者,体质多壮实,禀赋不足者,体质多柔弱。禀赋不足,则气虚血少,脾虚失运,痰浊内生,脉络受阻,终致"眩晕""中风""胸痹"等。有学者认为先天禀赋不足,元气虚损,易导致代谢综合征的发生。也有学者认为先天禀赋不足、后天缺乏运动、过食厚腻、年老体弱等因素,均可导致脏腑亏损,血瘀痰浊壅阻脉络,出现本虚标实之象。陈可冀指出,《黄帝内经》将肥胖分为"膏人""脂人""肉人"3类。《灵枢·卫气失常》:"膏者,多气而皮纵缓,故能纵腹垂腴。""膏人"的特征为"纵腹垂腴""皮缓""肉不坚",类似于现代的腹型肥胖,因此可将代谢综合征患者称为"膏人"。这反映了我国传统医学对于代谢综合征患者的体质认识。

　　(2)情志失调,气机郁滞:代谢综合征的发病与精神情绪失调有关。情志失调可致使气机疏泄失调,肝胆气机阻滞;或中焦气机壅滞致使土壅木郁。"郁怒伤肝,忧思伤脾",情志失调可导致肝失疏泄,气机不畅,精津转运失常,聚而为痰浊,而致"消渴""眩晕""胸痹"等。

　　(3)久坐少动,气血不畅:脾主四肢,适度的运动能增加能量消耗,促进脾胃运化和气血运行。运动减少可影响脾的运化。《素问·宣明五气》曰："久卧伤气，久坐伤肉。"若长期少劳多逸，久坐少动，则中焦之气运行不畅，以致气滞、气逆、气郁等，不能正常散布津液和推动血气运行，以致病理产物聚集，为痰为湿。饮食精微不归正化，易化浊成脂。痰脂积于皮下，则成腹型肥胖；流注血中，则引起血脂升高，成为"血浊"；周流全身，引起代谢综合征多种异常组分的出现。

（4）饮食不节，过食肥甘：西医学认为，代谢综合征是生活方式相关性疾病，不健康的生活方式和饮食习惯是代谢综合征的主要原因。饮食方案不合理，长期饮酒厚味，肠胃积热，化燥伤液，发为消渴；或痰热湿浊，阻于脉络，上扰清窍，发为高血压眩晕等，进而导致代谢综合征。也有观点认为，古人为适应生活环境恶劣、食品缺乏的自然环境，而日渐形成了"节约基因"，将多余的脂肪储备起来，待生活富裕后，致使过多脂肪堆积，继而发生胰岛素抵抗和代谢综合征。

（三）陈可冀对本病中西医结合治疗的认识

1. 以瘀为本，以通为的　陈可冀在心血管相关疾病的治疗中，特别重视活血化瘀。他认为疏通经络，气血自然流通，从而可以发挥机体的动态平衡能力，达到阴平阳秘的状态。陈可冀把活血药物进行了分类，常用的药物如下：

（1）和血：当归、丹皮、丹参、生地、赤芍、鸡血藤。

（2）活血：川芎、蒲黄、红花、刘寄奴、五灵脂、郁金、三七、穿山甲、姜黄、益母草、泽兰。

（3）破血：大黄、水蛭、虻虫、三棱、血竭、桃仁。

陈可冀的学生统计其 277 份医案中，使用的活血化瘀药共 20 种，其中使用频次排在前 5 位的依次为赤芍、延胡索、川芎、丹参、红花，使用频率均在23% 以上；其次是生地黄、当归、牡丹皮、桃仁、牛膝、郁金，使用频率在 10% 以上；其他如益母草、王不留行、三七、鸡血藤、大黄、泽兰、鬼箭羽使用频率均在10% 以下。

代谢综合征合并高血压血瘀证应用活血化瘀药物按置信度排序依次为牛膝、赤芍、生地黄、川芎、丹参、红花。其中，赤芍味苦微寒，可清热凉血、散瘀止痛；生地黄甘苦凉，滋阴和血；牛膝苦酸性平，可补肝肾、引血下行，体现陈可冀选方用药注意照顾疾病病机的特点。

2. 重视合病并病　医学上所谓的"综合征"是指有共同病因和发病机制的一组症状，它们先后或同时发生在同一个患者身上。由于肥胖个体的代谢紊乱，每易发生胰岛素抵抗、2 型糖尿病，和 / 或血压升高，和 / 或血脂升高，和 / 或冠状动脉硬化性心脏病等靶器官损害。临床上并不是凡有代谢综合征的患者都会同时出现以上的靶器官损害,而且即使患有两种以上的靶器官损害,也要分主次。代谢综合征这些靶器官损害,陈可冀认为与《伤寒论》所说的合病、并病有相似之处。《伤寒论》在六经框架下所说的合病、并病,其病因都是伤于广义的"寒",其发病机制无非是从表到里的寒热虚实演变,从而损伤脏腑气血津液。柯韵伯解释合病、并病说"合则一时并见,并则以次相乘"。代谢综合征的诸多靶器官损害因具有血脂代谢紊乱这个共同的基础,故其靶器官损害既可一时并见,也可次相乘。因此按照合病或并病的思路去处理是一个好的思路。因此陈可冀认为可以在按照经典辨证基础上,但见是症,便用是药,通过几个不同的方子(经典方往往较小)形成合方,从而达到治疗并病或合病的目的。

3. 重视顾护正气 《灵枢·终始》说:"阴阳俱不足,补阳则阴竭……如是者,可将以甘药,不愈,可饮以至剂。"所谓至剂,就是不要用大寒大苦、大辛大燥的方药;甘药入脾经,包括甘温、甘润、甘寒,如黄芪、白术、枸杞、党参、当归、甘草、丹皮、麦冬、玉竹、石斛、生地、玄参、山药等等,这类药物大多可用来当食物充饥。这类药物大多含植物多糖,据药理研究,植物多糖具有抗菌、抗炎、调节免疫等药理效应,因此这类中药大多无毒可以在处方中多使用。代谢综合征是慢性病,长期用药更适合用这类药物。

4. 防重于治,防治结合的思路 中医强调未病先防、既病防变的原则特别适用于代谢综合征。我国患代谢综合征的人数逐年增加,而且年轻化,特别是肥胖或超重的儿童增多成了代谢综合征的庞大后备军。除了继发性肥胖外,无论是先天遗传因素还是后天获得的,肥胖或超重总是能量摄入过多和／或消耗过少。因而控制能量摄入和增加能量消耗就成了防治代谢综合征的两个重要环节。故清代医家陆九芝说:"自逸病之不讲,而世但知有劳病,不知有逸病。然而逸之为病,正不小也。"例如《灵枢·师传》就有一段精彩的论述:"黄帝曰:……且夫王公大人,血食之君,骄恣从欲,轻人而无能禁之;禁之则逆其志,顺之则加其病,便之奈何? 治之何先? 岐伯曰:人之情,莫不恶死而乐生,告之以其败,语之以其善,导之以其所便,开之以其所苦,虽有无道之人,恶有不听者乎?"陈可冀在长期临床工作中重视养生保健,特别是在心血管病的预防方面有丰富的经验。

(四) 编者经验体会

1. 交感神经过度激活与代谢综合征显著相关 多数学者认为中心性肥胖是代谢综合征的核心特征。脂肪组织不仅作为能量调节器将过剩的能量以甘油三酯的形式储存起来,还作为一种内分泌器官参与营养与免疫的调节。有研究表明,慢性炎症是引起各种代谢综合征的主要原因,目前清楚的是慢性营养过剩能引起代谢功能障碍,同时也能触发炎症反应,而炎症反应会进一步破坏代谢功能,导致更多的压力和炎症,如此恶性循环。

由于代谢综合征定义中的多个要素均与交感神经系统有关,如交感神经激活与高血压、血糖紊乱等关系极为密切,这提示交感神经过度激活在代谢综合征中有重要的作用,而多数的临床研究也证实了这一点。大量临床试验证实,代谢综合征患者存在交感神经系统的过度激活。尿液分析提示,代谢综合征患者尿 24 小时儿茶酚胺代谢产物是明显增加的。对于存在代谢综合征危险因素的患者,自主神经是明显激活的。对于代谢综合征患者,给予治疗性生活方式改变,如饮食治疗、适当体育锻炼等,可显著降低血浆儿茶酚胺水平。基于微神经检测技术的发展,最近两项独立进行的临床研究均证实,代谢综合征患者存在交感神经系统的过度激活,即使排除了高血压患者后,上述结论仍然成立。

代谢综合征的最大不良预后就是与动脉粥样硬化相关的疾病。研究发现,炎症反应与动脉粥样硬化的发生发展有关,一些炎症标志物水平升高标志着心血管病发病危险增加。Meta 分析显示,C 反应蛋白(CRP)作为一种非特异性急性时相蛋白,其水平与冠心病事件正相关。CRP 水平升高也与其他心血管病,如卒中、外周动脉疾病、心力衰竭、心房颤动、猝死以及全因死亡相关。

因此,现有研究初步认为,代谢综合征是以腹部肥胖为核心,慢性炎症及交感神经的过度激活贯穿整个疾病的始终。既然交感神经在维持高血压的过程中起到重要的作用,那么是否可以通过阻断交感神经的方法来治疗高血压呢?

Mahfoud 等纳入 50 例顽固性高血压伴或不伴糖调节受损患者,其中 37 例患者接受经导管肾动脉射频消融治疗,13 例患者为药物对照。将消融导管经股动脉途径放置于双侧肾动脉处,沿双侧肾动脉长、短轴 6 个部位以 <8W 的能量分别消融 2 分钟。结果显示:肾动脉消融组术后 1 个月、3 个月的血压分别下降 –28/–10mmHg($P<0.001$)、–32/–12mmHg($P<0.001$),而对照组仅有轻度血压降低,其 1 个月、3 个月的血压分别下降 –8/–4mmHg($P=0.192/0.15$)、–5/–3mmHg($P=0.494/0.277$)。至 3 个月时,肾动脉消融组平均空腹血糖、胰岛素水平、C- 肽水平、稳态胰岛素评价指数、糖负荷后 60 分钟及 120 分钟血糖均有显著下降,分别为 –10mg/dl($P=0.039$)、–11.5μIU/ml($P=0.006$)、–2.3ng/ml($P=0.002$)、–3.6($P=0.001$)、–9mg/dl($P=0.510$)、–27mg/dl($P=0.012$)。

尽管西医学发展迅速,但将去肾神经用于难治性高血压的这种简单地以切断神经反射为靶标的治疗,本身就不一定符合中医学的整体观。恰如在此实验发表之初就受到很多质疑,如 1 月 9 日美敦力宣布 SYMPLICITYHTN-3 研究结果,初步提示交感神经切除术(RDN)用于难治性高血压的研究达到了主要安全性终点(主要不良事件及肾动脉狭窄发生率),但未能达到主要疗效终点

（诊室血压从基线至治疗 6 个月后的变化），看来这个探索还有很多研究要做。

可见，简单地以阻断交感神经为靶标的治疗方法属于头痛医头、脚痛医脚的想法，至少目前的研究尚不足以得出有效的结论，因此我们必须回归到代谢综合征这类慢性疾病的多因素中去考虑，而不是简单地以单一环节的治疗作为靶点。从人类社会发展的过程可以看出，社会学机制在代谢综合征等慢性疾病的发展过程中起到了重要的作用。

2. 社会心理学因素在代谢综合征中具有重要地位　基于交感神经过度激活与代谢综合征的显著相关性，需要回答的问题是为何有这么多的交感神经激活，笔者认为目前生活方式（如商业时代的激烈竞争、网络时代的信息超载等）的变化是导致交感神经过度激活的重要诱发因素。随着生物 - 心理 - 社会医学模式被学界逐渐接受，研究发现 MS 与心理亦有相关性。刘蕴玲等研究显示，抑郁降低个体的胰岛素敏感性，并通过影响个体的运动、饮食增加代谢紊乱的发生率。前面已经论述了交感神经过度激活在代谢综合征中的作用，而交感神经过度激活的社会学因素也得到了较为满意的解释。

据统计，人类的知识在 19 世纪大约每隔 50 年增加 1 倍，到 20 世纪初大约每隔 30 年增加 1 倍，到了 50 年代每隔 10 年增加 1 倍，70 年代每隔 5 年增加 1 倍，20 世纪末大约每隔 3 年增加 1 倍，21 世纪初大约每年增加 1 倍。互联网数据中心（IDC）做了一项主题为"膨胀中的数字世界"的研究，对全球信息增长的状况做了一个统计，到 2006 年底，全球数字信息的总量达到 161EB（1EB 等于 10^{18} 字节），相当于已出版的书籍量的 300 万倍，而且还在不断增加。

可见信息化浪潮之下的现代人无时无刻不在其冲击之下，而我们在狩猎 - 采集社会进化来的大脑未必可以适应这样的变化。古人活动范围有限，日出而作，日落而息，其大脑接受的信息也是有限的，因此数百万年的进化过程，人类的大脑已经适应了那个时代的特征。我们知道大脑的基因进化是以万年为单位的，而信息化的浪潮却是在百年左右的时间发生的，其发生的剧烈程度可能远远超过了我们大脑的生物进化能力。

即时交流工具、微媒体、自媒体等的兴起，固然一方面让人们的交流更加顺畅，但是也造成了信息负载过大，信息证实性难以保证，而且很多人都在网络的影响下形成了明显的情绪反应，特别是伴随着手持上网设备的使用，这种情绪应激变得无时不在，成为了导致交感神经过度激活的重要社会学因素。

3. 肝为罢极之本，是我们干预代谢综合征的核心　目前的社会转型期，社会心理调节不良的情况越发多见，心理问题在疾病中的作用愈发重要。乔明琦等在国家科技部"十五"攻关项目、"973"项目资助下，于 2005—2009 年在北京、济南、福州、青岛、太原、泰安、广州等地开展多中心流行病学调查，调查患者总计约 92 010 例。结果显示单一情志致病占总情志病例数的 11.03%，

2 种或 2 种以上负性情绪共同致病占全部情志病患者的 88.97%；发现忧郁、思虑、悲伤、紧张、痛苦、担忧、焦虑 7 个负性情绪之间有内在关联，厌恶、悔恨、嫉妒、敌意、羞耻 5 种情绪常交织致病，惊吓、恐惧 2 种情绪常伴随产生，愤怒、郁怒常相互影响致病。研究验证了"多情交织共同致病"假说，并提出具体交织规律。情志病证伤肝最为多见，占总病例数的 94%。情志病患者脏腑定位依次为肝（94%）、脾（31.6%）、胃（27.3%）、心（15%）、胆（10.1%）、肾（8.7%），提示情志病脏腑定位以肝最多，脾、心、肾次之。初步提出了"多情交织共同致病首先伤肝"科学假说，丰富了情志致病理论。

基于以上论述，代谢综合征与自主神经的调节相联系，也与中医情志学有较强联系，而中医的肝脏功能与情志的关系极为密切，因此从肝论治代谢综合征已经桥梁初具，值得进一步挖掘。

广东省名中医、广东省中医院外科蔡炳勤在多年的临床实践中结合前人研究成果提出，外科术后应激，从肝论治。外科术后常见的失眠、郁证、腹胀等都是肝之应激为始动因素，肝之疏泄功能失常为基本病机，因此从肝论治，首先恢复气机的正常，从而达到脏腑阴阳气虚功能的平衡，疾病得以痊愈。

方药中先生认为，肝为罢极之本，要和"心者，生之本，神之变也"，"肺者，气之本，魄之处也"等一样，从脏器的主要生理功能方面去考虑。

"肝者，罢极之本，魂之居也。"什么是魂？《灵枢·本神》说："随神往来者谓之魂。"也就是说，魂是在神的指挥下反应最快，亦步亦趋的。因此，所谓"罢"即安静或抑制，"极"指兴奋或紧张，"罢极之本"就是魂的作用，是指在心的指挥下所表现的正常的兴奋和抑制作用，这就是临床上对于兴奋或抑制功能失调的疾病，中医多从肝治的缘故。如果方药中先生对于肝为罢极之本的这一解释是对的，那么"在心的指挥下所表现的正常的兴奋和抑制作用"的功能恰恰与交感神经/副交感神经的平衡具有良好的一致性，肝体阴而用阳的生理特性也为其"兴奋和抑制作用"提供了生理基础。

4. 我们的初步研究成果 因此我们大胆假设，进化的保守性导致人类石器时代形成的大脑尚不足以适应目前的社会生活方式的变化，因此形成了交感神经过度激活，过度激活的交感神经系统造成了慢性炎症，慢性炎症导致了神经内分泌系统的紊乱，从而使代谢综合征的不良循环得以维持和自稳定，并且进一步造成靶器官损害，危害人类的健康。

笔者以门诊患者为对象，选取代谢综合征患者 83 例，临床研究发现：代谢综合征中医证型以痰湿内阻型居多，脉差在各证型组间的大小顺序依次为痰湿内停组 > 阴阳两虚组 > 瘀血内停组 > 气阴两虚组，其中痰湿内停组与气阴两虚组相比具有显著性差异（$P<0.01$）。结论：痰湿内阻型在代谢综合征中较为常见，脉差在痰湿内阻组高于其余各证型组，提示痰湿内阻型代谢综合征患

者动脉僵硬程度比其余证型组更加严重。

在此基础上,笔者研究了肝 X 受体(LXRs)在代谢综合征(MS)大鼠模型中的表达及柴胡疏肝散的干预作用。采用高脂饲料喂养自发性高血压大鼠造成 MS 模型,将 12 只 MS 模型大鼠随机分为 MS 组和中药 1 组各 6 只。另选 MS 造模成功的大鼠采用束缚刺激造成 MS 肝气郁结证模型,将 16 只 MS 肝气郁结证造模成功大鼠随机分为 MS 肝气郁结组和中药 2 组各 8 只。MS 组和 MS 肝气郁结证组给予生理盐水灌胃,中药 1 组和中药 2 组给予柴胡疏肝散灌胃,各组造模结束后大鼠均按 1ml/100g 灌胃,每日 1 次,连续 3 周。检测各组大鼠空腹血糖、血脂[包括甘油三酯(TG)、总胆固醇(TC)、低密度脂蛋白胆固醇(LDL-C)、高密度脂蛋白胆固醇(HDL-C)];并开腹取大鼠的肝组织,行免疫组织化学染色,光镜下观察大鼠肝组织中 LXRs 的表达情况。结果 MS 组与中药 1 组比较,空腹血糖、TG、TC、HDL-C 差异有统计学意义($P<0.05$);MS 肝气郁结组与中药 2 组比较,空腹血糖、TG、TC、HDL-C 差异有统计学意义($P<0.05$)。MS 组、MS 肝气郁结证组肝免疫组化染色均计 9 分为强阳性(+++),中药 1 组计 2 分为弱阳性(+),中药 2 组计 3 分为弱阳性(+)。结论:MS 大鼠肝组织存在 LXRs 的高表达,柴胡疏肝散可降低 MS 模型大鼠 LXRs 的表达,其可能是治疗 MS 的机制之一。

笔者在临床中初步发现肝在代谢综合征中具有重要意义。肝为罢极之本,是指在心的指挥下所表现的正常的兴奋和抑制作用,而代谢综合征是一个多因素致病的结果,在社会 - 心理 - 生物医学模式的视角下我们不难发现神经心理应激具有重要的意义,而对于神经心理干预的单一手段者往往是疗效有限的,因此如果充分发挥中医在整体观念方面的优势,以肝为罢极之本为切入点,充分吸收已有的研究成果,在代谢综合征的中医治疗方面将形成一个新的思路。

【典型案例分析】

患者,男,19 岁,发现高血压 1 年。因高考体检发现高血压,此后多次测压在 150~160/90~95mmHg 水平。患者肥胖(BMI30),血脂升高,低密度脂蛋白 4.2mmol/L。因患者年轻,外院建议患者先吃中药,不用降压药物,因此来诊。

刻诊:肥胖,无头晕头痛,无心悸胸闷等,无失眠,胃口好,无口干,大便平时偏干。出汗不多,平时无畏寒。舌淡白,苔黄白腻。

患者年轻,且无明显不适,在辨证上存在一定的困难。

当时思路:患者年轻,无头晕心悸等常见高血压的症状,总体考虑属于实证;睡眠也好,无明显情绪性因素;肥胖,大便稍干,舌苔黄白腻,辨证为痰热。

处方:海藻 10g,盐山萸肉 15g,牛膝 15g,地龙 10g,麦冬 15g,黄芩 10g,醋龟甲(先煎)15g,生地黄 10g,夏枯草 10g,皂角刺 10g,大黄 5g。每日 1 剂,7 剂。

二诊：血压改善，多次测量维持在 140/90mmHg 左右。此后以此方稍加减，血压可控制在 130/80mmHg 左右。

患者上学，每日煎煮中药不便，因此改为颗粒剂，每周服用 1~2 次，维持治疗，血压达标。

（陈全福）

参考文献

1. Adrian J Cameron，Jonathan E Shaw，Paul Z Zimmet. The metabolic syndrome：prevalence in worldwide populations［J］. Endocrinol Metab Clin North Am，2004，33（2）：351-375.

2. Earl S Ford，Wayne H Giles，Ali H Mokdad. Increasing prevalence of the metabolic syndrome among U.S. adults［J］. Diabetes Care，2004，27（10）：2444-2449.

3. 张蓉. 代谢综合征的流行病学研究进展［J］. 江西医药，2011，46（1）：78-80.

4. 彭潇，马依彤，杨毅宁，等. 新疆伊犁地区哈萨克族人群代谢综合征及外周动脉疾病的相关性研究［J］. 中华全科医师杂志，2011，10（3）：178-182.

5. 蒋跃绒，谢元华，张京春，等. 陈可冀治疗心血管疾病血瘀证用药规律数据挖掘［J］. 中医杂志，2015，56（3）：376-378.

6. Scott M Grundy. Metabolic syndrome pandemic［J］. Arterioscler Thromb Vasc Biol，2008，28（4）：629-636.

7. Erin E Kershaw，Jeffrey S Flier. Adipose tissue as an endocrine organ［J］. J Clin Endocrinol Metab，2004，89（6）：2548-2556.

8. Brunner EJ，Hemingway H，Walker BR，et al. Adrenocortical，autonomic，and inflammatory causes of the metabolic syndrome：nested case-control study［J］. Circulation，2002，106（21）：2659-2665.

9. Straznicky NE，Lambert EA，Lambert GW，et al. Effects of dietary weight loss on sympathetic activity and cardiac risk factors associated with the metabolic syndrome［J］. J Clin Endocrinol Metab，2005，90（11）：5998-6005.

10. Huggett RJ，Burns J，Mackintosh AF，et al. Sympathetic neural activation in nondiabetic metabolic syndrome and its further augmentation by hypertension［J］. Hypertension，2004，44（6）：847-852.

11. Grassi G，Dell' Oro R，Quarti-Trevano F，et al. Neuroadrenergic and reflex abnormalities in patients with metabolic syndrome［J］. Diabetologia，2005，48（7）：1359-1365.

12. 中华医学会心血管病学分会，中华心血管病杂志编辑委员会，中国医师协会循证专业委员会，等. 无症状成年人心血管病危险评估中国专家共识［J］. 中华心血管病杂志，2013，41（10）：820-825.

13. Mahfoud F,Schlaich M,Kindermann I,et al. Effect of renal sympathetic denervation on glucose metabolism in patients with resistant hypertension[J]. Circulation,2011,123(18):1940-1946.

14. 刘蕴玲,陈少华,杨华杰.抑郁情绪对2型糖尿病患者胰岛素敏感性的影响[J].山东精神医学,2005,18(1):14-15.

15. 陈志强,谭志健.蔡炳勤外科学术经验集[M].北京:中国中医药出版社,2013.

16. 方药中.方药中论医集[M].北京:人民卫生出版社,2007.

17. 孟丽琴,陈伯钧,冯靖禧,等.代谢综合征不同中医证型与脉差的关系[J].辽宁中医杂志,2009,36(5):742-743.

18. 夏晓莉,罗思聪,刘淑玲,等.柴胡疏肝散对代谢综合征大鼠肝X受体的影响[J].中医杂志,2013,16(8):1404-1406.

十二、脑　梗　死

脑梗死(cerebral infarction)又称为缺血性脑卒中(cerebral ischemic stroke),是指因脑部血液循环障碍,缺血、缺氧所致的局限性脑组织的缺血性坏死或软化。脑梗死是高发病率、死亡率及致残率的疾病,在世界范围内是仅次于冠心病和癌症的第三位死亡原因,而在中国,脑卒中已于近年跃升为我国居民的首位死因。该病女性发病率为170/10万,男性为212/10万,复发率为21.8%~12.9%。国内缺乏大型的调查,多为单一省市或若干省份的数据,其数据显示我国脑梗死发病率大约为(91.3~263.1)/10万,年平均发病率为145.5/10万,复发率为8.47%。高发病率的脑卒中导致的残疾为全球带来了巨大的医疗资源投入和经济负担,尤其是处人口老龄化加速的中国,脑卒中的防治是疾病防治工作的重中之重。

(一)历代医家对本病病因病机的认识

1. 病名溯源　急性脑血管意外起病急骤,症状不一,或口角歪斜,或偏身瘫痪麻木,或晕厥,骤然"如矢石之中的,若暴风之疾速",故古人取类比象,将以猝然昏仆、不省人事、半身不遂、口眼㖞斜、语言不利为主症的病证命名为中风,又名卒中,而脑梗死即涵括在该概念之内。古代医家据症识病,因此历代各医家从病因、各病程阶段的症状提出不同的描述。

对于该病的描述最早见于《黄帝内经》,有名之"偏枯",如《灵枢·刺节真邪》云:"虚邪偏客于身半,其入深,内居荣卫,荣卫稍衰,则真气去,邪气独留,发为偏枯。"有名之"薄厥",如《素问·生气通天论》云:"阳气者,大怒则形气绝,而血菀于上,使人薄厥。"有名之为喑痱,如《灵枢·热病》曰:"痱之为病也,身无痛者,四肢不收,智乱不甚,其言微知,可治,甚则不能言,不可治也。"其他有"大厥"(《素问·调经论》)、"煎厥"(《素问·生气通天论》)、"大风"(《灵枢·刺节真邪》)、"击仆"(《灵枢·九宫八风》)、"暴厥"(《素问·大奇论》)之称。

汉代张仲景首先提出"中风"的病名。《金匮要略》曰:"夫风之为病,当半身不遂,或但臂不遂者,此为痹,脉微而数,中风使然。"并指出中风在络在经、在腑在脏病状之不同,开创了因中风邪气深浅及病情轻重进行辨证的方法。至隋唐时期及以下,对于该病的诊断基本达成共识,多使用"中风"这一病名,如《古今录验》《外台秘要》《备急千金要方》,同时沿用前人所用的"风痱""偏枯"等名称,并且细化了中风的诊断,丰富了其内涵,如《诸病源候论》将"风偏枯""风癔""风痱""风口噤"等情形均归入中风范畴。金元以后,"内风"学说兴盛,朱丹溪在总结刘完素、李东垣、朱彦修三人见解后提出"类中风""真中风"的概念,"殊不知因于风者,真中风也;因于火,因于气,因于湿者,类中风而非中风也"。明代楼英提出了"卒中"作病名(《医学纲目》),李中梓则根据中风后的两大类不同表现,以"闭""脱"而名,并提出"先兆中风"之名。张景岳提出"非风"学说,"非风一证,实时人所谓中风证也。此证多见卒倒,卒倒多由昏愦,本皆内伤积损颓败而然,原非外感风寒所致"(《景岳全书·杂证谟·非风》)。清代王清任提出"内中风"的观点。至近代张锡纯结合西学,则提出"脑充血"和"脑贫血"的病名。

2. 病因病机分析

(1) 外感风邪:隋唐以前多宗外风之说,外风趁虚中人,真气去而邪气独居而发为中风。此说《内经》论之最详。《灵枢·刺节真邪》云:"虚邪偏客于身半,其入深,内居荣卫,荣卫稍衰,则真气去,邪气独留,发为偏枯。"同时也指出饮食起居、情志皆可致使脏腑失和、气血失调,而病中风。张仲景于《金匮要略·中风历节病脉证并治》中揭示中风之核心病机为"络脉空虚,贼邪不泻",并细论风中经络脏腑之异状。其后隋唐之巢元方、孙思邈等仍沿袭外风之说。而金元以后,随着内伤积损等认识的丰富,对内因更为重视,有将外风作为诱因倾向。明代虞抟在《医学正传·中风》中谓:"夫中风之证,盖因先伤于内而后感于外之候也……若无外邪侵侮,则因气、因火、因湿,各自为他证,岂有歪僻、瘫痪、暴仆、暴喑之候乎?"

(2) 内风:唐宋以后,尤其金元时期,内风之说大盛。内风来源多端,主风者在肝,主要为肝阳上亢,肝风内动,其理论之源流可于《内经》中窥见一二。《素问·脉解》曰:"肝气当治而未得,故善怒,善怒者,名曰煎厥。"金元之后对中风的研究逐渐丰富,认识不断深入,刘完素、李东垣、朱丹溪等各从火、虚、痰生风的角度,阐述中风机理。至叶天士时揭示中风缘自肝肾精血亏损,水不涵木而致肝阳鸱张,虚风内动,气血上逆而发为中风,并提出"内风,乃身中阳气之变动"(《临证指南医案》)的见解。近代三张(张伯龙、张山雷、张锡纯)总结前人经验,并结合西医学知识认为中风的发生主要是由于肝阳化风,气血并逆,直冲犯脑所致。如张伯龙认为"由木火内动,肝风上扬,以致血并走于上,冲激前后脑筋"所致,"其虚者,则真水不充,不能涵木,肝阳内动,生风上扬,激犯脑经"。

(3)火邪:金元"火热派"代表刘完素认为中风缘由将息失调,心火暴甚,或情志过极化火所致。《素问玄机原病式·六气为病·火类》云:"由于将息失宜而心火暴甚,肾水虚衰不能制之,则阴虚阳实而热气怫郁,心神昏冒,筋骨不用而卒倒无所知也。多因喜怒思悲恐之五志有所过极而卒中者,由五志过极,皆为热甚故也。"提出热甚动风的观点。虽论火邪致病,多数医家并非认为独火邪可致中风,多持风火、痰热观点。如缪希雍《先醒斋医学广笔记·中风》谓:"若大江以南之东西两浙、七闽……多湿热之气,质多柔脆,往往多热多痰。真阴既亏,内热弥甚,煎熬津液,凝结为痰,壅塞气道,不得通利,热极生风,亦致猝然僵仆类中风证。"

(4)痰邪:历代对于中风从痰论治为数不鲜,认为痰浊闭阻神窍为发病之机。早在《黄帝内经》时期便从饮食习惯角度认为"凡治仆击偏枯……肥贵人,则高粱之疾也"(《素问·通评虚实论》),因"数食甘美而多肥也"(《素问·奇病论》),故脾失健运,痰湿内生,或痰郁生火,或致气滞血瘀,外加风邪,风火痰瘀上扰清窍,卒发此病。元代朱丹溪明确主张痰邪致病,认为"中风大率主血虚有痰,治痰为先……半身不遂,大率多痰……""东南之人多是湿土生痰,痰生热,热生风也",开中风治痰之风,方用二陈汤,后世思路逐渐开阔,而有涤痰汤、至宝丹、苏合香丸及圣济白矾散等涌吐痰涎方。至清时,日本医家丹波元坚则概括:"中风之证,卒然晕倒,昏不知人,或痰涎壅盛,咽喉作声,或口眼㖞斜,手足瘫痪,或半身不遂,或舌强不语……昏乱晕倒,皆痰为之也"(《杂病广要》)。

(5)虚证:虽中风致病因素历代认识有所发展丰富,但内虚之因则贯穿始终,为本虚标实之病。《灵枢·九宫八风》曰:"其有三虚而偏中于邪风,则为击仆偏枯矣。"《素问·脉解》亦谓:"内夺而厥,则为喑痱,此肾虚也。"张仲景于《金匮要略·中风历节病脉证并治》中指出中风之虚在于"络脉空虚"。隋代巢元方则认为是"血气偏虚,则腠理开,受于风湿"(《诸病源候论》)。金元时李东垣力主气虚致中风之说,曰:"中风者,非外来风邪,乃本气病也。凡人年逾四旬气衰者,多有此疾,壮岁之际无有也,若肥盛则间有之,亦形盛气衰如此。"(《医学发明·中风有三》)而朱丹溪则认为"中风大率主血虚"(《丹溪心法·中风》)。明清时期,医家主张阴虚阳亢之说。如《景岳全书》云:"人于中年之后,多有此证,其衰可知……根本衰则人必病……所谓根本者,即真阴也。"叶天士同样认为中风乃肝肾阴虚,肝阳上亢所致。如《临证指南医案》:"凡肾液虚耗,肝风鸱张,身肢麻木,内风暗袭,多有痱中之累……肾虚液少,肝风内动,为病偏枯,非外来之邪。"清代郑钦安于《医法圆通》中提出自己的阳虚致病的见解,谓"风由外入,痰因内成,总缘其人素禀阳虚"。

（6）血瘀:瘀血阻滞经络,发为中风的理论基础可溯源至《黄帝内经》。《素问·生气通天论》云:"大怒则形气绝,而血菀于上,使人薄厥。"朱丹溪主中风多痰,亦指出瘀血致病的一面。《丹溪心法·中风》曰:"半身不遂,大率多痰,在左属死血瘀血,在右属痰有热并气虚。"并言:"初得之,即当顺气,及日久,即当活血。"明代楼英《医学纲目》则明确提出:"中风皆因脉道不利,气血闭塞也。"其后之王纶承前人之说,亦谓"古人论中风、偏枯、麻木、酸痛、不举诸症,以血虚、死血、痰饮为言,是论其致病之根源"。至清代王清任认识更为深入,在《医林改错》中指出中风半身不遂、偏身麻木是由气虚血瘀而成,深入阐述了气虚与血瘀的关系,制定了以补阳还五汤为代表方剂的益气活血治法。

（二）陈可冀对本病中西医结合治疗的认识

1. 中西合参,取长补短　对于脑梗死的治疗,陈可冀首先认为需要中西合参,取长补短。在临床中,中西医结合往往可以取两家之长,也可以此之长,消彼之短。在治疗诸如脑血管疾病这样难治的疾病上,尤其更应注意中西合参,既能提高疗效,又能减少或减轻副作用的发生。

2. 病证结合　陈可冀临床上主张病证统一,以病统证。辨证在于整体把握阴阳寒热虚实,重视病机;辨病在于结合现代病理生理,重视微观对辨证治疗的指导意义。

（1）辨病:缺血性中风与冠心病等血栓性疾病的共同病理基础是斑块破溃或裂隙、血栓形成致组织缺血、缺氧。陈可冀从中医的角度出发,认为动脉粥样硬化为本虚标实证,本虚主要为气虚,标实主要为痰瘀毒,进而提出"毒、瘀致易损斑块"的观点。辨治方面,于自拟"愈梗通瘀汤"中加入加地龙 12g、蜈蚣 1~2 条。

（2）辨证:中风的病因病机主要为脉络痹阻,气血痹阻,甚则阻塞不通。故在急性期首先宜活血化瘀疏通脉络,在恢复期再治本。早期重在通,选活血化瘀方剂。陈可冀化瘀之方宗王清任之法,多采用血府逐瘀汤,或冠心Ⅱ号方（川芎、丹参、红花、赤芍、降香）。在运用活血化瘀法时,陈可冀重视辨气虚气滞、虚实寒热、瘀滞轻重等原则。对于风气甚者,合祛风方剂如大秦艽汤;痰涎壅盛者,合温胆汤之类等;大热动风,则选羚羊钩藤汤;瘀热腹实,则加泻热活血药或用桃核承气汤,配合静脉使用活血Ⅱ号注射液及川芎嗪注射液。后期则用注重补虚,用补阳还五汤,黄芪用量从小量开始,血压偏高者用量宜小,血压偏低者用量宜大,视其阴伤、痰湿情况酌加养阴及火浊之品,其中广郁金、建菖蒲为陈可冀治疗中风后遗症之言语不利的对药。全程视病情佐加地龙、蜈蚣、全蝎、䗪虫等虫类药搜剔络邪,或单用虫类药水粉剂或水剂,每次约为生药量 3g,每日 9g 左右。

3. 从"瘀"论治　缺血性脑卒中不但要重视风、火、痰、虚的因素,更要重视"瘀"。中风的病机在于风中血脉,气血逆乱。陈可冀发现临床上该病患者多舌质紫暗或有瘀斑,认为此皆因病变在血脉,感觉和身体动作失灵也是脉络阻塞所致,所以治疗强调"通"法,重视活血化瘀,而且应化瘀不动血,止血不留瘀,方为正途。陈可冀结合各种血瘀证的病因、病性、病程、病势之不同,提出"十瘀论"的创说:慢瘀、急瘀、热瘀、寒瘀、虚瘀、实瘀、老瘀、伤瘀、浅瘀、毒瘀。中风急症多属急瘀,暴症多瘀。

4. 加强非药物治疗的应用,注重早期康复意识　陈可冀认为针药并用可以明显地提高临床疗效,降低本病的致残率。按摩作为另一种非药物治疗手段,在脑血管疾病早期的功能锻炼上,尤其是在被动的功能锻炼和恢复期降低肌张力上,所起的作用,也是不容忽视的。它们可以起到药物治疗所达不到的作用。药物与非药物治疗两者配合,内、外兼施,相得益彰,可以缩短患者的康复周期,减少后遗症的发生而提高临床疗效。

(三) 编者经验体会

1. 血瘀证贯穿脑梗死的全期,但不同病程阶段有其特点　一般认为,风、火、痰、瘀、虚是脑梗死常见的证候要素。与风、火、虚等证候要素相比,血瘀证基本贯穿了脑梗死的全期,因此活血祛瘀通络治疗应该贯穿脑梗死治疗的始终。

但需要认识到的是在脑梗死的不同病程阶段,其血瘀证各具特点。

在急性期,多数患者均为痰瘀共患;脑梗死时,脑脉痹阻,脑脉气血郁积,瘀血阻滞,导致清阳之气不得舒展,可使津液渗泄,为痰为饮,形成痰瘀共患的特点;此外,部分患者为先有伏痰存在,而痰瘀共患的情况更为突出,此时治疗上应该在活血祛瘀的同时,兼以涤痰。在急性期,部分患者还可兼有火热证,尤其是其中的危重患者,可热入营血,出现神昏谵语、发热、舌绛等表现,此时治疗上当以清热凉营、活血祛瘀为法。

在恢复期,此时的特点多为血瘀仍存,而本气虚衰。病后正气虚衰,又有气虚、血虚、阴虚、阳虚的不同,其中以气虚血瘀证最为常见。部分遗留肢体麻木的患者,单用活血化瘀往往效果不佳,必须佐以益气治疗,待气充而血自行。

2. 要注重辨识血瘀证的病因　瘀血产生的病因各异,有因气虚者,有因气滞者,又有因寒凝者,临证需详加辨识,才能切中病机,而不是一概单纯使用活血祛瘀法。如不少老年患者为气虚血行迟滞而致瘀,随着年龄增加,正气虚衰,或者存在高血压、2 型糖尿病等基础疾病,导致气耗血伤。气为血之帅,气虚则帅血无力而为瘀,瘀血闭阻脑脉发为本病,治宜益气活血。气为阳,气虚日久可见寒象,寒则血凝,故可见寒凝血瘀而发为本病者。部分患者为现有伏痰在里,痰浊内阻,而致血行迟缓,久而瘀血形成,内闭脑脉。总之,临床上应注重探寻脑梗死血瘀证产生的病因,做到对因治疗。

3. 治疗血瘀证要注意中西医结合 急性脑梗死已经有了较为成熟的西医学治疗方案,主要包括抗血小板聚集及他汀类药物,在时间窗内还可进行溶栓治疗,或者通过介入手术治疗开通血管,可取得较好的效果。由于西医学采用的抗血小板聚集治疗,可归属为中医学活血祛瘀治疗的范畴中,因此在应用活血化瘀治疗时需要考虑到这些西医学药物对中医药的影响。对于部分患者,如合并存在消化道溃疡或者其他高危出血风险时,往往多因气虚无力统血而致动血、血溢脉外,导致出血的并发症,此时治疗上应该以益气摄血为主,而不应拘泥于一般的活血化瘀治疗。总之,治疗血瘀证要注意中西医结合,各取其长,扬长避短。

4. 治疗重症脑梗死要注意通腑法的应用 对于脑梗死的重症患者而言,往往存在腑气不通的情况,患者表现为昏迷,喘促,喉间痰鸣,大便不通,舌苔厚腻等。肝为起病之源,而胃为传病之所,木横土衰或气虚血瘀,可导致脾胃运化传导失职,糟粕内停,形成腑气不通证。此时采用通腑法,可直折肝气之暴逆,同时引血下行,使郁积于清窍的气血得以下行,对于促进患者苏醒,改善喉间痰鸣等症状均有很好的效果。在应用时,可视情况选择大承气汤、小承气汤等方剂,注意根据病情轻重给予不同剂量,以使大便得下、每日 2~3 次为宜。

【**典型案例分析**】

李某,女,64 岁,入院日期 2015 年 3 月 12 日。

主诉:头晕、左侧肢体乏力 1 天。

现病史:患者于 11 日 7 点晨起后开始出现头晕,无旋转感,无恶心呕吐。约 9 点开始出现左侧肢体乏力,但尚可行走,患者未予重视,于家中休息。其后肢体乏力加重,不能站立及行走,至下午 18 点被送至我院急诊。入急诊时患者头晕,左侧肢体偏瘫,测血压 208/114mmHg,左侧肢体肌力 3 级,左侧巴氏征阳性。急查血常规、生化等相关检查未见明显异常;急查头颅 CT 提示双侧基底节、半卵圆中心多发腔隙性脑梗死;完善头颅 MR 提示右侧基底节区急性脑梗死,多发脑动脉硬化,其中右侧大脑中动脉远端重度狭窄。考虑已超过溶栓时间窗,急诊予抗血小板聚集等治疗后收入病房。

入院症见:患者神清,形体肥胖,面色偏红,易急躁,诉头晕、头胀,无旋转感,无头痛,无恶心欲呕,左侧肢体乏力,无肢体麻木,无胸闷心慌,无发热,纳可,眠欠佳,小便可,大便未解。

既往史:高血压病史 10 余年,平素服用苯磺酸氨氯地平 5mg、每日 1 次控制血压,但近期血压控制情况不详,否认其余病史。

入院查体:T 36.7℃,P 102 次 /min,R 20 次 /min,BP 186/98mmHg;一般体格检查未见明显异常。神经系统检查:神志清楚,脑神经检查未见明显异常,四肢肌张力正常,左侧肢体肌力 3⁻ 级,右侧肢体肌力正常,左侧肢体腱反射减弱,左侧巴氏征阳性,脑膜刺激征阴性。舌暗,舌下脉络迂曲,苔薄黄,脉弦数有力。

入院诊断:

中医:中风 - 中经络(肝阳暴亢,痰瘀阻络)。

西医:急性脑梗死(定位:右侧大脑半球;定性:血栓形成);高血压 3 级(很高危组)。

诊治过程:入院后西医给予阿司匹林、氯吡格雷口服联合抗血小板聚集,予阿托伐他汀口服降脂、稳定斑块。

中医方面,四诊合参,辨证考虑为风阳上扰、痰瘀阻络,治疗上以急则治其标为则,以清热平肝息风、涤痰祛瘀通络为法,采用综合中医药干预手段。中成药方面,予川芎嗪注射液静脉滴注活血祛瘀,并予通腑醒神胶囊(广东省中医院院内制剂)口服通腑泻浊,中药汤剂以天麻钩藤饮合星蒌承气汤加减。拟方:天麻 15g,钩藤 15g,牛膝 20g,黄芩 10g,夏枯草 15g,赤芍 10g,白芍 10g,大黄 10g(后下),芒硝 6g(冲服),全瓜蒌 30g,胆南星 10g。上药加水煎成 300ml,分 3 次服用,每日 1 剂,共 2 剂。此外,配合中医外治法,针刺内关、三阴交、极泉、尺泽、委中。

二诊(入院第 3 天):经治疗后当天解臭秽大便 3 次,头晕即较前明显缓解,诉较前清爽,刻下患者神清,左侧肢体乏力大致同前,眠尚可,大便昨日仍 3 次,舌暗,舌下脉络迂曲,苔薄,脉弦。考虑患者大便已通,前方去星蒌承气汤,合以桃红四物汤加减。拟方:天麻 15g,钩藤 15g,牛膝 20g,夏枯草 15g,桃仁 15g,红花 10g,当归 10g,生地 10g,赤芍 10g,白芍 10g,川芎 10g,全蝎 10g。上药加水煎成 300ml,分 3 次服用,每日 1 剂,共 2 剂。大便已通,停用通腑醒神胶囊,维持其余针刺、中成药针剂治疗。

三诊(入院第 5 天):经治疗后病情稳定,肢体乏力较前恢复,查体左侧肢体肌力 4 级,但自觉困倦,纳一般,睡眠情况反复,大便基本正常,舌暗,苔薄,脉滑。考虑存在气虚,中药汤剂改以补阳还五汤加减。拟方:北芪 30g,当归 10g,赤芍 15g,川芎 10g,桃仁 15g,红花 10g,地龙 10g,石菖蒲 15g,远志 10g,甘草 6g。上药加水煎成 300ml,分 3 次服用,每日 1 剂,共 2 剂。

经治疗后肢体乏力情况继续好转,入院 7 天后患者病情稳定,予以出院,门诊随诊治疗。

(谢东平)

参考文献

1. 陈可冀.活血化瘀研究与临床[M].北京:北京医科大学中国协和医科大学联合出版社,
　　1993:239-241.
2. 宋军,陈可冀.提高中西医结合治疗脑血管病疗效的途径与方法刍议[J].中国中西医结
　　合杂志,1994,14(6):367-369.
3. 付长庚,刘龙涛,史大卓.现代活血化瘀学派的形成及特点[J].北京中医药,2017,36(8):
　　675-678.
4. 蒋跃绒,陈可冀.川芎嗪的心脑血管药理作用及临床应用研究进展[J].中国中西医结合
　　杂志,2013,33(5):707-711.

十三、中风辨证基础及活血化瘀中药的应用机制

　　"中风"在中医古籍中亦称之为"薄厥""仆击""痱风""偏枯""偏风"等。《灵枢·五乱》曰:"乱于头,则为厥逆,头重眩仆。"《素问·调经论》曰:"血之与气,并走于上,则为大厥。"唐宋以前,医家宗《黄帝内经》《金匮要略》之旨,多认为"中风"乃外来之风邪所致。一直到金元时期,各医家医派分别提出不同的意见,形成"风、火、痰、瘀"之说。

(一)流行病学研究

　　"中风"属西医脑血管意外的范畴,近年来由于人口的老龄化及人们生活水平的提高,脑血管病的发病率呈逐年上升的趋势。中国作为人口最多的国家,每年在脑血管病治疗及康复方面的支出都是一笔天文数字。由于其具有发病率高、复发率高、死亡率高、致残率高的"四高"特点,已经成了人类死亡的常见原因之一,而存活者中有 50%~70% 的人会留下肢体偏瘫、失语等后遗症而严重影响生活质量,给家庭和社会造成沉重的负担。最近的流行病学研究指出,缺血性中风占全部类型中风患者的比例高达 86%,因此,如何开展对缺血性中风的预防、治疗及康复成为医学界的重要课题之一。

(二)中医对缺血性中风的认识

　　中医学原本并无"缺血性中风"及"出血性中风"之说,直至晚清时期,随着西方医学观点对中医理论的影响日益深入,张锡纯结合西方医学观点,首次提出了脑充血及脑贫血的概念,对后世医家影响深远而形成了现在的脑出血及脑梗死的区别。现代医家对缺血性中风的病因病机大致从以下几个角度进行阐述:

1. 风邪致病 风,善行数变,诸风掉眩,上先受之,这是中医对其特点的总结。故《素问·风论》云:"风之伤人也……或为偏枯,或为风也,其病各异,其名不同。"而引起中风的"风",有外伤于风的外伤,也有因内伤、情志等所生的内风。

2. 火毒论 对于火毒致中风的观点,药王孙思邈最早提出"中风多由热起";刘完素指出"所以中风瘫痪者,非谓肝木之风实甚而卒中也,亦非外中于风尔,由于将息失宜而心火暴甚,肾水虚衰不能制之,则阴虚阳实而热气拂郁,心神昏冒,筋骨不用而卒倒无所知也"。这一描述清楚地解释了火毒致中风的机理。

3. 痰浊上扰 《杂病广要》云:"中风之证,卒然晕倒,昏不知人,或痰涎壅盛,咽喉作声,或口眼㖞斜,手足瘫痪,或半身不遂,或舌强不语……昏乱晕倒,皆痰为之也。"中风症见突然昏仆、半身不遂、口舌歪斜、言语謇涩、偏身麻木等,这些症状均与痰邪密切相关。

(三)陈可冀与"血瘀论"

部分医家认为,凡心脑血管疾病皆属血瘀所致,系气血运行受阻、瘀血阻滞致血行不畅而成。胸痹、中风等病机均可纳入此范畴,治则为活血、祛瘀、通脉为主。清代王清任指出"百病不离乎气,不离乎血",认为血瘀乃百病之因,活血化瘀之方可治百疾。

血瘀证,是指血液运行不畅,血流瘀滞,或血溢脉外停蓄于体内而引起的证候。《黄帝内经》中已有"血脉凝泣""脉不通""恶血""凝血"等描述,《金匮要略》立"瘀血"的病名。此后,历代医家对血瘀证均有一定的认识和描述。作为中医临床尤其是心脑血管疾病的常见证候之一,血瘀证及活血化瘀的研究一直是中医学研究中最为活跃的领域。而其中以陈可冀为首的科研团队最有代表性,在进行了大量有关血瘀证的理论、基础与临床研究后,基本阐明了血瘀证的科学性质,包括血液性状改变,微循环障碍,组织异常增生,炎症及免疫功能紊乱等内容。阐述血瘀证的本质,最终建立血瘀证诊断标准,有助于规范血瘀证的中医临床诊疗工作,打破传统的个人经验式诊疗,从而有助于促进中医的规范化和客观化,推进中西医结合及中医走向世界。

陈可冀根据血瘀的病机提出了"十瘀论",包括慢、急、寒、热、虚、实、老、伤、潜、毒10类瘀血类型。其中,慢瘀,指久病入络而为瘀;急瘀,指急症多瘀;寒瘀,指寒凝致瘀;热瘀,指温热病重症多瘀;虚瘀,指因气血阴阳亏虚所致的血瘀;实瘀,指因气滞、痰浊等实邪所致的血瘀;老瘀,指老年患者、衰老性疾病多瘀;伤瘀,指跌打损伤等创伤外症多瘀;潜瘀,指舌紫暗而临床无症状者,或临床症状与体征不明显而表现为高黏血症或高凝血功能状态者;毒瘀,指因毒致瘀,或瘀久酿毒,或瘀从化为毒导致的毒邪与瘀互结。

陈可冀的临床用药特色在于辨证方中,如三七、天麻、菊花、杜仲、钩藤等。

在中风的治疗上,陈可冀提出中风的主要病机在于中血脉。无论缺血性或出血性中风,均是中血脉之因,用药也常用疏通血脉之剂。陈可冀研究的川芎嗪注射液,已为各医院广泛应用;临证酌加涤痰、祛风、清热、通腑之品,配合静脉用药,对抢救中风急症疗效很好。

陈可冀从事临床实践多年,致力于中西医结合的基础与临床研究,具有丰富的经验。他的血瘀证辨证方法不仅适用于血瘀证的临床辨治,其中包含的学术思想如病证结合、以病统证等,也适用于其他疾病的临床辨治,对中医的传承与发展具有重要的意义。

(四)中药复方的研究

现代研究在针对缺血性中风的中药作用机制方面,已颇有建树,其中补阳还五汤应用于气虚血瘀型的急性中风及中风后遗症方面是较为广泛的。有研究显示,补阳还五汤可通过抑制血管内斑块的炎症反应及基质金属蛋白酶表达,从而改善大脑缺血缺氧及神经缺损的情况。柯锋等将补阳还五汤在临床上应用于气虚血瘀型缺血性中风患者中,发现其能达到清除氧自由基,降低脂质过氧化反应的效果,从而减少缺血缺氧对脑组织的损害。

有研究对通窍活血汤治疗瘀阻脑络型缺血性中风患者相关指标作出统计,发现在加服通窍活血汤的患者中,其血液流变学指标改善程度及 NIHSS 评分改善程度均较单纯使用西医治疗的对照组更有优势。

(五)中药单味的研究

临床上应用于缺血性中风的中药是通过多方面起效的,不但有预防脑缺血发生的作用,对脑动脉供血不足也有重大意义。应用于治疗缺血性中风的中药多属活血化瘀药范畴,以红花、桃仁、川芎等为代表。

其中,川芎在活血的同时兼有行气之效。有报道以低分子右旋糖酐为对照,观察了 130 余例患者,结果显示,川芎组较低分子右旋糖酐组的有效率高出近 18%。川芎嗪是在川芎中提取出的有效成分,早在 1989 年即有专家对其做了深入研究,发现川芎嗪能通过血脑屏障进入大脑。这便不难理解此药治疗缺血性中风患者的效果。有研究发现,川芎嗪还能够升高血液中一氧化氮(NO)的平均水平,而 NO 在急性脑血管意外中起着重要的作用,且急性脑梗死患者病情越重,NO 的血浆含量越低。

赤芍可通过减少钠离子通道数目等作用机制,抑制海马回 CA1 神经元的钠离子流,改善脑缺血损伤。红花可抑制血小板聚集,扩张血管,降低血浆黏稠度及毛细血管通透性,减少炎性渗出,改善微循环,抑制神经细胞凋亡,保护神经元。

（六）总结

血瘀型缺血性中风患者通常合并气虚、痰浊等兼证，故中医施治须辨证而行，须视证型选择性使用益气活血、化痰通络等功效的中药。现代科技的发达，也逐渐挖掘出中草药的药理、机制，使其可以在临床上应用时"用数字说话"，也更符合现代循证医学理念，与时俱进，让中医不再是所谓的"经验医学"。虽然如此，但是中草药的疗效不仅仅是单味中药能体现出来的，更重要的是药方中的药味配伍达到的效果，而目前情况来看，中药单药的研究琳琅满目，方剂的药理研究却非常少，这还有待进一步深入研究。

（郑友康）

参考文献

1. 王永炎.如何提高脑血管疾病疗效难点的思考［J］.中国中西医结合杂志，1997，17（4）：195-196.

2. 刘青云，宋军，陈可冀.中药治疗缺血性中风的研究进展［J］.中国中西医结合杂志，2000，20（4）：309-312.

3. 谭峰，黄任锋，方美凤，等.补阳还五汤对气虚血瘀型脑梗死患者运动功能与基质金属蛋白酶-9表达的影响［J］.中国中医基础医学杂志，2009，15（12）：924-926.

4. 柯锋，吴洪，邓春龄，等.补阳还五汤对气虚血瘀型和非气虚血瘀型缺血性中风病人的疗效比较［J］.中西医结合心脑血管病杂志，2005，3（11）：25-27.

5. 姜远飞.通窍活血汤治疗脑梗死急性期临床观察［J］.中国中医急症，2015，24（3）：549-550.

6. 郭顺根，牛建昭，贲长恩，等.^{3}H-川芎嗪在动物体内分布的放射自显影研究［J］.中国医药学报，1989，4（3）：17-21.

7. 李德洋，石义亭，陈玉萍，等.川芎嗪对脑梗塞患者脑脊液及血浆中一氧化氮含量的影响［J］.中国中西医结合杂志，1998，18（6）：342-344.

8. 冀兰鑫，黄浩，李长志，等.赤芍药理作用的研究进展［J］.药物评价研究，2010，33（3）：233-236.

9. 汪宏雷.红花的药理作用［J］.中医药临床杂志，2014，26（5）：519.

十四、血瘀证理论与脓毒症胃肠功能障碍

脓毒症是宿主对感染的异常反应引起的危及生命的器官功能障碍。它是目前重症医学科最严重的危急重症，发展迅速且凶险，若治疗不当，在很短的

时间内即会进展为多器官功能障碍综合征（MODS）。据流行病学调查，目前全球每年有数百万患者受到脓毒症的影响，其中病死率高达25%（甚至可能更高）。而随着人口的老龄化加快以及各种侵入性医疗操作的增加，脓毒症的发病率亦会呈现上升的趋势。

急性胃肠损伤（acute gastrointestinal injury，AGI），根据欧洲危重病医学会的指南，是指危重症患者由于急性疾病引起的胃肠功能障碍。根据严重程度，急性胃肠损伤可分为四级。一级是存在胃肠道功能障碍和衰竭的风险，常见症状为腹部术后早期恶心、呕吐；休克早期肠鸣音消失；肠动力减弱。二级为胃肠功能障碍，常见症状为胃轻瘫伴大量胃潴留或反流；下消化道麻痹、腹泻；胃内容物或粪便中可见出血；存在喂养不耐受。三级为胃肠衰竭，临床上表现为治疗后肠内营养不耐受、持续存在胃大量潴留和持续胃肠道麻痹，肠道扩张；四级是胃肠衰竭并伴有远隔器官功能障碍，临床表现为肠道缺血坏死、导致失血性休克的胃肠道出血、假性结肠梗阻（Ogilvie综合征）。目前认为胃肠功能障碍是脓毒症向多器官功能障碍综合征进展的起始及中心因素，在MODS的发生发展中起到不容忽视的作用。

因此若能在脓毒症发生后尽快采取合理的治疗方案，及时改善甚至避免肠功能障碍的发生，则很可能改善患者的预后，减少严重脓毒症甚至是多器官功能障碍综合征的发生，从而减少脓毒症带给个人、家庭和社会的沉重负担。所以，如何提高脓毒症急性胃肠损伤的诊治水平，改善脓毒症患者预后已成为危重症领域和卫生管理领域一个重要的课题。

（一）历代医家对本病病因病机的认识

1. 病名溯源 历代的中医医家并没有提及"脓毒症"及"脓毒症肠功能障碍"的病名及其概念，但是从《黄帝内经》到汉代的《伤寒论》，再到明清时期的"温病"理论，都可以从中看到中医药治疗感染性疾病的经验和历史。故从发热为脓毒症的主要表现来说，其与"外感热病""伤寒""温病""疔疮走黄"等可归属于同一范畴。

对于脓毒症肠功能障碍，目前古代医家虽无相关病名及记载，但根据其临床表现，可从《伤寒论》的阳明病篇中找到不少的论述。正如《伤寒论》原文第208条："阳明病，脉迟，虽汗出不恶寒者，其身必重，短气，腹满而喘，有潮热者，此外欲解，可攻里也。手足濈然汗出者，此大便已硬也，大承气汤主之；若汗多，微发热恶寒者，外未解也，其热不潮，未可与承气汤；若腹大满不通者，可与小承气汤，微和胃气，勿令至大泄下。"原文221条言："阳明病，脉浮而紧，咽燥口苦，腹满而喘，发热汗出，不恶寒，反恶热，身重。"由于现代中医医家多认为《伤寒论》中的承气汤类方是脓毒症肠功能障碍的治疗理论依据，所以《伤寒论》

可称为最早关于脓毒症肠功能障碍的专著。而根据其主要的临床表现如胃纳减少，腹胀便秘，或腹泻，甚至恶心呕吐，腹痛便血，可将其归于"痞满""纳呆""腹痛""泄泻"等范畴。

2. 病因病机分析

（1）外感邪毒：外感六淫、疠气、虫兽等侵袭机体，正邪相争，正气亏损，邪毒入里，壅滞脏腑，耗气伤阴，气机逆乱，腑气不通，发为本病。如《伤寒论·辨阳明病脉证并治》言："太阳病发汗，若下、若利小便，此亡津液，胃中干燥，因转属阳明。""本太阳，初得病时，发其汗，汗先出不彻，因转属阳明也。"指出了外感邪毒之后，正气不足以御邪外出，而邪毒极盛，侵犯脏腑，入里化热，热毒壅盛，气机升降失调，腑气不通，胃肠功能障碍随之出现。

（2）血瘀内阻：《丹溪心法·六郁》言："血受温热，久必凝瘀。"脓毒症患者由于邪毒热盛，侵犯机体，灼伤气阴，血液凝滞，瘀阻经脉，从而气机不畅，正气难以达表祛邪，致邪毒迅猛入里，化热壅滞体内，热瘀相合，缠绵互结，两者更盛，不仅进一步逆乱脏腑气机，腑气不通，更进一步影响胃肠气血津液的输布，使胃肠气阴难复，从而导致脓毒症胃肠功能障碍。

（3）正气亏虚：《金匮要略·脏腑经络先后病脉证》说："四季脾王不受邪。"其指出四季脾旺则五脏得其庇护，正气自生，卫外御邪，不受其侮。若久病劳倦或饮食失节，脾胃受损，正气亏虚，抵御无力，邪毒疠气则可轻易侵犯机体。如李东垣于《脾胃论》中言："脾胃之气既伤，而元气亦不能充，而诸病之所由生也。"本就脾胃不足，运化无力，此时邪毒外侵，毒邪内犯，化火化热，壅滞体内，气阴灼伤，脾胃功能更加受损，运化失常，则发生胃肠功能障碍。

总之，目前对于脓毒症肠功能障碍的病因病机并没有统一的定论，其主要病机多认为是邪毒疠气外伤，气机逆乱，血行不畅；或是久病劳倦、饮食失节，致脾胃亏虚等。亦有现代医家指出脓毒症肠功能障碍的发生既有内因，亦有外因，两者相合致病，使脾胃功能损伤，运化受纳失常，使其食则腹胀，或寒热错杂，气机不畅，水湿内停，痰浊内生，阻滞脾胃，运化失常，肠道传化失职。

（二）陈可冀对本病中西医结合治疗的认识

宏观上，脓毒症患者邪毒壅盛，灼伤气阴，入营入血，热与血搏结成瘀，出现腹胀便秘、腹痛泄泻、甚至便血，皮肤瘀紫，表浅静脉萎缩凹陷，舌色紫暗、瘀点瘀斑、舌下静脉曲张、口唇发绀等，皆为热毒血瘀的临床表现。而从微观角度来看，脓毒症肠功能障碍患者在脓毒症的发病过程中，胃肠道存在着严重的微循环障碍，导致肠系膜血流灌注不足，而肠系膜的低灌注则进一步导致肠黏膜损伤破坏，局部血小板聚集等病理改变，亦影响肠道局部的血液运行，从而导致瘀血状态的发生，而肠道功能破坏后，肠道菌群／内毒素的移位，大量炎症介质的释放,则和热毒壅盛相类似。陈可冀在传统中医理论的基础上,结合现代病理改变,认为脓毒症肠功能障碍的中医病因病机虽然繁多,但是其核心病机当为"热毒血瘀",因此"解毒化瘀"应是中医治疗脓毒症肠功能障碍的基础治法。

(三)编者经验体会

《诸病源候论》言温病乃是"人感乖戾之气而生病"。因此,热病应该囊括所有的外感发热性疾病,包括脓毒症。而通观温病的传变发展过程,可看到其中与脓毒症的发生多有类同的地方。编者也通过对温病的卫气营血传变与脓毒症相对比,其发展过程就是脓毒症发展为 MODS 的过程。

脓毒症初期,患者外感温热毒邪,邪毒入里,温邪上受,首先犯肺,肺主治节,毒邪上犯,伤阴耗气,肺之宣发肃降受阻,气机不畅,血液瘀滞不行;抑或肺与大肠相表里,肺热移于大肠,腑气不通;或者有邪毒戾疫经口而入,留滞脾胃,积聚肠腑,气机宣降失调,不能升清降浊,气机不利,气滞不行,温热毒邪与气血相互搏结,毒盛气滞血瘀。在脓毒症致肠功能障碍的发展过程中,初始,温热毒邪导致血瘀这一病理产物的出现,而随着疾病进展,瘀血亦变成致病因素,与温热毒邪相合,致病情进一步恶化,形成恶性循环。周学海在《读医随笔》中讲到:"津液为火灼竭,则血行愈滞。"在温病卫气营血辨证体系中,其实各个阶段均有血瘀的存在。在卫分证阶段,虽然温热之邪此时在表,但在表之温邪可使经络不通。血行不畅,正气不能达表以抗邪,从而使温邪难以驱除,如《温热经纬》有曰"热毒壅内,络气阻遏";而温热的性质也决定了其化燥伤阴的特性,导致气血亏虚从而出现血瘀。而在气分证阶段,出现壮热、口大渴、汗大出等阳明热盛的表现,阳明热盛必然耗气伤血,使血涩停滞而无以畅行,最终出现血瘀。最后形成血分证,当血瘀在胃、肠,则表现为呕血、便血等血分实热证。同样,肠功能障碍的发生时机,除了严重的血分证之外,其实早期的气分、卫分证便有表现,如气分证"腹满疼痛拒按,大便秘结"。因此,无论是脓毒症发展到哪一个时期,当出现肠功能障碍的时候,必定少不了血瘀这一重要的病机。

对于脓毒症肠功能障碍的血瘀发生的病因病机,主要可能与邪毒之气的热以及毒等方面相关。一方面,《温疫论》中曾提到"血为热搏,留于经络,败为紫血","热留血分,更加失下,必致瘀血"。这说明血瘀的出现与邪热、热毒等关系甚大。如血分邪毒热盛,热与血搏而成瘀。而《医林改错》指出"血受热则煎熬成块","瘟毒在内烧炼其血,血受烧炼,其血必凝",则说明由于热为阳邪,热盛则阴伤,血受邪火灼烁亦会成瘀。除了热与血相搏化而为瘀外,《血证论》有云"凡系离经之血……反阻新血之化机……虽清血、鲜血亦是瘀血"。故邪热亢盛,可灼伤血络,可热迫血溢,致血溢脉外,则离经之血必有瘀滞。另外一方面,《杂病源流犀烛》中就有"疫毒致瘀"之说,认为"疫毒之邪","可搏血为瘀"。《重订广温热论》也认为:"毒火盛而蔽其气,瘀其血。"因此,温病中的热毒本来就具有致瘀的特点。综上所述,热邪可致瘀,瘀可加重热势,热瘀相合,缠绵相结;毒邪亦可致瘀,瘀又附毒,毒瘀互结,胶凝难消。上述几方面病理因素的相互影响,恶性循环,导致了温病发生发展过程中血瘀证的综合病理变化。

【典型案例分析】

梁某,女,76 岁,因"发热伴右上腹疼痛 4 天"来我院急诊就诊,于 2016 年 7 月 27 日收入我科住院。入院时患者症见精神疲倦,乏力,高热,右上腹疼痛,四肢湿冷,纳差,进食即欲呕,大便发病至今未行。既往高血压 2 级(很高危组)病史 2 年余,最高 170/90mmHg,无吸烟嗜酒史。查体:未见肝掌、蜘蛛痣,腹部膨隆,右上腹压痛,无反跳痛,余腹无压痛反跳痛。肝、脾肋下未及,墨菲征(−),麦氏点无压痛,移动性浊音(−),肝区叩击痛(+),肠鸣音 3~4 次/min。辅助检查:血常规示 WBC 11.46 × 10^9/L,NEUT% 90.1%,PLT 66 × 10^9/L;hs-CRP 279.9mg/L;降钙素原 53.1ng/ml;心肌酶示 CK 5 037U/L,CK-MB 115U/L,LDH 628U/L;肝功能示 PA 26mg/L,ALT 128U/L,AST 24U/L,TP 57.6g/L,ALB 28.3g/L。心电图示窦性心律;频发室性期前收缩。腹部 CT 平扫 + 增强:肝脏右叶病灶,结合病史,肿瘤占位与感染性病变鉴别。诊断:脓毒症(肝脓肿),脓毒症肠功能障碍,高血压 2 级(很高危组),频发室性期前收缩,子宫切除术后。治疗措施:舒普深(注射用头孢哌酮钠舒巴坦钠)抗感染,乌司他丁抗炎,古拉定(注射用还原型谷胱甘肽钠)护肝。

望:精神疲倦,形体适中,腹部膨隆;舌暗红,少苔。

闻:声低懒言,未闻及异味。

问:发热恶寒,右上腹疼痛,纳差,进食即欲呕,大便发病至今未行。

切:皮肤湿冷,脉弦滑。

中医诊断:肝痈;纳呆。

证候诊断:热毒湿瘀互结,腑气不通。

治法:清热利湿解毒,活血祛瘀。

处方:柴胡 15g,赤芍 15g,白芍 15g,牡丹皮 15g,茵陈 15g,金银花 15g,野菊花 10g,蒲公英 10g,紫花地丁 10g,甘草 10g。

经治疗后,大便可排出,体温逐渐下降,精神逐步改善,7 月 30 日转出 ICU,8 月 7 日出院。

心得体会:对于脓毒症肠功能障碍的患者,陈可冀认为其证可有虚实之分,但血瘀必定是其主要的病机,因而倡导在其用药中要注意增加活血化瘀类药方。本案患者急性起病,本身年老体衰,脏腑精气不足,又久居岭南湿热之地,热毒壅盛,直入气分,热结胃肠,湿阻中焦,气机不利,血瘀内停,热毒与湿浊、血瘀互相搏结,而出现上述症状。因此治疗上,清热利湿解毒的同时,亦要兼顾活血祛瘀,否则血瘀不去,瘀热胶结,肠功能障碍进一步加重,则热毒难以独祛。选方则以五味消毒饮加减。其中金银花、野菊花、蒲公英、紫花地丁善于清热解毒,为五味消毒饮的君药;金银花、野菊花同用以清气分热结,蒲公英、紫花地丁联用则清血分热结;茵陈入肝胆经,性善清热又能利湿,而柴胡疏理肝气以助血行,配合赤白芍养血活血散瘀,牡丹皮和血消瘀,甘草调和诸药,故患者毒瘀渐去,气血运行,气机调畅,腹气自通而康复出院。

(李健　祝鸿发)

参考文献

1. Angus DC, Linde-Zwirble WT, Lidicker J, et al. Epidemiology of severe sepsis in the United States: analysis of incidence, outcome, and associated costs of care[J]. Crit Care Med, 2001, 29(7): 1303-1310.

2. Dellinger RP. Cardiovascular management of septic shock[J]. Crit Care Med, 2003, 31(3): 946-955.

3. Martin GS, Mannino DM, Eaton S, et al. The epidemiology of sepsis in the United States from 1979 through 2000 [J]. N Engl J Med, 2003, 348(16): 1546-1554.

4. 徐顺娟, 芮庆林, 奚肇庆. 脓毒症中医辨证分型的研究进展[J]. 中国中医急症, 2016, 25(2): 286-288.

十五、陈可冀血瘀证理论在脓毒症诊疗中的应用

(一) 陈可冀有关血瘀证及活血化瘀理论的学术思想

陈可冀重视气血相关理论,推崇人身以气血为形体阴阳之具体体现,强调人之有形不外血,人之有用不外气。气血平和,阴平阳秘,则身安无病;气血不和,阴阳失调,则百病由生。在诊治过程中,陈可冀十分强调气血辨证,指出"古人所云人之一身不离阴阳,所谓阴阳,如果以气血二字予以概括,抑或不为过",因此在临床辨证中强调表里、寒热、虚实、阴阳、气血"十纲"并重。从病因学上讲,陈可冀认为寒热失宜、情志不遂、饮食劳倦等因素均可影响到气血运行,造成气血失调的病理改变,导致血瘀证的产生,故活血化瘀之法是临床常用大法,可主用,亦可兼用。陈可冀将血瘀证归纳为慢瘀、热瘀、伤瘀、急瘀、毒

瘀、老瘀、寒瘀、潜瘀、前瘀等多种类型。活血化瘀是针对血瘀证而设的治疗大法,具有促进血行、祛除瘀滞、疏通血脉的作用。

根据兼夹症状不同,血瘀证分为气虚血瘀、气滞血瘀、痰浊血瘀、血虚血瘀、寒凝血瘀、热毒血瘀等不同证型,应分别采取益气活血、理气活血、化痰活血、养血活血、温通活血、解毒活血等不同治法。其临证善于抓住血瘀主证,重用活血化瘀方药,以解决基本矛盾,又适当兼顾他证,以解决从属矛盾,充分体现其辨证的规律性与灵活性相结合的特点。其结合西医学生物流变性水平的不同特点,将血瘀证分为血瘀证Ⅰ型(血瘀证高流变性型)和血瘀证Ⅱ型(血瘀证低流变性型),对临床病机研究和有效方药研发具有指导意义。

陈可冀在国内率先建立了"血瘀证诊断标准"和"冠心病血瘀证诊断与疗效评价标准",成为国家行业标准,在全国得到广泛应用,并得到国际的普遍认可。以活血化瘀为主治疗心血管病,将活血化瘀的适用范围扩大到临床各科,疾病达到50多种,显著提高了临床疗效,启迪并引领了全国医药产业界研发生产了一系列活血化瘀中成药,被学术界誉为"活血化瘀"学派。

这一学术思想受到国际学术界的普遍推崇,在全国临床各科得到广泛推广应用,取得了极大的社会效益。

(二)血瘀证相关理论在脓毒症诊治中的应用

脓毒症定义为机体对于感染的失控反应所导致可以威胁生命的器官衰竭。对于中医学来说,"脓毒症"是一个新生的概念,尚无现成的辨证体系可供套用。但从其临床症状和演变过程来看,脓毒症与《伤寒论》和温病著作中所记载的大量温热病有诸多相似之处,故可归属于中医学"热病"范畴,而脓毒症休克和多脏器功能障碍则属于"厥证""脱证"范畴。目前临床观察到,脓毒症患者凝血功能存在异常,并且这一病理现象贯穿脓毒症始终。结合陈可冀学术思想,可以认为血瘀是脓毒症的核心病机之一。

(三)当代研究对于脓毒症及血瘀证的相关认识

王今达等认为,邪毒入侵或各种创伤导致正邪交争、正气耗伤、邪毒阻滞、正虚邪实为脓毒症病机,并将脓毒症分为毒热证、瘀血证、急性虚证。如出现败血阻滞,即为瘀血证。临床主要表现为鼻衄、齿衄、咳血、吐血、便血或黑便、尿血、紫斑、崩漏等各个部位出血,或肿块,或肢体某部位剧烈疼痛,痛如针刺,固定不移。治疗时若见瘀血阻滞于上焦则以血府逐瘀汤加减,阻滞于中焦则以化瘀汤加减,阻滞于下焦则用桃核承气汤加减,阻滞于四肢肌腠以桃红四物汤合阳和汤加减,阻滞于经络选用身痛逐瘀汤加减。

刘清泉认为,由于正虚邪盛,毒邪可由表浅之阳络迅速深入阴络,成为脓毒症主要的病变位置。络病具有易入难出、易滞易瘀、易积成形的特点。在脓毒症发病过程中，毒邪侵袭络脉，由于病位深，正虚邪恋，病邪盘踞脏腑之络，疾病缠绵难愈，这正是脓毒症病程变化特点的根本原因，即一旦发病，病情就会急剧加重，播散到多器官、多系统；而疾病恢复过程则相对缓慢，且常出现器官功能难以恢复的后遗症。

张云松等认为，在脓毒症的发生、发展过程中，瘀血内结起着重要的作用，其既是温毒的病理产物，又是新的致病因素，贯穿疾病始终。温毒内蕴，燔灼于里，消炼津液，搏血为瘀；火热煎熬津液，阴津亏少，血液黏稠，滞而为瘀；热伤血络，迫血妄行，留而为瘀；毒温猖獗，郁阻气机，气滞则血行不畅而为瘀。治疗时活血化瘀法应一以贯之，临床常以血府逐瘀汤加减。

洪峰等认为，脓毒症患者正气虚衰，无力推动血液正常运行可导致流行不畅，脉络阻闭；同时邪毒入侵，邪热炽盛，热入营血，灼伤人体津血，血受熏灼则凝结瘀塞，加重血瘀，气血失调形成恶性循环。正气不足是脓毒症凝血功能障碍发生的内在依据和前提，毒邪入侵是重要条件，而血瘀则是脓毒症凝血功能障碍的重要病机。

张俭认为，患者或因久病体衰，或因外伤骤病，导致机体正气不足，阴阳气血失衡，卫外不固，致使外毒之邪有内侵之机。外来之毒扰乱机体正常代谢及功能，入里化热，热毒煎熬津血，加之气虚无以行血，则血流瘀滞。治疗多用丹参注射液、血必净注射液、补阳还五汤、桃核承气汤等以活血化瘀。

丁红生等观察发现，脓毒症不论实证还是虚证，临床都可以表现出肢体末端发凉、皮肤花斑、唇甲发绀、舌质紫暗，脉象可见沉涩、细涩，甚至局部肿痛，并发出血，由此推断在严重脓毒症阶段，患者都有"血瘀"的共同病机。瘀热互结，蕴毒酿痰，内闭脏腑；神明失主，正气大量耗散，形成内闭外脱危象。脓毒症早期毒热内盛阶段，在清热化湿解毒基础上，加水牛角、郁金、生地黄、牡丹皮、丹参、赤芍以凉血化瘀；瘀象明显时，加大剂量赤芍、紫草、桃仁、红花以化瘀解毒；出现正衰脱证表现时，在扶正固脱基础上加大当归、生地黄、龟甲、鳖甲等具有养血滋阴潜阳兼活血作用药物的用量；脓毒症恢复期正虚邪恋状态，在扶正清余邪基础上，酌加丹参、当归、三七、茜草、鸡血藤、玫瑰花、绿萼梅等活血不伤正药物。

（四）脓毒症与活血化瘀临床研究

王宝恩等观察发现，以黄芪、丹参、当归、赤芍、川芎、红花等组成的芪参活血颗粒在改善重症感染并发 MODS 血瘀证，改善各重要脏器的微循环障碍、血液流变学和弥散性血管内凝血方面起积极作用，能够明显降低重度脓毒症 / MODS 死亡率，提高抢救成功率。近年来，血必净注射液（由红花、赤芍、川芎、丹参、当归组成)治疗脓毒症的文献报道逐渐增多。

有 META 分析研究共纳入 13 篇文献,结果认为,西医治疗基础上加用血必净注射液治疗脓毒症,治疗后患者 APACHE Ⅱ 评分显著低于对照组,28 天病死率也降低。活化部分凝血活酶时间(APTT)、凝血酶原时间(PT)、凝血酶时间(TT)水平显著下降,纤维蛋白原(FIB)、血小板(PLT)计数显著升高,D-二聚体水平下降。提示血必净注射液能够改善脓毒症患者凝血功能,提高疗效并且能够改善患者预后。

陈云霞等研究发现,经加用血必净注射液的综合治疗后,血必净组患者 90 天病死率显著低于对照组,患者 MODS 评分、APACHE Ⅱ 评分、DIC 评分、SOFA 评分均显著低于对照组。

高洁等对 2 574 例脓毒症患者研究后发现,在常规综合治疗基础上联合血必净注射液能够有效改善脓毒症及多器官功能障碍综合征(MODS)患者全身炎症反应,保护器官功能,改善患者的临床症状和指标,从而提高临床治疗有效率。

何健卓等研究发现,脓毒症患者经血必净组治疗 5 天后,其平均动脉压(MAP)明显升高,去甲肾上腺素(NE)用量明显减少,左心室射血分数(LVEF)明显上升,B 型脑钠肽(BNP)明显下降,可溶性受体(sFLT-1)明显下降。认为血必净注射液可部分改善严重脓毒症患者血流动力学和心功能,其机制可能与改善内皮功能有关。

于向阳等发现,PLT 下降在脓毒症休克患者更为明显,血清可溶性黏附分子 CD11a/CD18 在脓毒症微循环障碍的发展过程中很可能起重要作用。通过应用从丹参、大黄中提取的有效成分治疗后可以减少血小板的激活和消耗,下调 CD11a/CD18 浓度,改善患者预后。吴艳春等用大黄、桃仁、王不留行等活血益气方药治疗后,脓毒症患者机械通气时间和住 ICU 时间明显缩短,28 天病死率明显下降;TNF-α、IL-6、IL-10 水平明显下降;CD14 单核细胞 HLA-DR 表达明显上升。认为活血益气解毒可调节患者免疫功能从而改善患者预后。

宋轶群等采用西药常规疗法联合口服活血化瘀汤剂(赤芍 12g、川芎 10g、丹参 20g、红花 10g、当归 10g、大黄 6g 等)治疗严重脓毒症患者,结果发现治疗后治疗组 28 天病死率、APACHE Ⅱ 评分、Marshall 器官功能障碍评分较对照组均降低。

蒋华等对活血化瘀法治疗脓毒症的 17 项 RCT 研究进行系统评价,Meta 分析结果显示,与对照组比较,治疗组 28 天病死率下降,WBC 计数降低,TNF-α 浓度下降,IL-6 浓度下降。

李志云等研究发现,丹红注射液可改善严重脓毒症患者凝血状态及低灌注缺氧代谢,但对改善严重脓毒症生存率未见统计学意义。

蒋贤高等研究发现,三七总皂苷注射液能够升高 PLT 和 FIB 水平,使 PT、TT 和 APTT 相对入院时无明显延长或有显著的缩短,并降低 D- 二聚体(D-D)水平,对凝血相关因子具有调节作用。

瞿星光等发现,在升降散基础上加牡丹皮、桃仁、红花等益气活血药物组成的衡炎方对脓毒症紊乱的凝血 - 纤溶功能有一定疗效;能够缩短机械通气和使用升压药的时间,在一定程度上缓解了脓毒症患者病情。

(五) 总结

近年来,随着脓毒症诊疗领域中瘀血阻络、邪毒滞络等理论的提出,验证了陈可冀对血瘀证中毒瘀、热瘀的相关论述。在这一思想指引下,中药在脓毒症治疗中得到了成功应用,其作用已逐渐得到西医的认可,如丹参、大黄、三七总苷、丹参注射液、血必净注射液等中药已出现在脓毒症治疗指南中,是血瘀相关学术思想在这一重要领域的成功扩展。

(张军)

参考文献

1. 付长庚.陈可冀院士学术思想与成就[J].中医药通报,2016,15(4):3-5.

2. 李志云,杜仲平,王春雨,等.丹红注射液对严重脓毒症凝血功能及预后的影响[J].世界中医药,2015,10(8):1197-1200.

3. 孙红双,吕菁君,魏捷.血必净注射液对脓毒症患者凝血功能影响分析[J].临床药物治疗杂志,2015,13(4):41-46.

4. 高洁,孔令博,刘斯,等.血必净注射液治疗脓毒症及多器官功能障碍综合征的前瞻性多中心临床研究[J].中华危重病急救医学,2015,27(6):465-470.

5. 何健卓,谭展鹏,张敏州,等.血必净注射液对严重脓毒症患者血流动力学及内皮功能影响的前瞻性研究[J].中国危重病急救医学,2015,27(2):127-132.

6. 蒋华,庄燕,王醒,等.活血化瘀法治疗脓毒症的系统评价[J].中国中医急症,2014,23(12):2161-2163,2176.

7. 宋轶群,刘学政.活血化淤法辅助治疗严重脓毒症的临床研究[J].医学理论与实践,2014,27(16):2107-2108.

8. 洪峰,俞兴群.脓毒症凝血功能障碍的中西医研究进展[J].中医药临床杂志,2014,26(8):864-866.

9. 张俭,孔祥照.脓毒症中医证候分型规律的探讨[J].新中医,2013,45(3):38-40.

10. 丁红生,陈锋,陆树萍.从"血瘀"论治严重脓毒症[J].中国中医急症,2013,22(1):71-72.

11. 张云松,朱晓林.脓毒症中医病机及治法探讨[J].上海中医药杂志,2012,46(10):8-9.

12. 瞿星光,张朝晖,周刚,等."衡炎方"对创伤脓毒症患者炎症反应及凝血功能的影响[J].江苏中医药,2011,43(9):32-34.

13. 吴艳春,袁新旺,王灵聪,等.解毒益气活血方治疗严重脓毒症的疗效观察[J].浙江中医药大学学报,2011,35(1):23-25.

14. 蒋贤高,林晓,黄一统,等.三七总皂甙注射液对脓毒症凝血功能的影响[J].中国呼吸与危重监护杂志,2010,9(4):419-421.

15. 王红,张淑文.重度脓毒症/MODS并发凝血功能紊乱的中西医结合诊治——王宝恩教授中西医结合学术思想系列总结[J].临床和实验医学杂志,2010,9(12):949-951.

16. 于向阳,邹常林,周振理.活血攻下法对腹腔感染脓毒症时血小板和CD11a/CD18的影响[J].中国中西医结合外科杂志,2008,14(2):83-86.

17. 王庆,赖国祥,吴文燕.中西医对脓毒症发病机制的研究进展[J].现代中西医结合杂志,2007,16(20):2940-2942.

18. 刘清泉.对脓毒症中医病机特点及治法的认识[J].北京中医,2007,26(4):198-200.

19. 王今达,李志军,李银平.从"三证三法"辨证论治脓毒症[J].中国危重病急救医学,2006,18(11):643-644.

20. 李昂,张淑文,张丽霞,等.急性重症感染时血流动力学、氧传输的变化及中药912液防治作用的研究[J].中国中医药科技,1999,6(1):7-9.

21. 陈云霞,李春盛.血必净治疗脓毒症的随机对照多中心临床研究[J].中华急诊医学杂志,2013,22(2):130-135.

十六、运用陈可冀血瘀证理论论治脓毒症心功能障碍

脓毒症是创伤、烧伤、感染等临床急危重症患者的常见严重并发症之一,具有发病率高、死亡率高、治疗费用高的"三高"特点,其本质是炎症反应过度造成器官功能损伤的感染性疾病,是目前重症医学研究的热点及难点。

全球脓毒症发病率每年约增加2%~9.5%,在重症监护病房发病率约为10%~40%。不同地区及科室的ICU发病率有差异,在欧洲,脓毒症占所有住院患者的2%,ICU的脓毒症发病率为6%~30%。据报道,在20世纪70年代末,美国每年发生脓毒症164 000例。而最近的统计表明,脓毒症发病率已大大增加,在美国每年有1 665 000多例被诊断。一项中国的多中心流行病学调查显示,脓毒症休克发病率为39.7%。血流动力学障碍是严重脓毒症/脓毒症休克的中心环节,其中机制涉及多因素,而心功能及血管内皮功能障碍是其中的关键。脓毒症心功能障碍(sepsis induced myocardial dysfunction,SIMD)是脓毒症

最严重的并发症之一,根据文献报道会直接导致死亡率的升高,目前治疗存在许多困惑和争议,未形成相关的诊断与治疗指南,缺乏效果明确的药物。

我国传统医学在治疗脓毒症方面显示出独特优势,已经总结出临床有效的理法方药,其中活血法及其代表方药是脓毒症治疗的重要手段,具有抗菌、抗病毒、抑制炎症反应;调节免疫功能,加强机体免疫,提高抵抗力;改善血液流变学、血流动力学等并改善微循环的作用。陈可冀领衔主持的血瘀证与活血化瘀临床研究的发展曾获得国家科学技术进步奖一等奖。本文拟从理论及临床运用角度,初步探讨血瘀证论治脓毒症心功能障碍。

(一)历代医家对本病的认识

中医认为脓毒症的发生有 3 个关键环节:其一是正气不足;其二是毒邪蕴结体内,这里说的"毒"乃广义之毒,包括痰、瘀、火热、湿浊等病理产物;其三是络脉瘀滞不畅,气血失运,不能濡养脏腑、四肢、百骸。三者共同形成了脓毒症的基本病机,即正气亏虚,毒邪损伤,络脉瘀滞。《黄帝内经》言:"邪气盛则实,精气夺则虚。"又言:"心藏脉,脉舍神,心气虚则悲,实则笑不休。"心气不足,气血不能正常运行,易出现心悸、气短,可表现为心输出量下降的血流动力学特点;心火亢盛、过度兴奋,则表现为心输出量代偿或增高。瘀血因血液运行不畅而阻滞于脉中,或溢于脉外,凝聚于某一局部而形成的病理产物,是脓毒症的基本病机之一。气虚、气滞、血寒、血热或外伤等各种原因造成的气血运行不畅或内出血,都会形成瘀血。气虚血瘀,无力推动血液运行则会阻滞脉中;热毒迫血妄行则会使血溢于脉外。因此,不同病因引起的血瘀证表现出不同的特点。针对不同病因导致的血瘀证,辨证运用解毒活血、行气活血、益气活血、温阳活血的治法方药治疗脓毒症心功能障碍,可以起到改善心脏功能及血管功能,从而达到改善血流动力学的目的。

瘀血病机不外营血流通障碍、血运阻遏,以及随之而来的一系列继发性病理变化。《血证论》云:"平人之血,畅行脉络,充达肌肤,流通无滞。"《诸病源候论》认为凡内伤出血诸症,当其尚未成瘀之时称为"留血",瘀滞成后即为"瘀血",瘀血久停则谓"结血"。瘀血留于经络脏腑之间,则如《血证论》所云"上则着于背脊胸膈之间,下则着于胁肋少腹之际,着而不和必见疼痛之症,或流注四肢则为肿痛"。瘀阻于心引起血脉不畅,血行阻滞或闭塞,血液外溢或内凝,致有离经或瘀阻攻心,则心失所养,神识受扰;瘀血乘肺,则气道不利;痰水壅遏,则咳喘气促、咯血。若瘀结不散,气血交阻,与痰浊相互纠合,或纯为死血,或痰瘀互结,或瘀血裹水,形成癥积包块。《黄帝内经》所云"卒然外中于寒,若内伤于忧怒……则六输不通,温气不行,凝血蕴里而不散……著而不去,而积皆成矣",颇有概括之意。

血瘀证的论治源于《素问·阴阳应象大论》"血实宜决之,气虚宜掣引之",可作治瘀总则。对于"掣",张景岳作挽回解,王冰作导引解,即导引行气。故治则应源于《素问》"病在脉,调之血""疏其血气,令其调达"的血瘀论治。临床上可按下列各种方法结合患者具体情况灵活运用。

《黄帝内经》强调和血的重要性,即疏通经脉,调理气血。如《素问·至真要大论》曰:"疏其血气,令其调达,而致和平。"张仲景在《伤寒杂病论》中强调攻逐瘀血,并创制许多活血化瘀方,如大黄䗪虫丸、大黄牡丹汤、桂枝茯苓丸、鳖甲煎丸等。叶天士倡导"病久入络""久病多瘀"学说,用凉血活血解毒法论治外感热病入血分所致的血热血瘀。

脓毒症存在多种临床证候表现,辨证分型较为复杂。王今达等提出脓毒症及多器官功能障碍综合征(MODS)的"菌毒并治"理论体系,并以此理论为指导,对脓毒症发病机制进行深入研究的同时,也规范和完善了脓毒症的中医辨证分型和治疗,逐步形成了"四证四法"的辨证体系,即血瘀证、毒热证、急性虚证及腑气不通证。2013年中国中西医结合学会急救医学专业委员会制定的《脓毒症中西医结合诊治专家共识》及2014年发布的《中国严重脓毒症/脓毒性休克治疗指南(2014)》中皆沿用"四证四法"进行辨证论治,临床实用性较强,并对应使用清热解毒法、通里攻下法、活血化瘀法与扶正固本法治疗脓毒症。

扶正解毒通络、分层扭转是脓毒症的主要治法。扶正,尤其是补气通阳,使阳气畅达,恢复络脉出入自由、充盈满溢的正常状态,有利于抗邪而出,防止内生毒邪的进一步损害。在脓毒症早期就应顾及正气,在疾病进展中更要注意回阳固脱、顾护正气,后期应养阴益气、保护脏真。通络,可以畅通络中气血、减少毒邪的蕴积,改善各脏腑的温煦濡养,应贯穿脓毒症治疗的全程。

脓毒症心肌抑制的中医药治疗未见系统总结,大多文献报道以"三证三法"即热证、瘀证和虚证,以及与之对应的治疗方法即清热解毒法、活血化瘀法和益气固脱法论治脓毒症心功能障碍。

(二)陈可冀对本病病因病机的认识

血瘀证与活血化瘀研究一直是传统中医药学和中西医结合研究中最为活跃的领域。传统中医药学关于血瘀证的认识,涉及多方面内容,如"血行失度""血脉不通"等,可有"内结为血瘀""污秽之血为血瘀""离经之血为血瘀"和"久病入络为血瘀"等不同类型;临床症状和体征有舌质紫暗或瘀斑、痛有定处、癥瘕积聚等。但是,"血瘀证和活血化瘀"内涵的阐释在20世纪60年代以前还相对缺乏客观的描述和科学的界定。由陈可冀牵头的中国中医研究院西苑医院血瘀证与活血化瘀研究课题组将血瘀证的病因病机、整体宏观的临床症状和体征描述与西医学微观病理生理改变相结合,进行系统比较、归纳、分析研究,证明血瘀证与血液循环和微循环障碍、血液高黏滞状态、血小板活化和黏附聚集、血栓形成、组织和细胞代谢异常、免疫功能障碍等多种病理生理改变有关,其中以心脑血管病为主,也可包括感染、炎症、组织异常增殖、免疫功能和代谢异常等多种疾病,发展了血瘀证理论,揭示了血瘀证的科学内涵。同时也为从血瘀论治脓毒症这一以过度炎症反应为病理生理基础的感染性疾病提供了理论依据。

"瘀"和"毒"是脓毒症发生发展过程中的两大关键点,其关系可概括为"瘀可致毒、毒可致瘀",其中"因瘀致毒"导致瘀毒互结是脓毒症尤其是心功能障碍病情发展和恶化的关键所在。脓毒症多发生于中老年人,其多存在脏腑功能衰退、气机不利、血行不畅,虽为本虚标实之证,但病机变化多端,瘀血贯穿疾病发生发展的始终。正如叶天士所云"久病入络""久痛入络","大凡经主气,络主血,久病血瘀"。随着病情发展,瘀血蕴结日久,导致体内病理性代谢产物生成增加,且不能及时排出,则凝聚蕴化为毒;毒邪进一步壅塞气机,耗阴伤络,煎熬血液,则导致心脉瘀血内阻加重,形成恶性循环。

(三)陈可冀对本病中西医结合治疗的认识

脓毒症时炎性细胞和多种炎症介质释放,激活了凝血系统,同时纤溶系统和生理性抗凝系统受到不同程度的抑制,血液处于高凝状态,微血管内微血栓广泛形成,导致微循环障碍。微循环障碍使内皮细胞肿胀及血管内纤维素沉积,促使中性粒细胞迁移到心肌间质,导致了心脏水肿。微循环的改变使心肌细胞线粒体功能障碍,同时使心肌内发生了复杂的代谢改变,最终导致心肌抑制的发生、发展。炎症反应促进凝血机制激活,凝血又加重了炎症反应,凝血异常诱发心肌抑制。因此,凝血功能障碍贯穿脓毒症的始终,在脓毒症心肌抑制的治疗中既要控制促炎反应又要控制凝血反应。中医认为热之所过,血为之凝。脓毒症患者出现凝血功能障碍是由于瘀毒内阻、邪毒内蕴、败血损络。气血运行受阻,脉络瘀阻导致心脉痹阻。治疗方法为清热解毒、活血化瘀、益气养阴、通阳活络。有学者结合现代血流动力学监测手段分析脓毒症休克中医证型,结果发现脓毒症休克早期患者以气虚血瘀为主要证型,气虚、血瘀、热毒为最常见的中医证候要素,各个证候要素之间各有兼夹,单纯虚证或实证比例较低,常合并2种甚至3种证候要素,常见组合为气虚血瘀证、热毒腑实证、热毒气虚血瘀证。证明了血瘀证在脓毒症休克及脓毒症心功能障碍中的重要地位。

作为解毒活血法的代表药物,血必净注射液不仅具有拮抗炎症介质的作用,同时还可改善脓毒症患者的高凝状态,保护受损的血管内皮细胞。临床研究证实,它能够保护脓毒症患者血管内皮细胞,提高血小板、纤维蛋白原水平,缩短凝血酶原时间、凝血酶时间、活化部分凝血活酶时间,从而达到抗凝、改善微循环的目的。因此,血必净可以通过阻断炎症介质、抗凝等多环节改善心肌抑制。有研究通过临床观察发现严重脓毒症患者存在血流动力学障碍、微循环灌注不足,有理由假设脓毒症时内皮功能障碍是脓毒症血流动力学改变的始动及中心环节,当出现内皮功能障碍时,会累及心及全身血管,从而导致血流动力学指标及微循环灌注出现异常,干预内皮功能有可能改善心脏结构及功能,从而稳定血流动力学及微循环灌注,而血必净注射液在此环节已显示出较为良好的临床效果,可部分改善严重脓毒症患者血流动力学和心功能,其机制可能与其改善内皮功能有关。

有研究在常规治疗的基础上加用益气活血中药(芪参活血颗粒),比较两组患者治疗前及治疗后 6 天的血流动力学指标,结果显示治疗组患者的心指数、平均动脉压、全心射血分数较对照组明显升高,中心静脉压、血管外肺水指数较对照组明显下降,治疗组经治疗后需继续进行强心治疗的患者数较对照组明显减少,提示加用益气活血中药治疗可改善脓毒症患者的心功能。陈全福等研究指出,脓毒症心肌抑制是以舒张功能损害为主,由黄芪、丹参等组成的益气活血中药通冠胶囊,不仅能降低血浆 C 反应蛋白、TNF-α 和 IL-6 的水平,还可降低脓毒症患者心肌损伤标志物肌钙蛋白 I 及脑钠肽水平,同时改善心肌舒张功能。

(四) 编写者的经验体会

脓毒症心功能障碍患者具有不同类型的血流动力学特征,脓毒症休克是脓毒症心功能障碍的严重阶段,已经出现明显血流动力学异常;"四证四法"辨证脓毒症切实可行,不同证型之间血流动力学表现不同,存在一定关系;使用现代监测手段进行血流动力学监测是中医辨证的有益补充,有利于辨证施治。

我们的前期研究认为,脓毒症心功能障碍早期患者以气虚血瘀为主要证型,气虚、血瘀、热毒为最常见的中医证候要素,各个证候要素之间各有兼夹,单纯虚证或实证比例较低,常合并 2 种甚至 3 种证候要素,常见组合为气虚血瘀证、热毒腑实证、热毒气虚血瘀证。脓毒症早期常以毒热证为主,进入休克阶段则以气虚证、阴虚证等急性虚证为主要表现。因兼证多见,常会对脓毒症心功能障碍或休克的辨证论治造成困难,而研究发现中医证型与血流动力学有一定关系,如气虚证患者的心脏指数较低,毒热证患者的心脏指数较高,且两者比较差异有统计学意义;血瘀证患者的血管外肺水指数较非血瘀证者低。提示血流动力学监测对脓毒症休克的中医辨证分型有一定的指导意义,在某种程度上能增加辨证的客观性,提高虚实辨证的准确率,为治疗指明方向。

治疗上应在准确辨证基础上灵活运用补虚祛邪的治则。由于脓毒症病机以"瘀"和"毒"作为关键环节,因此治法也以祛瘀解毒为基础,辨证加用益气、温阳、养阴等治法方药。目前临床上具有活血祛瘀的中药注射液较多,但同时具有解毒、活血功效的药物则以血必净注射液为代表。同时,针对不同患者或者同一患者的不同疾病阶段,虚实情况或有所侧重。一般来说,脓毒症早期或未经治疗阶段,患者常以邪实为主,治疗偏重于解毒;后期或已经过液体复苏的脓毒症患者,常以正虚为主,治疗策略更偏重于益气、温阳或养阴。

【典型案例分析】

何某,男,66岁,因"腹痛5天,突发上腹部刀割样疼痛3小时"于2015年4月12日入院。既往史:高血压3级(最高240/140mmHg),消化性溃疡。现病史:4月7日饮水后出现中上腹疼痛,当时未予重视,12日8时腹部疼痛加重,呈刀割样疼痛,遂至我院急诊科就诊。

入院症见:疲倦乏力,中上腹刀割样疼痛,无恶心呕吐,无身目黄染。查体:腹肌紧张,全腹压痛、反跳痛,以剑突下为主,肝浊音界消失,肠鸣音弱。

全腹CT:腹盆腔见游离气体影,上腹部为著;双膈下见液气平面。

诊断:消化道穿孔(十二指肠可能性大)合并弥漫性腹膜炎。

处理:胃肠外科急会诊,送手术室急行腹腔镜下胃溃疡穿孔修补术及腹腔引流术,术后转入ICU。

转入时:麻醉未醒,气管插管机械通气,四肢冰冷。

床边监测:BP 86/54mmHg,HR 75次/min,R 17次/min,SPO$_2$ 100%(FiO$_2$ 70%)。

查体:双肺呼吸音粗,可闻及明显湿啰音,腹稍硬,压痛,无反跳痛,未闻及肠鸣音。

辅助检查:血常规示WBC 5.23×10^9/L,NEUT% 88.3%;炎症指标PCT>100ng/ml,CRP 310.39mg/L;乳酸4.5mmol/L;中心静脉血氧饱和度58%;血气分析示pH 7.321,Be-f −9.4mmol/L;肝功能示ALT 190U/L,AST 330U/L,TBIL 42.7μmol/L,Bu 33.5μmol/L,Alb 28g/L;肾功能示Cr 321μmol/L,Urea 21.94mmol/L;凝血示APTT 84.5秒,PT 26.5秒;D-二聚体4 710μg/L;心功能示cTnI 1.303μg/L,CK-MB 259U/L,NT-BNP 2 977.8pg/ml。

入科诊断:

西医:多器官功能障碍综合征(呼吸、循环、凝血、肝、肾);脓毒症,脓毒症休克,脓毒症心功能障碍;胃窦溃疡并穿孔(穿孔修补术);急性弥漫性腹膜炎;高血压(3级,极高危组)。

中医:脏衰(正虚邪实);厥脱(瘀毒互结,心阳亏虚)。

按SSC脓毒症指南治疗:感染灶引流、广谱抗生素、液体复苏、血流动力学监测、机械通气、抑酸护胃、营养支持等。

药物:注射用亚胺培南西司他丁钠(泰能)2g 静脉滴注(每 8 小时 1 次)、液体复苏(林格氏液、白蛋白、FFP)、质子泵抑制剂(PPI)、护肝药;血必净注射液 10 支,静脉滴注,每日 2 次。

中药汤剂:西洋参 20g,生晒参 20g,大黄 10g,丹参 15g,黄芪 30g,黄连 15g。浓煎成 100ml,鼻饲,每日 2 次,连服 3 天。

转入后予积极补液扩容,去甲肾上腺素维持 MAP[最大量为 2.5μg/(kg·min)],患者 6 小时补液 1 500ml,唯捷流提示 CO>7,SVV 5,尿量 40ml;考虑急性肾损伤(AKI),予立即留置血透管行床边连续性肾脏替代治疗(CRRT)。

二诊汤剂:西洋参 20g,生晒参 20g,大黄 10g,丹参 15g,黄芪 30g,麦冬 15g。浓煎成 100ml,鼻饲,每日 2 次,连服 3 天。

预后转归:患者于 4 月 14 日拔除气管插管,血压维持在 132/65mmHg,予停用去甲肾上腺素。4 月 15 日患者血压偏高,波动于 160~170/80~95mmHg,予盐酸乌拉地尔注射液(利喜定)控制血压,4 月 17 日停用,血压维持在 140/70mmHg;并维持床边 CRRT。4 月 17 日生命体征稳定,转入外科治疗。随访 2 周后出院。

病案分析:在西医学常规治疗基础上,加用中药汤剂及中成药治疗。如上所述,脓毒症中医病机表现为瘀毒互结。本例患者正虚邪实,瘀毒互结,脏腑功能受损,其中以心气阳亏虚为突出表现,终发展为厥脱(休克)。治疗以标本兼治、补虚祛邪为治则,以解毒活血、补益心气为法。中药汤剂以温阳活血解毒组方,中成药使用血必净注射液活血解毒。好转后,加强益气养阴、活血祛瘀,取得较好疗效。

(何健卓)

参考文献

1. Rabuel C,Mebazaa A. Septic shock:a heart story since the 1960s[J]. Intensive Care Med,2006,32(6):799-807.

2. 曹书华,王今达,李银平 . 从"菌毒并治"到"四证四法"——关于中西医结合治疗多器官功能障碍综合征辨证思路的深入与完善[J]. 中国危重病急救医学,2005,17(11):641-643.

3. 中国中西医结合学会急救医学专业委员会,《中国中西医结合急救杂志》编辑委员会 . 脓毒症中西医结合诊治专家共识[J]. 中华危重病急救医学,2013,25(4):194-197.

4. 中华医学会重症医学分会 . 中国严重脓毒症 / 脓毒性休克治疗指南(2014)[J]. 中华危重病急救医学,2015,27(6):401-426.

5. 邵婧,王国兴,金明,等 . 中药 912 液对脓毒症大鼠心肌细胞线粒体抗氧化防御体系酶的影响[J].中国中西医结合急救杂志,2010,17(3):163-165.

6. 刘荣,陈朝明,李斌,等.血必净注射液对脓毒症患者促炎/抗炎平衡的临床应用[J].昆明医学院学报,2011,32(10):58-63.

7. 刘琼,周发春,徐防,等.参附注射液对腹腔感染脓毒症小鼠心肌能量代谢的保护作用研究[J].重庆医科大学学报,2009,34(5):547-550.

8. 陈可冀,李连达,翁维良,等.血瘀证与活血化瘀研究[J].中西医结合心脑血管病杂志,2005,3(1):1-2.

9. 何健卓,王磊,尹鑫,等.脓毒性休克患者血流动力学特征与中医证型的关系[J].中华危重病急救医学,2016,28(2):140-146.

10. 何健卓,谭展鹏,张敏州,等.血必净注射液对严重脓毒症患者血流动力学及内皮功能影响的前瞻性研究[J].中华危重病急救医学,2015,27(2):127-132.

11. 舒伟锋,孙静,李志会.益气活血中药对脓毒症患者心功能的影响[J].中国中医药科技,2013,20(3):280-281.

12. 陈全福,张敏州,杨澄,等.益气活血中药对脓毒症心肌抑制的保护作用研究[J].中国中西医结合急救杂志,2011,18(3):163-166.

十七、血瘀证理论与肺栓塞

肺栓塞是指肺动脉或其分支因栓子阻塞引起的一系列临床综合征。栓子包括血凝块、空气或脂肪,其中肺血栓栓塞为最常见的类型。国外报道提示在85%的患者中,急性肺栓塞(APE)由深静脉血栓形成继发而来,其病死率高达18.6%~35.4%。但只有30%~50%的患者能够通过病理学被确诊。鉴于APE高病死率及误诊率的特点,修正的Geneva评分是目前较为可靠的临床患病可能性评分。肺栓塞严重指数评分(PESI)/简化的PESI指数评分(sPESI)的危险分层方式具有预示急性肺栓塞早亡风险的临床价值。当前的研究亦致力于拓展检查技术,如D-二聚体、心脏彩色多普勒超声、计算机体层血管成像(CTA)、肺闪烁血管造影术检查,以及对心肌脂肪酸结合蛋白(H-FABP)、生长分化因子-15(GDF-15)、高敏心肌肌钙蛋白T(hs-cTnT)等新型检验指标的探索。

在美洲,每年肺栓塞的发病率高达数百万例,生存率不超过八成,成为当地死亡原因中的第三位,而且在所有死亡的病例当中,仅有不超过四成的肺栓塞病例得到及时诊断。国内一份来自北京某大型医院的尸检报告显示,肺血栓相关疾病占心血管疾病的11%;在该院的242例肺血管病调查报告中,肺动脉栓塞症病例最多,居第1位。尸检发现肺栓塞的报道在不同地域不尽相同,国内发现率为3%~11%,而亚洲其他发达国家的发现率约为1.5%,且发现肺栓塞的死亡率与当地的经济发展水平有关。据国内一些报道,肺栓塞的诊断病例数量在逐年上升,特别是通过胸部增强确诊的肺栓塞病例,约达 0.3%。相对于发达国家肺栓塞患者的生前确诊率约为 10%~30%,我国一些主要城市代表医院的肺栓塞患者生前确诊率仅为 7.8%。

在中医学领域里并无急性肺栓塞的病名。根据本病的临床表现,现代中医学多将其归属于"喘证""厥证""胸痹胸痛""咯血"等范畴,认为其发病与先天禀赋不足、瘀血阻络、饮食不当、情志不畅、癌毒、创伤及年老体衰等因素有关。亦有一些学者提出本病属"肺衰"范畴,主张按"肺衰"论治。据近年来相关文献研究,肺栓塞证型主要为气虚血瘀、阳气暴脱、痰浊阻肺、气虚水停、痰瘀互结等。但因肺栓塞临床表现各异,仅用中医学一种病名如咯血、心悸、肺衰等均难以概括本病全貌并揭示其发病过程,因部分患者临床并未呈现出肺衰表现或出现咯血症状。

(一)历代医家对本病病因病机的认识

1. 病名溯源 急性肺栓塞属于极其凶险的疾病,多数患者会出现呼吸困难、胸痛、先兆晕厥、晕厥或咯血等症状。古代因诊断技术的欠缺,没有针对此病的专门论述,在此只能搜集与此病相似的一些历代医家的观点和论述。肺栓塞根据临床表现不同可归属于喘证、厥证、胸痹等范畴。

(1)喘证:肺栓塞以呼吸困难、气促症状最多见,可归属于"喘证"范畴,但喘证亦可见于其他疾病,故只能挑选相近记载列出。《灵枢·五阅五使》:"肺病者,喘息鼻胀。"《金匮要略·肺痿肺痈咳嗽上气病脉证治》中所言"上气"者是指气喘、肩息、不能平卧的证候,提示喘证的基本症状与肺栓塞中呼吸困难及气促等症状相吻合。《素问·至真要大论》:"诸痿喘呕,皆属于上。"《素问·痹论》:"肺痹者,烦满喘而呕。"《景岳全书·杂证谟·喘促》说:"实喘之证,以邪实在肺也,肺之实邪,非风寒则火邪耳。"《仁斋直指方》说:"惟夫邪气伏藏,凝涩浮涌,呼不得呼,吸不得吸,于是上气促急。"清代陈歧《医学传灯》:"又有气怒之后,人事清白,但觉胸中刺痛,喘急不安,能坐不能卧者,气逆膻中,血亦留滞,宜用加减柴胡汤。"提示治疗本病,应辨别虚实,实者以行气活血、化瘀解毒、开宣肺气为主要大法,虚者补之。

(2)厥证:严重的肺栓塞以晕厥、意识不清为主要症状者可归为"厥证"范畴。《黄帝内经灵枢集注》卷三《杂病》:"肺主气而司呼吸,心系上连于肺,心痛但短气不足以息者,但逆在肺而为心痛也,当刺手太阴以通肺气之逆。"《景岳全书·杂证谟·厥逆》:"气实而厥者,其形气愤然勃然,脉沉弦而滑,胸膈喘满,此气逆证也。"《丹溪心法》:"痰厥者,乃寒痰迷闷,四肢逆冷。"《石室秘录·厥症》:"人有忽然发厥,口不能言,眼闭手撒,喉中作酣声,痰气甚盛,有一日即死者,有二三日而死者,此厥多犯神明,然亦原素有痰气而发也。"上述古籍提示厥证的病理因素以气逆、痰实为主,提示气血逆乱为主要病机。

(3)胸痹、胸痛:以胸痛、胸前区疼痛等为主要症状的肺栓塞患者在临床比较少见,可归于"胸痹""胸痛"范畴。《圣济总录·胸痹门》:"胸痛者,胸痹痛之类也……胸膺两乳间刺痛,甚则引背胛,或彻背膂。"《金匮要略·胸痹心痛短气病脉证治》:"夫脉当取太过不及,阳微阴弦,即胸痹而痛,所以然者,责其极虚也;今阳虚知在上焦,所以胸痹、心痛者,以其阴弦故也。"《素问·举痛论》云:"惊则心无所倚,神无所归,虑无所定,故气乱矣。"《类证治裁·胸痹论治》:"胸痹,胸中阳微不运,久则阴乘阳位而为痹结也。其症胸满喘息,短气不利,痛引心背;由胸中阳气不舒,浊阴得以上逆,而阻其升降,甚则气结咳唾,胸痛彻背。夫诸阳受气于胸中,必胸次空旷,而后清气转运,布息展舒。胸痹之脉,阳微阴弦,阳微知在上焦,阴弦则为心痛,以《金匮》《千金》均以通阳主治也。"胸痹在现代研究中可能与冠心病、急性心肌梗死联系更大,但临床上也有一些心血管疾病以外的又以胸痛为主诉的疾病被漏诊。上述古籍中所载胸痹多以呼吸症状为主,也许是对古代没法确诊的一些肺栓塞的描述。《金匮要略·胸痹心痛短气病脉证治》:"胸痹,心中痞气,气结在胸,胸满,胁下逆抢心,枳实薤白桂枝汤主之,人参汤亦主之";"胸痹之病,喘息咳唾,胸背痛,短气,寸口脉沉而迟,关上小紧数,栝蒌薤白白酒汤主之"。上述则表明胸痹的主要致病因素是寒、痰、血、瘀,主要治法以豁痰、活血、祛瘀、温阳为大法。

2. 病因病机 综合古籍所述,本病多为年老体弱者气虚血行不畅;或久卧、久坐、产后、腹部或盆腔手术、外伤制动后,气血运行滞缓;或外伤手术、骨折等原因损伤筋脉,气血运行不畅,以致瘀血阻于络道,脉络滞塞不通,营血回流受阻溢于脉外,瘀、毒、痰等互结。瘀、毒、痰等痹阻心脉而见胸痛;肺络受损,肺气不降而见喘促,甚则咯血;气机逆乱,升降失常,阴阳气不相顺接而致厥证;或因气机闭塞,阳气暴脱于外,而致阳脱。因此,急性肺栓塞以瘀、毒、痰互结,阳气痹阻为主要病机,病位在心、肺,常因气虚血瘀痰阻或气滞痰瘀互结于心肺或气闭阳脱而致病。慢性肺栓塞则因阳气亏虚,气血瘀滞,久病入络,病情缠绵难愈。

(二)陈可冀对肺栓塞中西医结合的认识

1. 十瘀论 陈可冀根据血瘀的病因病机提出了"十瘀论",包括慢、急、寒、热、虚、实、老、伤、潜、毒10类瘀血类型,有利于帮助临床医师辨证。其中,慢瘀,指久病入于脉络而为瘀;急瘀,指暴病、急症多瘀;寒瘀,指各种寒凝所致的血瘀;热瘀,指温热病重症多瘀;虚瘀,指因气血阴阳亏虚所致的血瘀;实瘀,指因气滞、痰瘀等实邪所致的血瘀;老瘀,指老年患者、衰老性疾病多瘀;伤瘀,指跌打损伤等创伤外症多瘀;潜瘀,指舌紫暗而临床无症状者,或临床症状与体征不明显而表现为高黏血症或高凝血功能状态者;毒瘀,指因毒致瘀,或瘀久酿毒,或瘀从化为毒导致的毒邪与瘀互结。其中,慢性肺栓塞的病情绵延,多属于慢瘀;而外伤等急症,在十瘀论里面的急瘀和伤瘀也有提及,而且急瘀、伤瘀常伴有实证和实瘀,这将为外伤后出现急性肺栓塞患者的中医治疗奠定理论基础和治疗原则。

2. 病证结合,以病统证 陈可冀提倡病证结合进行辨治,即将中医整体辨证与西医病理生理改变的辨识相结合进行诊断和治疗。在病证结合的基础上,陈可冀还主张以病统证,即在了解或认识西医疾病的前提下,结合西医对疾病特征的认识进行中医的辨证论治。他强调西医的病以微观病理生理学变化为基础,其发展变化过程始终贯穿着疾病的主要病理学及相应功能变化这条主线。通过患者的实验室检查和影像学结果等进行西医诊断,再根据该疾病所处不同的阶段进行辨证,这与中医学"证候"一说是吻合的,通过把该疾病的不同阶段的症状归纳一起,形成对应的证候,再进行中医论治。

3. 宏观与微观结合 陈可冀在血瘀证辨证时主张宏观与微观相结合,即将传统中医宏观辨证与西医学的微观检查(如血清学、功能学、病理学等检查)相结合。他指出把西医学的理化检查指标纳入中医辨证的体系中,可以延伸和拓宽中医的诊断视野。如在肺栓塞辨证过程中,实验室检查所见的微循环障碍,血液黏稠度增加,血流动力学障碍,血小板黏附、聚集性增高,红细胞聚集性增强或变形性下降,纤溶活性降低,血栓形成,超声、血管造影或 CTA 提示血管狭窄或闭塞等微观指标,均可作为血瘀证辨证的参考。

4. 陈可冀对血瘀证处方用药的特点 "审因论治、灵活变通""审症论治、药随症转""遣方用药、随证加减"是陈可冀对血瘀证处方用药的固有原则。他善用活血化瘀,但不拘泥于活血化瘀,主张随证加减,重视调气活血,扶正祛邪,分期与分型结合辨治。

在用药方面,他创新地将散载于 10 余种本草学著作中的 35 种传统的活血化瘀药分为和血、活血、破血 3 类。其中,和血类药包括当归、丹皮、丹参、生地黄、赤芍、鸡血藤等;活血类药包括川芎、蒲黄、红花、刘寄奴、五灵脂、郁金、三七、穿山甲、姜黄、益母草、泽兰等;破血类药包括大黄、水蛭、虻虫、三棱、莪术、乳香、没药、血竭、桃仁等。值得一提的是,他在益气活血时常重用补气药,轻用活血化瘀药,在行气活血时更是行气活血并重,这一理论也体现在当代一些医家在治疗肺栓塞血瘀证的时候常在活血化瘀的基础上大量加用行气药物。

(三)经验体会

佛山市中医院是一所以骨科创伤为特色的大型三级甲等中医院,年手术量约 2.8 万台次,每年因创伤并发肺栓塞的发生率约 0.15%,在预防和治疗肺栓塞的治疗上总结了一些经验,可供临床同行参考。

1. 辨证体会 临床大量研究显示肺栓塞常继发于创伤、术后、长期卧床等诱因引起深静脉血栓形成。中医认为久卧伤气,金刃损伤经脉筋骨,耗气伤血,气滞则血瘀,瘀血阻络,气血津液运行不畅,留津为痰为瘀为毒,痰浊瘀毒随经而行,闭阻心肺,心不主血脉,肺治节失调,气血运行不畅而发为本病,故瘀、毒为肺栓塞的主要病机,气滞为本质。

2. 用药特点 中医认为:"毒有外来者,来自六淫之邪、时疫之气;毒也有内生者,来自体内水精代谢失常。"根据急性肺栓塞病机及证候的特点,此毒为内生而来。肺栓塞的本质为气滞,与瘀纠结为主要病机,瘀毒互结为主证,宜据证立法。在临床实践中,确定以行气活血、化瘀解毒为基本治法,选择具有该作用的血府逐瘀汤为基础方加减,联合血必净注射液为主要药物治疗急性肺栓塞,在临床获效验。

3. 特殊治法 急性肺栓塞在进展期常常会出现急性虚证,表现为面色苍白、四肢湿冷、大汗、尿少、脉细数或欲绝、血压下降等证候,病机考虑为本虚标实。此虚证的概念与中医传统理论"久病多虚"之虚证不同,是各种原因导致的阴阳、气血、脏腑功能迅速虚衰的证候,表现为"邪实未去、正气已虚",具有发病急、病情重、存活率低等特点。据一些实验室研究,这与机体免疫功能有关,实验室检查可有白细胞抗原(HLA-DR)表达下降、Th1/Th2 比例下降、单核细胞丧失抗原递呈功能,呈免疫麻痹状态。有研究发现,参附及参脉注射液可使急性虚证患者血清 CRP、IL-6、IL-8 水平降低。所以,在急性肺栓塞患者的治疗过程中,若出现上述急性虚证,加用参附注射液、参芪扶正注射液等可调节免疫的中成药,也许有意想不到的效果。

4. 中西医结合治疗

(1)一般治疗:立即收入监护病房,吸氧,若出现呼吸衰竭应立即建立人工气道以及呼吸机辅助支持,连续监测血压、心率、呼吸、心电图和动脉血气等。

(2)对症治疗

1)镇痛镇静:可适当给予吗啡、咪达唑仑、右美托咪定等镇痛镇静药物,使患者保持安静、减少氧耗。

2)治疗急性右心功能不全:一般多用多巴酚丁胺或多巴胺。根据患者标准千克体重调节,溶于 5% 葡萄糖注射液缓慢静脉泵入,以增加心搏出量。

3)抗休克治疗:首先限制性扩容,注意避免发生肺水肿;如合并左心功能不全、非心源性休克时,可使用去甲肾上腺素、加压素等维持体循环收缩压在90mmHg 以上。

4)改善呼吸:如合并支气管痉挛,可应用氨茶碱等支气管扩张剂。

（3）抗凝治疗

目的：①预防肺动脉血栓的周围出现血栓延伸；②抑制由血栓所致的神经、体液因素的分泌；③阻止静脉血栓的进展。

抗凝治疗的初期使用低分子肝素，以后用华法林维持。低分子肝素的作用迅速，具有出血风险小，可预防血栓延伸，抑制神经体液因素的分泌，阻止静脉血栓进展。而华法林的起效时间相对长，缺少对神经体液因素分泌的抑制作用。

绝对禁忌证：脑出血、消化系统出血的急性期、恶性肿瘤、动静脉畸形。

相对禁忌证：既往有出血性疾患，未治疗的重症高血压，产后，2 周以内的大手术、活组织检查。

（4）溶栓治疗

适应证：①广泛型急性肺栓塞；②非广泛型急性肺栓塞合并重症心肺疾病，抗凝疗法无效；③深静脉血栓形成。

禁忌证同抗凝治疗。

药物：尿激酶、重组组织型纤溶酶原激活剂（RTPA）。

【典型案例分析】

张某，男，54 岁，因"车祸致右下肢疼痛流血 1 天"于 2017 年 3 月 27 日入住创伤骨科。入院诊断：右股骨粗隆间骨折。入院后排除手术禁忌证后于 2017 年 3 月 29 日送手术室在插管全麻下行右股骨闭合切开复位内固定术，术程顺利，术中出血约 100ml，在手术室复苏过程中曾尝试脱离呼吸机，但脱机后血氧饱和度低，呼吸浅促，立即予复查床边胸片，提示双肺渗出，考虑患者复苏困难，遂于手术当天术后转 ICU 进一步复苏抢救治疗。

住院期间患者因急性肺栓塞合并重度急性呼吸窘迫综合征、分布性休克。患者平素是货车司机，需长期长途开车，既往有高脂血症，吸烟 30 年（2 包 /d）。转入时查体：窦性心律不齐，心界稍向左扩大，心率 138 次 /min，各瓣膜区未闻及病理性杂音，胸廓未见异常，双肺呼吸音增粗，双下肺可闻及大量细湿啰音，健侧下肢无浮肿。辅助检查提示 TNI 0.05μg/L，NT-ProBNP 370.0pg/ml；血常规示 WBC 13.09×10^9/L，NEUT% 87.7%，hs-CRP 220mg/L。胸部 CT 增强提示右肺动脉主干开口血栓栓塞。心电图提示右束支传导阻滞。右下肢深静脉彩超示股静脉、腘静脉多发血栓形成。诊断：急性肺栓塞，急性呼吸窘迫综合征（ARDS），Ⅱ型呼吸衰竭，深静脉血栓（右侧股静脉、腘静脉），高脂血症。治疗措施：有创辅助通气；液体复苏，药物予阿司匹林、波立维抗血小板聚集，低分子肝素抗凝，阿托伐他汀调脂稳斑，血必净化瘀解毒，以及对症处理。经治疗患者胸闷、气促症状较前缓解，但患者存在缺氧过程，血压低，需大剂量去甲肾上腺素维持，首先累及胃肠道和肾脏，转入第二天患者胃液隐血试验出现阳性，尿量少,血肌酐进一步上升,故于 3 月 30 日行床旁连续性肾脏替代治疗(CRRT),维持 CRRT 过程血管活性药物逐步减量。

因患者股骨粗隆间骨折闭合切开内固定术后,合并急性肺栓塞,如果单纯确诊肺栓塞,按照指南最有效的方法应立即予溶栓治疗,但是患者很快出现消化道出血情况,骨科术后如果予溶栓治疗,会增加大出血风险,所以在肺栓塞的治疗上,与家属沟通病情后选择抗血小板和抗凝治疗,预防大出血。从中医角度看,急性肺栓塞属"喘证""厥证"等范畴。

望:神疲、气促、呼吸困难、口唇发绀、面色晦暗;舌暗红,苔白。

闻:声低懒言。

问:乏力、胸胁胀闷、时有刺痛。

切:脉弦细、四肢不温。

中医诊断:喘证。

证候诊断:气滞血瘀、气血运行不畅。

治法:行气活血化瘀。

处方:桃仁 12g,红花、当归、生地黄、牛膝各 15g,川芎、桔梗各 10g,赤芍、枳壳各 10g,甘草、柴胡各 5g,大黄 10g,五爪龙 50g。

经治疗后,患者循环及氧合情况好转的同时未曾出现消化道大出血,4 月 3 日停 CRRT,4 月 10 日停用呼吸机辅助通气,4 月 14 日拔除气管插管后转出 ICU,4 月 18 日出院。

心得体会:急性肺栓塞属中医学"喘证""厥证""胸痹""咯血"等范畴。《景岳全书·杂证谟·厥逆》所云"气实而厥者,其形气愤然勃然,脉沉弦而滑,胸膈喘满,此气逆证也",描述了厥证发作时的症状及气血逆乱。栓塞的肺叶或肺段由于血流减少,而各级气管、支气管及肺泡的气体通路依然存在,则形成无效腔通气;邻近的正常肺组织血流代偿性增加,则形成局灶性右向左分流;在完全栓塞导致肺梗死、肺不张或肺浸润的肺组织中,也可导致肺内分流,从而发生严重的通气血流比例异常。陈可冀认为血瘀证与微循环障碍、血液流变性失常、血流动力学异常和结缔组织代谢异常等有关,至少骨折、肺栓塞等疾病可能与血瘀证表现相关,由于血瘀证涉及多种疾病,临床应用活血化瘀药的适应证较多,故疗效明显。

因而,行气活血化瘀为防治肺栓塞的重要治法。本病一开始已合并高危出血风险,常规的溶栓治疗似乎不适合本例患者。且患者血瘀证表现明显,气血逆乱,因此本病案选用了血府逐瘀汤加五爪龙以加强行气之功,大黄祛瘀解毒。瘀毒已解,气血调和,故肺络调畅而症状消失,病复出院。

(苏懿)

参考文献

1. 张兴月,胡天佑,张一梅.急性肺栓塞诊断与治疗的研究进展[J].医学综述,2017,23(13):2581-2592.

2. Frey PM,Mean M,Limacher A,et al. Quality of life after pulmonary embolism:Prospective validation of the German version of the PEmb-QoL questionnaire[J]. Thromb Res,2015,135(6):1087-1092.

3. Morgenthaler TI,Ryu JH. Clinical characteristics of fatal pulmonary embolism in a referral hospital[J]. Mayo Clin Proc,1995,70(5):417-424.

4. Konstantinides SV,Torbicki A,Agnelli G,et al.2014 ESC Guidelines on the diagnosis and management of acute pulmonary embolism[J]. Eur Heart J,2014,35(43):3033-3069,3069a-3069k.

5. 蔡柏蔷,李龙芸.协和呼吸病学[M].2版.北京:中国协和医科大学出版社,2011:1315-1365.

6. 张欣,于文成.肺栓塞的诊治进展[J].山东医药,2010,50(3):106-107.

7. 阮英茆,程显声,司文学,等.心肺血管病并发较大肺动脉血栓阻塞100例尸检的临床病理分析[J].中华结核和呼吸杂志,1991,14(1):5-7.

8. 卞森,张锦,谭海,等.2000—2008年513例肺栓塞患者临床特征分析[J].宁夏医科大学学报,2010,32(3):369-373.

9. 刘春丽,张挪富,唐纯丽,等.我院1997—2008年肺血栓栓塞症诊治状况分析[J].广东医学,2010,31(7):872-873.

10. 余锋,陶如,刘南,等.急性肺栓塞中医证候分布及用药规律探讨[J].广州中医药大学学报,2018,35(1):50-55.

11. 刘玉红.肺栓塞的中医辨证治疗体会[J].世界最新医学信息文摘,2013,13(36):392.

12. 汤翠英,胡绚,庚慧.肺栓塞中医证型与西医危险分层及预后相关性研究[J].新中医,2016,48(12):22.

13. 韩文忠,王庆海,王佟,等.肺栓塞中医证型及其与西医分类的相关性分析[J].江苏中医药,2008,40(5):75.

14. 李兰,朱广旗,郭军,等.从"二证二法"探析中医治疗急性肺血栓栓塞症的辨证思路[J].辽宁中医药大学学报,2009,11(7):49-51.

15. 罗静.陈可冀血瘀证辨证方法传承研究[D].北京:北京中医药大学,2015.

16. 徐浩,罗静,付长庚,等.陈可冀血瘀证特色辨证方法经验总结[C]//江西省中西医结合学会.第十一届活血化瘀研究进展高层论坛论文集.南昌:江西省中西医结合学会,2016.

17. 陈可冀,宋军.病证结合的临床研究是中西医结合研究的重要模式[J].世界科学技术-

中医药现代化,2006,8(2):1-5.

18. 张京春,陈可冀.病证结合是中西医结合临床的最佳模式[J].世界中医药,2006,1(1):14-15.

19. 张谦,周厚荣,郭军,等.抗凝联合血必净治疗严重栓塞性疾病并多器官功能障碍综合征二例[J].中国全科医学,2008,11(22):49-50.

20. 王兵,张畔.多器官功能障碍综合征中急性虚证发病与辅助T淋巴细胞1/2平衡之间的关系及治疗对策[J].中国中西医结合急救杂志,2005,12(1):58-61.

21. 郭海雷,赵遵江,方林森,等.参麦注射液对早期脓毒症大鼠血清C反应蛋白和促炎性介质水平的影响[J].中国临床保健杂志,2008,11(3):78-80.

22. 黄涛亮.肺栓塞的临床特点与中医证候研究[D].广州:广州中医药大学,2014.

23. 陈可冀.血瘀证与活血化瘀治疗的研究[J].中国中医药现代远程教育,2005,11(3):10-12.

24. 安丽英,戚英波.中西医结合治疗肺栓塞分析[J].医学综述,2012,18(4):625-626.

十八、小儿病毒性心肌炎

病毒性心肌炎(viral myocarditis)是儿童期较为常见的一种循环系统疾病,为病毒侵犯心脏所致的心肌炎性病变,表现为神疲乏力、面色苍白、活动受限、心悸气短、肢冷多汗等,严重者出现心力衰竭、心源性休克或心脑综合征。最常见的病理改变为心肌的坏死或变性,部分也可累及心包或心内膜。本病好发于3~10岁小儿,春秋两季多见,属于中医"心悸""怔忡""胸痹"等范畴。

(一)历代医家对本病的认识

中医学并无"病毒性心肌炎"的特定病名。历代医家多以主要症状特点论治,散见于"心悸""怔忡""胸痹""心水""虚劳"等病证中。如以心律失常为主者,则归属"心悸""怔忡";合并心衰症状时,辨证为"心水"。如《伤寒论·辨太阳病脉证并治》:"伤寒脉结代,心动悸,炙甘草汤主之。"又如《婴童百问·慢惊》:"心藏神而恶热。小儿体性多热,若感风邪,则风热搏于脏腑,其气郁愤,内乘于心,令儿神志不宁,故发为惊。若惊甚不已,则悸动不宁,是为惊悸之病。"

历代医家认为本病多是内因、外因合而为病,内因主要是正气不足,外因则是外感六淫邪气。《素问·刺法论》:"正气存内,邪不可干。"一般认为本病的直接致病因素是外感之邪,如湿热毒邪、风热毒邪、时疫热毒,或其他六淫之邪。正如温热大家叶天士在《外感温热篇》中云:"温邪上受,首先犯肺,逆传心包。"而小儿禀赋不足,"心常有余,脾常不足,肾常虚",这种易寒易热、易虚易实的生理特点,为小儿发病的内在因素。内外合因,一旦感受邪毒,入侵血脉,先损心体,继损心用,导致本病发生与发展。

(二) 陈可冀对本病病因病机的认识

陈可冀针对本病病因病机,在前人的基础上结合岭南湿热的地理特色,总结、发展出一些独到的认识。

1. 正气不足是小儿病毒性心肌炎的发病基础 气阴两虚是本病发生发展的重要内在根据。本病多为感温热邪毒,温邪容易耗气伤阴,进一步诱发和加重本病的正虚。

2. 温热邪毒是本病的重要外因 岭南湿地,地域上位于亚热带,终年气温较高、雨湿较盛,又兼有气候炎热,热力蒸动水湿,其潮气上蒸,人在其间,吸入为病,所以岭南温热之邪,阳热之性尤著。这种温热之邪,极其容易耗气伤阴。

3. 温热大家叶天士在《外感温热篇》中云:"温邪上受,首先犯肺,逆传心包。"所以本病乃是在正气不足的基础上,外感六淫邪气,侵犯心脉,留滞不去,耗气伤阴所致。

4. 邪毒留伏、痰湿瘀阻是本病的病理变化 心气不足,血行不畅,导致气血瘀滞,而这种病理产物反过来又成为重要的致病因素。

5. 本病不仅病程长,而且随着正气与邪毒的消长变化,产生了虚实、寒热错综复杂的变化,如邪热炼血成瘀、津伤血滞等。

(三) 陈可冀对本病中西医结合治疗的认识

基于以上认识,陈可冀在本病中西医结合治疗方面也颇有特色,特别是根据本病共同的病理变化都是心主血脉功能异常的特点,强调扶正、祛邪、益气、养阴、活血、祛瘀,兼顾轻重缓急,标本兼治。

1. 急性期注重祛邪,且强调辨证论治 根据《伤寒论》"观其脉证,知犯何逆,随证治之"的精神,特别注重辨证论治,如以肺经风热为主要表现者,主要以疏风清热、护心复脉为法。而对先犯胃肠,经由血脉,内传于心的湿热之邪,则是清热利湿,解毒透邪。

2. 祛邪不忘扶正固本 本病病变脏腑主要在心,无论外感,还是正虚,患儿自身正气不足,加之邪毒又耗气伤阴,损耗正气,故陈可冀在治疗时特别强调要固护正气。损其有余的同时,强调补其不足,尤其在恢复期、迁延期、慢性期均配合益气养阴、补血温阳。

3. 痰瘀互结既是病理产物,又是新一轮的致病因素 热毒外侵,灼津耗气,以致痰湿内生,痰瘀互结,从而阻塞心脉,导致气血运行更加不畅。故陈可冀在治疗病毒性心肌炎时主张益气活血,调心复脉。

4. 针对慢性期容易出现心虚、肾虚、阴虚、阳虚的特点,治疗上主张温阳利水,益气宁心;对于阴虚者,则滋阴清热,益心补肾。

5. 根据儿科的特点,特别强调要及时处理各种变证,因为病毒性心肌炎在病程中轻重不一,轻者可无明显症状,但严重者出现心力衰竭、心源性休克或心脑综合征,对应于中医邪陷心包,或阳气暴脱,或阴精枯竭,或闭塞心窍,或引动肝风,出现昏厥、抽搐、心阳暴脱等凶险危象。陈可冀主张治疗上要注重中西医结合,既要运用传统的中医学防病治病,提高疗效,必要时又要动用西医学手段与设备,防范各种严重的并发症。

(四)经验体会

病毒性心肌炎是儿科较为常见的疾病之一,虽然古代中医并无此病名,但并不妨碍其在临床中出现和辨证论治。结合陈可冀治疗该病的核心思想,我们临床多采用辨病与辨证相结合的方法,西医诊断界定范围,中西医结合治疗。限于西医对病毒感染及其引发的免疫反应并无特效药物的不足,中医中药在数千年的发展历程中积累了丰富的经验。与目前倡导的"精准医疗"有异曲同工之妙的是,中医治疗有着灵活的辨证论治的原则指导。一是要抓住核心病位、病机,如心阴心阳、心气心血。二是提倡辨证与辨病相结合,既要分急性期、恢复期、迁延期、慢性期,方便进行辨证论治,但又要坚守辨证论治的核心原则,师古不泥古。急性期虽有正气不足,但外邪侵心,邪实为主要矛盾,且温邪易耗气伤阴,容易出现虚实错杂之证,甚则出现心阳虚衰之候。治疗以祛邪与护心并用,补其不足,损其有余;随着病程发展,邪气渐散,正气尚虚,气阴不足、心失所养,治宜益气养阴、补血温阳;气血同源,互根互用,由心用累及心体,气阴两虚兼有余邪留伏,故标本兼顾、扶正祛邪是本期的治疗特点。本病周期长,耗气伤阴,最后容易导致气血虚损,阴阳两虚,累及他脏,并有瘀滞络阻之兼证,治疗当治心而不限心,调整脏腑气血阴阳,活血通脉。在急性期,特别是出现心阳虚衰等并发症的情况下,西医治疗有其独到的优势,但是一些患者急性期控制后,仍遗留有心悸、心律失常、心电图异常等情况,此时的对症支持治疗如卧床休息、减轻心脏负荷、抗病毒、免疫抑制、改善心肌营养与代谢等治疗效果并不满意。此时,中医中药的及时介入为本病康复提供了很好的经验。因此,中医中药对本病的治疗,早期强调积极运用中医药方法辨证论治,或在本病的重证、变证之中,合理进行中西医结合治疗,从而降低本病的后遗症或变证发生率。近年来,中药剂型的改革也为中医药治疗本病急症、重症提供了便利。如复方丹参注射液、参麦注射液等,均在临床上发挥着重要作用。

此外,在慢性期心肌纤维化的防治方面,中医药也有明显优势。当然,目前中医药对本病的重症、危症临床应急、抢救能力尚存在一定不足,亟待建立全新的治疗体系。

【典型案例分析】

王某,男,9岁。"病毒性心肌炎"出院后门诊复诊,症见神清,精神尚可,自觉疲倦乏力,胸闷气短,手心灼热。时有心悸,面色苍白,常盗汗自汗,大便干结,夜卧不佳,舌红少苔,脉细数无力。

分析:此为病毒性心肌炎恢复期,外邪渐解、正气仍虚,气阴不足、心失所养,故见心悸、胸闷气短,手心灼热、盗汗自汗。治宜益气养阴,养心复脉。可予生脉散合炙甘草汤加减。其心脉不整,加磁石、珍珠母镇心安神;重用麻仁,加瓜蒌仁、柏子仁养血润肠;夜寐不宁加酸枣仁以宁心安神。

(胡彬文)

参考文献

1. 杨锡强,易著文.儿科学[M].6版.北京:人民卫生出版社,2004.
2. 胡亚美,江载芳.诸福棠实用儿科学[M].7版.北京:人民卫生出版社,2002.
3. 罗笑容,许尤佳.中西医结合儿科学[M].2版.北京:科学出版社,2008.

十九、骨关节炎

骨关节炎(osteoarthritis)又称退行性关节炎、软骨骨化性关节炎、增生性关节炎,是一种以关节软骨的变性、破坏及骨质增生为特征的慢性关节病。本病较多累及承重关节和容易磨损的关节,如膝关节、颈腰椎、踝关节、髋关节、远端指间关节等。临床症状常表现为关节疼痛,劳累负重或上下楼时加重,可伴肿胀及轻度晨僵。随着病情发展,可出现关节畸形,行走困难,而颈椎和腰椎退变还可导致局部神经受到压迫而出现放射痛等神经症状。它主要是由于力学、生物学因素造成关节软骨、细胞外基质和软骨下骨的正常退变与合成二者间失去平衡的结果。这些改变包括水分增加、蛋白黏多糖成分减少、胶原基质改变。上述所有改变一起导致了关节软骨破坏。本病起病缓慢,随年龄增多,55~64岁的人群中,膝关节炎的发病率达40%,其中女性的发病率高于男性。国内初步调查显示,骨关节炎的总患病率约为15%,40岁人群的患病率为10%~17%,60岁以上则达50%,而75岁以上人群中高达80%。该病的最终致残率为53%。随着我国经济水平及人民生活质量的不断提高,超重、肥胖的人群比例越来越高,同时由于人口老龄化的到来,骨关节炎的发病率越来越高,严重影响人民群众的身体健康及生活质量。

(一)历代医家对本病病因病机的认识

1. 病名溯源 古代并无骨关节炎之病名,根据其临床症状、病因及发病机制,现认为属于中医学"痹证(病)"的范畴,根据其不同表现又有"骨痹""膝痹""痛痹""历节""鹤膝风"等称法。《中医病证诊断疗效标准》及《中医临床诊疗术语·证候部分》将骨关节炎称为"骨痹"。

痹证首见于《黄帝内经》。《素问·痹论》云:"风寒湿三气杂至,合而为痹也。其风气胜者为行痹,寒气胜者为痛痹,湿气胜者为著痹也。……以冬遇此者为骨痹。……痹在于骨则重,在于脉则血凝而不流,在于筋则屈不伸,在于肉则不仁,在于皮则寒。"详细阐述了痹证的病因、发病机制,并进行了分类及总结出演变规律。《素问·长刺节论》指出:"病在骨,骨重不可举,骨髓酸痛,寒气至,名曰骨痹。"则详细描述了骨痹的临床症状及影响因素。此外,《素问·痹论》还以整体观阐述了痹与五脏的关系:"五脏皆有合,病久而不去者,内舍于其合也。故骨痹不已,复感于邪,内舍于肾……"以上这些论述奠定了后世医家对痹证认识的理论基础。医圣张仲景在《黄帝内经》基础上补充了湿痹、风湿痹、寒痹、血痹、胸痹、历节等病证,其中描述的"历节"症状与骨关节炎相类似。《金匮要略·中风历节病脉证并治》详细描述了历节的严重证候:"诸肢节疼痛,身体魁羸,脚肿如脱,头眩短气,温温欲吐……"

2. 病因病机分析

(1)外邪侵袭:感受风寒湿热之邪。《素问·痹论》云:"风寒湿三气杂至,合而为痹也。"若久居阴暗潮湿之地,天气寒冷、贪凉露宿、睡卧当风、暴雨侵袭、长期水中作业或汗出当风入水等,风寒湿等外邪入侵肌腠经络,滞留于关节筋骨等处,致经络不通,发为风寒湿痹。张子和在《儒门事亲》中提出湿和热为痹证的主要病机,如"痹病以湿热为源,风寒为兼,三气合而为痹"。久居炎热潮湿之地,外感风湿暑热之邪,内袭肌腠,壅塞经络,以致经络痹阻、气血流动不畅而发为热痹。或素体阳气偏盛,内有蓄热,复感风寒湿邪,可从阳化热;或风寒湿痹经久不愈,亦可蕴而化热。《医碥》云:"热甚则血枯,死血阻塞经隧,则亦不通而痹矣。"

(2)久病体虚,营卫不固:平素体虚,阳气不足,卫外不固,腠理空虚,易为风、寒、湿、热之邪乘虚侵袭。《济生方》云:"风寒湿三气杂至,合而为痹,皆因体虚,腠理空疏,受风寒湿气而成痹也。"《古今医鉴》指出:"夫痹者……盖由元精内虚,而为风寒湿三气所袭,不能随时祛散,流注经络,入而为痹。"

(3)肝肾不足:肝肾不足,筋骨无力,外邪侵袭。《张氏医通》云:"膝为筋之府……膝痛无有不因肝肾虚者,虚则风寒湿气袭之。"《中藏经》也指出:"骨痹者,乃嗜欲不节,伤于肾也。肾气内消……则精气日衰……邪气妄入。"《圣济总录》中提到,骨痹的病因为"肾者水也,而生于骨,肾不荣则髓不能满,故寒甚至骨也……外证当挛节,则以髓少而筋燥,故挛缩而急也",认为肾虚是骨痹的根本病因。

(4)脾胃亏虚:脾胃为后天之本。脾胃亏虚,水谷精微化生无源,筋骨肌肉濡养失司,水湿痰液运化无力,痰浊内生,闭阻经脉,发为痹证。李东垣《脾胃论·胃虚脏腑经络皆无所受气而俱病论》指出:"脾病,体重即痛,为痛痹,为寒痹,为诸湿痹。"

(5)跌仆外伤:跌仆外伤,损及肢体筋脉,气血经脉痹阻,亦可发为痹证。唐代蔺道人在《仙授理伤续断秘方》中指出:"手足久损,筋骨差爻,举动不能,损后伤风湿,支节挛缩,遂成偏废,劳伤筋骨,肩背疼痛,四肢疲乏,动用无力。"强调外伤导致瘀血留滞,伤后易遭风湿之邪,导致筋骨痹病的发生。

(6)痰瘀、水湿互结:《类证治裁·痹症论治》认为痹久不愈"必有湿痰败血瘀滞经络"。《临证指南医案》云:"风寒湿三气合而为痹,然经年累月,外邪留着,气血皆伤,其化为败瘀凝痰,混处经络,盖有诸矣。"骨痹日久,迁延不愈,可影响气血运行,导致痰浊、瘀血、水湿内生,此3种均为有形实邪,可闭阻气机,气机不通,不通则痛,痰瘀水湿停聚局部,而致关节肢体肿胀。痰瘀水湿可相互影响,兼夹转化,如湿聚为痰,血滞为瘀,痰可碍血,瘀能化水,痰瘀水湿互结,旧病新邪胶着,而致病程缠绵,顽固不愈。

(二)陈可冀对本病中西医结合治疗的认识

陈可冀认为骨痹的基本病机为本虚标实,虚实夹杂。本虚以正气不足、肝脾肾亏虚为主,标实以风寒湿热等外邪侵袭及痰浊、瘀血、水湿等内邪闭阻为重,急性期以标实为主,缓解期以本虚为主,多虚实夹杂,迁延反复。

1. 正气不足、肝脾肾亏虚是致病的根本 "正气存内,邪不可干","邪之所凑,其气必虚"。陈可冀认为,人体正气充足,营卫调和,则邪无入路。若正气不足,卫外不固,外邪方得内袭。正如《济生方》指出:"风寒湿三气杂至,合而为痹,皆因体虚,腠理空疏,受风寒湿气而成痹也。"另外,骨痹以筋骨受累疼痛为主,与肝脾肾等三脏关系密切。肝主筋、肾主骨、脾主肌肉,且肝藏血、肾藏精、脾主统血及运化,肝脾肾三脏亏虚,则水谷精微化生无源,精血不足,筋骨肌肉失于濡养,一方面可引起软骨关节面的破坏及骨质疏松的发生,另一方面也易于引起外邪侵袭。

2. 早期以风寒湿热等外邪侵袭为主 在正气不足、肝脾肾亏虚的基础上,受风、寒、湿、热等外邪侵袭,邪气滞留于关节筋骨等处,致经络气血闭阻不通发为骨痹。广东地处岭南地区,全年平均气温较高,湿气较重,气候温热潮湿,风湿热邪较北方常见,临证风湿热证多见。

3. 中晚期以痰浊、瘀血、水湿互结为要　陈可冀认为,骨痹患者中晚期可因风寒湿热等外邪闭阻经络,气血流通不利,致痰浊瘀血水湿化生,也可因脏腑功能受损,水湿津液运化失常,气血运行失畅,痰湿内生,瘀血内阻,痰浊、瘀血、水湿互结,闭阻经络,气血运行不畅,肌肉关节失于濡养,不通则痛。正如《景岳全书》所说:"盖痹者闭也,以血气为邪所闭,不得通行而病也。"

(三)经验体会

1. 病证结合　宋代陈言在《三因极一病证方论·五科凡例》中言:"因病以辨证,随证以施治。"陈可冀是我国第一代中西医结合学家,临床研究中主张辨病与辨证相结合。陈可冀认为,随着科学技术及医疗水平的不断发展,我们既要不断学习西医学知识,还应继承和发扬中医学的宝贵经验,将西医学诊断疾病与辨证论治相结合。病是一个整体和过程,证是一个局部和阶段。辨病是处理疾病主要矛盾的前提,辨证是对具体矛盾的解决方法,两者相互结合,相辅相成。其具体应用包括:①病证结合,双重诊断:可弥补中医辨病辨证直观化、表面化的缺陷,从宏观和微观多角度把握疾病;②辨病为主,辨证为辅:针对关键病理环节处方用药,辅以针对证候的药物;③辨证为主,辨病为辅:在对证治疗基础上考虑对病治疗;④舍证从病,舍病从证:舍证从病就是选择能针对病理机制的方药,而舍病从证则是选择能针对证候的方药。

2. 中西合用　陈可冀在病证结合基础上,充分认识到骨关节炎是一种以关节软骨的变性、破坏及骨质增生为特征的慢性关节病。本病较多累及承重关节和容易磨损的关节。临床以关节疼痛,肿胀,晨僵,关节畸形,活动障碍等为主要表现。在临床诊治中注重中西医结合,不仅在中医辨证论治的基础上使用非甾体抗炎药、改善病情药物及软骨保护剂等西医治疗手段,还根据中药的现代药理学作用机制,遣方用药。陈可冀临证喜用独活寄生汤治疗肝肾不足、风寒湿阻型膝骨关节炎患者。临床研究认为,独活寄生汤能抑制患者关节液中 IL-1、IL-6、TNF-α、PGE$_2$、MMP-3 等细胞因子分泌,缓解临床症状。动物研究表明,独活寄生汤对大鼠骨关节炎软骨细胞的细胞周期有调节作用,可以上调正性调节因子 cyclin D1、CDK4、CDK6、Rb 表达,下调负性调节因子 p16 表达,促进软骨细胞增殖。细胞研究也证实了独活寄生汤含药血清,通过调节退变软骨细胞的细胞周期中 cyclin D1、CDK4、Rb 和 p16 表达,以及促进细胞周期中 G$_1$/S 期的切换,促进退变软骨细胞增殖。

3. 内外兼治　陈可冀在临床中不仅通过辨证论治开具内服中药,还结合患者发病部位及证型,运用熏洗、针灸、敷贴等外治法。如对于寒湿闭阻膝关节的骨痹患者,除了内服散寒祛湿中药外,尚可以在膝关节阿是穴处施以灸法,以散寒除湿,温通经络。对于湿热瘀阻踝关节的骨痹患者,则可予清热除湿、行气活血之中药外用,熏洗患处,促进局部血液循环,达到祛除邪气的作用。

4. 因地制宜　《素问·痹论》云:"风寒湿三气杂至,合而为痹也。"上述经文奠定了后世医家对痹证认识的理论基础。历代医家对痹证外邪的分析阐述及辨证亦多以风寒湿为主。陈可冀认为,广东地处岭南地区,多山、多水、多雨,全年平均气温较高,湿气较重,气候温热潮湿,与北方相比较,风湿热邪较为常见,临床中关节肿痛、小便黄、大便黏腻、舌苔黄腻、汗出恶风等风湿热证候多见。临床中应加以辨别,处以祛风清热除湿之品。

5. 总结前人,古为今用　陈可冀从 1980 年起倡议并主持整理清代宫廷原始医药档案 3 万余件,并积极倡导应用文献及现代科学方法进行整理研究。其主编的《清宫配方集成》,共整理集成 1 300 余首清宫配方。有学者通过研究,发现其中与骨痹相关的治疗方剂有 124 首,涉及 247 味中药。经统计分析,常用中药有当归、牛膝、防风、独活、羌活、杜仲、乳香、没药等,多为入肝、脾、肾经的中药,其功效多以补气血,补肝肾,强筋骨,祛风除湿,活血化瘀为主。用药特点与陈可冀对骨痹的病机认识相符。陈可冀通过总结前人的用药经验,继承发扬,古为今用,对肝肾不足、寒湿闭阻型骨痹多以独活寄生汤加减,对肝肾亏虚型骨痹多以六味地黄丸或肾气丸加减,对气滞血瘀型骨痹多以血府逐瘀汤或身痛逐瘀汤加减,对风湿热痹多以宣痹汤加减。

【典型案例分析】

张某,男,60 岁,因"反复膝关节疼痛 5 年,加重 1 周"于 2016 年 3 月 7 日就诊。患者曾是一名码头搬运工人,长期搬运重物,5 年前开始出现双膝关节疼痛不适,屈伸不利,行走时加重,坐卧位休息可缓解,活动力下降,腰部酸痛不适,膝关节 X 线片显示双膝关节退行性变,关节间隙稍变窄。多次在外院诊治,予非甾体抗炎药、氨基葡萄糖片等口服,症状时好时坏。1 周前淋雨后受风着凉,双膝关节肿胀疼痛明显加重,活动困难,恶风遇寒加重,纳眠一般,小便清长,夜尿多,大便正常。舌暗淡,苔薄白,脉沉细。西医诊断:双膝关节退行性变。中医辨证:骨痹(肝肾亏虚、寒湿痹阻)。治疗原则:补益肝肾、散寒祛湿。西医予西乐葆(塞来昔布胶囊)1 片口服,2 次 /d;中医方选独活寄生汤加减。处方:独活 15g,桑寄生 30g,杜仲 20g,牛膝 15g,秦艽 15g,茯苓 20g,防风 10g,川芎 15g,甘草 10g,当归 15g,熟地黄 15g,延胡索 15g,赤芍 15g。共 7 剂。患者服药后自觉膝关节肿痛明显缓解,无恶风。2016 年 3 月 15 日复诊,原方减去防风、延胡索,加白芍 20g,继服 15 剂,随访膝关节肿痛基本缓解。

心得体会:骨痹的基本病机为本虚标实,本虚以正气不足、肝脾肾亏虚为主,标实以风寒湿热等外邪侵袭及痰浊、瘀血、水湿等内邪闭阻为重。本例患者,年龄较大,既往有腰膝酸痛、屈伸不利、小便清长、夜尿多等肝肾亏虚之象,本次淋雨后受风着凉,风寒湿邪趁机侵袭,闭阻肢体关节,导致气血运行不畅,发为骨痹。患者疼痛明显,根据急则治其标的原则,在中医辨证论治基础上,合用非甾体抗炎药止痛治标,以补益肝肾、散寒祛湿为法处方用药。方中独活、桑寄生祛风除湿,活络通痹;牛膝、杜仲、熟地黄补益肝肾,强壮筋骨;川芎、当归、赤芍补血活血,茯苓、甘草益气扶脾,使气血旺盛,有助于祛除风湿;秦艽、防风祛周身风寒湿邪,加延胡索以加强行气止痛之力度。各药合用,是为标本兼顾,扶正祛邪之剂。复诊因疼痛较强缓解,无恶风,故减去防风、延胡索,加白芍以加强补血、柔肝缓急之功,最终使疼痛缓解。

（陈仁山）

参考文献

1. 中华中医药学会.骨性关节炎[J].风湿病与关节炎,2013,2(2):71-73.

2. 中华医学会骨科学分会.骨关节炎诊治指南(2007年版)[J].中国矫形外科杂志,2014,22(3):287-288.

3. 卫法泉.骨性关节炎诊治(讨论指南)[C]//浙江省科学技术协会.浙江省医学会疼痛学分会成立大会暨首届浙江省医学会疼痛学分会学术年会论文汇编.杭州:浙江省科学技术协会,2011.

4. 国家中医药管理局.中医病证诊断疗效标准[M].南京:南京大学出版社,1994:30-31.

5. 国家技术监督局.中医临床治疗术语·证候部分[M].北京:中国标准出版社,2000:82.

6. 王阶,熊兴江,张兰凤.病证结合模式及临床运用探索[J].中国中西医结合杂志,2012,32(3):297-299.

7. 王武炼,叶锦霞,刘献祥,等.独活寄生汤加减内服外洗治疗膝骨性关节炎66例临床观察[J].福建中医药大学学报,2011,4(2):44-45.

8. WU GW,CHEN W L,FAN HL,et al. Duhuo Jisheng Decoctionpromotes chondrocyte proliferation through accelerated G1/Stransition in osteoarthritis[J]. International Journal of Molecular Medicine,2013,32(5):1001-1010.

9. WU GW,FAN HL,HUANG YP,et al. Duhuo Jisheng Decoction containing serum promotes proliferation of interleukin-1-induced chondrocytes through the p16-cyclin D1 CDK4-Rb pathway[J]. Molecular Medicine Report,2014,10(5):2525-2534.

10. 林洁,范展彪,刘献祥.基于数据挖掘技术探讨陈可冀《清宫配方集成》中治疗骨关节炎组方的用药规律[J].中医正骨,2017,29(11):15-19.

二十、通冠胶囊对冠心病 PCI 围术期心肌损伤的影响

冠心病严重危害人类健康。经皮冠脉介入术（PCI）能明显减轻冠心病患者的心绞痛症状和降低冠心病患者的死亡率，已成为冠心病血运重建治疗最为高效的一种方法。当今，尽管成熟的冠脉介入技术和更高效的辅助器械及药物得以应用，但是 PCI 围术期高发生率的并发症（如心肌损伤或心肌梗死等）对冠心病近中远期生存质量及死亡率的威胁仍不容忽视。既往的大量研究表明，通冠胶囊具备改善血脂代谢、抗炎症反应应激、加速血管内皮细胞修复和调节凝血 - 纤溶系统平衡等多目标综合效用，对气虚血瘀型冠心病患者 PCI 后可达多目标综合调控目的，然而缺乏通冠胶囊对围术期心肌保护作用的临床评价研究。为此，本文观察通冠胶囊对冠心病患者 PCI 围术期心肌损伤及心肌梗死的影响。

（一）资料和方法

1. 研究对象 研究连续纳入 2010 年 1 月至 2014 年 12 月在广东省中医院总院重症医学科成功行 PCI，且术前心肌损伤标志物正常的气虚血瘀证患者。纳入标准：①符合冠心病的诊断；②中医辨证分型主证为气虚血瘀证；③术前心肌损伤的标志物正常；④成功行经皮冠脉介入术。排除标准：①近 3 个月内发生过心肌梗死者；②近 3 个月内有心肌炎病史者；③合并严重的肝肾功能不全者；④合并严重血液系统、神经系统疾病及恶性肿瘤患者；⑤合并发热、急慢性感染及结缔组织疾病者；⑥合并消化道大出血者；⑦合并缺血性或出血性脑血管疾病者；⑧重要资料不全者。

2. 分组及药物干预措施 本研究根据成功行 PCI 的冠心病患者入院后是否在术前服用 1 天以上的通冠胶囊，将患者分成两组——通冠胶囊组和非通冠胶囊组。通冠胶囊组在基础治疗的基础上，入院当天即开始服用通冠胶囊（黄芪、丹参、水蛭等，0.5g/ 片，广东省中医院），1.5g（3 粒）/ 次，一天 3 次，PCI 前至少完成 3 次的服用剂量。非通冠胶囊组行基础治疗。

3. 观察指标 入院即抽取静脉血查三大常规、肌钙蛋白、心酶 4 项、凝血 4 项、C 反应蛋白和急诊生化等非需空腹指标，入院第 2 日早晨抽取术前空腹（禁食禁水 10 小时）静脉血查肝功能、血脂 4 项、空腹血糖等指标。常规术后 8 小时和 24 小时抽取静脉血查心酶、肌钙蛋白，特殊情况由主管医师结合经验决定。肌钙蛋白采用定量化学发光仪测定，正常值参考范围是 0~0.15ng/ml。本研究同时探讨最敏感的心肌损伤标志物 cTnI 术后升高 1 倍、3 倍和 5 倍的

情况。

4. 统计学方法 采用 IBM SPSS 19.0 软件数据分析,描述性分析计量资料采用均数 ± 标准差($\overline{X} \pm s$)或均数及 25%~75% 分位数表示,并对其进行正态性检验,对于正态分布资料,采用两独立样本 t 检验进行两组比较,相关性分析采用 Pearson 检验的相关系数。对于非正态分布或方差不齐,采用独立样本秩和检验,相关性分析采用 Spearman 检验的相关系数。计数资料采用构成比及率表示,两组间率的比较采用卡方检验。组间比较检验水平 $\alpha=0.05$。

(二) 结果

1. 总体人群 本研究共收集病例 288 例,其中女性 99 例,男性 189 例,平均年龄(66.29 ± 10.80)岁。其中,陈旧性心肌梗死 52 例,冠心病 68 例,糖尿病 73 例,高血压 173 例,血脂异常 74 例,脑血管疾病史 39 例,吸烟史 126 例,饮酒史 45 例,PCI 手术史 49 例(图 2-1)。PCI 前后静脉使用益气活血类中药注射剂 232 例,口服益气活血类中成药 160 例和益气活血类中药汤剂 240 例,其中 PCI 前后服用通冠胶囊患者 104 例,未服用通冠胶囊患者 184 例(图 2-2)。PCI 后 cTnI 升高 1 倍 159 例,升高 3 倍 120 例,升高 5 倍 103 例(表 2-3)。

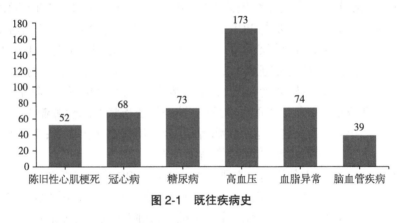

图 2-1 既往疾病史

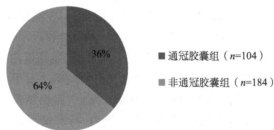

图 2-2 通冠胶囊组与非通冠胶囊组例数

表 2-3 术后肌钙蛋白升高的情况

cTnI 升高	1 倍	3 倍	5 倍
例数（比例）	159（55.2%）	120（41.7%）	103（35.8%）

2. 通冠胶囊对冠心病 PCI 围术期心肌损伤及心肌梗死的影响

（1）通冠胶囊组与非通冠胶囊组的基线资料（表 2-4~ 表 2-12）

表 2-4 两组的人口学资料情况

变量	通冠胶囊组（n=104）	非通冠胶囊组（n=184）	P
年龄（岁）	65.45 ± 10.62	66.77 ± 10.91	0.322 △
男性（例）	65（62.5%）	124（67.4%）	0.401 *
身高（cm）	163.41 ± 8.06	163.44 ± 14.58	0.622 △
体重（kg）	62.67 ± 10.13	63.30 ± 9.80	0.988 △
BMI（kg/m^2）	23.41 ± 3.04	23.39 ± 3.16	0.953 △

注：BMI= 体重指数。两组人口学资料经统计分析比较，各个项目的差异均无统计学意义，P>0.05，可比性强。△采用两独立样本 t 检验；* 采用卡方检验。

表 2-5 两组个人史及家族史比较（例）

变量	通冠胶囊组（n=104）	非通冠胶囊组（n=184）	P
吸烟史	41（39.4%）	85（46.2%）	0.266
饮酒史	14（13.5%）	31（16.8%）	0.447
冠心病家族史	9（8.7%）	20（10.9%）	0.548

注：两组个人史及家族史经卡方检验统计分析比较，各个项目的差异均无统计学意义，P>0.05，可比性强。

表 2-6 两组既往史比较（例）

变量	通冠胶囊组（n=104）	非通冠胶囊组（n=184）	P
高血压	56（53.8%）	117（63.6%）	0.105
血脂异常	28（26.9%）	46（25.0%）	0.720
糖尿病	31（29.8%）	42（22.8%）	0.191
脑血管疾病	13（12.5%）	26（14.1%）	0.858
冠心病	24（23.1%）	44（23.9%）	0.873

续表

变量	通冠胶囊组($n=104$)	非通冠胶囊组($n=184$)	P
急性心肌梗死	23（22.1%）	29（15.8%）	0.178
PCI手术史	19（18.3%）	30（16.3%）	0.670

注：两组既往史经卡方检验统计分析比较，各个项目的差异均无统计学意义，$P>0.05$，可比性强。

表2-7 两组西药治疗比较（例）

变量	通冠胶囊组($n=104$)	非通冠胶囊组($n=184$)	P
阿司匹林	99（95.2%）	164（89.1%）	0.079
波立维	104（100%）	180（97.8%）	0.130
ACEI	20（19.2%）	40（21.7%）	0.615
ARB	34（32.7%）	59（32.1%）	0.507
CCB	25（24.0%）	39（21.2%）	0.577
β-block	49（47.1%）	87（47.3%）	0.978

注：ACEI=血管紧张素转化酶抑制剂；ARB=血管紧张素Ⅱ受体阻滞剂；CCB=钙拮抗剂；β-block=β受体阻滞剂。两组西药治疗经卡方检验统计分析比较，各个项目的差异均无统计学意义，$P>0.05$，可比性强。

表2-8 两组术前血脂指标比较（mmol/L）

变量	通冠胶囊组($n=104$)	非通冠胶囊组($n=184$)	P
TG	1.72（1.13~2.03）	1.72（0.98~1.84）	0.300 $^{\triangle}$
TC	4.81 ± 1.09	4.67 ± 1.19	0.310[*]
LDL-C	3.12 ± 1.02	2.97 ± 1.06	0.276[*]
HDL-C	1.14 ± 0.32	1.18 ± 0.31	0.260[*]
Non-HDL-C	3.67 ± 1.19	3.48 ± 1.21	0.203[*]

注：TG=甘油三酯；TC=总胆固醇；LDL-C=低密度脂蛋白；HDL-C=高密度脂蛋白；Non-HDL-C=非高密度脂蛋白。两组术前血脂指标经统计分析比较，各个项目的差异均无统计学意义，$P>0.05$，可比性强。$^{\triangle}$采用两独立样本秩和检验；* 采用两独立样本 t 检验。

表2-9 两组术前实验室指标比较

变量	通冠胶囊组($n=104$)	非通冠胶囊组($n=184$)	P
WBC（10^9/L）	7.41 ± 2.70	7.67 ± 2.42	0.405
RBC（10^{12}/L）	4.51 ± 0.59	4.47 ± 0.64	0.601

变量	通冠胶囊组($n=104$)	非通冠胶囊组($n=184$)	P
肌酐（μmol/L）	83.26 ± 29.04	84.85 ± 34.41	0.695
血红蛋白（g/L）	133.50 ± 15.05	132.67 ± 19.37	0.707

注：WBC= 白细胞计数；RBC= 红细胞计数。两组术前实验室指标经两独立样本 t 检验分析比较，各个项目的差异均无统计学意义，$P>0.05$，可比性强。

表 2-10　两组血管病变数目比较（例）

变量	通冠胶囊组($n=104$)	非通冠胶囊组($n=184$)	P
单支病变	38（36.5%）	56（30.4%）	0.289
双支病变	34（32.7%）	70（38.0%）	0.364
三支病变	32（30.8%）	58（31.5%）	0.876

注：两组血管病变数目经卡方检验统计分析比较，各个项目的差异均无统计学意义，$P>0.05$，可比性强。

表 2-11　两组 PCI 情况比较

变量	通冠胶囊组($n=104$)	非通冠胶囊组($n=184$)	P
手术用时（min）	64.09 ± 21.83	63.98 ± 25.22	0.972 △
桡动脉入路（例）	78（75.0%）	140（76.1%）	0.836 *
股动脉入路（例）	26（25.0%）	44（23.9%）	0.836 *
支架总长度（mm）	23.23 ± 13.25	24.60 ± 14.06	0.417 △

注：两组 PCI 手术用时、手术通路、支架总长度经统计分析比较，各个项目的差异均无统计学意义，$P>0.05$，可比性强。△采用两独立样本 t 检验；* 采用卡方检验。

表 2-12　两组其他中药使用情况比较（例）

变量	通冠胶囊组($n=104$)	非通冠胶囊组($n=184$)	P
益气活血的中药注射剂	82（78.8%）	150（81.5%）	0.582
益气活血的中药汤剂	91（87.5%）	149（81.0%）	0.154

注：两组益气活血的中药注射液和中药汤剂经卡方检验统计分析比较，各个项目的差异均无统计学意义，$P>0.05$，可比性强。

（2）通冠胶囊组与非通冠胶囊组的围术期心肌损伤及心肌梗死情况（表 2-13，表 2-14）

表 2-13　两组 PCI 前后肌钙蛋白峰值对比情况（μg/L）

变量	通冠胶囊组（n=104）	非通冠胶囊组（n=184）	P
术前 cTnI 峰值	0.03（0.01~0.04）	0.03（0.00~0.04）	0.828
术后 cTnI 峰值	8.56（0.04~2.71）	10.78（0.07~7.36）	0.018

注：两组 PCI 前后肌钙蛋白峰值经秩和检验统计分析比较，可见 PCI 前的肌钙蛋白峰值的差异无统计学意义，$P>0.05$，可比性强。相反，PCI 后肌钙蛋白的峰值通冠胶囊组低于非通冠胶囊组，两组的差异具有统计学意义，$P<0.05$。

表 2-14　两组围术期心肌损伤和心肌梗死情况（例）

变量	通冠胶囊组（n=104）	非通冠胶囊组（n=184）	卡方值	P
cTnI 升高 1 倍	47（45.2%）	112（60.9%）	6.604	0.010
cTnI 升高 3 倍	34（32.7%）	86（46.7%）	5.394	0.020
cTnI 升高 5 倍	29（27.9%）	74（40.2%）	4.399	0.036

注：两组围术期心肌损伤和心肌梗死经卡方检验统计分析比较，通冠胶囊组术后肌钙蛋白升高 1 倍的围术期心肌损伤 47 例（45.2%），优于非通冠胶囊组 112 例（60.9%），两组的差异具有统计学意义（$P<0.05$）。通冠胶囊组术后肌钙蛋白升高 3 倍或 5 倍的围术期心肌梗死分别是 34 例（32.7%）和 29 例（27.9%），均明显优于非通冠胶囊组 86 例（46.7%）和 74 例（40.2%），两组的差异均具有统计学意义（$P<0.05$）（图 2-3）。

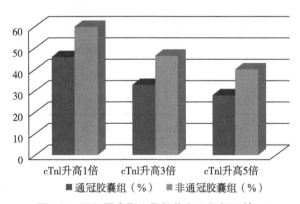

图 2-3　两组围术期心肌损伤和心肌梗死情况

（三）分析

本研究通过对临床真实治疗的回顾分析发现，冠心病患者在行 PCI 血运重建前服用通冠胶囊 1 天以上，能有效降低 PCI 后 cTnI 的升高程度，PCI 后通冠胶囊组的 cTnI 峰值低于非通冠胶囊组（$P<0.05$）。在围术期心肌损伤及心肌梗死方面，通冠胶囊组术后肌钙蛋白升高 1 倍、3 倍或 5 倍的发生率均明显低

于非通冠胶囊组,两组的统计学差异均具有显著意义(P<0.05),提示通冠胶囊具有 PCI 围术期心肌保护作用。

1. 通冠胶囊对围术期心肌保护的中医机理探讨　《金匮要略》曰:"夫脉当取太过不及,阳微阴弦,即胸痹而痛,所以然者,责其极虚也。今阳虚知在上焦,所以胸痹、心痛者,以其阴弦故也。"张仲景认为,本病以本虚标实、虚实夹杂为主要病机,虚表现在上焦阳气不足,实表现在阴寒浊邪上犯痹阻脉络,而发为"胸痹";心之气为鼓动血行的主要力量,气虚则导致血行滞缓而成瘀。任毅等选择 405 例冠心病患者对冠心病支架植入术后的中医证候要素规律进行了深入探讨,结果显示支架植入术后 1 周与术前比较,血瘀症状如胸闷胸痛可较前明显改善,而神疲、汗出、乏力、短气等气虚的症状未见明显的改善,且术后 1 个月与术后 1 周比较,神疲、汗出、眩晕、乏力及短气等气虚的症状积分比前者加重,提示冠心病 PCI 围术期的主要病机为气虚血瘀,而介入治疗在改善血瘀症状的同时会加重气虚的症状。《素问·平人气象论》:"脏真通于心,心藏血脉之气也。"胸痹证候的出现多在活动后加重,因劳则耗气,在气虚基础上更易诱发,可见气虚尤其是心气虚是胸痹心痛发病的根本。因此,PCI 围术期的中医药治疗策略应以补益正气为主,祛除病邪为辅,而冠心病 PCI 围术期中医治法以"益气活血法"为主。以"益气活血法"组方的通冠胶囊主要中药成分有黄芪、丹参、水蛭等,其中黄芪为方中君药,归脾经以增益中气,中气足则有助于推动血行;丹参为臣药,归心肝经,味苦,擅长活血祛瘀通脉;水蛭为辅药,用其以求破血逐瘀通络之效,味咸苦。由此可见,通冠胶囊组方结构搭配合理,对 PCI 围术期正气损伤加重的气虚、血瘀等病理因素形成大包围,祛邪不伤正、扶正不留邪,临床疗效确切。

2. 通冠胶囊对围术期心肌保护的西医机制探讨　现有研究表明,PCI 相关的围术期心肌损伤可能的机制有远端血管栓塞、边支血管闭塞、缺血再灌注损伤、冠脉痉挛、血管内皮的机械损伤、无复流 / 慢血流、动脉粥样硬化或血栓形成的碎片阻塞远端微血管引起的微循环障碍、血小板激活和血栓应激导致微血管血小板及中性粒细胞聚集引起的栓塞、氧化应激和炎症反应等。PCI 过程中因导丝损伤、球囊扩张、支架释放等操作使血管内皮机械损伤,引起内皮炎症反应,表现为 C 反应蛋白(CRP)、白介素 -6(IL-6)等炎症因子水平升高。另外,更有多项大规模的前瞻性研究表明,血浆中 CRP 的基础水平与围术期心肌梗死、心源性猝死和脑血管意外等不良心血管事件具有密切的相关性,这可能与 CRP 在炎症反应过程中可以在动脉粥样硬化部位沉积有关。

通冠胶囊是由黄芪、丹参、水蛭等药物组成的复方中药制剂,具有多靶点的治疗作用。临床研究方面,丁邦晗等探讨急性冠脉综合征(ACS)患者服用通冠胶囊与否,对超敏 CRP 水平的影响。此研究总共有 54 例患者,治疗组 26 例患者服用通冠胶囊,28 例对照组的患者加用安慰剂,结果显示通冠胶囊能够明显降低 ACS 患者 7 天及 1 个月的超敏 CRP 水平。张翔炜等研究发现,通冠胶囊可能通过提高体内组织纤溶酶原激活物及抗凝血酶 Ⅱ 水平,降低纤维蛋白、血管性血友病因子水平来缓解冠心病支架植入患者的高凝状态,并通过扩张冠状动脉,改善外周血管微循环,增强心肌收缩力以达到改善患者心绞痛症状及心功能的作用。陈鹏等观察通冠胶囊对冠心病患者支架植入术后外周血内皮祖细胞(EPC)数目的影响,60 例患者随访后发现通冠胶囊可以提高冠心病患者支架植入术后外周血 EPC 的数量。訾勇等研究发现,通冠胶囊可以明显改善支架植入术后患者的左室射血分数及心功能。在基础实验研究方面,杨广等通过培养并传代兔的血管平滑肌细胞来探究含通冠胶囊的离心血清对血管平滑肌细胞增殖的影响,结果发现通冠胶囊含药血清测得的噻唑蓝值比对照组小,而且两组间的差异具有明显的统计学意义,证实通冠胶囊能够很好地抑制血管平滑肌细胞的增殖。祁建勇等制成 28 只高胆固醇高脂血症的大白兔模型,然后在大白兔的腹主动脉和髂动脉分别给予球囊扩张的血管成形术,随后喂养 4 周后,再次用球囊扩张大白兔的腹主动脉和髂动脉行血管成形术,紧接着每天予以 10mg/kg 通冠胶囊进行实验治疗。最后的实验证实通冠胶囊对血管细胞增殖具有明显的抑制作用,可以增加血管内径,使内膜增厚得到明显的抑制。同时还证实,通冠胶囊能够增加血管平滑肌细胞的凋亡。王磊等通过建立大鼠左颈总动脉内皮损伤模型进行研究,发现通冠胶囊可以抑制颈动脉内皮损伤后内膜增殖和修复。陈俊林等研究发现,通冠胶囊可通过改善心肌缺血以保护心肌细胞,分析通冠胶囊的抗心肌缺血作用机制可能与通过促进内皮型一氧化氮合酶的表达有关。

综上研究表明,通冠胶囊可作用于血管动脉粥样硬化及再狭窄的多个靶点,具有降低血脂、抗炎症因子刺激、促进血管内皮细胞修复、抗血小板聚集、调节凝血 - 纤溶系统平衡、抑制血管平滑肌细胞增殖等作用,体现中医的整体辨证论治观,也从一定程度上解释了通冠胶囊保护围术期心肌,减少围术期心肌损伤发生的潜在机制。

(四)讨论

本研究发现通冠胶囊的益气活血作用能有效降低冠心病患者支架植入术后围术期心肌损伤和心肌梗死的发生率,这将有效改善冠心病患者的生活质量及康复预后。虽然本研究存在样本量偏小、确切机制不明、混杂因素存在等难以避免的局限性,但在一定程度上为通冠胶囊的临床使用和前瞻性、双盲、随机对照试验研究提供了一定的依据。

(曾锐祥)

参考文献

1. 王磊,张敏州,程康林,等.通冠胶囊对冠心病 PCI 术后左心室收缩功能影响的临床研究 [J].中药材,2007,30(2):247-250.

2. 陈伯钧,苏学旭,潘宗奇.通冠胶囊抑制急性心肌梗死后左心室重构的临床研究[J].江 苏中医药,2006,26(2):23-24.

3. 程康林,张敏州,李新玥.通冠胶囊治疗气虚血瘀型不稳定性心绞痛的临床观察[J].辽 宁中医杂志,2006,33(7):811-812.

4. 张敏州,刘泽银,邹旭,等.通冠胶囊治疗冠心病及对左心舒张功能的影响[J].实用中医 内科杂志,2003,17(2):81-82.

5. 张翔炜,张敏州.通冠胶囊对冠心病经皮冠脉介入术后患者凝血纤溶系统的影响[J].中 国中西医结合杂志,2004,24(12):1065-1068.

6. 张敏州,李松,邹旭,等.通冠胶囊对冠心病介入术后血脂含量和凝血功能的影响[J].广 州中医药大学学报,2004,21(2):93-97.

7. 李松,张敏州,邹旭,等.辨证分型治疗对冠心病介入术后患者血浆 FIB 及血脂的影响 [J].南京中医药大学学报,2005,21(2):89-92.

8. 张高峰,程康林.通冠胶囊治疗不稳定性心绞痛临床观察[J].浙江中西医结合杂志, 2003,13(3):136-137.

9. 祁建勇,张敏州,程康林,等.通冠胶囊对兔球囊血管成形术后血管病理形态的影响[J]. 中国中医急症,2006,15(6):630-631.

10. 杨广,张敏州,江巍,等.通冠胶囊对兔血管平滑肌细胞增殖的影响[J].中国中医急症, 2007,16(5):574-575.

11. 陈俊林,吴伟康,韩玉莲,等.邓氏通冠胶囊改善缺血心肌供血的时效量效关系及 NO 机制研究[J].广州中医药大学学报,2007,24(4):301-305.

12. 林晓忠,程康林,邹旭,等.通冠胶囊对动脉内膜损伤后胶原表达及血管平滑肌细胞增 殖的影响[J].新中医,2007,39(11):101-103.

13. 王磊,张敏州,眘勇,等.通冠胶囊对大鼠颈动脉内皮损伤后血管 VEGF、eNOS 表达和血 清 NO 浓度的影响[J].辽宁中医杂志,2010,37(7):1393-1395.

14. Chen BJ,Feng JX,Su XX,et al. Effects of Tongguan Capsule on post-myocardial infarction ventricular remodeling and cardiac function in rats[J].Chin J Integr Med,2010,16(2):157-161.

15. 任毅,吴瑜,张敏州,等.冠心病介入治疗围术期中医证候特征及分布规律的研究[J]. 中西医结合心脑血管病杂志,2010,8(6):639-641.

16. Chyrchel M,Rakowski T,Rzeszutko L,et al. Effects of high-dose statin administered prior to coronary angioplasty on the incidence of cardiac events in patients with acute coronary syndrome[J].Kardiol Pol,2006,64(12):1357-1362.

17. Ridker PM. Clinical application of C-reactive protein for cardiovascular disease detection and prevention[J]. Circulation,2003,107(3):363-369.

18. Pasceri V,Cheng JS,Willerson JT,et al. Modulation of C-reactive protein-mediated monocyte chemoattractant protein-1 induction in human endothelial cells by anti-atherosclerosis drugs [J]. Circulation,2001,103(21):2531-2534.

19. Cushman M,Arnold AM,Psaty BM,et al. C-reactive protein and the 10-year incidence of coronary heart disease in older men and women:the cardiovascular health study[J]. Circulation,2005,112(1):25-31.

20. 丁邦晗,陈佳娜,邹旭,等.通冠胶囊对急性冠脉综合征患者超敏 C 反应蛋白水平的影响[J].广州中医药大学学报,2010,27(2):110-112.

21. 陈鹏,朱初麟,张敏州.通冠胶囊对冠心病 PCI 术患者外周血内皮祖细胞数量的影响 [J].中国中西医结合杂志,2013,33(7):873-877.

22. 訾勇,张敏州,王磊.通冠胶囊对冠心病介入术后患者心功能及血清 SDF-1 的影响[J]. 新中医,2011,43(8):5-7.

二十一、从血府逐瘀汤的方证看血瘀证实质

血府逐瘀汤证是临床多种疾病的常见证型,其中包含着血瘀证的特定信息。通过探讨血府逐瘀汤证,可反映血瘀证的某些特征。一方面,血府逐瘀汤作为历代医家所推崇的治瘀血名方,临床应用极为广泛,对多种病证有良好的治疗效果,可作为治血瘀证的代表方剂;另一方面,探讨血瘀证的本质,能更好地指导我们用好活血化瘀的治法。

(一)血府逐瘀汤的临床应用

血府逐瘀汤可适用于以下各系统的疾病:

1. 神经精神系统病症 如头痛、偏头痛、三叉神经痛、神经衰弱综合征、脑外伤后遗症、脑水肿及血管病、癫痫、脑囊虫、脑积水、脑动脉硬化、眩晕麻痹震颤、精神分裂症等。

2. 心血管系统病症 如冠心病、心绞痛、肺源性心脏病、风湿性心脏病、无脉症、血栓性静脉炎等。

3. 消化系统病症 如溃疡疾病、慢性肝炎、肝脾肿大、呕吐、呕逆等。

4. 妇产科病症 如原发性痛经、流产后腰痛或出血、产后身痛、月经不调、不孕症、子宫肌瘤、慢性盆腔炎、子宫内膜异位症、乳房萎缩等。

5. 其他 糖尿病、阳痿及性欲减退、色素沉着、尿血、多汗症、低热、乳房纤维瘤、脑瘤、慢性荨麻疹、痒疹、慢性咽炎、盗汗、哮喘、胸壁挫伤、视网膜静脉

血栓形成及急性弥散性血管内凝血,等等。

(二)以方求证看血瘀证本质

从以上临床应用可以看出,血府逐瘀汤使用频率较高的疾病主要为神经精神系统疾病、心血管系统疾病和消化系统疾病。提示血瘀证多见于神经精神系统、心血管系统和消化系统疾病。

1. 从血府逐瘀汤的主证看血瘀证的主要临床表现　血府逐瘀汤以"活血祛瘀,行气止痛"之法,用治瘀血内阻胸部,气机郁滞所致胸痛胸闷,证见胸痛,头痛日久,痛如针刺而有定处,或呃逆日久不止,或内热烦闷,或心悸失眠,急躁易怒,入暮潮热,唇暗或两目暗黑,舌暗红或有瘀斑,脉涩或弦紧。离经之血未能及时排出或消散,停于某处;或血运受阻,壅积经脉或器官之内,呈凝滞状态,失却生理功能者,均属瘀血。由瘀血内阻而产生的证候,是为血瘀证。由于瘀血内积,使气血运行受阻,造成机体某一部分的气血不通,不通则痛,故疼痛是血瘀证的突出症状,且其痛具有刺痛、固定不移、拒按的特点,皆因有形瘀血停积于局部,气血不得通达之故。由于夜间血行较缓,瘀阻加重,故夜间疼痛加重。积瘀不散而凝结,则可形成肿块,血未流行,故外见肿块色青紫,内部肿块触之坚硬不移。出血是由于瘀血阻塞脉络,使血液不能循经运行,而溢出脉外之故。由于所出之血停聚未行,故色呈紫暗,或已凝结而为血块。瘀阻脉络,血行障碍,全身缓慢而持久地得不到气血的温煦濡养,故可以出现面色黧黑、口唇、舌体、指甲青紫色暗等。瘀久不消,血液亏少,营血不能濡润滋养肌肤,则皮肤粗糙、干涩,状如鳞甲。瘀血内阻,冲任不通,则为闭经。丝状红缕、腹壁青筋暴露、脉细涩等,皆为瘀阻脉络、血行受阻之象。

2. 从血府逐瘀汤及其加减变化看血瘀证的共性与特性　血府逐瘀汤方出《医林改错》。后世将血府逐瘀汤、通窍活血汤、膈下逐瘀汤、少腹逐瘀汤、身痛逐瘀汤称为五逐瘀汤,各方均以当归、赤芍、川芎、桃仁、红花为基础组成,均有活血祛瘀止痛之功,用治血瘀所致的诸证。血府逐瘀汤配行气开胸的桔梗、枳壳、柴胡,牛膝引血下行,宣通胸胁气滞,引血下行功效佳,主治胸中血瘀血行不畅之胸痛头痛、日久不愈、痛如针刺,而痛有定处;通窍活血汤中麝香、老葱开窍通阳,共奏活血通窍之功,主治瘀阻头面的头痛、昏晕、耳聋年久,或头发脱落,酒糟鼻、白癜风、妇女干血痨;膈下逐瘀汤取香附、乌药、枳壳、延胡索疏肝行气止痛之力,用于瘀血结于膈下两胁及腹部胀痛,有积块者,或小儿痞块肚腹疼痛,痛处不移;小茴香、官桂、干姜温通下焦,温经止痛作用较优,故少腹逐瘀汤主治血瘀少腹之积块、月经不调之痛经;身痛逐瘀汤取秦艽、羌活、地龙通络宣痹之功,通痹止痛,用治瘀血痹阻于经络,肢体痹痛,关节疼痛经久不愈。可见,血瘀证主要有疼痛、肿块、出血、色脉改变等表现。其疼痛状如针刺刀割,痛处不移而固定,常在夜间加重。肿块在体表者常呈现青紫色包块,在腹内者可触及较坚硬而推之不移的肿块(称为积)。出血色紫暗或夹有血块,或大便色黑如柏油状。可见面色黧黑,或唇甲青紫,或皮下紫斑,或肌肤甲错,或腹部青筋显露,或皮肤出现丝状红缕(皮肤显露红色脉络)。妇女可见闭经,或为血崩、漏下。舌质紫暗或见紫斑、紫点,或舌下脉络曲张,或舌边有青紫色条状线。脉象多细涩,或结、代,或无脉。

3. 从血府逐瘀汤的作用机制看血瘀证本质 无论是离经之血未能及时排出或消散,停于某处所成之血瘀证,抑或是血运受阻,壅积经脉或器官之内,呈凝滞状态,失却生理功能的血瘀证,从本质上说,皆可由瘀血内阻而产生,皆属血瘀证。

4. 从血府逐瘀汤异病同治看血瘀证 血府逐瘀汤所主治的病症非常广泛,在几十个病种之中,都可应用血府逐瘀汤进行治疗,这是为什么? 一方面说明血瘀证致病的广泛性,各系统均可出现血瘀证;另一方面说明,无论是什么病种,只要辨证属于血瘀证,都可用活血化瘀方药进行治疗,这就是异病同治。在这当中,必然存在着规律性的东西。

(三)血瘀证病理生理学本质假说

文献研究发现,血府逐瘀汤所治血瘀证,几乎见于全身各个系统,以方测证,可得出以下观点:血瘀证的实质不大可能只是某一种物质,而应该理解为一种病理生理学过程。否则无法理解血瘀证病种之多,临床表现之复杂,单从量化的数字指标来研究血瘀证的实质,会使中医的血瘀证狭窄化,更会使血瘀证的研究陷入死胡同。

中医认为,在正常的生理条件下,血在脉中的循行流动状态应是"如水之流"。一旦血在脉中循行流动状态在某些病理因素的影响下,不是如水之流,而是"血凝而不流""血瘀滞而不行",常是"寒凝""气滞""热迫"等原因造成的。对于瘀血的治疗,必须先理气,气行则血也活。而理气,主要是理肝,使肝在气机的升降出入中,恢复升发、宣泄的功能,使气顺而血流。

血府逐瘀汤广泛用于精神神经、心脑血管、消化等系统的疾病,可能与调节自主神经功能有关。因为自主神经系统一方面通过交感神经和副交感神经直接调节体内各系统如心血管、消化、神经、内分泌等功能;另一方面又通过对各种内分泌腺的调节间接调整各系统的功能。

各系统疾病血瘀证的表现虽然不同,但其病机又是一样的,同属"血行失常"这一病理过程。这也提示血瘀证是机体内调控系统功能失调,尤其是神经内分泌系统功能障碍、自主神经功能紊乱所致机体代谢紊乱,代谢产物堆积,从而引起全身各系统的病变。我们有理由认为,血瘀证本质中最根本的就是神经内分泌功能失调,导致全身各系统器官功能障碍。

通过对血瘀证的探索以及分析活血化瘀方药的作用特点,我们提出了血瘀证病理生理学本质假说:血瘀证是一个复杂的病理生理过程,涉及多器官、多系统,并非单纯由某一种物质所致。各种致病因素,首先引起神经内分泌异常、自主神经功能紊乱、体液代谢及物质代谢障碍,从而导致代谢产物堆积、内环境紊乱,表现为血瘀证的一系列临床症状。如代谢产物堆积、内环境紊乱损伤到免疫系统,则表现为细胞免疫功能下降、自身免疫和变态反应的出现,组织细胞可出现炎症、变性、增生或坏死等;若循环系统受累,则主要表现为高动力型的血液循环特征,如循环压力增高、心率加快、心排出量和心肌耗氧量增高,表现为心悸、胸闷、喘急、脉弦涩等;若神经系统受损,则表现为神经变性及精神神经症状如癫痫、失眠、眩晕、肢麻、偏瘫、震颤、痴呆、昏迷等;若消化系统受损,则可见肝炎、胃溃疡、胃出血、少腹胀满等病症。这一假说基本上可以解释血瘀证的一系列临床表现及其全身性、复杂多变的致病特点,具有一定的理论价值和临床指导作用。

(吴广平)

参考文献

1. 方显明,黄红英.血府逐瘀汤及其制剂防治冠心病的研究进展[J].中成药,2002,24(9):704-706.

2. 王新,荀淑娟.《医林改错》气血理论初探[J].长春中医学院学报,1997,13(62):63.

3. 陈超,陈德邦.中医气病学[M].北京:中国医药科技出版社,2001:135-139.

4. 龙伯坚.黄帝内经集解[M].天津:天津科学技术出版社,2004:347.

第三部分 基础研究篇

一、急性肝衰竭机制研究和中医药治疗进展

（一）急性肝衰竭机制研究进展

肝衰竭是严重威胁人民健康以肝功能障碍乃至衰竭伴随相关并发症发生的一类危重症,可出现消化道症状、凝血异常、肝肾综合征、肝性脑病、继发感染、循环障碍、呼吸衰竭、糖代谢异常、水电解质紊乱和酸碱失衡等多种临床表现和体征。由于死亡率极高,救治成功率低,因此早期识别和诊断对肝衰竭的救治和预后影响非常重要。急性肝衰竭(ALF)是肝衰竭中进展极迅速且病情极危重的一种类型,曾历经暴发性肝衰竭之称,涵盖超急性、急性和亚急性肝衰竭等亚型,亦衍生出慢加急性肝衰竭(ACLF)等诊断分型。其实早在 20 世纪 70 年代,学者们就发现并定义了这一类在 8 周内新发的、以急性进展性肝损害伴随意识障碍和凝血功能异常为主要表现的临床危重症。经过将近 50 年的认识和研究,虽然不同时期和不同学术团体仍未能对 ALF 的诊断达成一致性共识,但目前已普遍认可 ALF 定义为:2~4 周之内起病,由各种致病因素(常见严重感染或创伤、各类休克、缺血缺氧、重症中暑、代谢性疾病、毒物中毒、妊娠和药物等)作用于既往无肝病基础或虽有肝病但已长期无症状者的肝脏,出现肝细胞大面积凋亡或坏死而其再生障碍或不足等典型病理改变,可导致肝脏合成、解毒、排泄和转化等功能异常或衰竭,以进行性黄疸、肝性脑病和凝血障碍为主要临床表现的一组临床综合征。由于我国特殊的卫生健康国情,在引发 ALF 的诱因上,国内与国外的情况不尽相同。流行病学调查数据显示,乙型肝炎病毒感染仍是我国诱发 ALF 的主要原因,而在国外药物所致肝损害是诱发 ALF 的首要病因。据不完全统计,发达国家中 ALF 发病率保持在(1~6)人 /(百万人·年),但我国目前此方面的相关数据未见公开报道。

尽管 ALF 的病因千变万化,但是临床表现上却呈现一共同特点:进展迅速、涉及系统多、并发症频发,病程极易发展至多器官功能障碍阶段,一度造成

病死率和致残率居高不下,即使救治成功也消耗了大量医疗和社会资源。据相关文献报道,随着近数十年来人工肝技术和紧急肝移植等 ALF 诊疗技术的高速发展与广泛运用,发达国家 ALF 的病死率已从 20 世纪 70 年代的 80% 下降至目前的 28%,但国内一项多中心回顾性研究显示,目前中国成人 ALF 病死率仍高达 63.28%,与发达国家之间存在明显差距,这可能与国内对于 ALF 早期诊治水平仍较低下和紧急肝移植技术未能普及有一定关系。因此,从现阶段起的一段时期内,ALF 仍是一种严重威胁中国公民健康的疑难症和危重症,其根本原因是现有医学研究未形成对 ALF 发病机制的全面系统的认识和理解。结合目前国内外相关研究成果,大致认为 ALF 的发病机制包括下列几种可能。

1. 直接损伤　由于肝脏是多种药物转化代谢的生理场所,因此往往也成为药物或其代谢产物直接损伤的靶器官。利福平可直接造成肝细胞对胆红素的摄取和分泌功能异常。脂多糖是革兰氏阴性细菌感染并造成宿主细胞和组织损伤的重要组成成分,动物研究中发现其可直接造成肝组织广泛出血坏死和炎性细胞的浸润而诱发 ALF。药物所致急性肝衰竭是一个贯穿古今的热点问题,如近期关于新型抗肿瘤药物帕博西尼导致肝衰竭的报道中,发现此药物可造成肝硬化,病理检查直观显示病变肝脏内填充大量星状分布的纤维组织,其中部分小叶中央静脉更被富含淋巴细胞的纤维组织堵塞。在我国,某些中药的不规范联合、超适应证、超剂量和超疗程使用,往往也可造成肝的直接损伤乃至引发 ALF。因此,在生活工作和疾病诊治当中,存在诸多可诱发或导致肝损伤的物质,应尽量避免接触或使用此类物品,如确为治疗疾病的必需药品,也应在严密监控肝功能的前提下谨慎使用。

2. 免疫炎症　由于肝与肠道之间存在特殊的解剖关系,因此,在生理状态下肝对于来源于肠道的静脉血具有免疫监视功能,其固有免疫细胞可对血液中的毒物、微生物和微粒等进行吞噬和处理,降低了肠源性毒物进入体循环的风险,但激活的免疫细胞和炎症反应也可以在局部造成肝组织损伤乃至最终形成 ALF。早在 20 世纪 80 年代,学者已发现 ALF 发病机制与各类感染、免疫启动、炎症产生和免疫失衡密切相关。据报道,约有 30% 的 ALF 和 ACLF 继发于感染,入侵机体的微生物被免疫细胞的模式识别受体识别,启动免疫系统并形成炎症反应,这类受体包括有 Toll 样受体、NOD 样受体、RIG 样受体、C 型凝集素受体等等,在感染的基础上诱发宿主形成失控的炎症损伤。在酒精性 ACLF 的临床研究中发现,全身炎症反应程度与血浆中去甲肾上腺素水平和肝内阻力增高幅度具有良好正相关性,进而影响门静脉血流和压力,是预测临床结局的重要指标。CD163 和甘露糖受体是巨噬细胞活化的标志物,在 ALF 和 ACLF 的患者中二者表达明显升高,其升高水平不仅与肝损害病情严重程度评分呈正相关,而且还能预测患者远期结局,因此认为巨噬细胞活化可能是 ALF 病理机制中的细胞基础。炎性细胞激活后可释放大量的炎症介质或细胞因子,形成炎症级联反应和促进炎性细胞黏附浸润,扩大炎症范围并加重炎症程度。有研究人员认为,ALF 患者 CD4$^+$ T 淋巴细胞表达明显增加且表现出对抗原识别和递呈活性下降,这种现象与细胞毒性 T 淋巴细胞相关蛋白 4 和 CD86 受体之间的相互作用有关。动物研究结果显示,细胞内信号分子 GSK3β 具有促进炎症介质的产生和中性粒细胞浸润的作用,一定程度上加剧肝组织炎症反应并诱导细胞凋亡,最终形成 ALF。鉴于免疫启动与炎症损伤在 ALF 发病机制中的重要地位,有学者认为在解决了时机、途径和剂量等关键性问题之后,以调控单核 - 巨噬细胞功能为核心的治疗方案有望从根本上逆转目前 ALF 治疗的困境。

3. 缺血缺氧 临床上常见各类休克和低氧血症诱发急性肝损伤,即使迅速纠正病因,也常常因损伤过重或缺血再灌注损伤最终进展成 ALF。据报道,缺血缺氧性肝损伤在 ICU 住院患者中的发生率为 0.9%~11.9%,心功能衰竭、呼吸衰竭和脓毒症休克是造成缺血缺氧性肝损伤的主要原因,病理检查可发现围绕小叶中心的广泛的肝细胞坏死并伴有肝窦充血扩张。有学者指出,ALF 微循环障碍表现为对乙酰胆碱舒血管反应性和内皮源性一氧化氮合酶磷酸化水平下降,其潜在机制与肝窦内皮细胞功能障碍有关。一项 ALF 大鼠模型的研究结果显示,肝脏的微循环障碍和氧代谢异常,诱导小叶中心旁区细胞 NADPH 氧化酶 -4 过度表达,从而诱导凋亡的发生。有研究也发现,广泛的内皮损伤、过度表达的内皮素 -1 和内皮素 A 受体在 ALF 微循环障碍的发生发展中起着重要的作用。抗凝血酶Ⅲ是内源性抗凝蛋白,具有强大的抗凝活性,在脂多糖联合 D- 氨基半乳糖诱导 ALF 的大鼠研究中,发现门静脉内注射抗凝血酶Ⅲ可降低肝内循环纤维蛋白沉积而改善器官整体灌注,进而减少炎症介质的释放并改善肝损伤。因此,各种原因导致肝内微循环功能障碍可引发急性肝损伤,是 ALF 发生的重要机制之一。

4. 氧化应激 氧化应激是活体组织氧化与抗氧化之间失衡的表现,产生氧氮自由基诱发细胞或组织形成损伤。动物研究显示,炎性小体 NLRP3 在 ALF 发病机制中处于核心地位,其与硫氧还蛋白连接蛋白相互作用,可以造成大量炎症介质释放和强烈的氧化应激损伤,表现为脂质过氧化物产生增多而谷胱甘肽含量下降,而抗氧化剂血红素氧合酶 -1 可缓解这种损伤。对乙酰氨基酚可以直接引发肝细胞线粒体功能障碍,形成氧化应激损伤,造成促分裂原活化的蛋白激酶(MAPK)级联反应和 Jun 激酶(JNK)磷酸化,进一步放大氧化损伤的程度和范围,最终导致 ALF 发生。肝窦内皮细胞在 ALF 发生发展过程中扮演着重要角色。有研究发现,ALF 微循环障碍与肝窦内皮细胞异常有直接联系,而遭受严重氧化应激损伤又是肝窦内皮细胞功能异常的内在原因。

无论是动物实验还是临床研究,在 ALF 治疗过程中使用抑制氧化应激损伤的抗氧化药物均获得理想的效果,也从另一个方面验证了氧化损伤在 ALF 发病机制中起重要的作用。

5. 诱导死亡 据报道,现阶段发现的细胞死亡形式包括坏死、凋亡、副凋亡、有丝分裂死亡、自噬、焦亡、胀亡等等。目前发现 ALF 的细胞死亡形式不仅限于一种。学术界普遍认可桥接坏死是 ACLF 与肝硬化失代偿之间鉴别诊断的重要组织学依据。也有研究提出不同的看法,如一项体外细胞研究结果显示,使用 ALF 患者血清刺激人体肝细胞系,可导致细胞的凋亡明显增加。进一步研究发现,在 ALF 发病过程中,凋亡和坏死均可出现,但凋亡的发生早于坏死,且凋亡的发生与细胞线粒体供能增加有直接联系。不仅如此,在一项关于对乙酰氨基酚药物性 ALF 的临床研究中发现,在患者入院时即可出现肝细胞凋亡相关蛋白 M30 的表达升高,24 小时内达峰更与死亡预后有直接相关性,其接受者操作特征曲线(ROC 曲线)下面积可达 0.755。也有学者提出,自噬在 ALF 的发生发展中也具有重要作用,相关临床研究结果证明,ALF 患者体内高迁移率族蛋白 -1(HMGB-1)水平增高可以通过诱导自噬激活肝星状细胞,促进 ALF 中肝纤维化的病理进程。对此,也有研究人员持反对意见,认为自噬在 ALF 发病机制中起保护性作用,如一项关于 ALF 的动物实验结果显示,提高肝细胞自噬有助于清除损伤的线粒体,从而缓解肝细胞损伤而改善 ALF。正如自噬在肿瘤、免疫性疾病的研究结论那样,其在 ALF 疾病发展中的作用和地位仍有待进一步研究和探讨。更有研究揭示,肝细胞焦亡也是 ALF 的重要发病机制,如在一项关于中暑的动物研究中,研究人员发现热应激可以激活炎性小体启动肝细胞的焦亡。目前发现与 ALF 相关的肝细胞死亡机制众多,不同阶段,其主要形式表现各异,何种细胞死亡模式才是 ALF 细胞死亡的主要机制,还需要更多实验和探索。

ALF 发病机制涉及多个层面、多种细胞和多类分子,在不同诱因作用下,其模式各不相同。目前,现有研究结果仍无法证实直接损伤、免疫炎症、缺血缺氧、氧化应激和诱导死亡等多种肝损伤机制中哪一个或哪几个是起主导作用的因素,因此在未来的一段时间内 ALF 仍是困扰人类健康的重要难题,更需要进一步研究以明确具体机制。

(二)急性肝衰竭中医药治疗进展

急性肝衰竭属中医"急黄"范畴,又名"疫黄""瘟黄"。集中医之大成的张仲景和孙思邈分别在《金匮要略》和《备急千金要方》中分别提出茵陈蒿汤和犀角散等治疗急性肝衰竭。陈可冀在"血瘀证与活血化瘀"理论中提出肝损伤、肝硬化和肝纤维化等病理改变与血瘀证中微循环障碍、氧代谢异常有密切关系,根据不同辨证分型,可采用相应的活血化瘀治则。我国经典医学著作中记载的活血化瘀药达数百种,而方剂也有近百种。随着我国医学科学技术的飞速发展,从事中医药研究的学者运用现代科技理论向世人展示了中医药在急性肝衰竭治疗中的优势、效果和机制。

1. 中药提取物　在一项关于对乙酰氨基酚所致 ALF 小鼠研究中,研究人员发现五味子具有稳定细胞线粒体和溶酶体而发挥其维持肝细胞增殖并抑制凋亡的作用,这种保护效应与下调 JNK 信号通路活性有关。五味子中起主要药理作用的物质是五味子素,属于木脂素类,有 10 余种不同成分。有研究围绕包括五味子甲素、五味子乙素和五味子丙素在内的 6 种五味子木脂素对肝的保护作用而展开,结果显示这 6 种物质可明显改善对乙酰氨基酚所致肝和线粒体内谷胱甘肽水平的降低,还能抑制与药物生物活性相关的亚型细胞色素 P450 的活性,并减少对乙酰氨基酚具有肝毒性的代谢产物的生成。水芹具有平肝清热、解毒利尿的药效。水芹总酚酸是提取自水芹的主要有效成分。有研究指出,水芹总酚酸降低 ALF 小鼠模型中丙二醛、环氧化酶 -2 和诱导型一氧化氮合成酶等氧化损伤物质的形成,提高谷胱甘肽、谷胱甘肽过氧化物酶和过氧化氢还原酶等抗氧化应激的物质浓度,最终达到改善 ALF 病死率的目的。白花丹醌又称白花丹素,提取自白花丹科植物。有研究人员揭示,白花丹醌具有上调肝星形细胞 AMP 活化蛋白激酶(AMPK)磷酸化,下调核因子 κB(NF-κB)、STAT3 和 Akt/mTOR 信号通路等作用,从而对肝星形细胞发挥抑制增殖和介导凋亡的效果,进而减少胶原蛋白和 α- 平滑肌肌动蛋白的产生,缓解 ALF 的炎症损伤和纤维化等病变。绿原酸乃金银花提取物,通过阻断 Nrf2 与其抑制蛋白的结合,活化 ERK1/2-Nrf2 信号通路发挥抗氧化和护肝的作用。在另一项关于金银花提取物 HS-23 的研究中,提示在脓毒症小鼠模型中,静脉注射 HS-23 可明显改善动物的存活率和肝损害,其效应与减少 Toll 样受体 -4(TRL-4)的表达有关,而 MyD88-P38/JNK 和 TRIF/IRF3 信号通路表达下调是其内在机制。丹参提取物丹酚酸 B,是中药丹参主要的药理成分之一,有学者发现其对药物所致 ALF 具有良好的保护效果,该效应与丹酚酸 B 促进 PI3K 和 PKC 信号通路转导,促进 Nrf2、血红素氧合酶 -1 和谷氨酸 - 左旋半胱氨酸连接酶催化亚基酶的表达有关。甘草气微味甘,具有清热解毒功效。甘草次酸是甘草起主要药效的重要物质成分。有研究揭示,甘草次酸可明显改善 ALF,其机制与上调白介素 -1 受体相关激酶(IRAK)-M 并下调 IRAK-1/MAPK/NF-κB 信号通路的表达有关,最终抑制肿瘤坏死因子 -α 的产生,减轻炎症损伤。黄连素又称盐酸小檗碱,是毛茛科植物黄连根茎中所含的一种主要生物碱。有关于 ALF 的相关研究指出,黄连素能有效抑制 NF-κBp65 核转录作用从而降低炎症介质和细胞因子的释放,减少细胞色素 C 的产生,降低 Bax/Bcl-2 比值

和半胱天冬酶 -3/9 的比值,进而缓解 ALF 的病理进程。黄芩苷是分离提取自黄芩的一种黄酮类化合物。在药物诱发 ALF 研究中,学者们发现,黄芩苷具有抑制髓过氧化物酶浓度和肝病理损伤的作用,且这种效应与黄芩苷剂量具有良好的一致性,进一步研究更发现其药效机制与抑制 ERK 通路磷酸化有关。

2. 中药方剂 三黄茵赤汤衍生于《伤寒论》茵陈蒿汤,具有清热、利湿、退黄之功。现代研究证明,对于急性肝损害的大鼠,三黄茵赤汤明显降低全身炎症反应程度并改善肝功能,这与促进胞质中的 APE1/Ref-1 向细胞核内转移并调控 P53 凋亡信号通路有关。另一项研究也指出,三黄茵赤汤通过提高 ALF 大鼠肝内超氧化物歧化酶浓度发挥其抗氧化损伤的作用,抑制半胱天冬酶 -3 表达而发挥其抗凋亡的活性。四逆汤具有温中祛寒、回阳救逆之功。在一项关于加味四逆汤治疗 ALF 的动物研究中,发现加味四逆汤具有延长 ALF 模型动物生存时间的作用,进一步探索其内在机制,结果显示加味四逆汤有效抑制 TRL-4、HMGB-1、NF-κB 和半胱天冬酶 -3 等的表达,并提高增殖细胞核抗原(PCNA)的表达。桃核承气汤具有逐瘀泻热之功。有动物研究结果显示,桃核承气汤具有降低转氨酶、总胆红素和凝血酶原时间,提高胆碱酯酶活性的效果,并且抑制 ALF 动物 HMGB-1 的产生释放而改善炎症反应。清肠利肝方具有清热解毒、活血退黄之功。在 ALF 动物模型腹腔注射清肠利肝方,可以明显降低动物的病死率,主要通过调控 MAPK 信号通路的表达影响炎性递质和细胞因子的产生进而缓解炎症反应,同时促进线粒体自噬保护细胞免遭炎症打击,下调半胱天冬酶 -3 表达抑制凋亡。丹红注射液的主要成分提取自丹参和红花,具有活血化瘀、通脉舒络的效果。在一项关于 ALF 的研究中发现,丹红注射液抑制炎症介质和凋亡相关蛋白的合成和释放,改善肝细胞的坏死和凋亡,发挥其保护肝损伤的作用。解毒化瘀颗粒是由茵陈、赤芍、大黄、白花蛇舌草、石菖蒲和郁金组成的复方制剂,具凉血化瘀解毒之功。实验结果显示,解毒化瘀颗粒具有良好的与剂量相关的肝保护作用,可以有效提高 ALF 动物肝功能和存活率,这与其增加肝内的 PCNA 而抑制白介素 -2 和 TLR-4 的表达有关。除了动物和细胞研究之外,在众多临床研究中,中医药方剂也展现出突出的优势和良好的效果。在一项随机对照临床研究中,研究人员使用"补肾益肝"和"益气解毒"等方剂治疗病毒性肝炎所致肝衰竭,其 48 周病死率较单纯西医治疗组的 51.61% 明显降低,分别为 16.67% 和 35.38%。在另一项关于 ACLF 随机对照临床研究中,治疗组在常规治疗上加用大黄乌梅煎保留灌肠并口服"清热利湿、化瘀解毒"方剂,结果显示治疗 8 周后,治疗组在总有效率、并发症发生率、肝功能和凝血相关标志物检测等方面比较,均优于对照组。

中医药是世界文明的瑰宝,集结了数千年以来人类对健康的追求、探索和努力,凝聚了中华民族的伟大智慧和经验教训,可谓之为现存的最大最全面的医学大数据库。正如前述,ALF 的发病机制环节复杂且联系紧密,因此注定了单一靶点药物疗效欠佳的命运。故中医药尤其是中医药复方制剂,基于多靶点、多环节、多层面的作用机制,可期在 ALF 临床救治中发挥重要作用。

（陈怿）

参考文献

1. Bernal W,Lee WM,Wendon J,et al. Acute liver failure:A curable disease by 2024?［J］J Hepatol,2015,62(1 Suppl):S112-S120.

2. Flamm SL,Yang YX,Singh S,et al. American gastroenterological association institute guidelines for the diagnosis and management of acute liver failure［J］. Gastroenterology,2017,152(3):644-647.

3. 刘大为,邱海波,严静.中国重症医学专科资质培训教材［M］.2 版.北京:人民卫生出版社,2016.

4. 杨方集,彭亮,刘月英,等.2016 年肝衰竭诊治进展［J］.中华肝脏病杂志,2017,25(2):94-99.

5. Bernal W,Auzinger G,Dhawan A,et al. Acute liver failure［J］. Lancet,2010,376(9736):190-201.

6. Bernal W,Hyyrylainen A,Gera A,et al. Lessons from look-back in acute liver failure? A single centre experience of 3300 patients［J］. J Hepatol,2013,59(1):74-80.

7. Zhao P,Wang C,Liu W,et al. Causes and outcomes of acute liver failure in China［J］. PLoS One,2013,8(11):e80991.

8. 陈成伟.药物性肝损伤的发病机制及其处理［J］.中华结核和呼吸杂志,2013,36(10):726-728.

9. Kazuhiro Shirozu,Shuichi Hirai,Tomokazu Tanaka,et al. Farnesyltransferase inhibitor,tipifarnib,prevents galactosamine/lipopolysaccharide-induced acute liver failure［J］. Shock,2014,42(6):570-577.

10. Vuppalanchi R,Saxena R,Storniolo AMV,et al. Pseudocirrhosis and liver failure in patients with metastatic breast cancer after treatment with palbociclib［J］. Hepatology,2017,65(5):1762-1764.

11. Zhao P,Wang C,Liu W,et al. Acute liver failure associated with traditional Chinese medicine:report of 30 cases from seven tertiary hospitals in China［J］. Crit Care Med,2014,42(4):e296-e299.

12. Mhairi C Donnelly,Peter C Hayes,Kenneth J Simpson,et al. Role of inflammation and infection in the pathogenesis of human acute liver failure:Clinical implications for monitoring

and therapy[J]. World J Gastroenterol, 2016, 22(26): 5958-5970.

13. Arroyo V, Moreau R, Jalan R, et al. Acute-on-chronic liver failure: A new syndrome that will re-classify cirrhosis[J]. J Hepatol, 2015, 62(1Suppl): S131-S143.

14. Mehta G, Mookerjee RP, Sharma V, et al. Systemic inflammation is associated with increased intrahepatic resistance and mortality in alcohol-related acute-on-chronic liver failure[J]. Liver Int, 2015, 35(3): 724-734.

15. Grønbæk H, Rødgaard-Hansen S, Aagaard NK, et al. Macrophage activation markers predict mortality in patients with liver cirrhosis without or with acute-on-chronic liver failure(ACLF) [J]. J Hepatol, 2016, 64(4): 813-822.

16. Wafa Khamri, Robin D. Abeles, Tie Zheng Hou, et al. Increased expression of cytotoxic T-Lymphocyte-associated protein 4 by T cells, induced by B7 in sera, reduces adaptive immunity in patients with acute liver failure[J]. Gastroenterology, 2017, 153(1): 263-276.

17. Ren F, Zhou L, Zhang X, et al. Endoplasmic reticulum stress-activated glycogen synthase kinase 3β aggravates liver inflammation and hepatotoxicity in mice with acute liver failure[J]. Inflammation, 2015, 38(3): 1151-1165.

18. Possamai LA, Thursz MR, Wendon JA, et al. Modulation of monocyte/macrophage function: a therapeutic strategy in the treatment of acute liver failure[J]. J Hepatol, 2014, 61(2): 439-445.

19. Henrion J. Hypoxic hepatitis[J]. Liver Int, 2012, 32(7): 1039-1052.

20. La Mura V, Pasarín M, Rodriguez-Vilarrupla A, et al. Liver sinusoidal endothelial dysfunction after LPS administration: a role for inducible-nitric oxide synthase[J]. J Hepatol, 2014, 61(6): 1321-1327.

21. Tanaka M, Tanaka K, Masaki Y, et al. Intrahepatic microcirculatory disorder, parenchymal hypoxia and NOX4 upregulation result in zonal differences in hepatocyte apoptosis following lipopolysaccharide-and D-galactosamine-induced acute liver failure in rats[J]. Int J Mol Med, 2014, 33(2): 254-262.

22. Palmes D, Skawran S, Stratmann U, et al. Amelioration of microcirculatory damage by an endothelin A receptor antagonist in a rat model of reversible acute liver failure[J]. J Hepatol, 2005, 42(3): 350-357.

23. Miyazaki M, Kato M, Tanaka M, et al. Antithrombin Ⅲ injection via the portal vein suppresses liver damage[J]. World J Gastroenterol, 2012, 18(16): 1884-1891.

24. Kim SJ, Lee SM. NLRP3 inflammasome activation in D-galactosamine and lipopolysaccharide-induced acute liver failure: role of heme oxygenase-1 [J]. Free Radic Biol Med, 2013, 65: 997-1004.

25. Li HM, Ye ZH, Zhang J, et al. Clinical trial with traditional Chinese medicine intervention "tonifying the kidney to promote liver regeneration and repair by affecting stem cells and their

microenvironment" for chronic hepatitis B-associated liver failure[J]. World J Gastroenterol, 2014,20(48):18458-18465.

26. 廖陆雷,卓蕴慧.大黄乌梅煎高位保留灌肠结合中药口服治疗瘀黄型慢加急性肝衰竭40例临床研究[J].时珍国医国药,2016,27(5):1138-1140.

二、化痰中药及方剂干预高脂血症及
胆固醇逆转运研究

动脉粥样硬化(AS)导致的心脑血管病已成为人类主要致死疾病之一。大量流行病学资料以及大规模临床试验结果已充分显示,血脂异常是 AS 发生的主要危险因素之一,而纠正血脂异常也有利于防治 AS。随着他汀类调脂药物在临床的广泛应用,调节血脂获得显著进展。然而,外周血脂的降低并不代表动脉粥样硬化程度的同等减轻,如何促进胆固醇从动脉组织转运出去,减少血管壁胆固醇沉积已成为抗 AS 的一个研究方向。自 2006 年开始,我们在陈可冀带领下,结合岭南地区"多湿多痰"的特点,开展了化痰中药以及益气活血化痰方剂"护心方"干预高脂血症及胆固醇逆转运的相关研究,现总结如下。

(一)中医药干预高脂血症研究进展

高脂血症又称血脂谱异常症,是由于脂质代谢或转运异常使血清中总胆固醇、低密度脂蛋白胆固醇、甘油三酯和载脂蛋白 apoB100 水平高于正常,高密度脂蛋白、apoA 低于正常的一种病症。循证医学研究发现,高脂血症是引起心脑血管疾病的独立危险因素之一。

1. 循证医学回顾 回顾总结近 10 年来以中药为主治疗高脂血症的临床试验基本信息评价,总共得到近 10 年的高脂血症中医药临床研究共 243 篇相关文献,发表在中央级杂志的文献占 23.3%,地方级杂志占 28.6%,专科杂志占 48.1%,仅有 24 项(9.8%)研究有资金支持,其中得到中央科研资金资助的 2 篇(0.82%),地方科研资金资助的 22 篇(9.05%),其余的研究资金资助来源不明,显示相关研究的资金投入明显不足。纳入文献中使用的疾病相关关键词以"高脂血症"(占 90.1%)最多,而干预措施相关的关键词很少用到。干预措施的类别以纯中医为主(占 89.7%),中西医结合干预措施的占 10.3%。所有纳入文献的干预措施没有基础研究的描述。研究的目的以观察降血脂药物的疗效及安全性为多,大约占到 93.4%,还有 9 篇文献在观察降血脂药物的疗效及安全性目的基础上又补充其他目的。243 篇文献代表的研究仅有 3 篇有临床分期的记录,3 篇文献有关于伦理的记录。诊断标准有 5.7% 的研究用到了国际诊断标准,62.1% 用到了国家标准,9.4% 用到了国内行业标准。而近年对中

药改善高脂血症的研究主要集中在临床研究方面,对基础研究有所欠缺,病名尚未统一,中医证候研究较少,按地域、年龄、工作性质等分层研究不足。

2. 中医体质 从中医体质来看,高脂血症中医辨证多属本虚标实,本虚主要指肝、脾、肾三脏虚损,标实主要指痰浊和瘀血。中医体质分型与高脂血症患者的血脂水平之间存在一定相关性。痰湿、湿热质的总胆固醇(TC)均值显著高于其他各型($P<0.05$),而阳虚质的 TC 均值显著低于其他各型($P<0.05$)。血瘀质和痰湿、湿热质的甘油三酯(TG)显著高于其他各型($P<0.05$)。阳虚质高密度脂蛋白(HDL)均值显著低于其他各型($P<0.05$)。血瘀质和痰湿、湿热质的低密度脂蛋白(LDL)均值升高,显著高于其他各型。由此提示,高脂血症患者的血脂水平与中医体质分型存在一定相关性,可考虑作为中医辨证分型的客观化指标。

3. 信号通路

(1)基因表达:高脂血症引起血清胆固醇水平异常,可能与调控肝的脂蛋白和胆固醇代谢信号通路相关基因表达改变密切相关。利用 PCRarray 技术观测高脂血症大鼠肝脏脂蛋白和胆固醇代谢信号通路相关基因表达,发现高脂血症大鼠血清 HDL 水平显著降低而 TC、LDL 水平显著升高,高脂血症大鼠上调≥2 倍的基因 6 个(占 7%,如 *Lrp1b*、*Stab2*、*Apol2*、*Abcg*1、*RGD*1564999 等),下调≥2 倍的基因 36 个(占 43%,如 *Ldlr*、*Lrp6*、*Pcsk9*、*Apoa4*、*Cdh13*、*Sorl*1、*Apoa*1 等)。上述上调或下调的基因,涉及脂蛋白信号通路的 LDL 受体、LDL 受体相关蛋白、LDL 相关蛋白及 HDL 相关蛋白相关基因,胆固醇转运途径的胆固醇转运、胆固醇流出、胆固醇逆转运相关基因,以及胆固醇代谢途径的胆固醇吸收、分解代谢、胆固醇的平衡及生物合成等相关基因。脾虚加重血清 TC 水平异常及肝脂质沉积,可能与调控 SREBP-2 信号通路中 *LDL-R*、*HMGCR*、*CYP7A1* 基因表达有关,健脾降脂中药可上调 *LDL-R* 的表达,促进 TC 内吞进入肝代谢转化,降低血清 TC 水平,同时通过上调 *LCAT*、*SR-BI* 的表达,增加 TC 的逆转运。既能干扰外源性 TC 的吸收,又能影响内源性 TC 的代谢。

(2)胰腺内、外分泌功能变化,最终发生胰腺功能障碍和消化不良,且高脂饮食后胰腺腺泡细胞对胆囊收缩素(CCK)刺激的敏感性增高,腺泡细胞凋亡增加。CCK 及其受体广泛分布于胃肠道和中枢及外周神经系统,在胰腺分泌、胆囊收缩、胃肠道运动及营养物质的消化吸收过程中起着重要作用。高脂血症大鼠胰腺腺泡细胞 CCK/IP3 信号通路发生变化,其信号分子胰腺腺泡细胞三磷酸肌醇(IP3)表达增高,腺泡细胞对 CCK 刺激的外分泌敏感性增加。

4. 单味中药 传统中医药中,调脂中药众多,如红曲、山楂、泽泻、大黄、虎杖、何首乌、决明子、绞股蓝等,疗效确切,安全性好。

(1)红曲:应用起源可追溯至汉代,是中华民族的伟大发明,历史悠久,为食疗两用的传统中药材。红曲也是首先被发现且被证实具有良好调脂作用的中药,有效成分"莫奈可林"[Monacolin K,又称洛伐他汀(lovastatin)]系他汀类药物的同系物。其主要作用机制为竞争性结合 TC 合成酶(HMG-CoA 还原酶)从而抑制 TC 合成。周大伟等进行的基础研究表明,红曲可显著降低高脂血症大鼠 TC 水平。杨俊慧等也发现,红曲不仅具有调脂作用,且可稳定血管斑块。此外,红曲中尚含有麦角甾醇、生物黄酮、皂苷、氨基多糖、不饱和脂肪酸等多种生物活性成分,具有降糖、降压、增强免疫力等广谱药理作用。与西药他汀类药物相比,是名副其实的"天然他汀类中药"。

(2)山楂:主要化学成分为黄酮类有机酸及三萜类物质等,亦为药食同源中药,调脂作用肯定。如李贵海等进行的药理研究发现,山楂黄酮及三萜类物质主要含金丝桃苷和熊果酸等,具有明显的调脂和提高血清 SOD 活性等药理作用。另外,在防治血脂异常、血管内皮损伤及延缓动脉粥样硬化等方面亦具有重要作用。Ye 等进行的基础研究表明,山楂所含槲皮素、金丝桃苷、芦丁及绿原酸等对 HMG-CoA 还原酶具有明显抑制作用,可减少内源性胆固醇合成而实现调脂作用。此外,山楂还具有降压、强心、抗氧化等作用。

(3)决明子:我国经典古籍《神农本草经》将其列为上品,称之为"久服益精光,轻身"等。现代药理研究表明,决明子主要含蒽醌类衍生物、蛋白质和甾体类化合物等,被证实具有调脂作用的成分主要为蒽醌类衍生物,其显著的导泻作用能有效减少肠道对胆固醇的吸收并增加排泄,通过抑制外源性脂质吸收而实现调脂作用。熊英在决明子蒽醌苷防治高脂血症的研究中发现,决明子蒽醌苷可显著降低大鼠 TC、TG、LDL 水平,具有明显的调脂作用。此外,决明子尚具有降压、抗氧化、抗衰老等作用。

(4)何首乌:炮制后名"制首乌",为临床常用之补益肝肾中药。现代药理研究表明,何首乌主要通过其所含蒽醌类成分的泻下作用而实现调脂,即通过抑制脂质吸收,加速胆汁酸排泄而实现调脂作用。另外,有研究表明,具有明显调脂作用的二苯乙烯苷(TSG)亦参与上述过程。丁丽在何首乌的临床研究中则发现,何首乌能明显降低高脂血症患者 TC、TG 水平,但目前这方面的临床研究较少。

此外,药理研究还发现,中药中含调脂作用的有效成分很多,主要有七大类,约 30 余种,如黄酮类、皂苷类、苯乙烯衍生物类、大黄蒽醌类等。因此,凡含有以上有效成分的中药,如虎杖、荷叶、绞股蓝、西洋参、刺五加、大黄、泽泻、三七等均具有调脂作用,这在一定程度上丰富了调脂中药的选择,也为中药临床应用及优势发挥提供了广阔空间。

5. 复方 如李若梦等运用"茵陈五苓散"对高脂血症大鼠调脂及抗凝血作用的研究表明,"茵陈五苓散"可不同程度降低大鼠 TC、TG、LDL 水平,具有良好的调脂作用。赵敏等采用"右归丸"对肾阳虚高脂血症大鼠进行的研究中亦得出了类似结论。黄月芳等进行的基础研究则表明,"补阳还五汤"可显著改善高脂血症大鼠血脂指标,并对血管硬化等具有防治作用。段晓然等在大鼠脂质代谢的干预研究中发现,"疏肝利胆汤"可显著改善高脂血症大鼠脂质代谢,尤其对 TC 改善明显。在控制动脉粥样硬化病变方面,健脾调脂方能明显下调 ApoE 基因敲除小鼠主动脉组织 MMP-9、NF-κB 及 CD68 的表达,减少细胞外基质的降解,抑制炎症反应,改善斑块成分,减少巨噬细胞聚积,从而发挥稳定斑块的作用。

(二)化痰中药及护心方干预高脂血症的相关研究

高脂血症属于中医"痰浊"范畴,病因病机为饮食失节或先天禀赋不足,导致脾胃受损或肝失条达疏泄,水液运化失调,化为痰浊,阻遏清阳。《灵枢·卫气失常》曰:"人有脂有膏有肉。"膏脂过多则引起身体变化,膏脂与津液同源,为津液之稠浊者,化生入血则使血脂升高而为痰浊,痰浊壅塞脉道,胶结于血脉,导致心气运营不畅,遂成斑块。在陈可冀的指导下,结合上述理论,将化痰中药及方剂进行整理和分类,发现半夏、槟榔、藿香、山慈菇等药物均有化痰作用,并将其分为理痰药、祛痰药、破痰药。根据前期的预实验,我们选了山慈菇及半夏的水提取物进行研究,采用高脂喂养方法复制大鼠高脂血症模型,探讨其对血脂和内皮功能的影响。

1. 材料与方法

(1)动物:SPF 级雄性 SD 大鼠 80 只,体质量 180~220g,购自广州中医药大学动物实验中心,动物合格证号 0005944。

(2)试剂及仪器:胆固醇,广州器化医疗设备有限公司,批号 041118;脱氧胆酸钠,中国医药(集团)上海化学试剂公司,批号 F20030714;丙硫氧嘧啶,广东华南药业有限公司,批号 040902;总胆固醇(TC)检测试剂盒,罗氏诊断(Roche Diagnostics Indianapolis,RDI),批号 11491458.216;甘油三酯(TG)检测试剂盒,罗氏诊断,批号 11730711.216;高密度脂蛋白-胆固醇(HDL-C)检测试剂盒及低密度脂蛋白-胆固醇(LDL-C)检测试剂盒,日本第一化学药品株式会社,批号 164 RHE、137 REE;大鼠血清内皮素-1(ET-1)、细胞间黏附因子(ICAM-1)、单核细胞趋化蛋白(MCP-1)试剂盒,Rapid-Bio Lab 公司,批号 03190501、03190606、08010622;日立 7180 全自动生化分析仪,日本日立公司。

(3)药物提取物的制备:半夏、山慈菇,广东康美药业公司,产地广东,未炮制,符合 2000 年版《中华人民共和国药典》(一部)对上述药品种属的规定。称取试验用量药材饮片,加 8 倍量水,提取 3 次,第 1 次 100℃煎煮 45 分钟,第 2、3 次 100℃各煎煮 30 分钟,合并 3 次煎煮液,过滤,浓缩成浓度相当于 1.0g/ml

的浓缩液,冰箱保存备用。

（4）护心方制备:护心方组方为生晒参、田七片、法半夏、枳壳等。单味中药均经我院药剂科购自广东康美药业公司,符合 2000 年版《中华人民共和国药典》(一部)对上述药品种属的规定。将生晒参切片,与田七片一同,加 8 倍量水 100℃回流 1 小时,共回流 2 次。合并 2 次回流液,过滤,备用。将其余各药加 8 倍量水,提取 3 次,第一次 100℃煎煮 45 分钟,第 2、3 次 100℃各煎煮30 分钟,合并 3 次煎煮液,过滤,与生晒参、田七提取液合并,浓缩成每毫升相当于 1.0g 原药材浓度。4℃冰箱保存备用。使用时充分搅拌均匀。

（5）复制动物模型:大鼠在清洁级动物房中适应性喂养 1 周后,随机选取 60 只动物作为模型组,按文献报道方法制备动物模型。脂肪乳的配制按照10% 胆固醇、20% 猪油、1% 丙硫氧嘧啶和 2% 脱氧胆酸钠制备成脂肪乳制剂,即用即配。制备的脂肪乳按 10ml/kg 灌胃,隔天 1 次。再随机选取 12 只作为正常对照组,给予生理盐水,每天上午 1 次。连续灌胃 2 周。造模 2 周后,随机选择模型组及正常对照组动物各 3 只,尾部采血,取血检测血脂水平。与正常对照组比较,模型组血脂水平升高,说明造模成功。结果见表 3-1。

表 3-1　正常对照组与模型组血脂水平比较(mmol/L,$\bar{x} \pm s$)

	n	TC	TG	HDL-C	LDL-C
正常对照组	3	1.36 ± 0.08	0.57 ± 0.07	0.97 ± 0.07	0.24 ± 0.04
模型组	3	3.50 ± 0.59[*]	0.67 ± 0.15	1.76 ± 0.21[*]	2.59 ± 0.56[*]

与正常对照组比较:[*]$P<0.05$。

（6）分组及给药干预:正常对照组按照清洁级普通饲料喂养,并灌服生理盐水(10ml/kg),每日 1 次。模型组继续给予高脂饮食喂养,并随机分为 5 组(每组 12 只):山慈菇组(山慈菇水提液 10g/kg)、半夏组(半夏水提液 10g/kg)、护心方组(护心方水煎剂 10g/kg)、阿托伐他汀组(阿托伐他汀 3mg/kg)、模型对照组(生理盐水 10ml/kg),均为每天 1 次,连续灌胃给药 12 周。山慈菇水提物、半夏水提物、护心方和阿托伐他汀,用药剂量按人和动物体表面积换算,相当于60kg 体质量人每天的药量等效剂量的 10 倍。

（7）指标检测:末次给药后禁食 24 小时,10% 水合氯醛(30ml/kg)腹腔麻醉,心脏及腹主动脉采血,3 000r/min 低温离心,取血清。采用酶学法,用全自动生化分析检测血脂(TC、TG、HDL-C、LDL-C)。ET-1、ICAM-1、MCP-1 均采用ELISA 法测定。

（8）统计学处理方法:采用 SPSS 15.0 统计软件建立数据库并进行分析,所有计量资料以均数 ± 标准差($\bar{x} \pm s$)表示,进行多样本比较的方差分析,以

$P<0.05$ 为差异有统计学意义。

2. 结果

（1）对实验性高脂血症大鼠血脂水平的影响（表 3-2）：模型对照组 TC、TG 及 LDL-C 水平升高，与正常对照组比较差异有统计学意义（$P<0.05$）。与模型对照组比较，除山慈菇组血清 TG 外，其余各药物组血清 TC、LDL-C 水平均显著下降，差异有统计学意义（$P<0.05$）；护心方组与模型对照组相比，TC、HDL-C、LDL-C 水平显著下降（$P<0.05$），TG 水平无明显差异（$P>0.05$）。与阿托伐他汀组相比，干预各组 TG、TC、HDL-C、LDL-C 水平无明显差异（$P>0.05$）。

表 3-2　各组大鼠血脂水平（$\mathrm{mmol/L}, \bar{x} \pm s$）

	n	TC	TG	HDL-C	LDL-C
正常对照组	10	1.68 ± 0.23	0.58 ± 0.17	1.43 ± 0.23	0.26 ± 0.40
模型对照组	10	$4.60 \pm 1.22^{*}$	$0.78 \pm 0.48^{*}$	$1.92 \pm 0.38^{*}$	$3.96 \pm 1.18^{*}$
阿托伐他汀组	11	$1.55 \pm 0.24^{▲}$	$0.38 \pm 0.13^{▲}$	$1.83 \pm 0.14^{▲}$	$0.53 \pm 0.19^{▲}$
山慈菇组	10	$2.63 \pm 0.73^{▲}$	$0.54 \pm 0.21^{▲}$	1.63 ± 0.21	$1.84 \pm 0.86^{▲}$
半夏组	11	$1.93 \pm 0.31^{▲}$	0.62 ± 0.18	1.57 ± 0.22	$0.64 \pm 0.28^{▲}$
护心方组	11	$1.78 \pm 0.40^{▲}$	0.49 ± 0.17	$1.22 \pm 0.16^{▲}$	$0.67 \pm 0.42^{▲}$

与正常对照组比较：$^{*}P<0.05$；与模型对照组比较：$^{▲}P<0.05$。

（2）对实验性高脂血症大鼠血清 ET-1、ICAM-1、MCP-1 的影响（表 3-3）：模型对照组 ET-1、MCP-1、ICAM-1 水平升高，与正常对照组比较，差异有统计学意义（$P<0.05$）；与模型对照组比较，半夏组及阿托伐他汀组 ET-1 水平明显下降，差异有统计学意义（$P<0.05$）。护心方组与模型对照组相比，ET-1、MCP-1、ICAM-1 水平均显著下降（$P<0.05$ 或 $P<0.01$）；护心方组与阿托伐他汀组相比，MCP-1 及 ICAM-1 水平显著下降（$P<0.05$ 或 $P<0.01$），ET-1 水平无明显差异（$P>0.05$）；护心方组与正常对照组相比，ET-1、MCP-1、ICAM-1 水平无明显差异（$P>0.05$）。

表 3-3　各组大鼠血清 ET-1、MCP-1、ICAM-1 水平（$\bar{x} \pm s$）

	n	ET-1（$\rho\mathrm{g/ml}$）	MCP-1（$\mu\mathrm{g/ml}$）	ICAM-1（$\rho\mathrm{g/ml}$）
正常对照组	10	13.33 ± 5.09	0.54 ± 0.10	0.51 ± 0.12
模型对照组	10	$22.53 \pm 6.55^{*}$	$0.68 \pm 0.11^{*}$	$0.68 \pm 0.06^{*}$
阿托伐他汀组	11	$16.14 \pm 6.09^{▲}$	0.66 ± 0.19	0.66 ± 0.11
山慈菇组	10	18.76 ± 5.23	0.65 ± 0.11	0.65 ± 0.10

续表

	n	ET-1（ρg/ml）	MCP-1（μg/ml）	ICAM-1（ρg/ml）
半夏组	11	17.32 ± 5.68 ▲	0.62 ± 0.17	0.67 ± 0.09
护心方组	11	15.86 ± 7.14 ▲	0.51 ± 0.15 ▲▲△△	0.49 ± 0.13 ▲▲▲△△

与正常对照组比较：*P<0.05；与模型对照组比较：▲P<0.05，▲▲P<0.01；阿托伐他汀组比较：△P<0.05，△△P<0.01。

3. 结论　研究结果提示,结合文献报道,通过给予大鼠灌服脂肪乳可造成显著的血脂升高,本实验造模较成功;单味化痰药山慈菇组、半夏组的血清TC、LDL-C水平较模型对照组显著下降(P<0.05),其中半夏组与阿托伐他汀组相仿,提示化痰中药有调节血脂的作用,半夏的作用更加明显。同时,半夏组的ET-1水平较模型对照组有明显下降,差异有统计学意义(P<0.05),提示半夏可通过调节ET-1起到改善内皮功能及抗动脉粥样硬化的作用。

益气化痰中药"护心方"具有良好的降低血脂TC及LDL-C的作用,但随着血清总胆固醇的降低,HDL-C也呈现出降低的趋势。同时,护心方可显著降低与内皮损伤相关指标ET-1、ICAM-1,减轻继发于内皮损伤的炎症相关因子MCP-1的释放,具有良好的保护内皮和抗AS作用,推测护心方可能存在不依赖于降脂作用的内皮保护作用。

（三）中医药干预胆固醇逆转运研究进展

胆固醇逆转运(RCT)是血脂代谢的中心环节,使胆固醇从周围组织转运到肝进行再循环或以胆酸的形式排泄,防止胆质在周围组织的沉积。其包括3个阶段:第一步,细胞内游离胆固醇经胞膜ATP结合盒转运蛋白A1(ABCA1)转运至细胞外,与载脂蛋白AⅠ(apo AⅠ)结合生成盘状前HDL;第二步,HDL所载运胆固醇的酯化及胆固醇酯(CE)的转运,血浆中的卵磷脂-胆固醇酰基转移酶(LCAT)使胆固醇酯化,胆固醇酯转运蛋白(CETP)将CE由HDL转移至VLDL、LDL,HDL中的apoD可将CE由HDL表面转移到内核;第三步,胆固醇酯最后被肝细胞膜上的HDL受体(B型Ⅰ类清道夫受体,SR-BⅠ)、LDL受体及apoE受体选择性摄取,合成胆汁酸或直接通过胆汁排出体外。因此,影响RCT过程的药物对防控动脉粥样硬化具有重要意义。

1. RCT为降脂及抗动脉粥样硬化治疗新靶标　高脂血症可致血管内皮损伤脱落,脂质沉积于内膜,并引起巨噬细胞清除反应及血管平滑肌细胞增生,斑块形成。巨噬细胞摄取并清除脂质是重要的保护机制,亦是AS进程与转归的关键。

参与RCT的蛋白众多,在胆固醇外流的不同环节发挥着协同或调节作用。主要的蛋白,如三磷酸腺苷结合盒转运体蛋白(ABC)、胆固醇合成和代谢酶(如 CETP)、核受体或核因子(如 PPARs、LXR)等已成为目前降脂药物研究新的靶点。现有调脂药物已被多项研究证实不能干扰 RCT 过程,如 Alvaro Cerda 等的研究表明阿托伐他汀、辛伐他汀、依折麦布对人单核 / 巨噬细胞 ApoEmRNA、SCARB1mRNA 表达无影响。Wyeth 公司的 LXR-623、Lilly公司的 LY518764 等均是针对 RCT 的不同环节开发的新药。其中,Pfizer 公司的 torcetrapid 在针对健康年轻受试者的 I 期多剂量研究中已显示出与剂量相关的升高 HDL-C 水平的作用,其中连续 14 天每天 2 次 120mg 的剂量能使 HDL-C 的水平上升 91%。由此也显示出调节 RCT 过程在防治 AS 中所具有的光明前景。然而,由于受试者出现血压过高及高死亡率,Pfizer 公司最终终止了 torcetrapid 的 III 期临床试验。其他公司的 RCT 新药也在面临安全性的考验。目前,促进 RCT 已成为继他汀类药物后研发降脂药物的新热点,仍没有一个真正的 RCT 药物上市,且在关注临床疗效的同时,RCT 药物的安全性也成为研究者聚焦的热点。

Khera 等通过图表的形式总结了 RCT 的整个过程(书末彩图 1),将 RCT过程分为 3 个阶段:第一阶段,外周血管壁的巨噬细胞将胆固醇转运至血液中;第二阶段,血液中的高密度脂蛋白(HDL)将胆固醇转运至肝;第三阶段,肝摄取胆固醇并分解、代谢。由此看出,RCT 过程涉及体内多个器官 / 组织,是个多因素参与的复杂过程。虽然巨噬细胞的 RCT 只表现为整个 RCT 过程中的一小部分,但由于荷脂(lipid-loaded)的巨噬细胞最终形成泡沫细胞仍是 AS的重要环节,因此,巨噬细胞的 RCT 仍然是研究的焦点。

2. 中药提取物对 RCT 的影响 有研究表明,某些中药具有 PPAR 激动作用。有研究建立 Wistar 大鼠 AS 模型,探讨山楂叶总黄酮对 LXR、ABCA1 mRNA 表达的影响,及其在 AS 发生、发展和治疗中的作用机制,结果得出,山楂叶总黄酮可通过激活 PPARα 提高 LXR 和 ABCA1 的表达促进 TC 的逆向转运,降低 TC 的负荷,从而达到防止 AS 发生的危险。在细胞水平的研究发现,姜黄素对 ABCA1 转运体的表达存在诱导作用,其机制可能是通过 PPARγ 的诱导。有研究通过观察白藜芦醇对高脂饮食大鼠 PPARγ 及其下游信号分析激活蛋白 -1(AP-1)表达的影响,结果显示,白藜芦醇组心肌 PPARγ mRNA 表达(0.54 ± 0.11)较高脂组(0.36 ± 0.04)明显升高($P<0.05$),AP-1 表达较高脂组降低($P<0.05$),表明白藜芦醇对高脂状态下大鼠心肌 PPARγ/AP-1 信号转导通路有激活作用。有学者通过在自身不表达 PPARγ 蛋白的 U937 细胞中电穿孔共转染 PPARγ 表达质粒和其报告质粒,构建 PPARγ 激动剂筛选模型,将白藜芦醇与已知 PPARγ 激动剂吡格列酮比较,结果显示白藜芦醇能剂量依赖地激动 PPARγ。

另外,附子多糖224mg/kg剂量开始能显著抑制高脂饮食导致的血清TC和LDL-C的升高($P<0.05$);肝组织免疫组化检测示高胆固醇组的低密度脂蛋白受体(LDL-R)蛋白表达量显著低于正常组,而附子多糖组(224mg/kg)肝组织LDL-R蛋白表达明显高于高胆固醇组($P<0.01$)。有研究通过对高脂模型小鼠对比实验,显示木豆叶芪类提取物200mg/kg可使血清和肝总胆固醇水平分别下降31.5%和22.7%,甘油三酯含量分别减少23.0%和14.4%,使血清LDL水平下降53.0%;同时还可以上调肝组织CYP7A1和LDL-R的mRNA表达水平;得出,木豆叶芪类提取物能降低实验动物的血清和肝中的血脂水平,作用机制可能与促进RCT有关。关于不同剂量大豆异黄酮(SI)对高脂大鼠血清LDL、HDL和肝清道夫受体B-Ⅰ型(SR-BⅠ)蛋白表达影响的研究得出,高剂量SI组可升高HDL水平($P<0.05$);中、高剂量SI组均可降低血清LDL水平($P<0.05$);免疫组化可见高剂量SI组较模型组大鼠肝SR-BⅠ蛋白的表达增加($P<0.05$)。亦有研究指出,小檗碱可降低血清TC、TG、LDL-C水平,并上调肝LDL-R和SR-BⅠ基因mRNA表达,具有明显调血脂作用。

由此可见,多种中药提取物分别通过激活PPAR,增加ABCA1 mRNA转录;通过促进肝组织受体基因表达,或直接降低血清LDL、升高血清HDL水平而影响RCT过程。中药成分复杂,往往可通过多途径、多靶点而对血脂起综合调节作用。

3. 具有调节RCT作用的中医辨证治疗 有研究探讨清热化湿消瘀法(王氏连朴饮、加味连朴饮)对湿热证模型兔肝清道夫受体基因mRNA表达的影响,结果显示此法能上调肝组织清道夫受体SR-AⅠ和SR-BⅠ基因mRNA表达水平。痰浊血瘀是高脂血症发生、发展和转归的基本病理机制。有研究通过观察化痰活血方对高脂血症大鼠血脂及肝组织多种基因表达的影响,探讨化痰活血方的调脂机制,结果表明,活血化瘀方可通过抑制肝ABCA1mRNA的过度表达而影响RCT,从而降低血浆TG水平,升高HDL水平。芪参益气滴丸由具有益气通络、活血化瘀之功的药物为主组成,临床上广泛应用于气虚血瘀型胸痹患者。近期有关于芪参益气滴丸对冠心病患者HDL亚型影响的临床研究,结果显示,阿托伐他汀联合芪参益气滴丸可显著提高高密度脂蛋白水平;其升高高密度脂蛋白的疗效优于阿托伐他汀单药或阿托伐他汀加普罗布考治疗;证实芪参益气滴丸可改善冠心病患者血脂代谢。有研究通过观察复方降脂颗粒对CETP含量的影响,探讨其治疗老年高脂血症患者的作用机制,结果发现,其不仅能明显改善老年高脂血症临床症状,且能有效降低患者血清CETP含量,抑制CETP活性,从而升高HDL-C,降低TC,具有抗动脉粥样硬化、降低冠心病发病风险的作用。信学雷等利用酵母双杂交系统,通过比较报告基因β-半乳糖苷酶活力,观察黄芪注射液、银杏叶片、复方丹参滴丸3种临床常用降脂药对大鼠 aPoAⅠ和 SR-BⅠ蛋白间相互作用的影响,结果显示 3 种降脂药在一定浓度都可提高 β-半乳糖苷酶活力,提示三者在一定浓度显著增强 aPoAⅠ与 SR-BⅠ间相互作用,促进 RCT。

(四)护心方干预胆固醇逆转运相关研究

在动脉粥样硬化(AS)发生发展过程中,单核细胞和血管平滑肌细胞(VSMC)迁移至内膜吞噬脂质,演变成泡沫细胞,是 AS 形成的最重要环节。巨噬细胞和 VSMC 摄取脂质是一种自我保护机制,而巨噬细胞和 VSMC 摄取脂质后能否将其代谢并转运出去,即胆固醇逆转运(RCT)过程,是决定 AS 进程与转归的关键。目前,促进 RCT,减少血管壁胆固醇沉积成为抗 AS 的一个研究方向,也是他汀类药物在临床广泛应用之后的降脂药物研发的下一个热点。护心方由邓铁涛经验方"邓老冠心方"化裁而来,临床治疗冠心病心绞痛效果显著。

在陈可冀指导下,我们进行了岭南痰证相关研究。护心方作为我院治疗冠心病的主要方剂,具有"益气化痰、活血化瘀"的功效,是痰证研究的重要组成部分。针对护心方干预胆固醇逆转运的研究分为两部分:体外研究以 THP-1 巨噬细胞源性泡沫细胞为研究对象,观察护心方含药血清对 THP-1 巨噬细胞源性泡沫细胞胆固醇流出及对 ABCA1 表达的影响;在体动物研究采用载脂蛋白 E 基因敲除[ApoE(-/-)]小鼠模型,探讨护心方对 ApoE(-/-)小鼠胆固醇逆转运的影响。

1. 护心方对 THP-1 巨噬细胞源性泡沫细胞胆固醇流出及 ABCA1 表达的影响

(1)材料

1)动物:清洁级雄性大鼠 20 只,实验动物购自广东省实验动物中心(动物合格证 4407203545)。

2)细胞:THP-1 细胞株为人急性单核细胞白血病细胞株,购自上海中国医学科学院研究所细胞中心;RPMI-1640 培养基、胎牛血清及牛血清白蛋白(Gibco 公司);ox-LDL(广州奕源生物科技有限公司);^{3}H 标记的胆固醇(Perkin Elmmer Life Sciences 公司);ABCA1 兔抗人一抗(NOVUS 公司);辣根酶标记山羊抗兔二抗(PIERCE 公司)。CATRI-Carb2000 液体闪烁计数仪(PACKARD公司);G:Box 凝胶成像系统(Syngene 公司);Mini Trans-Blot 蛋白转膜仪(BIO-RAD 公司);Mini PROTEAN 3 Cell 垂直电泳仪(BIO-RAD 公司);qPCR 仪(Applied Biosystems 公司)。

3)干预药物:护心方组成药物均采购自康美药业:人参(产地吉林,批号 121212251),三七(产地云南,批号 130112391),法半夏(产地四川,批号 130101),红花(产地四川,批号 130303821),等等(处方保密)。采用常规方法制备水煎剂,按 8ml(水):1g(生药)比例,加超纯水浸泡 30 分钟,煮沸 30 分钟,趁热 4 层纱布过滤,滤液自然滴尽,第 2 煎按 6ml(水):1g(生药)比例加水,如前法煮沸 30 分钟并过滤,合并 2 次滤液,加热浓缩成相当于生药 3g/ml 的水煎液,4℃保存,1 周内使用。

(2)方法

1)泡沫细胞模型的建立:在 RPMI-1640 培养液(批号 SH30809.01)中加入人单核细胞株 THP-1 细胞,呈类圆形悬浮生长,再加入 10% 胎牛血清。分别接种于 6 孔培养板,每孔 2ml,经 160nmol/L PMA(phorbol-12-myristate-13-acetate)(批号 ICA1042)诱导,48 小时后完全贴壁生长成巨噬细胞。换液后加入 50mg/L ox-LDL 共孵育 48 小时,经固定后使用 10% 油红 O 鉴定模型。具体见文献所述。

2)护心方含药血清制备:20 只 SD 大鼠适应性喂养 7 天后开始给药。根据《药理实验方法学》"动物与人体的每千克体重剂量折算系数表",以高剂量组(成人推荐日用量的 2 倍)剂量给药。每日给药 1 次,连续给药 7 天。最后一次给药前 12 小时禁食不禁水,于最后一次给药 2 小时后,腹主动脉采血,所有血液常温静置 4 小时后 3 000r/min 离心 10 分钟,收集上清液并混合,过滤除菌,–20℃保存备用。

(3)检测指标及方法

1)泡沫细胞模型的鉴定:改良的油红 O 染色液配制:油红 O 0.5g,50% 乙醇 100ml。将油红 O 溶于乙醇内,且不断搅拌至完全溶解即可。稀释油红 O 储存液,染色 15 分钟左右,经 60% 异丙醇分化数秒,水洗 1~2 分钟,用稀释 1 倍的明矾苏木素染液淡染细胞核 30 秒,水洗返蓝,显微镜下观察并摄像。

2)闪烁计数法测定细胞内胆固醇流出率:孵育结束后,将细胞接种于 24 孔细胞培养板中,用含 10% 胎牛血清的 RPMI-1640 培养基,调整细胞密度为 1×10^5/ml,放于 37℃培养箱中培育。当细胞 90% 融合时,用含 ox-LDL(50ng/ml)或 0.2μCi/ml[^{3}H]胆固醇的 RPMI-1640 培养基孵育细胞 24 小时,给细胞荷脂和标记。弃去细胞培养上清液,用 PBS 液洗涤细胞 2 次,再用含 1% 牛血清白蛋白的 RPMI-1640 培养基平衡 24 小时。弃去细胞培养上清液,用 PBS 液洗涤细胞 2 次,被标记的细胞分别以各组血清(终浓度为 2.5%)作为胆固醇流出的接受体。分别收集培养基、TRIZOL 裂解细胞后收集细胞液。收集细胞培养上清液并离心,液体闪烁计数法检测细胞培养上清液中[^{3}H]胆固醇的放射活性,方法如前所述。胆固醇流出率用培养液中 CPM 除以总 CPM(培养液 CPM+ 细胞 CPM),再乘以 100% 来表示(CPM:counts per minute,每分钟计数)。

3)蛋白质印迹测定 ABCA1 蛋白质表达:Western Blot 检测蛋白表达。收集细胞蛋白后,采用 6% 浓度的聚丙烯酰胺凝胶测 ABCA1 蛋白,8% 浓度的聚

丙酰胺凝胶测 ABCG1 蛋白,经 SDS-PAGE 电泳后将蛋白转至 PVDF 膜上,5%
脱脂牛奶封闭后,将相应的一抗 ABCA1 1：1 000 4℃孵育过夜后,用 TBST 每次
7 分钟洗 2 次后,用相应的稀释好的二抗(HRP 标记二抗,1：5 000,Forevergen)
室温下孵育 1~2 小时后,用 TBST 每次 7 分钟洗 3 次后,进行化学发光显影(ECL,
Forevergen)。用 Gel-Pro analyzer 4.0 分析目标条带的光密度值。以 GAPDH(sc-
25778,1：1 000)作为内参,比较不同处理后上述蛋白表达的差异。

4)逆转录聚合酶链反应测定 ABCA1mRNA 表达:总 RNA 抽提(提取试
剂盒 Trizol,Invitrogen 公司),RNA 逆转录获得 cDNA(M-MLV 第一链 cDNA
合成试剂盒,Promega 公司)。引物序列(Invitrogen 公司合成):①人 ABCA1
引物序列:上游 5′GATTGGCTTCAGGATGTC CATGTTGGAA 3′,下游 5′GTAT
TTTTGC AAGGCTA CCAGTTACATTTGA CAA 3′,PCR 扩增产物长度为
177bp;② GAPDH 的引物序列:上游 5′TCACCATCTTCCAGGAGCG AG3′,下
游 5′TGTCGCTGTTGAA GT CAGAG3′,PCR 扩增产物长度为 69bp。

(4)统计学方法:用 SPSS13.0 统计软件,多组之间的比较采用方差分析,
两组之间的比较采用 Bonferroni 法。

(5)结果

1)泡沫细胞模型的鉴定及护心方对泡沫细胞泡沫化程度的影响:THP-1
单核细胞用 PMA 诱导 24 小时后可见细胞呈梭形贴壁生长,多数细胞伸出伪
足,提示细胞已分化成为巨噬细胞。再用 50mg/ml ox-LDL 共同孵育 48 小时后,
油红 O 染色,显微镜下观察,细胞质内有大量红色脂质颗粒存在,符合泡沫细
胞的形态特点,见书末彩图 2。护心方处理组油红 O 染色阳性细胞数显著减少,
细胞内脂滴明显减少,细胞体积明显缩小。

2)护心方对泡沫细胞内胆固醇流出率的影响:采用闪烁计数法测定泡沫
细胞内胆固醇流出率,见图 3-1。结果显示,相比于对照组,ox-LDL 诱导的泡
沫细胞胆固醇流出率显著降低($P<0.001$);护心方组的胆固醇流出率在加入护
心方干预后,较模型组显著升高($P<0.05$),并呈现一定的时间依赖性。结果提
示,护心方能促进 ox-LDL 介导的细胞胆固醇流出。

3)护心方对 RCT 相关蛋白 ABCA1 表达的影响:采用蛋白质印迹测定
RCT 相关蛋白 ABCA1 表达,见图 3-2。结果显示,与 0h 点比较,在第 3 小时、6
小时、9 小时护心方组 ABCA1 表达显著增加($P<0.05$)。结果提示,护心方可促
进泡沫细胞 ABCA1 蛋白的表达。

4)护心方对 ABCA1mRNA 表达的影响:采用逆转录聚合酶链反应法测定
ABCA1mRNA 表达,见图 3-3。结果显示,护心方对 ABCA1mRNA 的表达无显
著影响。

(6)结论:在本研究中,护心方含药血清可明显减轻 THP-1 巨噬细胞的泡

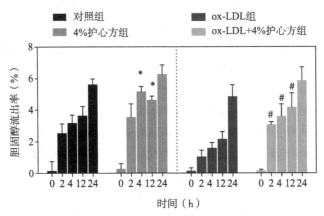

图 3-1　护心方对泡沫细胞内胆固醇流出率的影响

* 与对照组比较 $P<0.05$，# 与模型组比较 $P<0.05$

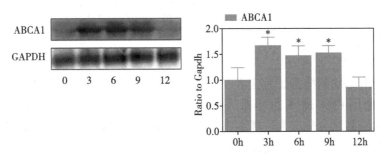

图 3-2　护心方对 ABCA1 表达的影响

* 与 0h 点比较 $P<0.05$

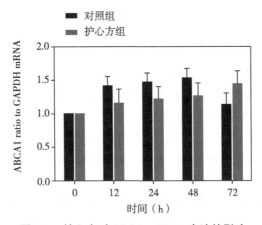

图 3-3　护心方对 ABCA1mRNA 表达的影响

与对照组相比较各时段均无统计学差异

沫化过程,同时可促进 ox-LDL 介导的胆固醇流出,提示护心方可能具有影响泡沫细胞 RCT 过程的作用。同时,护心方含药血清可显著提高巨噬细胞源泡沫细胞的 ABCA1 蛋白表达,而对 ABCA1mRNA 表达未见明显作用,提示其影响作用可能发生于转录后水平。推测护心方促进 RCT 以改善动脉粥样硬化的作用可能与提高 ABCA1 表达有关。

巨噬细胞脂质调节稳态的打破,导致胆固醇蓄积和泡沫细胞形成,这是目前较为公认的动脉粥样硬化斑块形成的重要机制。本研究以 THP-1 巨噬细胞源性泡沫细胞为研究对象,在体外模拟动脉粥样硬化发生时泡沫细胞的形成,结果表明护心方可减轻 THP-1 巨噬细胞的泡沫化过程,同时可促进 ox-LDL 介导的胆固醇流出,而这种促进泡沫细胞 RCT 的作用可能与提高 ABCA1 表达有关,提示此为护心方防治动脉粥样硬化的重要分子机制之一,可为护心方临床应用提供科学阐释,同时也为中医药防治动脉粥样硬化提供更多证据。

2. 护心方对 ApoE 基因敲除小鼠胆固醇逆转运的影响

(1) 实验动物:4~6 周龄 C57BL/6J 家系 ApoE(−/−)小鼠 30 只,雌雄各半,体重约 18~20g;由北京大学医学院动物科技部自美国 Jackson 实验室引进并培育;5 周龄正常 C57BL/6J 家系小鼠 10 只,雄性,体重约(25±5)g;上述动物均购自北京大学医学院动物科技部,动物合格证号 0049138;动物使用许可证号 SYXK(京)2002-0002;动物生产许可证号 SCXK(京)2002-0001;适应性喂养 1 周,称重。饲以高脂饲料:含脂肪 21%(wt/wt)、胆固醇 0.15% 的高脂饲料,^{60}Coγ 照射灭菌。

(2) 实验药物

1) 护心方:由生晒参、田七片、法半夏、枳壳等组成。单味中药均购自广东康美药业公司,符合 2000 年版《中华人民共和国药典》(一部)对上述药品种属的规定。制剂工艺:将生晒参切片,与田七片一起,加 8 倍量水,100℃回流 2 次,每次 1 小时。合并 2 次回流液,过滤备用。将其余各药加 8 倍量水,提取 3 次,第一次 100℃煎煮 45 分钟,第 2、3 次 100℃各煎煮 30 分钟,合并 3 次煎煮液,过滤,与生晒参、田七提取液合并,浓缩成每毫升相当于 1.0g 原药材浓度。4℃冰箱保存备用。使用时充分搅拌均匀。

2) 普伐他汀(普拉固,PRAVACHOL):由中美上海施贵宝制药有限公司生产,规格 10mg/ 片,研粉后以生理盐水稀释为 50% 浓度的溶液,备用。使用时充分搅拌均匀。

3) 主要实验试剂及仪器:小鼠 caveolin-1 免疫组化试剂盒,由 Epitomics 出品;小鼠 SR-BI 免疫组化试剂盒,由 Abcam 出品;DAB 显色剂,由 Maixin-Bio 出品;免疫组化试剂盒(二抗),由晶美生物出品。美国 Beckman CS-15R 高速冷冻离心机;日本 SANYO 医用低温冰箱;德国 LEICA ASP 300 全自动组织脱水机;德国 LEICA EG 1160 石蜡包埋机;德国 LEICA RM 2135 轮转切片机;日本 OLYMPUS CX41 光学显微镜。

（3）实验方法

1）动物造模:30 只 4~6 周龄 ApoE(-/-)小鼠和 10 只普通 C57BL/6J 小鼠,在 22~25℃室温,相对湿度 50%,光照时间为 7:00—18:00 的清洁级动物房中适应性喂养 1 周后,纳入实验。普通 C57BL/6J 小鼠给予普通饲料喂养,ApoE(-/-)小鼠分笼,每笼 6~7 只,以高脂饲料喂养 12 周。12 周后随机抽取普通小鼠及 ApoE(-/-)小鼠各 2 只,处死,取主动脉根部,HE 染色普通光镜下观察并对比 AS 斑块形成情况。镜下可见:与正常小鼠对比,ApoE(-/-)小鼠动脉管壁厚薄不均,部分内膜明显增厚,部分可见由纤维帽覆盖的纤维斑块期病变,证实 AS 斑块形成,开始进行分组和药物干预。

2）动物分组及给药:高脂饲料喂养 16 周后,按简单随机法将 ApoE(-/-)小鼠分为 3 组,取 8 只普通 C57BL/6J 小鼠作为正常对照。护心方和普伐他汀用药剂量按人和动物体表面积换算,相当于 60kg 体重人每日的药量等效剂量的 10 倍,每日给药 1 次。护心方组灌服护心方水煎剂 1ml/100g 体重;普伐他汀组灌服普伐他汀 0.3mg/100g 体重;模型对照组及正常对照组均灌服生理盐水 1ml/100g 体重。以上动物均喂饲清洁级高脂饲料及普通饮用水,连续灌胃给药 16 周。

3）动物取材:各组连续灌胃 16 周,末次给药后禁食 24 小时后采集标本,清醒状态下固定四肢,以 10% 水合氯醛 0.3ml/100g 体重腹腔内注射麻醉后,无菌条件下暴露小鼠心脏和腹主动脉,直视下穿刺采血,3 000r/min 低温离心,取血清。取血后,无菌条件下取主动脉,拨净外膜,在主动脉根部同一部位分别沿横轴和纵轴取材 2 块,福尔马林固定,做石蜡切片,HE 染色,OPTIMAS 研究显微镜观察拍照。

4）检测指标及方法

形态学观察及图像分析:HE 染色切片,普通光镜观察,利用计算机 IPP 图像分析软件对各切面的 AS 斑块面积进行分析。测量动脉面积及斑块面积,计算动脉总面积、斑块总面积、动脉面积与斑块面积比值。

免疫组化染色:采用免疫组化染色法观察小鼠主动脉壁 cavolin-1、SR-BI 蛋白表达。具体方法按照试剂盒说明书操作。每组切片随机选取 5 个视野,计数阳性染色细胞所占细胞百分比作为免疫组化的蛋白表达强度。

（4）统计学方法:采用 SPSS13.0 统计软件包软件建立数据库并进行分析,所有计量资料以均数 ± 标准差($\bar{x} \pm s$)表示,进行多样本比较的方差分析,以 $P<0.05$ 为显著性差异,$P<0.01$ 为非常显著性差异。

（5）结果

1）各组小鼠死亡情况及原因分析：实验研究结束前共有 5 只小鼠死亡，其中模型对照组死亡 1 只，护心方组死亡 2 只，死亡原因均为灌胃操作不当，误灌入气管所致；普伐他汀组死亡 2 只，1 只死亡原因为灌胃操作不当，误灌入气管，另 1 只死于夜间，原因不明。

2）各组 ApoE（-/-）小鼠主动脉组织形态学比较（书末彩图 3）：光学显微镜观察正常对照组主动脉壁，厚薄均匀，内膜、中膜及外膜未见异常，无 AS 病灶。模型对照组主动脉管壁明显增厚，以内膜病变为明显，可见 AS Ⅳ 期病灶，斑块面积大，纤维帽较薄，可见大量泡沫细胞及胆固醇结晶形成，且脂质核心较大，多数斑块与管壁黏附不紧密，可见脱落，部分可见钙化，且外膜可见炎细胞浸润。普伐他汀组主动脉壁病变以 AS Ⅲ 期病变为主，动脉管壁厚薄不均，内膜明显增厚，主要为由纤维帽覆盖的纤维斑块期病变；斑块面积比模型组明显缩小，与管壁黏附尚紧密，未见有脱落者，脂质核心不明显，外膜炎细胞浸润少见；病变比模型组有所减轻。护心方组主动脉壁以 AS Ⅱ 期病变为主，动脉管壁厚薄不均，部分内膜增厚，主要为脂纹脂斑期病变；斑块面积比模型组明显缩小，与管壁黏附紧密，未见有脱落者，未见脂质核心，外膜炎细胞浸润不明显；病变比模型组明显减轻。

3）各组 ApoE（-/-）小鼠主动脉 AS 斑块面积比较：模型对照组斑块面积/动脉面积比值显著升高，与正常对照组相比有非常显著差异（$P<0.01$）；护心方组与模型对照组相比，斑块面积/动脉面积比值非常显著下降（$P<0.01$）；护心方组与普伐他汀组相比，斑块面积/动脉面积比值无明显差异（$P>0.05$）；护心方组与正常对照组相比，斑块面积/动脉面积比值非常显著升高（$P<0.01$）（表 3-4）。

表 3-4　护心方对 ApoE（-/-）小鼠斑块面积的影响

	n	斑块总面积（mm²）	动脉总面积（mm²）	斑块面积/动脉面积（$\bar{x} \pm s$）
正常对照组	8	0.68	150.79	0.05 ± 0.02 ▲▲▲△△
模型对照组	9	557.38	733.40	0.75 ± 0.09** △△
普伐他汀组	7	223.42	406.59	0.49 ± 0.24** ▲▲
护心方组	7	116.44	225.31	0.46 ± 0.24** ▲▲

与正常对照组比较：*$P<0.05$，**$P<0.01$；与模型对照组比较：▲$P<0.05$，▲▲$P<0.01$；与普伐他汀组比较：△$P<0.05$，△△$P<0.01$。

4）各组 ApoE（-/-）小鼠主动脉 caveolin-1 及 SR-BI 表达比较（书末彩图 4、彩图 5）：用低倍和高倍镜观察切片，阳性细胞为镜下组织细胞结构清晰，细胞质内有棕褐色颗粒沉着，染色明显高于背景。与正常对照组比较，各组 caveolin-1 及 SR-BI 表达均有非常显著增加（$P<0.01$）；与模型对照组相比，护心方组 caveolin-1 及 SR-BI 表达有非常显著升高（$P<0.01$）；与普伐他汀组相比，护心方组 caveolin-1 及 SR-BI 表达亦有显著升高（$P<0.05$）；普伐他汀组 caveolin-1 及 SR-BI 表达与模型对照组比较无显著差异（$P>0.05$）（表 3-5）。

表 3-5 各组 ApoE（-/-）小鼠主动脉 caveolin-1 及 SR-BI 表达结果（$\bar{x} \pm s$）

组别	n	视野数	caveolin-1 阳性表达率（%）	SR-BI 阳性表达率（%）
正常对照组	8	5	4.89 ± 3.02 ▲▲△△	5.18 ± 4.54 ▲▲△△
模型对照组	9	5	27.76 ± 18.50** △△	30.26 ± 4.46**
普伐他汀组	7	5	56.78 ± 9.92** ▲▲	39.43 ± 17.17**
护心方组	7	5	85.61 ± 3.29** ▲▲△	79.52 ± 5.00** ▲▲△

与正常对照组比较：*$P<0.05$，**$P<0.01$；与模型对照组比较：▲$P<0.05$，▲▲$P<0.01$；与普伐他汀组比较：△$P<0.05$，△△$P<0.01$。

（6）结论：本研究结果显示，在高脂刺激下，ApoE（-/-）小鼠主动脉 caveolin-1 及 SR-BI 表达均有所增加；普伐他汀和护心方治疗均可显著提高 ApoE（-/-）小鼠主动脉 caveolin-1 及 SR-BI 的表达，且护心方组明显优于普伐他汀组，提示护心方可提高与细胞内胆固醇逆转运密切相关的蛋白 caveolin-1 和 SR-BI 的表达。同时，对 ApoE（-/-）小鼠主动脉壁病理观察也提示，未给药干预的 ApoE（-/-）小鼠主动脉 AS 病变程度最严重（以Ⅳ期为主），而普伐他汀和护心方干预均可减缓 ApoE（-/-）小鼠主动脉 AS 病变程度，其中护心方组以Ⅱ期病变为主，而普伐他汀组以Ⅲ期病变为主。对血管斑块面积/动脉面积比值的比较显示，护心方组与模型对照组相比，斑块面积/动脉面积比值显著下降；与普伐他汀组相比无明显差异。护心方由生晒参、田七、法半夏、枳壳等药物组成，具有益气活血、化痰通络之功。本研究结果提示，护心方可能通过促进细胞内 RCT，减轻血管 AS 斑块的形成，而产生良好的抗 AS 作用。

（江巍 张疃 杨广）

参考文献

1. 王吉耀. 内科学 [M]. 2 版. 北京：人民卫生出版社，2010：1074.

2. 魏艺，李博，徐凤芹，等. 基于循证评价的中医药治疗高脂血症临床研究文献基本现状分析 [J]. 中西医结合心脑血管病杂志，2011，9（6）：641-643.

3. 凌燕，冼绍祥，刘树林. 高脂血症中医研究现状与展望 [J]. 辽宁中医药大学学报，2013，15（9）：173-175.

4. 张优蕊.高脂血症的中医药治疗进展[J].北京中医药大学学报:中医临床版,2007,14
　　(6):42.

5. 王智玉.浅析高脂血症与中医体质的相关性[J].世界中西医结合杂志,2012,7(7):604.

6. 王英,王志丹,宋囡,等.高脂血症大鼠肝脏脂蛋白和胆固醇代谢信号通路相关基因表达
　　的变化[J].辽宁医学院学报,2016,3(72):1-5.

7. 李晓宇,白小明,郭冬平,等.一个新的家兔高脂血症相关基因的筛选、克隆和序列分析
　　[J].中国动脉硬化杂志,2005,13(3):254-258.

8. 冷雪,贾连群,杨关林,等.化瘀祛痰方对脾虚型高脂血症大鼠肝脏SREBP-2信号通路的
　　干预作用[J].中国中西医结合杂志,2015,3(35):320-327.

9. 陈宏,袁施彬.低密度脂蛋白在脂蛋白代谢中的作用及其调控[J].中国畜牧杂志,2010,
　　46(19):72-76.

10. 杜莹,贾连群,杨关林,等.健脾降脂中药对脾失健运膏脂转输障碍大鼠肝脏胆固醇代
　　 谢相关基因表达的影响[J].辽宁中医杂志,2014,41(8):1753-1755.

11. 董波,于永慧,刘忠志,等.脑心通对动脉硬化兔保护作用血管内皮功能的保护作用探
　　 讨[J].中西医结合心脑血管病杂志,2005,3(4):328-329.

12. Popov D,Simionescu M,Shepherd PR. Saturated-fat diet induces moderate diabetes and
　　 severe glomerulosclerosis in hamsters[J]. Diabetologia,2003,46(10):1408-1418.

13. Qiu L,List EO,Kopchick JJ. Differentially expressed proteins in the pancreas of diet-induced
　　 diabetic mice[J]. Mol Cell Proteomics,2005,4(9):1311-1318.

14. Yan MX,Li YQ,Meng M,et al. Long-term high-fat diet induces pancreatic injuries via
　　 pancreatic microcirculatory disturbances and oxidative stress in rats with hyperlipidemia[J].
　　 Biochem Biophys Res Commun,2006,347(1):192-199.

15. 马晶晶,王兴鹏,黄晓曦,等.高三酰甘油血症对大鼠胰腺腺泡细胞凋亡的影响[J].国
　　 际消化病杂志,2007,27(2):148-151.

16. 闫明先,赵华清,王文奇,等.高脂血症大鼠胰腺腺泡细胞缩胆囊素/三磷酸肌醇信号通
　　 路的变化及意义[J].山东医药,2012,52(23):42-43.

17. 蔡洁云,欧艺深,刘丽莹,等.中药红曲降血脂药理作用及其处方制剂分析[J].中国医
　　 药导报,2010,7(15):79-80.

18. 周大伟.中药红曲对高脂饮食大鼠血脂的影响作用[J].中国当代医药,2014,21(16):
　　 19-21.

19. 杨俊慧,何玉涛,袁艾丽,等.降脂红曲微粉对颈动脉粥样硬化患者血脂和颈动脉斑块
　　 的影响[J].临床合理用药,2015,8(8A):42-43.

20. 李贵海,孙敬勇,张希林,等.山楂降血脂有效成分的实验研究[J].中草药,2002,33(1):
　　 50-52.

21. Ye XL,Huang WW,Chen Z,et al. Synergetic effect and structure-activity relationship of

3-hydroxy-3-methylglutarryl coenzyme A reductase inhibitors from Crataegus pinnatifida Bge [J]. J Agric Food Chem,2010,58(5):3132-3138.

22. 刘畅,柴逸峰,刘峰群.中药有效成分降血脂作用和机制研究进展[J].药学实践杂志,2010,28(3):167-169.

23. 熊英.决明子蒽醌苷防治高脂血症实验研究[J].湖北中医杂志,2015,37(1):18-19.

24. 李婧.何首乌降脂抗动脉粥样硬化的中医药机制研究[J].综合医学,2012,10(20):150-151.

25. 杨阿妮,于妍,杨宝平,等.何首乌防治动脉粥样硬化作用机制研究[J].西部中医药,2016,29(9):140-142.

26. 韩晓,吴成爱,王伟,等.何首乌二苯乙烯苷降血脂作用机理研究[J].中华中医药学刊,2008,26(8):1687-1689.

27. 丁丽.用何首乌治疗高脂血症的效果分析[J].当代医药论丛,2015,13(21):23.

28. 李若梦,吴凝,赵琳琳,等.茵陈五苓散对高脂血症大鼠的调脂及抗凝血作用[J].中国老年学杂志,2016,36(2):259-261.

29. 赵敏,徐安莉,陈会敏,等.右归丸对肾阳虚高脂血症大鼠SREBP途径相关因子的影响[J].广州中医药大学学报,2015,32(1):92-96,102.

30. 黄月芳,楼招欢,邓梦娇,等.补阳还五汤对L-蛋氨酸致高脂血症模型大鼠血脂水平作用的研究[J].浙江中西医结合杂志,2016,26(10):894-897.

31. 聂文强.健脾调脂方治疗高脂血症的基础研究与临床研究[D].广州:广州中医药大学,2015:1-101.

32. 倪鸿昌,李俊,金涌,等.大鼠实验性高脂血症和高脂血症性脂肪肝模型研究[J].中国药理学通报,2004,20(6):703-706.

33. 胡晓灵.复方降脂颗粒对老年高脂血症患者胆固醇酯转运蛋白的影响[C]//世界中医药学会联合会老年医学专业委员会.世界中医药学会联合会老年医学专业委员会第一届学术会议论文集.北京:世界中医药学会联合会老年医学专业委员会,2008:157-163.

34. 信学雷,李维琪,张云峰,等.三种降脂中成药对Apo-AI及SR-BI相互作用影响的研究[J].中药药理与临床,2007,23(5):129-131.

35. 魏伟,吴希美,李元建.药理实验方法学[M].4版.北京:人民卫生出版社,2010:1688.

三、中医药防治心肌梗死的基础研究进展

(一)心肌梗死

心肌梗死(MI)是在冠状动脉病变的基础上,发生冠状动脉供血急剧减少或中断,使相应的心肌因严重而持久的急性缺血而发生的心肌缺血性坏死,是

全世界范围内致死和致残率较高的病种之一。心肌梗死多发生在冠状动脉粥样硬化导致的一支或多支冠脉狭窄的基础之上,多种诱因致动脉粥样斑块破裂,血小板在破碎的斑块表面上聚集,进而形成渐进性血栓。当血栓足够巨大,阻塞冠状动脉管腔时,就会导致心肌的缺血性坏死;多种原因导致剧烈增加的心肌耗氧量或痉挛的冠状动脉也可以诱发此病。

心肌梗死临床表现为胸痛,急性循环功能障碍,反映急性心肌缺血、损伤和坏死的一系列特征性心电图演变,以及血清心肌酶和心肌结构蛋白的变化。主要为左心室收缩与舒张功能障碍引起的一系列血流动力学改变。心肌收缩性减弱、收缩不协调、心脏顺应性减低,左室收缩和舒张末期容量增加,左室力曲线的最大上升速度降低及左心室舒张末压升高,导致射血分数下降、心脏排血量下降、血压降低,心律失常或心率增快。右心室梗死较少见,其主要机制为急性右心衰竭的血流动力学改变,右心房压力高于左室舒张末期压力,心脏排血量下降,血压降低。急性大面积心肌梗死可发生泵衰竭,即会出现急性肺水肿和心源性休克。

西医学认为冠心病心肌梗死的病理基础是冠状动脉粥样硬化。如今普遍认为冠状动脉粥样硬化的形成与内皮损伤后脂质浸润、血栓形成、平滑肌细胞增殖、内膜损伤、血小板功能亢进等有密不可分的关系,它们互为因果。

中医学中没有"心肌梗死"病名,但对急性心肌梗死的相关症状早有所了解;古代文献中有大量对"胸痹""心痛"的记载,与西医学中冠心病的临床症状十分相似。依据心肌梗死的典型临床表现和发病特点,即胸痛彻背、唇甲青紫、汗出肢冷、脉微欲绝等,心肌梗死为传统医学"心痛""真心痛""胸痹""厥心痛"等范畴。《黄帝内经》早已认识到寒凝、血瘀、气滞、气虚、痰饮与心肌梗死的病因病机有关。古代各医家多认为胸痹心痛是因为在气血阴阳亏虚的基础上,感受外来病邪,加上体虚劳倦,饮食失调,致痰浊、风邪、瘀血生成,心脉痹阻。近代学者关于心肌梗死的病因病机更趋向于"本虚标实"。本虚有阴虚、阳虚、气虚;标实有气滞、痰浊、血瘀、寒凝等,本虚与标实相互作用,互为因果关系。本虚为标实的先决条件,标实加重本虚的病变程度。本虚为发病基础,标实为发病条件,本标互相影响。

陈可冀认为急性心肌梗死为本虚标实之证,本虚以阳虚和气虚为主,标实以痰浊和血瘀为主;提出血脉瘀滞为胸痹的主要病机,血瘀贯穿冠脉疾病的全程。胸痹患者胸痛、舌色紫暗、口唇发绀、舌下脉络曲张、有瘀点瘀斑等,都是瘀血的临床病征。活血化瘀是胸痹的基本治法。

(二)中医药防治心血管疾病的优势

1. 用药途径增宽,起到救急作用　如今大量中药注射剂型及口服中药剂型被积极研制,且在临床中推广使用,使中医药因剂型原因在急危重症中应用受限的难题得到了解决,获得医疗界乃至社会的普遍认可。这使中医药在急救方面成为可能,在临床中发挥独特的作用。

2. 合理安全有效的抗凝作用　有研究发现苦碟子注射液有扩冠及改善心肌供氧,并增加纤维蛋白溶解酶活性,抑制血栓产生,保护缺血心肌的作用,其主要成分为腺嘌呤核酸。复方丹参片能明显降低再灌注期血栓素 A_2(TXA$_2$)及前列环素(PGI$_2$)、内皮素(ET)水平,升高 PGI$_2$/TXA$_2$ 比值,加速缺血再灌注心脏功能的恢复。多年研究显示,复方丹参片拥有降低血小板聚集性、钙拮抗、抗凝血作用。

3. 提高冠脉再通率,防治再灌注损伤,降低病死率　有研究发现静脉溶栓伍用静脉滴注生脉注射液的治疗组患者在心功能方面明显优于单一用静脉溶栓治疗的对照组。还有研究发现生脉注射液配合尿激酶治疗急性心肌梗死可以显著降低再灌注损伤所引起梗死后心绞痛、心力衰竭以及心律失常的发生率,进而达到降低病死率、提高溶栓治疗效果的目的。部分学者发现葛根素合黄芪注射液并用,能够减轻或防止再灌注损伤的发生,抗再灌注性心律失常,保护心功能,有较好的效果。有学者通过治疗 38 例急性心肌梗死发现,生脉注射液显著提高有效率(97.37%)。研究表明,生脉注射液能够增强人体在应激状态下的非特异性抵抗力,改善微循环,增加心输出量(CO),减少心肌耗氧量,同时能够有效清除自由基(FR),改善能量代谢活力和受损心肌超微结构,缩小心肌梗死面积(MIS)。

4. 多重作用有机结合,改善心功能　有研究观测葛根素注射液对急性心肌梗死患者心功能及 MIS 的影响,结果高峰充盈率(PFR)和左心室射血分数(LVEF)明显增高,葛根素注射液组 QRS 记分较对照组显著降低。研究表明,葛根素有广泛的改善微循环和扩冠作用,能降低细胞内 Ca^{2+} 负荷,调节机体神经内分泌,使血压稳定,制约 MIS 扩大,从而改善心功能。有研究通过多普勒超声心动图检测,得出急性心肌梗死在配合生脉注射液后,心肌酶下降速率加快,转阴率显著提高,特别是用药后 5 天及 7 天($P<0.05$),得出生脉注射液能推进损伤心肌迅速恢复的结论。有学者观察灯盏花注射液与尿激酶(UK)结合溶栓治疗急性心肌梗死,发现这一方法可减少自由基产生,减轻心肌损伤,显著提高左心室射血功能。除此之外,银杏达莫注射液(杏丁注射液)能够有效改善心肌缺血程度,使得 MIS 缩小,产生抗氧化作用,拮抗血小板活化因子(FAF)受体,保护血管平滑肌细胞(VSMC),显著抑制缺血心肌细胞凋亡。

5. 防治并发症,缩小梗死面积,改善预后　急性心肌梗死患者的预后与并发症有关,而预后及并发症的发生又与梗死面积有直接关系。所以,减少梗死面积,防止并发症发生已成为临床治疗和研究的主要目的。当前最好的西药"溶栓"再通率约为80%,介入方面的治疗呈现的再狭窄率较高,而运用中医辨证使中药参与治疗急性心肌梗死,可在很大程度上改善急性心肌梗死患者的预后。急性心肌梗死经过综合治疗,冠状动脉侧支循环得到改善,血管新生得到促进,整体失衡状态得以调节,梗死范围被限制住,缺血心肌得以保护,泵衰竭也被有效阻止。

(三)中医药防治心肌梗死的基础研究

在基础研究方面,现代西医学研究的药物作用靶点较为单一,而大量中药研究显示,无论是单味中药的组分,还是中药复方制剂,在防治心血管疾病方面往往显示出多靶点效应,虽然中药在某一单一作用方面可能不及西药,但是多靶点的综合效应体现了中医药的整体特色优势。中医辨证用药结合西医疗法的治疗,取得的效果比单纯西医疗法好,能降低死亡率,故治疗急性心肌梗死有一定的特色及优点,能取得较好疗效。中医药以活血、化痰、解毒、通络、益气等方法为指导的基础研究在内皮功能、易损斑块、血小板活化、缺血再灌注、缺血预适应、左室重构、血管重构、血管新生以及微循环等热点领域广泛开展,并取得了长足的进步。

以冠心病应用最为广泛的中药丹参为例,中医有"一味丹参功同四物"之说,现代药理研究提示丹参具有脂溶性成分丹参酮和水溶性成分丹参素与丹酚酸等多种药理作用成分。丹参酮具有广泛的心血管药理作用,主要表现为内皮细胞缺血再灌注损伤保护作用、抗心肌缺血作用以及抑制低密度脂蛋白的氧化而改善脂质代谢过程;丹参素具有抗血小板聚集、抗血栓形成、促进纤维蛋白降解、抑制胆固醇合成等作用;丹酚酸可以降低心室颤动发生率,减轻心肌细胞超微结构的破坏程度。此外,上述成分对多种因素引起的血小板聚集均有显著的抑制作用,尚可以改善脂质及糖的代谢。

近年来,在急性心血管疾病方面,速效救心丸、复方丹参滴丸、麝香保心丸已成为冠心病心绞痛常用的速效制剂;同时,已经开发出多种治疗心血管疾病的中药静脉制剂,如参附注射液、生脉注射液、丹参注射液等广泛应用于急性心肌梗死的治疗。葛根素在缩小心肌梗死面积方面,有着独特的作用。

1. 单味中药及单体化合物研究　有研究用50%红花黄色素水溶液给实验性心肌梗死家兔静脉注射(1.0ml/kg),发现能明显缩小结扎左冠状动脉前降支(LAD)后的心肌梗死范围;认为扩冠、增加冠脉血流量,抑制血栓形成,增加心肌耐缺氧能力是其保护心肌梗死的重要机制。部分学者研究发现,三七总皂苷(PNs)呈剂量依赖地缩小在体大鼠冠状动脉结扎再通后心肌梗死范围,减轻离体灌注大鼠低灌复灌引起的心肌肌酸磷酸激酶(CPK)释放和钙聚集,显著保护超氧化物歧化酶(SOD)活力,减少过氧化脂质的代谢产物丙二醛(MDA)的生成;提示三七总皂苷的抗脂质过氧化作用是其保护缺血再灌注心肌损伤的一个重要方面。相关研究发现,姜黄素可通过抑制炎症相关基因NF-κB的活化来改善心肌缺血再灌注损伤,从而发挥保护心肌的作用。有学者发现姜黄素可通过抑制TNF-α、MMP-2的表达来改善左室压力超负荷导致的不良心室重构,改善左室功能。姜黄素对大鼠心肌梗死后心功能也有明显的改善作用。姜黄素在抗炎、抗感染、免疫抑制方面也发挥着作用。

相关研究也证实了三七总皂苷通过阻断Ca^{2+}内流而抑制自由基的生成,从而缩小心肌缺血区面积,保护心肌缺血再灌注损伤。有学者研究发现,瓜蒌能抑制血小板聚集、血栓形成和再灌注性出血,能够缩小再灌注后心肌梗死范围,提示其对AMI再灌注损伤有保护作用。有学者研究发现大叶延胡索能增加猫冠状动脉血流量,缩小大鼠左冠状动脉结扎后12小时的心肌梗死范围。有学者发现西洋参茎叶总皂苷(75mg/kg,梗死后静脉注射)对家兔实验性心肌梗死有明显保护作用,能够抑制梗死后高凝状态的发展,缩小心肌梗死面积,并用在位心脏冠脉流测定法证实西洋参茎叶总皂苷可以明显增加心肌血流量,降低冠脉阻力,减少心肌耗氧量及心肌耗氧指数。有学者研究证实了人参皂苷对心肌梗死后再灌注损伤的保护作用。结扎实验狗的LAD 2小时后再灌注,于缺血45分钟时给予人参皂苷(1.0mg/kg)静脉注射,后以小剂量(80μg/kg)继续静脉滴注,证实人参提取液能降低心肌缺血和缺血再灌注所致的左室舒张末压(LVEDP)增高,降低血压,减慢心率,使心肌耗氧量减少,心肌缺血和再灌注损伤明显减轻,相应时间取材见心肌组织结构较对照组好,24小时心肌梗死范围明显缩小;提示即使在缺血45分钟后用药,人参提取液仍能保护缺血心肌组织,减轻再灌注损伤,降低再灌注心律失常的发生率和死亡率。雷氏等报道黄芪总皂苷对结扎LAD中点或最大斜角支根部造成的兔心肌梗死模型的作用,能减轻心肌损伤,缩小心肌梗死范围,降低血清脂质过氧化物(LPO)含量,升高SOD,因此其作用可能与抗过氧化有关。

相关研究表明,麦冬可使急性心肌梗死后兔血浆cAMP和cGMP呈下降趋势,cAMP/cGMP接近正常。对环核苷酸代谢的影响,可能与麦冬使心肌梗死后心肌营养血流量增加,缺血缺氧的心肌细胞较快获得修复和保护,致使心肌cGMP和cAMP的释放减少,从而降低血浆中cAM和cGM的含量,使两者比值恢复平衡有关。研究还证实,川芎嗪对结扎冠状动脉造成犬心肌梗死有明显保护作用,使心肌梗死范围明显缩小,损害程度明显减轻。电镜下还可见川芎嗪对缺血心肌线粒体具有保护作用。山楂的聚合黄酮静脉注射能明显降低高位双重结扎LAD造成的兔心肌梗死模型ST段改变和减少Q波的出现,缩小心肌梗死范围。蒲黄对家兔心肌损伤有明显保护作用,可使结扎左室分支动脉引起的心肌梗死范围明显缩小,损害程度明显减轻。其作用可能与其增加冠脉流量、改善心肌微循环、抑制血小板聚集等作用有关。

2. 复方研究　20 世纪 70 年代以来,对冠心 Ⅱ 号(红参、川芎、赤芍、红花、降香)为代表的活血化瘀方药进行了广泛的研究,资料甚多。冠心 Ⅱ 号具有抑制血小板聚集、抗凝、改善血液流变性、增强纤溶活性、预防血栓、促进血栓溶解、改善冠状动脉血液循环、改善微循环、降低血脂、保护心肌缺血和心肌梗死等多种作用。

益气活血是根据心肌梗死本虚标实特点而标本相兼治疗的重要治法,近年来颇受重视。广安门医院经实验证明,益气活血合剂(黄芪、赤芍、当归、川芎、丹参)增加心肌的营养血流量,对实验性心肌梗死犬具有保护心肌超微结构特别是线粒体的作用。北京大学医学部实验表明,益气活血合剂及注射液可使冠状动脉扩张,缩小心肌缺血的范围,对垂体后叶素引起的家兔急性心肌供血不全有明显预防作用。西苑医院等用实验性犬心肌梗死模型证明,抗心梗合剂(郁金、赤芍、丹参、党参、黄芪、黄精)有缩小心肌缺血范围和左室梗死面积、减轻心肌损伤程度和梗死病变的程度、减少心肌细胞坏死量等作用。与单纯活血组比较,效果为优。

近年来,国内应用生脉散不同制剂治疗 AMI 取得了较好疗效。实验研究表明,生脉散不同制剂能够增加冠状动脉血流量,促进心肌梗死组织的恢复,缩小梗死范围。芳香温通代表方药冠心苏合丸、苏冰滴丸能提高心肌对缺氧的耐受能力,改善实验性心肌梗死犬冠状动脉血流量,对抗垂体后叶素引起的小鼠心肌营养血流量减少和减轻心肌缺血性损伤,推测可能与解除冠状动脉痉挛作用有关。有研究证明以疏肝理气为治法的玫瑰舒心液(玫瑰花、柴胡、枳壳、香附、川芎等)有改善心肌缺血、缩小梗死面积的作用;机制可能与理气药中含有挥发油而扩张冠脉有关。痰瘀同治法实验研究较少,初步结果表明,有降脂、抗动脉硬化及抗自由基等作用。

有研究报道,心肌梗死大鼠模型中,生长转化因子 β 的 mRNA 及蛋白水平在心肌梗死后 1 周的心脏中显著升高,主要表达在心肌梗死区及周边区;结缔组织生长因子的 mRNA 及蛋白水平则在心肌梗死后 6 个月最高,主要表达于存活的心肌细胞。该研究认为生长转化因子参与心肌梗死后早期的修复,而结缔组织生长因子与后期的心肌纤维化有关。

左心室重构包括左心室扩张和间质纤维化,是发展为心脏衰竭的重要过程。减少心肌纤维化将有助于维持心脏功能,防止心脏重构。一种新型的预防心肌梗死后心室重构的治疗措施非常必要。有研究通过 Masson 胶原染色检测心肌梗死后各个组别的心肌纤维化的程度,结果发现,在假手术组的小鼠心脏中,胶原染色的比例非常低,而在左前降支冠状动脉结扎术后,模型组中的纤维化情况非常严重。在进行了通心络治疗之后,各个治疗组中的心脏纤维化情况显著改善,中剂量、高剂量组尤为明显。这表明,通心络抑制左前降支结扎术后引起的心肌梗死诱发的心肌纤维化,从而起到保护心功能的作用。这可能和通心络增强了缺血心肌组织血管生成有关。在部分学者的实验中,通过构建小型猪的心脏缺血再灌注模型,发现通心络可以通过增强 eNOS 的磷酸化水平改善其再灌注损伤。在实验中发现与模型组相比较,在通心络治疗组中,心肌组织内的血管内皮生长因子(VEGF)和 eNOS-ser1177 的表达量得到了显著上调,在中剂量和大剂量中尤为明显,说明通心络干预后,显著提高了血管生成效应因子的生成和释放,从而增加了心肌组织的血管生成情况,改善了心肌灌注情形,最终达到心脏形态和功能的改善。

3. 改善血流动力学的研究

(1)心肌梗死后,心脏损失了有收缩力的心肌并发生收缩动作失调,出现血流动力学改变。心脏收缩力减弱,顺应性降低,心搏量和心排血量下降,严重者出现心衰及休克,影响愈后。

(2)动物实验研究:有学者通过结扎犬冠状动脉前降支,造成 AMI 模型,观察复方红景天浸膏(红景天、麦冬、人参等)对梗死犬血流动力学的影响,发现复方红景天(0.5g/kg、1.0g/kg)灌胃给药,能明显升高梗死犬左心室内压(LVSP)、左心室内压最大变化速率($\pm dp/dt_{max}$)、心输出量(CO)和冠脉血流量(CBF),提示具有正性肌力作用。有学者报道黄芪总皂苷能增强结扎 LAD 中点或最大斜角支根部造成的心肌梗死模型兔心功能,使 LVSP、$\pm dp/dt_{max}$、主动脉流量(AF)、每搏输出量(SV)、CBF 增加,发现其对心肌力学和血流动力学的影响与哇巴因相似,其机制可能也与抑制 Na^+-K^+ 交换泵有关。

(祁建勇 谭亚芳 潘文君)

参考文献

1. 李春兰,陈哲林,游卫华. 急性心肌梗死患者冠脉病变程度与中医证型关系研究[J]. 中国中医急症,2011,20(5):713-714.

2. Khandoker AH,Jelinek HF,Moritani T,et al. Association of cardiac autonomic neuropathy with alteration of sympatho-vagal balance through heart rate variability analysis[J]. Medical Enginering & Physics,2010,32(2):161-167.

3. Zhang L,Xiong XQ,Fan ZD,et al. Involvement of enhanced cardiac sympathetic afferent reflex in sympathetic activation in early stage of diabetes[J]. Journal of Applied Physiology,2012,113(1):47-55.

4. Gan XB,Duan YC,Xiong XQ,et al. Inhibition of cardiac sympathetic afferent reflex and sympathetic activity by baroreceptor and vagal afferent inputs in chronic heart failure[J]. PLoS

One,2011,6(10):e25784.

5. Davis G. Baroreflex and somato-reflex control of blood pressure,heart rate and renal sympathetic nerve activity in the obese Zucker rat[J]. Experimental Physiology,2011,96(7):623-634.

6. Uemura K,Zheng C,Li M,et al. Early short-term vagal nerve stimulation attenuates cardiac remodeling after reperfused myocardial infarction[J]. Journal of Cardiac Failure,2010,16(8):689-699.

7. Arslan F,Smeets MB,O'Neill LAJ,et al. Myocardial ischemia/reperfusion injury is mediated by leukocytic toll-like receptor-2 and reduced by systemic administration of a novel anti-toll-like receptor-2 antibody[J]. Circulation,2010,121(1):80-90.

8. Oka T,Hikoso S,Yamaguchi O,et al. Mitochondrial DNA that escapes from autophagy causes inflammation and heart failure[J]. Nature,2012,485(7397):251-255.

9. Mann DL. The emerging role of innate immunity in the heart and vascular system:for whom the cell tolls[J]. Circulation Research,2011,108(9):1133-1145.

10. Kawaguchi M,Takahashi M,Hata T,et al. Inflammasome activation of cardiac fibroblasts is essential for myocardial ischemia/reperfusion injury[J]. Circulation,2011,123(6):594-604.

11. Mezzaroma E,Toldo S,Farkas D,et al. The inflammasome promotes adverse cardiac remodeling following acute myocardial infarction in the mouse[J]. Proceedings of the National Academy of Sciences of the USA,2011,108(49):19725-19730.

12. Chen W,Frangogiannis NG. Fibroblasts in post-infarction and cardiac repair[J]. Biochimica et Biophyssica Acta,2013,1833(4):945-953.

13. Anzai A,Anzai T,Nagai S,et al. Regulatory role of dendritic cells in postinfarction healing and left ventricular remodeling[J]. Circulation,2011,125(10):1234-1245.

14. Frangogiannis NG. Regulation of the inflammatory response in cardiac repair[J]. Circulation Research,2012,110(1):159-173.

15. Frangogiannis NG. Matricellular proteins in cardiac adaptation and disease[J]. Phyisology Reviews,2012,92(2):635-688.

16. 王勇,高大中,殷跃辉,等. 姜黄素对大鼠心肌梗死后细胞凋亡及血流动力学的影响[J]. 重庆医学,2010,39(21):2886-2888.

17. 谢荣俊,李峰,张树友. 姜黄素治疗大鼠重症急性胰腺炎相关性肺损伤的实验研究[J]. 中南医学科学杂志,2011,39(6):622-625.

18. Li XD,Yang YJ,Geng YJ,et al. Tongxinluo reduces myocardial no-reflow and ischemia-reperfusion injury by stimulating the phosphorylation of eNOS via the PKA pathway [J]. American Journal of Physiology-Heart and Circulatory Physiology,2010,299(4):H1255-H1261.

19. Kratlian RG,Hajjar RJ. Cardiac gene therapy:from concept to reality[J]. Current Heart

Failure Reports,2012,9(1):33-39.

20. Kairouz V,Lipskaia L,Hajjar R,et al. Molecular targets in heart failure gene therapy：current controversies and translational perspectives[J]. Annals of the New York Academy of Sciences,2012,1254(1):42-50.

21. 王鹿 . 王行宽教授"心肝并治"思想在冠心病辨治中的运用[J]. 中医中药,2012,19(33):90-91.

22. 张振千 . 中医胸痹与冠心病心绞痛的相关性[J]. 航空航天医药,2010,21(9):1736-1737.

23. 段文慧 . 急性心肌梗死患者中医证候要素与心功能和死亡率相关性分析及中医药干预疗效观察[D]. 北京：中国中医科学院,2010.

四、心力衰竭的基础研究探究

（一）陈可冀治疗心力衰竭学术思想概要

心力衰竭（HF）是西医学病名,据临床症状及体征特点,主要归属于中医"心悸""喘证""水肿"等范畴。但随着其病因病机、症状、证候、治疗等规律性研究的不断深入,结合西医学认识,陈可冀认为可以用"心衰病"名之。心衰病程往往较长,早期到终末期,症状、证候演变多,在阴阳、脏腑、气血、津液等多个层次产生很多复杂盛衰虚实变化。总体而言,心衰的早期主要为心气心阳亏虚,可兼肺气亏虚,随病情发展及病机变化,心气心阳亏虚致运血无力,瘀血内停;中期脾阳受损,脾虚失运,复加肺气亏虚,水道失其通调,水湿内停;后期肾阳虚衰,膀胱气化不利,水饮泛滥。因此,心衰的病机可用"虚""瘀""水"三者概括。陈可冀尤其重视血瘀在心力衰竭治疗中的地位,"瘀"在三者中起着承接上下的作用,并贯穿心衰病情发展的始终。临床众多医家对于"瘀"在心衰治疗地位的看法与陈可冀颇为相近。钱卫东在心衰临证中细心体悟到心气虚是心衰发生的始动因素,气虚则血瘀,故无论心衰发展至何阶段均有血瘀表现。华新宇等从"血不利则为水"的观点分析心衰的病机特点,提出心衰疾病过程中始终存在血瘀或血瘀倾向。易洁等结合个人多年临床经验,总结出心衰以气虚血瘀为基础病机。

（二）血瘀与活血化瘀法

1. 关于血瘀的认识 "瘀"字首见于《楚辞》,是"血行失度,血脉不畅或不通"之意。《黄帝内经》有"血凝""脉不通""血凝泣""污血""出血"等种种命名。《伤寒杂病论》有"蓄血"及"干血"之称。《金匮要略》则专立"瘀血"的病脉证治。清代王清任在血瘀的辨治上独擅其秀,有血府逐瘀汤、补阳还五汤、少腹逐瘀汤、通窍活血汤之创造。陈可冀在传承基础上进一步创新发展,根据临床实践体会,提出十瘀分类,即急瘀、慢瘀、寒瘀、热瘀、伤瘀、老瘀、毒瘀、痰瘀、气瘀、前瘀(潜瘀)。

2. 活血化瘀中药分类 活血化瘀中药分为和血药、活血药和破血药 3 类。

(1)和血药指有养血、和血脉作用者,包括当归、丹参、生地黄、鸡血藤等 6 种。

(2)活血药指有活血、行血、通瘀作用者,包括川芎、红花、三七、牛膝等 20 种。

(3)破血药指破血消瘀作用峻猛者,包括大黄、水蛭、三棱、莪术等 11 种。

3. 清宫活血化瘀法 陈可冀尤其推崇清宫关于活血化瘀的八法。其运用活血化瘀法的特点是:重视瘀血与脏腑病位的关系;注意邪正虚实之变化;详审证候主次轻重;注重"治风先治血,血行风自息"的理论。

(1)祛风活血法:运用祛风活血法有两个含义,一是患者宿有瘀血之疾,复感风寒,常以祛风与活血法并用,即其主方遣药以祛风发散表邪为主,活血化瘀为辅;二是素有肝阴不足,以致血虚生风者,常予行血和血祛风之法。

(2)除湿活血法:水湿与血关系密切,血行不畅,运行不利则可为湿为水,水湿内蕴、阻滞经脉,以致血脉不通亦可涩而为瘀。清宫中治疗湿浊内停、血脉瘀阻者,常以除湿法与活血法并用。

(3)清热活血法:血得热除妄行离经之外,亦常因受热之熬煎成块,致成血瘀之候。故凡遇有血热与血瘀并见者,常用清热活血之法。

(4)调气活血法:调气活血法的应用大旨在于,对于气滞血瘀患者,通过疏理气机、活血化瘀,致使气行血行,达到血脉畅达之目的。

(5)温阳活血法:阳虚不能温煦,气化失司,则血不得畅,阳虚则外寒,血得寒则凝,故阳虚而血瘀者每多见之。遇有阳虚或寒凝并血瘀者,多用温阳活血法为治。寒凝血瘀者,以温经通阳活血法治之;阳虚血疾者,以补阳活血法治之。

(6)养阴活血法:凡素体阴虚或热盛伤阴,致使阴虚生热灼血成块为瘀者,常以养阴活血法治之。

(7)通窍活血法:凡血瘀头痛或痴呆、瞀闷,或妇女干血劳者,常以通窍活血法为治,组方大多以类《医林改错》之通窍活血汤为主化裁,病情重者用汤剂,缓者用丸剂。

(8)通下活血法:凡血瘀攻逐不下,或滞血积留日久,或月经闭而不行,其体质尚强者,常以通下法结合活血法并用。

（三）活血化瘀法治疗心力衰竭的基础研究

西医学对心衰的认识经历了从器官到细胞再到基因的发展过程，其病理生理改变也十分复杂，对其认识也将不断深入。目前认为血流动力学异常是心衰的结果，而神经内分泌细胞因子系统的过度激活等导致的心室重塑则是心衰发生发展的病理生理学基础。大量临床观察以及实验研究表明，使用活血化瘀法可有效治疗心衰，改善心功能及生活质量，心衰的病理生理、发病机制及相关活血化瘀法的基础研究主要如下。

1. 神经 - 体液机制 心衰时低心排血量兴奋压力感受器，反射性激活交感神经（SNS），而 SNS 长期、过度的激活，可导致心肌肥厚、细胞凋亡及间质纤维化；肾素 - 血管紧张素 - 醛固酮系统（RAAS）亦被激活，且 RAAS 激活较 SNS 慢。其主要活性物质为血管紧张素Ⅱ（AngⅡ）。AngⅡ可引起心室后负荷增加，致使心肌细胞肥厚、细胞凋亡以及间质纤维化和血管、心室的重构。AngⅡ作用于交感神经，正反馈促进去甲肾上腺素（NE）的分泌，同时还可以促进肾上腺素、醛固酮及血管加压素的释放。高醛固酮血症可致自主神经功能失调，交感激活、副交感活性降低，特别是在心肌细胞外基质重构中起重要作用。AngⅡ促使心肌交感神经末梢释放 NE，并促进心室肥厚及血管平滑肌生长，最终导致进行性心室功能障碍。有研究以冠脉结扎法配合力竭式游泳、减食等造成大鼠慢性心衰动物模型，并将大鼠分为正常组、模型组、卡托普利组及益气活血化瘀汤组；研究表明，益气活血化瘀中药治疗后，血清脑钠素（BNP）、血管紧张素Ⅱ（AngⅡ）水平均明显降低，治疗效果与西药组疗效相当，提示本方中药能显著纠正神经内分泌激素释放失衡状态，改善神经内分泌激素的激活，证明益气活血化瘀汤可抑制或逆转心室重构的过程，验证了治疗 HF 的有效性。

2. 体液因子（激素、神经递质和神经肽、细胞因子、局部化学介质）**的改变**

（1）利钠肽：利钠肽包括心钠素（ANP）、脑钠素（BNP）、C 利钠肽（CNP）。ANP 扩张血管，增加排钠，对抗肾上腺素和肾素 - 血管紧张素等的水钠潴留，其生理作用为对抗心衰进展，然而作用水平有限。临床上主要根据血浆 ANP 及 BNP 水平评定心衰的进程和判断预后。

（2）精氨酸加压素：精氨酸加压素（AVP）合成于下丘脑，储存于垂体，具有抗利尿和缩血管功能，因此又称抗利尿激素（ADH）和血管升压素。AVP 的释放过量可引起全身血管的收缩、水液潴留、稀释性低血钠而加重心衰。有学者采取大鼠腹腔注射盐酸阿霉素（ADR）制造充血性心衰动物模型，分为对照组、ADR 心力衰竭模型组、心宝治疗组、活血温阳益气复方治疗组，并分别以生理盐水、心宝药液、活血温阳益气复方药液灌胃干预治疗；研究表明，活血温阳益气复方可显著降低心衰大鼠血浆 ANP、纠正心衰大鼠肾髓质精氨酸血管加压素依赖性水通道蛋白 -2（AQP2）的异常表达。因为心力衰竭时水潴留机制的主要途径是心输出量下降 - 血浆 AVP 增加 - 肾脏集合管 V_2 受体激活 -AQP2 激活和 / 或基因表达上调 - 水的重吸收增加。该实验减少了通过降低 AVP、纠正 AQP2 的表达而改善心衰时机体内的水钠潴留，降低心脏容量负荷，从而起到抗心衰作用。

（3）内皮源性激素：内皮素（ET）是 1988 年由猪主动脉内皮细胞上清液中分离出来的。它是由一族血管内皮细胞、心肌、平滑肌等合成及分泌的含 21 个氨基酸的多肽，是迄今为止所知人体内最强的血管收缩肽。该家族有 ET-1、ET-2 及 ET-3 三种同源异构体。内皮素可导致细胞肥大增生，参与心脏的重塑过程。内皮素不仅能使冠状动脉强烈收缩痉挛，冠状动脉血流减少，而且还能增加心肌耗氧量，因此产生急性心肌损伤的作用。心衰患者由于心室充盈压升高和肺动脉压升高，促使 ET 分泌及释放。ET 可以加重心脏负荷、降低心输出量，诱发心肌缺血或心律失常，对心肌有直接的毒性作用；促使心肌细胞肥厚、心室重构。此外，儿茶酚胺、前列环素、神经肽（YNPY）、血管内皮舒张因子、激肽（BK）、降钙素基因相关肽（CGRP）、肾上腺髓质素（ADM）等多种内分泌激素也参与了心衰的病理进程。有研究采用阿霉素腹腔注射建立大鼠心衰模型，再随机将大鼠分为模型对照组、西药组、当归补血汤 + 西药组；研究表明，当归补血汤 + 常规西药干预后，ET 含量显著下降，CGRP 含量上升明显，而单纯西药的 ET 和 CGRP 均呈现出下降趋势；此结果表明，当归补血汤减轻了心衰组心肌组织损伤程度，改善了心功能，降低了死亡率。

3. 细胞因子　细胞因子（cytokine，CK）的激活与心衰的发生发展也有着密切关系，即心衰很可能与炎症的发生发展相关。炎性细胞因子通过各种途径，参与心衰的病理过程。目前，通常把细胞因子分为 6 类：肿瘤坏死因子（TNF）、白介素（IL）、干扰素（IFN）、集落刺激因子（CSF）、生长因子、趋化因子家族（chemo-kine family）。有研究选取老年 HF 患者 90 例，分为对照组和治疗组各 45 例，对照组给予常规抗心力衰竭治疗，治疗组在对照组基础上加用红花黄色素静脉滴注。本研究中，治疗组与对照组患者在治疗前血浆胱抑素 C（CysC）及超敏 C 反应蛋白（hs-CRP）含量均较高，提示患者已经存在心肌细胞的损伤。此外，结果显示，治疗组治疗后 CysC 及 hs-CRP 含量低于对照组。hs-CRP 是一种重要的炎性细胞因子，主要由炎症因子诱导，经肝脏所合成的一种全身性炎症反应急性时相蛋白，是心血管事件危险最有力的预测因子之一。CysC 能调节细胞外组织蛋白酶的活性，是半胱氨酸蛋白酶抑制物，参与动脉粥样硬化、炎症反应和心肌细胞重构等过程。该研究提示，在减轻机体炎症反应、改善心功能方面，红花黄色素优于单独西药治疗。

4. 舒张功能不全 影响舒张功能的因素有心肌细胞骨架蛋白(微管、中间肌丝、微肌丝和胞质内蛋白)异常、细胞外基质(胶原纤维、基底膜蛋白、蛋白多糖)变化、心肌外因素(血流动力学负荷、舒张早期前后负荷、心包结构的改变)等影响心脏的舒张、心室的充盈及血液的排出,导致舒张终末期左心室内压升高,引起心衰等。总之,心脏舒张功能不全的作用机制,大体上可分为两大类:一种是主动舒张功能障碍,另一种是心室肌的顺应性减退及充盈障碍。以下一一简单叙述。

(1)主动舒张功能障碍:主动舒张功能障碍多因 Ca^{2+} 不能及时地被肌浆网摄取及泵出胞外,而这两种过程均为耗能的主动过程,故凡是能影响到心肌能量生成的因素,必将影响到心肌主动舒张过程。除心肌能量缺乏会影响到 Ca^{2+} 内储、外运以外,肥厚心肌中肌质网钙泵 mRNA 表达和蛋白水平降低,钙泵调节蛋白受磷蛋白 mRNA 表达和蛋白水平降低,都是影响肥厚心肌主动舒张的因素。氧自由基和某些炎症因子造成心肌细胞膜损伤,导致钙超负荷,会加重 Ca^{2+} 转运量,成为影响此时心肌舒张功能的另一因素。有学者采用结扎大鼠冠状动脉左前降支的方法制备急性心肌梗死后慢性心力衰竭模型。实验分 6 组(假手术组,模型组,卡托普利组,益气活血方高、中、低 3 个剂量组),连续灌胃(ig)给药 4 周后取材,检测心肌组织钠钙交换蛋白(NCX)与肌浆网钙泵 -2a(SERCA2a)mRNA 及蛋白表达。研究表明,益气活血方能降低 HF 大鼠 NCX mRNA 的表达,升高 SERCA mRNA 的表达,降低 NCX/SERCA mRNA 比值,从而促进舒张期肌浆网 Ca^{2+} 的摄取及心肌细胞内 Ca^{2+} 的泵出,降低舒张期心肌细胞内 Ca^{2+} 浓度,增强心肌舒缩力。这可能是其增强心功能,治疗心力衰竭的机制之一。

(2)心室肌的顺应性减退及充盈障碍:心室的顺应性是指心室在单位压力变化下所引起的容积改变。心室肌的顺应性是心室肌的顺随应力,长度改变的特性。影响心肌被动充盈的因素,主要是心肌顺应性。心肌肥厚中心肌间质增生的速度远超过心肌细胞肥大的程度,随病情的加重,肥厚心肌发生进行性纤维化或心肌炎等心肌细胞坏死导致心肌间质成分增多,以及含铁血黄素沉积和心肌淀粉样病变引起心肌不同程度纤维化等均影响心室肌顺应性。除此之外,缩窄性心包炎、心包压塞时,心脏舒张受限,同样可导致心室顺应性降低,故而妨碍了心室充盈。(相关基础研究参见"心肌细胞外基质"部分内容)

5. 心肌损害与心室重塑 心室重塑是心衰发生发展的基本机制。长期血流动力学的改变如压力和容量负荷过重,通过增加心肌室壁张力,促进细胞因子、信号肽释放,神经内分泌信号机制或氧化应激反应,导致心室重塑。

(1)心肌细胞肥厚:心肌细胞肥厚与超负荷的心脏异常相关。心脏肥大的本质是心肌细胞的肥大,即心肌细胞表型变化,体积变大,同时也有心肌间质细胞的增殖。心脏肥大常发生于心脏负荷上升时,包括后负荷上升(如高血压、血管狭窄)和前负荷上升(如瓣膜关闭不全)。前负荷上升引起心脏肥大以心腔扩大为主,心室壁肥厚有限(离心性肥厚);后负荷上升所引起的心脏肥大以心室壁肥厚为主,心腔不扩大(向心性肥大)。由于心肌细胞不能再生,因此心肌肥厚和扩张并不是心肌细胞数量的增加,而是心肌细胞肌节增多及重组的结果,同时线粒体也发生形态学上的异常,包括肥大、细胞器变小和结构不完整。有学者检测发生慢性心力衰竭犬心脏线粒体呼吸时,发现发生慢性心力衰竭时线粒体的呼吸活动异常。有学者采用左冠状动脉前降支结扎法配合力竭式游泳及节食方法复制 HF 大鼠模型,将造模成功的大鼠随机分为中药组、西药组及模型组,设置空白对照组;实验结果表明,模型组核呼吸因子 -1(NRF-1)、线粒体转录因子 A(mtTFA)mRNA 及蛋白表达降低;与模型组比较,中药组和西药组 NRF-1、mtTFA mRNA 及蛋白表达升高。中药组与西药组 NRF-1、mtTFA mRNA 及蛋白的表达比较,差异无统计学意义($P>0.05$)。mtTFA 通过调控线粒体呼吸链上蛋白质亚基表达,参与线粒体能量代谢。NRF-1 是影响 mtDNA 的另一重要因子,与 mtTFA 结合后,控制着线粒体电子传递链的一些蛋白质的合成,参与线粒体能量代谢,提示益气活血复方可通过激活与心肌能量代谢有关的 NRF-1、mtTFA 通路,增加线粒体的产能,以此来改善和纠正 HF。

(2)心肌细胞死亡:心肌细胞死亡包括心肌细胞坏死和凋亡两个方面。心肌细胞凋亡与心衰发生、发展有着尤为重要的联系。有学者认为,心衰与凋亡导致心肌细胞不可逆的丢失有关联,心肌细胞凋亡的特点是维持在非常低水平并持续数周至数年,即使是低水平的丢失,也能引起心脏功能失调。有学者采用胸主动脉缩窄法(TAC)建立心力衰竭大鼠模型,并给予连续 12 周的丹参酮ⅡA磺酸钠注射液治疗,同时部分心力衰竭大鼠皮下植入渗透泵持续泵入 miR-133 抑制剂 antagomirs,研究表明丹参酮ⅡA可降低心力衰竭大鼠的心肌凋亡水平,可能的机制是上调 miR-133 水平实现的。有学者选取 90 只大鼠随机均分为假手术组、模型组、西药组和强心胶囊高、中、低剂量组,各组大鼠成模后给予相应剂量药物灌胃给药,每日 1 次,连续 28 天;研究发现,模型组大鼠心肌 Bcl-2、Beclin1 和 Atg5 蛋白表达下调、心肌细胞 LC3B-Ⅱ/LC3B-Ⅰ的比值降低,凋亡细胞数量增加,表明慢性心力衰竭大鼠心肌细胞自噬水平降低,而凋亡程度加重;强心胶囊干预后,大鼠心肌 Bcl-2、Beclin1 及 Atg5 表达增加,LC3B-Ⅰ向 LC3B-Ⅱ转换增加,凋亡细胞数量减少;与西药组比较,强心胶囊高剂量组促进自噬相关蛋白表达及抑制凋亡的程度更为明显,Bcl-2 家族在调节自噬和凋亡中起着重要的作用,Bcl-2 可以与 Beclin1 相结合,抑制自噬,同时可以与 Bax 蛋白相互作用,抑制凋亡。而这一过程主要与 Bcl-2 发生在线粒体和内质网中的定位相关。Beclin1 与 Atg5 均为参与自噬的特异基因,这两种蛋白的表达可直接反映自噬的发生。LC3B 为自噬的标志性蛋白,当自噬流活化时,存在胞质的 LC3B-Ⅰ会转变为存在于自噬体的膜上 LC3B-Ⅱ。通常认为 LC3B-Ⅰ向 LC3B-Ⅱ的转化及 LC3B-Ⅱ含量的增多代表自噬流的活化,而 LC3B-Ⅱ含量降低则表明自噬得到了抑制。该研究表明,强心胶囊能上调心肌细胞的自噬水平,进而降低细胞凋亡程度,且具有剂量依赖性。

（3）心肌细胞外基质（ECM）:心衰时,ECM 的变化主要是胶原沉积和纤维化。心肌胶原纤维含量增加时,可改变心室的充盈性,从而舒张期的室壁僵硬度增加,则促发舒张性心衰;若心肌胶原纤维含量增加足够水平,则促发收缩性心衰。心肌间质纤维化使心肌电传导的各向导性增加,使冲动传导不均、不连续,诱发心律失常和猝死。有学者采用肾上腹主动脉缩窄法制作慢性心力衰竭大鼠模型,将 30 只雄性 wistar 大鼠随机分为假手术组、模型组、温阳活血方组,每组 10 只;实验结果显示,与模型组比较,温阳活血方组左心室质量指数（LVMI）和胶原容积积分（CVF）水平及结缔组织生长因子（CTGF）mRNA 表达水平下降。CTGF 是近年来发现的引起心肌纤维化（MF）的重要细胞因子之一,该研究说明温阳活血能抑制心肌肥厚,减轻 MF,改善心脏功能,这可能与其抑制心肌组织 CTGF 的过度表达有关。

6. 其他 氧化应激在心室重塑过程中也起很重要的作用,主要是反应性活性氧的增加,如心肌细胞牵拉、炎性细胞因子的作用、儿茶酚胺自身氧化、反复发作的心肌缺血及再灌注等使心肌细胞损伤;其次,抗氧化系统的缺陷,氧自由基亦可通过损伤心肌,促进心肌钙转运异常,诱导心肌细胞凋亡等途径导致心肌舒缩功能降低,加速了心衰进展。有研究采用阿霉素腹腔注射建立大鼠心衰模型,再随机将大鼠分为模型对照组、西药组、当归补血汤 + 西药组;研究显示,心衰大鼠心肌组织中超氧化物歧化酶（SOD）活性明显下降,而丙二醛（MDA）的含量却显著上升,提示阿霉素作用于机体后,造成心肌细胞膜脂质过氧化,产生明显的氧化应激反应,导致心肌细胞抗损伤能力下降。利用当归补血汤 + 常规西药干预后,心肌组织中的 MDA 含量降低,有效抑制了膜脂质过氧化反应,削弱了心肌中氧自由基的损伤性作用。与此同时,当归补血汤还可能通过提高心肌组织中 SOD 的活性,保证了心肌的能量供应,增加防御性的因素来对抗损伤。

（四）小结

陈可冀指出,临床治疗中心衰辨证固然应以中医理论为指导,以望、闻、问、切四诊取得患者的综合信息为基础,但应结合中医证的规范化研究成果及西医学对心衰病理生理认识的进展,详参病机、辨证施治,根据西医诊断类型、原发病等不同,即运用病证结合的方法,可使其辨证更趋于合理,体现中西医优势互补。治疗上,施以紧扣中医病因病机的理法方药,结合现代病理生理、中药药理学的研究成果,在益气温阳、活血利水基础上分别有针对性地辨病施治,做到辨证和辨病相结合、标本兼顾、常变有度,充分发挥中西医结合优势互补,可以更好地实现慢性心衰从"防"到"治"的全面管理。

(何志凌)

参考文献

1. 李立志. 诊治心力衰竭学术思想及临证经验总结[J]. 中国中西医结合杂志,2012,32(8): 1130-1134.

2. 钱卫东. 中医药辨治心力衰竭临证体悟[J]. 江苏中医药,2012,44(10):33-34.

3. 华新宇,杨庆堂. 从"血不利则为水"谈慢性心力衰竭的病机和证治[J]. 中国中医急症, 2010,19(12):2074-2076.

4. 易洁,欧羡虹. 中医辨治充血性心力衰竭之体会[J]. 中国社区医师(医学专业),2011,13 (17):169.

5. 陈可冀. 现代活血化瘀学派的传承创新发展轨迹[J]. 中国中西医结合杂志,2015,35(12) 1413-1414.

6. 陈可冀,李连达,翁维良,等. 血瘀证与活血化瘀研究[J]. 中西医结合心脑血管病杂志, 2005,3(1):1-2.

7. 陈可冀,周文泉,江幼李. 清宫医案中有关活血化瘀法的运用[J]. 中成药研究,1983(4), 26-27.

8. 陈良华,刘同宝. 心力衰竭的病理生理机制及治疗模式[J]. 山东医药,2005,45(13):67- 68.

9. 宫玉霞. 慢性心力衰竭机制的研究进展[J]. 吉林医学,2007,28(5):717-719.

10. 李志会,李国辉,石占利. 益气活血化瘀汤对慢性心力衰竭大鼠心肌组织 AngⅡ、BNP 的影响[J]. 中华中医药学刊,2013,31(2):394-396.

11. 马民,张桂娟,莫宏波,等. 活血温阳益气中药复方对大鼠充血性心力衰竭的影响及机制研究[J]. 中国病理生理杂志,2009,25(11):2126-2130.

12. 蒲秀瑛,王恒瑞,许珊丽. 当归补血汤对心力衰竭大鼠心肌组织的影响[J]. 中医药学报, 2013,41(3):102-104.

13. 齐洪娜,李佳,王磊,等. 红花黄色素对老年慢性心力衰竭患者心功能及血浆胱抑素 C、超敏 C 反应蛋白水平的影响[J]. 广西医学,2016,38(3):334-337.

14. 崔飞飞,徐惠. 阿托伐他汀对冠心病心力衰竭患者血浆 hs-CRP、NT-proBNP 水平及心功能的影响[J]. 山东医药,2014,54(8):42-44.

15. Angelidis C,Deftereos S,Giannopoulos G,et al. Cystatin C:an emerging biomarker in cardiovascular disease[J]. Curr Top Med Chem,2013,13(2):164-179.

16. 王志军,孙宁玲,柯元南.舒张性心力衰竭的研究进展[J].中日友好医院学报,2006,20(5):302-304.

17. 孙卫东,尹鲁骅,王伯松.心力衰竭诊疗进展及循证医学[M].天津:天津科学技术出版社,2007:38-41.

18. 于春泉,王怡,李芳,等.益气活血方对慢性心力衰竭大鼠心肌 NCX 与 SERCA2a mRNA 及蛋白表达水平的影响[J].中草药,2011,42(3):555-558.

19. 张强,胡晓虹,张艳,等.益气活血复方对慢性心力衰竭大鼠 NRF-1、mtTFA 表达的实验研究[J].中华中医药学刊,2017,35(6):1541-1544.

20. 张莹,别平,石乘先,等.mtTFA、NRF-1 对冷保存-再灌注肝移植大鼠线粒体 DNA-ATPase6 基因表达的调节[J].世界华人消化杂志,2008,16(21):2337-2342.

21. 张效林,梁振洋,孙莹,等.中国北方汉族人群核呼吸因子-1 基因 +141G/T 单核苷酸多态与冠心病发病的关联研究[J].现代生物医学进展,2014,14(7):1212-1215.

22. 冯慧远.心力衰竭的机制及临床诊治研究进展[J].中国医学装备,2010,7(9):47-49.

23. 冯俊,李树生,梁黔生,等.丹参酮ⅡA对心力衰竭大鼠的心肌凋亡及 miR-133 水平的影响[J].中国中西医结合杂志,2012,32(7):930-933.

24. 陈晶,侯志涛,梅婷婷,等.温阳化饮、益气活血法对慢性心力衰竭大鼠自噬-凋亡机制的影响[J].中国中医药科技,2018,25(2):168-170.

25. Chao SL,Huang LW,Yen HR. Premature ovarian failure after therapy using Chinese herbal medicine[J]. Chang Cung Med J,2003,26(6):449-452.

26. 苗竹林,王自能,章韵,等.Smad4 蛋白及 mRNA 在卵巢不同发育阶段的表达[J].中国病理生理杂志,2005,21(5):1009-1013.

27. 王健,姚灿坤.温阳活血方对慢性心力衰竭大鼠心肌纤维化的影响[J].湖南中医杂志,2017,33(5):155-157.

28. Dean RG,Balding LC,Candido R,et al. Connective tissue growth factor and cardiac fibrosis after myocardial infarction[J]. J Histochem Cytochem,2005,53(10):1245-1256.

五、益气活血理论辨治心肌梗死后心室重构的研究进展

心肌梗死(MI)后心室重构通常被定义为心室几何形态的变化,是心脏在缺血缺氧损伤后适应变化的机械、电和化学信号的一个必不可少的过程。心肌原发性损害和过重的心脏负荷,导致心室适应性肥大和重构,心肌细胞和细胞外基质的组成发生变化。心肌肥厚早期发挥着代偿作用,但从长远来看,心

肌肥厚可能使心肌细胞缺血,继而发生纤维化,当剩余心肌细胞失代偿时会导致心力衰竭的恶化。此外,细胞因子也促使心肌细胞肥厚与凋亡。心肌细胞和细胞外基质有关的基因和蛋白的改变也能加重心脏舒张和收缩功能的损害,降低冠状动脉储备,间接影响心脏收缩和舒张功能,特别是同时具有冠状动脉病变基础时,最终导致心室重构和心力衰竭的发生。因此,心室重构是一个多因素相互作用的连续过程,与导致心力衰竭进展的病理生理机制如血流动力学、神经激素、遗传因素、能量代谢等的变化密切相关。

(一)心室重构现代研究进展

心肌梗死后心室重构是慢性心脏衰竭的常见原因之一,也是发达国家乃至世界范围内发病率和死亡率领先的疾病之一。心肌梗死后具有收缩能力的心肌细胞大量坏死,导致负荷增加,进而诱发包括梗死边缘区域和非梗死区域在内的一系列重塑过程。心肌细胞坏死诱导巨噬细胞、单核细胞、嗜中性粒细胞迁移到梗死区,随即触发细胞内的生化信号传导级联系统,激活神经内分泌机制,使炎症反应局限化并进一步调节修复过程,包括扩张、肥大和形成胶原瘢痕等等。循环血流动力学的改变主要取决于心肌细胞损失的数量,交感神经系统和肾素-血管紧张素-醛固酮系统的激活以及利钠肽的产生释放。心室重构可能会持续数周或数月,直到膨胀力被胶原瘢痕的张力抵消。虽然适应性心肌重塑在心肌梗死后的初期是有益的,但是如果这个过程持续进行就会导致心室结构和功能的恶化,最终进展成为充血性心力衰竭。

心肌梗死后心室重构被人为划分为早期阶段和晚期阶段。早期阶段包括梗死区的扩大,有可能导致心室破裂或动脉瘤的形成。晚期阶段包括左心室时间依赖性扩张,心室变形以及室壁肥大。室壁压力不能恢复正常,将使梗死区的心肌扩张至瘢痕区域,导致收缩功能恶化。

冠状动脉闭塞后心肌重构的早期阶段包括梗死扩展。梗死扩展是炎性细胞和/或成纤维细胞持续释放激活的基质金属蛋白酶(MMP)降解心肌细胞间的胶原蛋白框架的结果。心肌梗死初期,前炎症因子如肿瘤坏死因子-α诱导MMP产生,使MMP/TIMP平衡破坏,蛋白水解酶活性增加,进而导致细胞外基质的降解,使得更多心肌细胞失去支持和营养而坏死。另外,损伤和坏死心肌细胞内线粒体能够产生大量活性氧自由基,活性氧(ROS)也可以激活心脏成纤维细胞内的基质金属蛋白酶系统。基质蛋白的丢失在缺血发生几分钟内开始,随之而来的梗死扩展也在几小时内发生。这些变化导致了心肌细胞的滑落、室壁变薄、心室扩大,并导致舒张期和收缩期室壁压力增加。梗死区域的扩大也可能引发心室破裂和动脉瘤的发生。

为了维持每搏输出量,远端非梗死区域的心肌参与到功能性代偿反应中,即通过对心率、心室充盈量和心肌舒缩活动的强度的改变,利用泵功能储备恢复心输出量,适应机体的需要。梗死区扩展导致梗死边缘和远端心肌形态变化,从而改变 Frank/Starling 关系,射血增加。循环血流动力学上的不稳定,激活了系统性肾上腺素能交感神经系统,刺激肾上腺和交感神经末梢合成分泌儿茶酚胺,激活肾素 - 血管紧张素 - 醛固酮系统,并刺激产生心房利钠肽和脑利钠肽(ANP 和 BNP)。由于交感神经兴奋导致射血量和心率的增加,非梗死区心肌功能亢进而代偿循环。此外,利钠肽减少了血管内容量,降低全身血管阻力,使心室充盈正常化,维持了心脏的泵功能。

在心肌梗死早期阶段发生的心肌细胞外基质动态变化,直接影响着左心室心肌的机械性能。随着心肌梗死的进展,炎性细胞迁移到受损的心肌,导致细胞外基质蛋白水解。此外,这些炎症反应会导致成纤维细胞和其他间质细胞的增殖和分化,生物活性分子则加速了细胞外基质瘢痕的形成。心肌梗死区域内的这些变化导致了细胞表型的变化。如心肌梗死区域内成纤维细胞增殖和分化而成为肌成纤维细胞,不仅合成形成瘢痕关键的细胞外基质蛋白,也决定瘢痕本身的生物物理学特性。心肌梗死后这些细胞外基质的变化被认为与心脏结构和功能的改变紧密相关。

慢性炎性细胞如巨噬细胞吞噬坏死的心肌细胞并且分泌生长因子和细胞因子,同时又刺激成纤维细胞在梗死区域内增殖并合成胶原蛋白。随着细胞外基质形成一个富含胶原蛋白的瘢痕能够平衡外向的张力并抑制心室结构进一步的改变。尽管如此,心室压力持续性异常会导致心室扩张、肥厚、远端非梗死区心肌纤维化,这个过程加重了左心室功能障碍和心力衰竭的进展。心肌纤维化是心肌梗死后心肌重构中的一个重要过程,导致心肌僵硬,产生心律不齐,影响血流动力学稳定。事实上,心肌重构的过程包括了细胞间质的结构和功能的变化,也是心力衰竭发病率和死亡率独立的预测因子。在心肌梗死后心肌重塑的后期阶段,发生在心肌细胞和梗死区周围的细胞外基质降解加重了梗死扩展,并呈现出时间和区域依赖性。在非梗死区域,细胞外基质过度沉积发生在残存的心肌细胞之间。因此,心肌梗死后整个左心室都发生了不均匀的细胞外基质重塑,影响了左室整体的几何形状和功能。

针对性的治疗策略必须考虑到尽量减少梗死扩展的程度,最大限度提高梗死区域细胞外基质的稳定性,寻找能够减少纤维化而不影响梗死愈合并且能够显著改善左心室功能和提高患者生存质量的药物。

(二)气虚血瘀是心室重构的基本病机

心肌梗死后心室重构的病因与中医气血理论有着密切关系,而气血在人体生命活动中也起着重要作用。如《素问·调经论》说:"人之所有者,血与气耳。"说明维持人体生命活动的基本物质是气血。气血是维持五脏功能的物质基础,又是五脏功能活动的产物。气血于经脉中运行,濡养调节全身各组织器官的生理活动。某种意义上,气血气化过程支持着人的生命活动。气为血之帅,即气的正常运动,对血液的生成、运行及功能都有极重要的意义。"气行血行""气虚血瘀"是心脏生理功能和病理变化的两个方面。心主血脉的功能依赖于心气,心气充沛才能维持正常心力,血液才能在脉中正常运行。而只有心脉通畅,心体得养,心气得以濡养运载,才能更好地发挥作用。否则,虚可致瘀,瘀久致虚。心脉猝然闭阻则由大实而大虚,再由大虚致大实,恶性循环,甚至一厥不复。

中医有"急则治其标""缓则治其本"的治疗原则,而心肌梗死为标本俱急者,因此当以标本兼治、通补兼施为其治疗原则。以益气为治其本,以活血化瘀为治其标。运用以益气活血为主的治疗方法,辅以其他治则如养阴、化痰、理气、调中等。不可一味地温补或猛攻,以使祛邪不伤正,补虚不助邪。研究发现,益气活血(党参、黄芪、丹参、川芎、红花)注射液可降低心肌梗死后左心衰大鼠心肌局部肾素 - 血管紧张素活性;减少心肌梗死区周围胶原组织,使心脏湿重 / 体重比值变小,左室面积缩小。还有不少研究表明,益气药与活血药配伍可获协同作用,互增疗效,在某些方面优于单用活血或单用益气者,长期使用可以提高冠心病心肌梗死患者的生活质量和生存率,改善心功能。

(三)益气活血类中药在心室重构治疗中的机制研究

总结既往诸多有关文献,心肌梗死后心室重构主要以气虚血瘀为主要证型,且益气活血类中药应用于冠心病患者,已取得明显成效。诸多学者对于益气活血类中药治疗心室重构的临床疗效及作用机制也有深而广泛的研究。

1. 炎性因子 益气活血中药(人参、麦冬、白芍、川芎、五味子)治疗心肌梗死大鼠早期心室重构 1 周后,测定血清白介素 -1β、白介素 -6、超敏 C 反应蛋白含量的变化,与模型组比较,差异具有统计学意义($P<0.05$)。使用反转录聚合酶链式扩增法检测大鼠心肌组织过氧化物酶增殖体激活受体 y(PPAR-y)和核因子 κB(NF-κB)mRNA 的表达,结果均较模型组显著降低($P<0.05$)。现代研究表明,人参皂苷 Rb1 可抑制血管紧张素诱导细胞肥大;麦冬多糖可以抗心肌缺血,增加心肌血流量,减少心肌细胞的受损;五味子乙素具有明显清除自由基和抑制脂质过氧化作用。而白芍具有扩张冠状动脉,抑制血栓素 A 的生成和活性,抗脂质过氧化等功能;阿魏酸具有抑制巨噬细胞活化、抑制花生四烯酸(AA)代谢等药理作用。有学者研究了银丹心脑通软胶囊(银杏叶、丹参、灯盏细辛、三七、绞股蓝、山楂、大蒜)对大鼠心肌梗死后心肌组织转化生长因子 -β₁(TGF-β₁)表达的影响。TGF-β₁是促纤维化因子,通过细胞核内重要的

转录因子 NF-κB 及其促炎性细胞递质的级联反应作用来参与心肌梗死大鼠的早期重构。结果提示,银丹心脑通软胶囊可以通过减少 TGF-β$_1$ 的表达,参与心室重塑的病理生理过程,且其作用以大剂量组最为明显。另一个研究证明,与生理盐水比较,红花注射液 0.025ml/min、0.05ml/min 可显著降低超敏 C 反应蛋白水平($P<0.05$),随红花浓度升高,hs-CRP 水平降低更明显。有学者研究了通心络胶囊预给药对猪心肌梗死再灌注后心肌细胞因子变化的影响,结果显示,与对照组比较,仅大剂量通心络组在心肌梗死再灌注后 P- 选择素、细胞间黏附分子 -1、血管细胞黏附分子 -1(VCAM-1)水平均显著降低($P<0.05$),白介素 -10 水平显著升高($P<0.05$),在心肌梗死猪缺血再灌注前 2 小时予大剂量通心络,可显著降低再灌注后细胞黏附和促炎性因子水平,调高抗炎性因子水平,并缩小心肌无再流面积。

2. 金属蛋白酶系统 基质金属蛋白酶(MMP)是明胶酶,为心肌梗死后心脏组织重塑过程中基质降解的主要酶类。目前认为 MMP 在细胞外基质重塑过程中具有十分重要的作用。有学者研究了益气活血方干浸膏(红参、黄芪、黄精、赤芍、西红花)对心肌梗死后左心室重构大鼠心肌 MMP-2 的影响,结果显示本方能抑制梗死边缘区心肌 MMP-2 蛋白表达,增加心肌基质金属蛋白酶抑制因子 -2(TIMP-2)蛋白表达,降低 MMP-2/TIMP-2 比值,降低左心室质量指数(LVMI),从而抑制心肌梗死后左心室重构,防治心肌梗死后心衰的发生。有学者探索了三七总皂苷(PNS)对心肌梗死后心室重构的作用机制,研究结果显示 PNS 能明显降低 SD 大鼠血中肿瘤坏死因子 -α 和 MMP-2 浓度。有学者观察黄芪甲苷对小鼠实验性心室重构及 MMP 表达的影响,结果显示黄芪甲苷能抑制异丙肾上腺素导致的左心室重构,增强心脏泵血功能;黄芪甲苷通过有效调节心肌 MMP 的表达使其恢复正常水平,从而有效阻止了细胞外基质重构,防止左心室扩张,改善心脏收缩功能。另外,有学者研究评价复方芪丹液(黄芪、黄精、党参、丹参、郁金、赤芍)干预动物心肌梗死后早期心室重构,与模型组比较,本方能提高 Na$^+$-K$^+$-ATP 酶及心肌细胞膜 Ca^{2+}-M^{2+}-ATP 酶的活力,减少氧自由基对细胞的损伤,减弱心肌细胞受氧自由基攻击时的损伤程度,降低胞内钙浓度,以干预心肌梗死后心室重构的过程。

3. 神经内分泌系统 肾素 - 血管紧张素 - 醛固酮系统的效应激素是血管紧张素和醛固酮,其中血管紧张素在心肌梗死后心室重构中起了最为重要的作用。血管紧张素可直接作用于心肌细胞和间质细胞启动重构,也可通过自分泌或旁分泌的方式而不依赖血流动力学的因素,直接促使心室肥大和纤维化。血管紧张素还可刺激内皮素、心房肽(ANP)、TNF-α、白介素 -21、白介素 -22 等激素及细胞因子的释放,这些活性物质的增加可促进心肌细胞肥厚和间质细胞增殖,共同参与左心室重构的过程。有学者研究通冠胶囊(黄芪、丹参)对心肌梗死大鼠心室重构的影响,结果表明通冠胶囊能显著改善大鼠心肌梗死后心脏结构,减轻心脏扩大,降低心肌局部血管紧张素、血浆钠尿肽水平,抑制胶原增生并改善胶原含量,从而提示其具有改善心肌梗死后心室重构的作用。有学者研究西洋参叶、原人参二醇组皂苷对大鼠实验性心室重构的影响,结果显示,与心室重构模型组比较,两种单体均能显著降低非梗死区室间隔厚度及左心室腔面积 / 左心室总面积比值,减少梗死区胶原沉积,降低非梗死区 Ⅰ 型及 Ⅲ 型胶原蛋白比值,并显著降低血浆血管紧张素水平。

4. 心肌细胞凋亡 心肌梗死后发生左心室功能降低,梗死灶边缘区有大量的心肌细胞凋亡;Bcl-2 和 Bax 是主要的调控蛋白,Bcl-2 抑制心肌细胞凋亡,Bax 促发心肌细胞凋亡。有学者探讨益气活血中药对大鼠心肌梗死后左心室功能、梗死灶边缘区心肌细胞凋亡及凋亡相关基因的影响,结果表明益气活血中药可能通过上调 Bcl-2 和 Bax 的表达,使 Bax/Bcl-2 比值下降,从而抑制该区的心肌细胞凋亡,减少心肌细胞丢失,进而改善左心室功能,减轻心室重构。有学者观察心衰康颗粒(附子、桂枝、人参、丹参等)对心肌梗死后大鼠心肌细胞凋亡及 Bax、Bcl-2 蛋白的影响,结果显示,与模型组相比,心衰康颗粒治疗组心肌细胞凋亡指数明显下降($P<0.05$);其干预左心室重构、防治心力衰竭的机制可能是下调 Bax 蛋白表达,上调 Bcl-2 蛋白表达,从而抑制心肌梗死后心肌细胞凋亡的发生。

5. 能量代谢 有学者研究发现气虚血瘀证胸痹心痛患者红细胞糖酵解活力、外周血浆核酸水平及淋巴细胞琥珀酸脱氢酶活性等不同程度下降,间接证实心肌能量代谢障碍与气虚血瘀有某种关系。现已证实益气活血复方改善心衰心肌能量代谢的有效性。有文献报道,中药补气药能增强心肌收缩力,而其结合活血药物具有抑制心肌细胞凋亡及心室重塑作用。益气活血中药对心衰、再灌注损伤的心肌及缺血缺氧的心肌具有保护作用,其机制为抑制心肌细胞内的线粒体受损,从而改善心肌能量代谢、减缓心室重塑的发展。

(四)益气活血防治心室重构的研究前景

正如上述所说,心肌梗死后心室重构的病因与中医气血理论有着密切关系。气血理论的研究对于心肌梗死后心室重构的治疗起着重要作用。"卫气"与免疫机制有相似之处,在中医的"气血"学说中,不仅包括现代免疫系统中的免疫细胞及分子,也涵盖免疫防御、监视及稳定等免疫学功能的思想。近年来的大量研究证实,心肌缺血、心肌损伤等多种因素作用下所触发的免疫反应在心衰中具有重要作用,其释放肿瘤坏死因子、白介素等炎性细胞因子参与心室重构的发生、发展过程;在心室重构过程中,心肌细胞异常转化为肌成纤维细胞或心肌细胞凋亡,这反而又促进肿瘤坏死因子等细胞因子分泌、释放,加速心室重构。有关实验报道,益气活血汤联合乌司他丁能够改善患者临床症状和心功能,减轻炎症反应,说明调节免疫功能和炎症反应可能是益气活血中药改善心肌梗死后心室重构的重要作用机制之一。

另外,血瘀的内涵可包括血液循环及血流动力学异常,并提出血瘀本质存在凝血-抗凝因子、前列环素-血栓素、内皮素-降钙素相关基因平衡失调,血液处于高凝低纤溶状态,血管损伤结构重塑。因此,我们可以将神经内分泌因子、肾素、血管紧张素、醛固酮、能量代谢作为气血理论中气的疗效指标,以及将凝血因子-抗凝因子、前列环素-血栓素、内皮素-降钙素相关基因作为气血理论中血的疗效指标,来观察益气活血药治疗心肌梗死后心室重构的机制。

综上所述,益气活血类中药可通过增强心肌收缩功能、逆转心室重构、改善机体免疫、调节心肌能量代谢及体内神经内分泌因子等多方面作用机制治疗心肌梗死后心室重构,表明益气活血类中药对心室重构的治疗有着不可估量的作用,有助于提高治疗冠心病的疗效及降低死亡率。此研究方向将为中西医结合治疗心肌梗死后心室重构开辟新的途径,值得中西医结合学者深入研究、创新及发展。

(毛帅)

参考文献

1. Miner EC, Miller WL. A look between the cardiomyocytes: the extracellular matrix in heart failure[J]. Mayo Clin Proc, 2006, 81 (1): 71-76.

2. Rouleau JL, de Champlain J, Klein M, et al. Activation of neurohumoral systems in postinfarction left ventricular dysfunction[J]. J Am Coll Cardiol, 1993, 22 (2): 390-398.

3. Warren SE, Royal HD, Markis JE, et al. Time course of left ventricular dilation after myocardial infarction: influence of infarct-related artery and success of coronary thrombolysis[J]. J Am Coll Cardiol, 1988, 11 (1): 12-19.

4. White HD, Norris RM, Brown MA, et al. Left ventricular end-systolic volume as the major determinant of survival after recovery from myocardial infarction[J]. Circulation, 1987, 76(1): 44-51.

5. See F, Kompa A, Martin J, et al. Fibrosis as a therapeutic target post-myocardial infarction[J]. Curr Pharm Des, 2005, 11 (4): 477-487.

6. Tiyyagura SR, Pinney SP. Left ventricular remodeling after myocardial infarction: past, present, and future[J]. Mt Sinai J Med, 2006, 73 (6): 840-851.

7. Sutton MG, Sharpe N. Left ventricular remodeling after myocardial infarction: pathophysiology and therapy[J]. Circulation, 2000, 101 (25): 2981-2988.

8. Pelouch V, Dixon IM, Golfman L, et al. Role of extracellular matrix proteins in heart function[J]. Mol Cell Biochem, 1993, 129(2):101-120.

9. Pfeffer MA, Braunwald E. Ventricular remodeling after myocardial infarction: experimental observations and clinical implications[J]. Circulation, 1990, 81(4):1161-1172.

10. Erlebacher JA, Weiss JL, Weisfeldt ML, et al. Early dilation of the infarcted segment in acute transmural myocardial infarction: role of infarct expansion in acute left ventricular enlargement [J]. J Am Coll Cardiol, 1984, 4(2):201-208.

11. Cleutjens JP, Kandala JC, Guarda E, et al. Regulation of collagen degradation in the rat myocardium after infarction[J]. J Mol Cell Cardiol, 1995, 27(6):1281-1292.

12. Lindsey ML, Mann DL, Entman ML, et al. Extracellular matrix remodeling following myocardial injury[J]. Ann Med, 2003, 35(5):316-326.

13. Warren SE, Royal HD, Markis JE, et al. Time course of left ventricular dilation after myocardial infarction: influence of infarct-related artery and success of coronary thrombolysis [J]. J Am Coll Cardiol, 1988, 11(1):12-19.

14. Weisman HF, Bush DE, Mannisi JA, et al. Cellular mechanisms of myocardial infarct expansion[J]. Circulation, 1988, 78(1):186-201.

15. Booz GW, Baker KM. Molecular signalling mechanisms controlling growth and function of cardiac fibroblasts[J]. Cardiovasc Res, 1995, 30(4):537-543.

16. Calderone A, Bel-Hadj S, Drapeau J, et al. Scar myofibroblasts of the infarcted rat heart express natriuretic peptides[J]. J Cell Physiol, 2006, 207(1):165-173.

17. Cleutjens JP, Kandala JC, Guarda E, et al. Regulation of collagen degradation in the rat myocardium after infarction[J]. J Mol Cell Cardiol, 1995, 27(6):1281-1292.

18. Cleutjens JP, Verluyten MJ, Smiths JF, et al. Collagen remodeling after myocardial infarction in the rat heart[J]. Am J Pathol, 1995, 147(2):325-338.

19. Frangogiannis NG, Ren G, Dewald O, et al. Critical role of endogenous thrombospondin-1 in preventing expansion of healing myocardial infarcts[J]. Circulation, 2005, 111(22):2935-2942.

20. 徐伟,刘剑刚,王承龙,等.益气养阴与解毒活血中药对心肌梗死后大鼠早期心室重构心肌 NF-κB 和 PPAR-γ mRNA 表达的影响[J].北京中医药大学学报,2010,33(5):333-338.

21. 王健,刘全.银丹心脑通软胶囊对大鼠急性心肌梗死后心肌组织 TGF-β_1 表达的影响[J].中西医结合心脑血管病杂志,2009,7(1):46-47.

22. 薄云,李晓燕,张红明,等.红花注射液对急性心肌梗死动物模型疗效研究[J].中华临床医师杂志:电子版,2011,5(3):863-865.

23. 张会超,韩丽华,王振涛,等.益气活血方对心梗后左心室重构大鼠心肌基质金属蛋白酶 -2、转化生长因子 -β_1 的影响[J].中成药,2010,32(11):1871-1874.

24. 郭洁文,邓志军,符永恒,等.三七总皂苷对心梗后心室重构大鼠肿瘤坏死因子-α与基质金属蛋白酶表达的影响及其作用机制[J].中成药,2009,29(10):2048-2050.

25. 许晓乐,季晖,谷舒怡,等.黄芪甲苷对小鼠实验性心室重构及基质金属蛋白酶表达的影响[J].中国药科大学学报,2010,41(1):70-75.

26. 马鲁波,刘剑刚,史大卓,等.益气养阴活血对中国小型猪心肌梗死后早期心肌组织Na$^+$-K$^+$ATP酶、Ca^{2+}-Mg^{2+}ATP酶活性及抗氧化的作用[J].中西医结合心脑血管病杂志,2009,7(4):422-424.

27. 陈伯钧,苏学旭,孟丽琴,等.通冠胶囊对急性心肌梗塞大鼠心室重构的影响[J].时珍国医国药,2009,20(3):524-526.

28. 卢应,董均树,李秀江,等.西洋参叶20s-原人参二醇组皂苷对大鼠实验性心室重构的影响[J].中国老年学杂志,2009,29(22):2919-2921.

29. 上官海娟,徐江,官洪山,等.当归对心肌梗死后心肌细胞凋亡和心室重构的影响[J].中国中西医结合急救杂志,2008,15(1):39-40.

30. 王振涛,韩丽华,朱明军,等.心衰康颗粒对心梗后大鼠心肌细胞凋亡及Bax,Bcl-2蛋白的影响[J].中成药,2008,30(5):753-756.

31. 廖佳丹,王鹏程,张艳,等.益气活血复方对慢性心衰大鼠心肌能量代谢mi-CK mRNA及蛋白的影响[J].中华中医药学刊,2016(8):1968-1971.

32. 孙娅楠,农一兵,林谦.黄芪、丹参对肥大心肌细胞SERCA2a、PLBmRNA表达的影响[J].中国中医基础医学杂志,2011,17(11):1214-1216.

33. 于忠学,关丽梅,王炎焱,等.复方黄芪无糖颗粒对心肌缺血能量代谢的影响[J].中医药信息,2003,20(1):55.

34. 关洪全,韩晓伟,梁洪志.试论中医"气血"学说中的免疫学思想[J].中医药导报,2008,14(1):7-8.

35. 林小亮,高日扬,陈少荣.益气活血汤联合乌司他丁治疗充血性心力衰竭疗效及对相关细胞因子的影响[J].现代中西医结合杂志,2016,25(25):2779-2781.

六、益气活血法对心肌缺血再灌注损伤保护作用的研究进展

心肌缺血再灌注损伤是指缺血一定时间的心肌在重新恢复血液供应后,心肌不一定都会恢复其正常功能和结构,反而出现心肌细胞损伤加重甚至发生不可逆性损伤的现象,如心律失常、出血性坏死、梗死面积扩大、心功能低下等现象,这也是目前临床冠状动脉搭桥术、经皮冠脉腔内成形术及溶栓术等心脏介入性治疗常见的严重并发症,使心肌缺血的治疗进入了再灌注时期。但大量的动物实验和临床观察发现,在成功恢复心脏血流,即心肌得到血液再灌

注后,不仅功能未得到恢复,反而使心肌损伤加重,这种现象就是心肌缺血再灌注损伤(IRI)。因此,研究心肌缺血再灌注损伤的发生机制及如何减轻心肌缺血再灌注损伤已成为防治缺血性心脏病和临床心脏介入性治疗的一个重要课题。近年来,国内对中药抗心肌缺血再灌注损伤作用进行了大量研究,取得了一定进展,现将研究情况综述如下。

中医理论认为,"气为血之帅,血为气之母",心肌缺血的患者,多存在脏腑虚损,心气不足;心肌缺血再灌注损伤的中医辨证,多属气虚血瘀、本虚标实之证。《读医随笔》云:"气虚不足以推血,则血必有瘀。"《金匮要略》曰:"胸痹而痛,所以然者,责其极虚也。"气虚则血化源不足而血虚,血之动力不足而血瘀,不摄血而血溢,津液不化而生痰。心主血脉,心脏的病理变化也无不与气有着密切的关系。邓铁涛认为心气虚贯穿于本病的始终,心气虚形成病理产物瘀血,瘀血阻滞脉道而形成心脉瘀阻,瘀血既成,瘀阻百脉,导致组织器官失其所养,势必加速功能衰退,最终气虚之象尤甚,所以应当以益气为主,辅以活血通络,则血活瘀化,痹通痛止,心气得补,血瘀得消,脉络得通,而胸痹心痛自除。因此,益气活血法特别适用于心肌缺血再灌注损伤的治疗。临床大量研究表明,绝大多数冠心病患者具有典型的血瘀证表现。有学者对 18 698 例心绞痛的临床证型进行探讨,结果气虚血瘀、心血瘀阻两型为常见主要证型。胡冬裴通过研究历代文献认为,胸痹总以气虚血瘀、本虚标实为临床重要特征。

益气活血方治疗冠心病气虚血瘀证的作用机制主要包括以下几点:改善心功能、改善血液流变学、保护血管内皮、抗血小板聚集、减轻炎症反应、减轻氧化应激、增加冠状动脉血流量等。

益气活血中药丹参能活血化瘀,通经活络。丹参素有扩张冠脉的作用,亦证实有抗氧化作用,能保护心肌线粒体膜、减轻急性期心肌缺血的损伤。临床应用复方丹参注射液治疗病毒性心肌炎、冠心病及其他多种疾病已有大量报道。有学者运用正交试验法研究加味丹参饮不同配伍对心肌缺血再灌注损伤的保护作用,分析治疗药物的主次作用;临床运用及实验研究发现,加味丹参预处理对心肌细胞内钙超载及心肌有保护作用,能转导调控 NF-κB 信号通路而保护缺血心肌。

益气活血中药黄芪为补气药,且气、血、阴、阳兼而补之。大量实验证实,黄芪有增强机体耐缺氧及应激能力,以及增强心肌收缩、抗氧化、提高心肌缺氧耐受性、保护心肌的作用,还可减轻因缺血所致的心肌损伤,改善缺血心肌的功能,促进机体代谢,改善心功能,降压。黄芪作为一味传统中药一直受到众多医家的重视。大量资料证实,黄芪有明显类似非洋地黄类药物的作用,其中黄芪皂苷是黄芪正性肌力作用的主要活性成分,主要通过抑制心肌细胞膜上的酶,使细胞内 Na^+ 与 Ca^+ 进行交换,细胞内 Na^+ 升高,从而使心肌收缩力增强,而不增强心肌耗氧量,对心肌缺血起正性肌力作用。黄芪的作用强度与剂量呈正相关,其可以清除氧自由基及抗脂质过氧化,有效防止活性氧所致的细胞膜损伤,可有效提高机体的抗氧化损伤能力,降低脂质过氧化,从而减少心肌耗氧量。黄芪可降低心脏压力负荷,并通过正性肌力作用增加心输出量,产生强心作用,增强心功能,减轻炎症,改善血流,改善缺血性血管损伤,在动脉粥样硬化的预防和治疗中起着重要的作用,具备强大的抗缺血再灌注功能。黄芪还可以增强机体非特异性免疫功能,降低血液黏度,增加红细胞表面的负离子密度和红细胞变形能力,抑制血小板黏附作用,减低血管高凝状态,增加组织和器官的血液供应,减少扩张冠状动脉血管阻力,增加血流量,改善血流,减轻血管病变,降低心肌耗氧量,改善心肌营养供应,降低心肌损伤,提高左心室射血分数,缩小心室容积,改善左心室重构等。

目前很多研究表明,益气活血方能够通过 Notch 信号通路调控心肌梗死后心肌重构,能干预 PGC-1α 调控心衰心肌细胞能量代谢重构,能够通过 Akt/mTOR 改善心肌缺血损伤。

综上所述,益气活血法能对抗急性心肌缺血,具有保护缺血心肌损伤的作用,其作用机制可能是提高机体对缺氧的耐受性,维持氧的供需平衡,改善心肌能量代谢和降低能量消耗,增强心肌抗缺血、抗缺氧能力,以减少心绞痛的发生率,对防治冠心病心绞痛具有重要意义。

(陈佩佩)

参考文献

1. 张秋雁,邓冰湘.冠心病心绞痛临床中医证型分布的回顾性分析[J].中医研究,2005,18(11):23-24.

2. 胡冬裴.胸痹证治文献研究[J].山东中医药大学学报,2005,29(1):37-40.

3. 赵爱梅,任钧国,刘建勋.益气活血方治疗冠心病气虚血瘀证作用机制研究进展[J].中国实验方剂学杂志,2017,23(7):215-220.

4. 黄政德,葛金文,张玉生.加味丹参饮对家兔缺血再灌注损伤心肌延迟保护作用的研究[J].湖南中医杂志,2003,19(6):52-53.

5. 黄政德,李鑫辉,张少泉,等.益气活血法对血瘀证兔缺血再灌注心肌细胞核因子κB 蛋白表达影响[J].中华中医药学刊,2008,26(8):1629-1631.

6. 刘洋,华树东,贺永贵,等.黄芪对心房收缩力及心房钠尿肽分泌的影响[J].中国中药杂志,2008,33(19):2226-2229.

7. 任雨芳.通脉活血散治疗冠心病心绞痛 62 例[J].浙江中医杂志,1997(11):510.

8. 桑林,张洪侠.血府逐瘀胶囊治疗稳定型心绞痛临床研究[J].中国老年学杂志,2004,24

（11）：1068-1069.

9. 武建功.益气活血方基于 Notch 信号调控心肌梗死后心肌重构作用机理的研究［D］.北京：北京中医药大学，2017.

10. 王懿，张艳，礼海.益气活血方干预 PGC-1α 调控心衰心肌细胞能量代谢重构的作用机制［J］.中国实验方剂学杂志，2015，21（6）：169-173.

11. 刘文臣，郭书文，郑乘龙，等.益气活血方对心肌缺血大鼠 Akt/mTOR 信号通路的影响［J］.北京中医药大学学报，2017，40（5）：376-384.

七、益气活血法在心肌梗死后心肌再生中的研究进展

（一）对心肌梗死的认识

心肌梗死（MI）是危害人类健康的重大疾病，同时心肌梗死及其相关并发症也是全球最主要的死亡原因。心肌梗死的高发病率和高致死率对人类社会造成了巨大负担。心脏自身的再生修复能力有限，心肌梗死后大量心肌细胞缺血损伤，在启动细胞凋亡、炎症激活、成纤维细胞激活的同时，存活心肌细胞出现病理性肥大，最终导致心室重构，临床表现为心力衰竭，影响患者生存质量和长期预后。虽然目前已有相应的介入及外科手术治疗能最大限度挽救缺血心肌，但已经凋亡的心肌细胞却无法被再生修复，随着瘢痕组织的修复，心脏进入了心室重构、心力衰竭的病理生理过程。如何能通过心肌细胞再生修复，减少心肌纤维化进程，从而抑制心肌梗死后心室重构病理过程，已成为心血管领域备受关注的研究热点之一。

Hippo 信号通路是一组高度保守的细胞抑制生长性信号通道，由上游信号分子、核心激酶级联反应链和下游调节因子等三部分组成，主要起调节细胞增殖和凋亡的作用。其中 MST1/2 及其共因子 Sav1、LATS1/2 等通过级联反应作用于 YAP 及其类似物 TAZ（YAP/TAZ），通过磷酸化 YAP/TAZ，限制其进入细胞核，抑制其促进细胞增殖的作用。当 Hippo 信号通路被阻断，YAP/TAZ 发生去磷酸化进入细胞核内，与转录因子 TEADs 等下游调节因子结合，促进下游靶基因的表达，起促进细胞增殖的作用。近年来，Hippo 信号道路在心脏发育和心肌梗死后心脏修复等方面受到重视，成为研究的热点之一。Sav1（Salvador）是 Hippo 信号道路的组成之一，是一组含有 WW 结构域的蛋白，通过与 MST1/2 结合后调控 LATS1/2 的磷酸化，继而调控 Hippo 信号道路。最新研究发现，通过组织特异性条件性敲除小鼠 Sav1，调控 Hippo 信号通路，能使心肌梗死后心力衰竭模型的小鼠心肌细胞重新进入细胞周期并增殖。因此，

通过调控 Hippo 信号通路机制可能成为心肌梗死后心肌细胞再生修复治疗的新靶点。

中医对心肌梗死的认识源远流长,历代医家对其病因作出了详尽的探讨,逐步完善了病因体系。随着中医理论的深化发展,现代医家认为,"气虚血瘀"是心肌梗死的重要中医病机。中医理论认为,气与血的关系密切,"气为血帅",气虚无力推动血液运行,血运不畅,血液停留导致气虚血瘀证。前期临床与基础研究提示,益气活血中成药通冠胶囊在减少心肌梗死面积、抑制心室重构、改善心功能等方面有独特作用。

(二)国内外研究现状及发展动态分析

1. 心肌细胞再生修复是目前心血管领域的研究热点 心肌梗死是冠心病最严重的表现,每年全球超过 700 万人罹患该病。近几十年来,随着医学发展和生活方式的改变,冠心病的死亡率已经大大降低,但在发达国家心肌梗死相关的死亡率仍然超过 30%。另一方面,心肌梗死的治疗费用高昂,对社会和家庭造成了沉重的医疗负担。近 10 年,我国心肌梗死患者人数呈逐年攀升趋势,尽管国家投入了大量资源和资金使心肌梗死诊疗水平得到大幅度提高,然而我国心肌梗死患者住院死亡率及远期死亡率却未得到有效改善。如何提高心肌梗死的防治水平,减少并发症,控制医疗费用,成为心血管领域和卫生管理领域的一个重要课题。

心肌梗死后大量心肌细胞缺血损伤,激活固有免疫系统,通过 Toll 样受体(TLR)、活性氧(ROS)等介导炎症激活,清除坏死心肌细胞,在机械应力和 TGF-β 等细胞因子的介导下,成纤维细胞激活,分泌大量细胞外基质,促使心脏纤维化修复。另一方面,存活心肌细胞在机械应力等因素作用下出现病理性肥大改变。两者同为心肌梗死后心肌重塑的病理基础。虽然药物治疗可以减轻不良心肌重塑的进程,但目前常规的治疗方案均不能补充凋亡的心肌细胞,因而疗效有限。因此,寻找治疗心肌梗死的新方法成为目前心血管研究领域的新方向。过去 10 年,对自体或异体来源细胞修复受损心肌进行了广泛的研究。最早用于心肌梗死细胞治疗的细胞来源为骨骼肌成肌细胞,但该细胞无法分化为心肌细胞,因此无法改善心功能。随后,具有良好分化功能的骨髓单个核细胞、特异性心脏干细胞、间充质干细胞、胚胎干细胞等均曾作为细胞来源进行心肌梗死细胞治疗的研究,然而,研究结果不尽如人意。近年来,诱导多能干细胞(iPSCs)的发现以及诱导心肌细胞技术的发展,为心肌梗死干细胞治疗提供了新的途径。但是,多能干细胞的致瘤风险、遗传突变风险、免疫原性等问题仍未完全明确。因此,新的诱导心肌细胞再生的方法亟待研究。

既往认为,哺乳类动物出生后心肌细胞的数目不再增加,成年心肌细胞作为终末分化细胞不具备再生能力,一旦损伤则永久丧失,出生后心脏发育是通过心肌肥大而不是心肌细胞增殖生长的。然而,最近的研究表明,心肌细胞增殖是动物心脏发育的机制之一。动物模型研究表明,幼年期心肌细胞具备一定的增殖和再生能力,对出生后的心脏生长具有重要意义。例如,小鼠心肌细胞增殖和再生能力持续到出生后的第7天。最新研究发现,成年心肌细胞在适当的条件诱导下,可具备较强的增殖能力,并能通过"去分化—增殖—再分化"的过程产生新生心肌细胞,改善心肌梗死小鼠心脏功能。因此,基于刺激内源性再生机制的研究成为目前心肌细胞修复的又一研究方向。

2. Hippo 信号通路在心肌细胞再生中的作用 Hippo 信号通路的核心成分首先在果蝇的研究中发现,是由一系列蛋白激酶和转录共激活因子组成,发挥细胞增殖和凋亡的调控作用,在胚胎发育的过程中起着重要的作用。而在哺乳类动物中,Hippo 信号通路的核心成分高度保守。Hippo 信号通路由上游信号分子、核心组件及下游效应因子构成,其中 MST1/2 及其因子 Sav1、LATS1/2、YAP/TAZ 等构成核心组件。在正常机体内,活化的 Mst1/2 与 Sav1 结合,可以磷酸化并激活其底物 Lats1/2,活化的 Lats1/2 可以直接磷酸化下游效应分子 YAP/TAZ,磷酸化的 YAP/TAZ 与细胞质中 14-3-3 蛋白结合滞留于胞质中而无法进入细胞核,最终被蛋白酶降解,从而丧失作为转录辅助因子的功能。而当 Hippo 信号通路被阻断,YAP/TAZ 发生去磷酸化进入细胞核内,与转录因子 TEADs 等下游效应因子结合,促进下游靶基因的表达,起促进细胞增殖的作用。

机制研究表明,Hippo 信号通路可以通过调节其他信号通路,如 Wnt、胰岛素样生长因子(IGF)信号等,参与心脏的发育过程。YAP 通过激活心肌细胞中胰岛素样生长因子信号通路,导致糖原合成酶激酶 -3 失活,进而引起 β-联蛋白(β-catenin)含量的增高,从而促进心脏的生长。应用特异敲除心脏 β-catenin 基因的 Cre 小鼠进行研究,小鼠的心脏发育被抑制,心室变小,在胚胎发育期死亡。实验还证明了 YAP 在维持正常心肌细胞增殖方面起着至关重要的作用,激活 YAP 能促进胚胎及出生后心肌细胞的增殖。众多研究结果显示,Hippo 信号通路在心脏早期发育过程中起着十分重要的作用,Hippo 信号通路核心成分的活性平衡对正常心脏形成具有重要的意义,Hippo 信号通路在胚胎期心脏发育过程中发挥重要调控作用。

近年来,Hippo 信号通路在心脏发育和心肌梗死后心脏修复方面的研究成为热点。应用 Nkx2.5-Cre 小鼠通过基因敲除 YAP 后,小鼠胚胎因胎心缺乏心肌细胞而终止发育。小鼠在出生7天后,切除心尖部可以通过心肌细胞再生修复,而7天后则以纤维化瘢痕修复。特异性敲除 Sav1 后,出生8天后切除小鼠心尖,能观察到心肌细胞再生,减少瘢痕面积。出生后第8天或出生后

1~2 个月的小鼠,以结扎冠状动脉前降支诱导心肌梗死模型,特异性敲除 Sav1 后能减轻心肌损伤,减少瘢痕面积并提高心功能。此外,Sav1 特异性失活甚至可诱导 4 个月龄小鼠的心肌细胞重启有丝分裂。有研究对心肌梗死小鼠模型的心脏过表达 YAP,发现心肌细胞重新进入增殖,并发现 YAP 与 PI3K-AKT 信号通路有交互作用,能直接调控 Pik3cb 基因表达。在阻断 Hippo 信号通路的心肌梗死小鼠模型中,Pitx2 在心肌梗死部位诱导表达,同时 Pitx2 的靶基因子集与 YAP 共同调控 Hippo 信号通路,促进心肌细胞再生。另外,Hippo 信号通路与 miRNA 的相互作用,共同调节心肌细胞的再生。miR-302-367 可以调节 Hippo 信号通路中的相关基因,调控心肌细胞的增殖能力。YAP 可以调节 miR206 的表达,而 miR-206 可以通过沉默 FoxP1 来促进心肌细胞的存活。

最新研究显示,在心肌梗死后心力衰竭小鼠模型中,通过特异性敲除 Sav1,经过 9 周的观察,能观察到小鼠心肌细胞数量的增加,瘢痕面积减少,心功能改善,提示 Hippo 信号通道的抑制对心肌细胞修复有促进作用。因此,Hippo 信号通路调节机制可能成为心肌梗死及其相关并发症的治疗新靶点,Hippo 信号通路的调控可能是减少心肌梗死面积、促进心肌细胞修复的关键所在。

3. 气虚血瘀是心肌梗死的重要病机　近代医家认为,气虚血瘀是心肌梗死的重要病机。清代王清任《医林改错》云:"元气既虚,必不能达于血管,血管无气,必停留而瘀。"气为营血运行的动力,气虚则血行不爽,势必血凝成瘀,阻滞脉络。心气虚乏,运血无力是气虚血瘀证的基础。邓铁涛的"心脾相关"理论认为,心主血脉,血行脉中则赖心气推动,而气血生化来源于脾胃,若脾胃失常,化源不足,则心气虚弱,血行不畅,心脉不利,表现为气虚血瘀。前期流行病学调查显示,气虚血瘀是心肌梗死的主要病因病机,通过对心肌梗死再灌注前后证候要素变化的分析发现,血瘀证是心肌梗死再灌注前的主要病机,气虚证是再灌注治疗后的主要病机。相关研究提示,运用益气活血中药配合西医常规治疗,能减少心脏扩大、改善心脏舒缩功能,并能缓解介入术后患者心绞痛症状,改善患者生命质量。配伍使用益气活血中药协同干预糖尿病 ACS 介入后患者,可减少再次血运重建和心绞痛的发生。基础研究方面,益气活血中药具有激活 Akt/mTOR 信号通路、加强缺血后适应、抑制炎性细胞因子的表达、促进血管新生等作用。临床研究通过前瞻性随机对照研究,纳入急性心肌梗死行再灌注治疗患者进行研究,结果显示通冠胶囊能有效改善左心室功能,有一定抗心室重构作用。基础实验方面,通过结扎冠状动脉复制大鼠急性心肌梗死模型,予通冠胶囊治疗 4 周,结果显示通冠胶囊能有效改善左心室射血分数(LVEF)和左心室短轴缩短分数(LVFS),形态学检查提示通冠胶囊组心肌细胞肿胀情况改善,胶原增生减少,起心脏修复作用。通过阻断/恢复冠状动脉前降支血流复制小鼠心肌缺血/再灌注损伤模型,并予通冠胶囊预处理,结果提示通冠胶囊能明显减少心肌梗死面积。活血化瘀中药丹参是中医临床上治疗心脑血管疾病的一种常用药,具有活血化瘀、养血宁神、调经止痛、凉血消痈的功效,自古即用于活血化瘀,且单方可入药。丹参的主要化学成分为脂溶性的二萜醌和水溶性的酚酸两大类,均具有血管药理作用,近代药理研究更证明其具有抗缺氧、扩冠、抗血小板凝集、拮抗钙、抗感染等作用,因而广泛应用于心脑血管疾病的治疗。最近研究还发现,丹参及其有效成分具有诱导骨髓干细胞向神经、骨等其他组织细胞分化的作用。有研究表明,在应用骨髓干细胞移植治疗缺血性心脏病时,同时应用丹参提取物,发现丹参可改善心肌组织的微循环,间接或直接促进干细胞在心肌坏死区边缘增殖分化,明显改善心功能。

4. 总结 心肌梗死后大量心肌细胞凋亡,"气虚血瘀"抑制了内源性激活机制,抑制心肌细胞再生,导致成纤维细胞过度分化或基质蛋白过度沉积,最终导致心室重构。益气活血中药可能通过抑制 Hippo 信号通路,以再生方式修复心肌细胞,改善心肌组织的微循环,间接或直接促进心肌再生,抑制胶原纤维过度增殖分化,明显改善心功能。进一步研究益气活血中药在 Hippo 信号通路介导的心肌细胞再生中对"气虚血瘀"型心肌梗死心脏修复的机制,探讨益气活血中药通冠胶囊在心肌细胞再生/心肌保护中的作用,对于进一步阐明益气活血法治疗心肌梗死的优势和作用靶点具有重要意义。

(招煦杰 郑舒馨)

参考文献

1. Reed GW, Rossi JE, Cannon CP. Acute myocardial infarction[J]. Lancet, 2017, 389(10065): 197-210.

2. Bergmann O, Zdunek S, Felker A, et al. Dynamics of cell generation and turnover in the human heart[J]. Cell, 2015, 161(7):1566-1575.

3. Moya IM, Halder G. The Hippo pathway in cellular reprogramming and regeneration of different organs[J]. Curr Opin Cell Biol, 2016, 43:62-68.

4. Lin KC, Park HW, Guan KL. Regulation of the hippo pathway transcription factor TEAD[J]. Trends Biochem Sci, 2017, 42(11):862-872.

5. Yu FX, Zhao B, Guan KL. Hippo pathway in organ size control, tissue homeostasis, and cancer [J]. Cell, 2015, 163(4):811-828.

6. Zhou Q, Li L, Zhao B, Guan KL. The hippo pathway in heart development, regeneration, and diseases[J]. Circ Res, 2015, 116(8):1431-1447.

7. Leach JP, Heallen T, Zhang M, et al. Hippo pathway deficiency reverses systolic heart failure after infarction[J]. Nature, 2017, 550(7675):260-264.

8. Li J, Li X, Wang Q, et al. ST-segment elevation myocardial infarction in China from 2001 to 2011 (the China PEACE-Retrospective Acute Myocardial Infarction Study): a retrospective analysis of hospital data[J]. Lancet, 2015, 385(9966): 441-451.

9. Wang WE, Li L, Xia X, et al. Dedifferentiation, proliferation, and redifferentiation of adult mammalian cardiomyocytes after ischemic injury[J]. Circulation, 2017, 136(9): 834-848.

10. Tao G, Kahr PC, Morikawa Y, et al. Pitx2 promotes heart repair by activating the antioxidant response after cardiac injury[J]. Nature, 2016, 534(7605): 119-123.

11. Tian Y, Liu Y, Wang T, et al. A microRNA-Hippo pathway that promotes cardiomyocyte proliferation and cardiac regeneration in mice[J]. Sci Transl Med, 2015, 7(279): 279-298.

12. Yang Y, Del Re DP, Nakano N, et al. miR-206 mediates YAP-induced cardiac hypertrophy and survival[J]. Circ Res, 2015, 117(10): 891-904.

八、解毒活血中药配伍稳定动脉粥样斑块的机制研究

动脉粥样硬化(AS)导致的心脑血管疾病是当今人类死亡的首位原因。AS 易损斑块的破裂是引起急性冠脉综合征(ACS)、急性脑梗死等心脑血管病急症的主要原因,如何稳定 AS 斑块对于防治 ACS 等心脑血管病急症、改善其预后有着重要的价值。关于稳定 AS 斑块的研究,已成为当前心脑血管病防治研究领域的前沿和热点问题。

(一)动脉粥样硬化易损斑块的研究进展

1. 易损斑块研究进展 AS 斑块通常由一个坏死的脂质核心和一层纤维性组织筑成的纤维帽所组成。坏死核心亦称脂质池,包括富含黏稠状粥样脂质物质的泡沫细胞、退化的血液成分、坏死组织碎片和胆固醇结晶等。坏死核心表面由一层较坚硬的纤维性组织所覆盖,称之为纤维帽,主要由纤维细胞和胶原基质组成。斑块破裂,系多因素作用所致。决定斑块稳定性的主要因素为脂质核心的大小和硬度、纤维帽的厚度、斑块内的炎症与修复过程等。有研究认为,脂质核心粥样物质在斑块中所占的比例越大,斑块越不稳定。脂核的硬度与脂质成分密切相关,降脂治疗可望减少斑块中的脂质,有可能使斑块趋于稳定。

纤维帽越厚则斑块越稳定;纤维帽越薄,胶原纤维越少,斑块越不稳定。最近研究认为,纤维帽的钙化类型与斑块稳定相关。

斑块内炎性细胞浸润是促使斑块不稳定的重要诱发因素。炎性细胞浸润多发生于斑块的"肩部",浸润的炎性细胞以巨噬细胞为主。斑块的稳定性与

斑块中巨噬细胞的数量密切相关,巨噬细胞可刺激新生血管生长及产生自由基,增加斑块破裂的可能性。巨噬细胞吞噬大量脂质后,其溶酶体破裂,分泌基质金属蛋白酶(MMP),使细胞外基质降解。

斑块的稳定与否,取决于上述"促稳定"与"破坏稳定"两类因素的综合作用。

2. 冠心病急性冠脉综合征(ACS)与动脉粥样硬化易损斑块　AS易损斑块具有脂质中心大、纤维帽薄、平滑肌细胞(SMC)和胶原含量少、炎性细胞(多数为单核巨噬细胞,少数为T细胞)浸润、新生毛细血管丰富等特点。易损斑块对机械力的抵抗力较弱,即使未引起血管管腔明显的狭窄,也容易发生破裂,进一步激活血小板发生黏附聚集使血栓形成,导致心血管相关事件的发生。

3. 炎症反应和AS易损斑块　Ross提出"AS是一种炎症性疾病",认为冠心病(CHD)是有免疫系统参与的慢性炎症反应的病理过程。现代研究发现,AS病变在大量的细胞因子及生长因子作用下,内皮损伤,内皮细胞通透性增加,单核细胞进入内皮下间隙形成巨噬细胞,巨噬细胞在血管内皮下间隙吞噬脂质细胞形成泡沫细胞,SMC大量增殖并合成大量的细胞外基质,形成了一个由脂纹、纤维斑块、粥样斑块组成的复合病变。AS斑块容易出现在大中等动脉弯曲、分叉及狭窄部位,斑块的破裂易发生于纤维帽的边缘处,粥样斑块破裂的病变中主要组成细胞包括单核-巨噬细胞、内皮细胞、SMC等。斑块破裂常发生在纤维帽肩部,该处纤维帽薄,胶原成分及氨基葡聚糖少。斑块"肩部"富含大量泡沫细胞,进一步发展脂核增大、纤维帽变薄,此处在血流剪切应力作用下易于出现斑块破裂,继发血小板黏附聚集、血栓形成。

炎性细胞主要通过产生多种炎症介质如细胞黏附分子[细胞间黏附分子-1(ICAM-1)、血管细胞黏附分子(VCAM-1)、MCP-1]、细胞因子[TNF-α、巨噬细胞集落刺激因子(M-CSF)、CD40L、白介素(IL)]、MMP等介导一系列炎症免疫反应,促进平滑肌减少及细胞外基质降解,使斑块不稳定、破裂甚至形成血栓。免疫炎症反应引起纤维帽内新生血管生成增加,是引起斑块破裂的另一途径。C反应蛋白(CRP)作为急性炎症期IL-6等刺激肝脏形成的一种急性反应蛋白对易损斑块破裂具有高度敏感性,与易损斑块破裂引起的冠脉事件密切相关。检测这些炎症反应标记物可在一定程度上预测斑块的稳定状态。

综上所述,炎症反应与AS易损斑块的破裂具有密切的关系,从炎症因子、炎症介质水平及相关的蛋白调控方面进行易损斑块的研究,具有非常重要的实际应用价值。

(二)动脉粥样硬化易损斑块的中医病因病机探讨

1. 心脉瘀阻是易损斑块的主要病机　以往多数中医学者将包括ACS在

内的 CHD 归于《黄帝内经》及《金匮要略》等古医籍中"真心痛""厥心痛""胸痹"等范畴。《素问·痹论》曰："心痹者,脉不通。"认为 CHD 病机特点为本虚标实,本虚为阴阳气血的亏虚,标实为气滞、血瘀、痰浊、寒凝交互为患而出现心脉不通,心血瘀阻,不通则痛。一般认为血瘀心脉是 CHD 的主要病机。

AS 是慢性进展性血管内膜病变,病位在血脉。传统中医认为,"久病多瘀""怪病多痰"。清代王清任曰:"久病入络为瘀。"叶天士亦云:"久病入络""久痛入络""大凡经主气,络主血,久病血瘀""凡久病从血治者多"。故中医学将本病归于"瘀血""癥结"范畴。现代研究认为,AS 是一种以平滑肌细胞增殖为主要病变的疾病,内皮损伤和 VSMC 增殖在 AS 形成过程中起着关键的作用。易损斑块是 AS 基础上多因素作用后发生裂隙、糜烂、溃疡和破裂,继而使斑块内高度致血栓形成物质暴露于血液,引起血流中血小板在受损斑块表面黏附、活化和聚集,形成不同类型的血栓,从而形成 ACS。血小板在受损斑块表面黏附、活化和聚集,加之纤溶系统的抑制,从而导致血栓形成是血瘀证的病理基础。毋庸置疑,瘀血阻滞心脉不仅是 AS 和 CHD 的一个主要病机,也是易损斑块及其所致 ACS 的重要病机,是贯穿于病变全过程的病理基础。

既往在强调血瘀心脉的同时,忽视了 ACS 作为 CHD 的特殊类型,如起病急骤、病情变化多端、进展迅速、易于恶化等特征,这有异于一般血瘀证,具有瘀毒致病的特点。近年来,AS 易损斑块的炎症反应学说更是让我们重新审视其中医病机的认识。

2. 瘀毒侵袭与易损斑块　毒,作为一种致病因素,在古代医籍中早有论述。毒,热毒也。嗜食烟酒肥甘厚味,精神紧张压力过大均可导致痰郁化火抑或肝郁化火,进而变生热毒。中医对瘀毒互结的认识可以追溯到先秦时期,《黄帝内经》即已提出了寒毒、热毒、湿毒、燥毒、苛毒的概念;汉代张仲景《金匮要略》则载有"阴毒""阳毒"之病名;隋代巢元方《诸病源候论》曾阐述"湿毒气与风热相搏,则荣卫涩,荣卫涩则血气不散,血气不散则邪热致壅"之瘀毒互结的类似病机。

中医学认为血脉艰涩,瘀滞日久,则为"败血""污血"。邪为之甚,蕴久生热酿毒,"毒邪最易腐筋伤脉",这与 AS 易损斑块溃烂、糜烂,炎性细胞浸润、出血等系列病理改变有相通之处。

考虑到中医瘀毒致病理论与西医学炎症反应学说的相关性,可从瘀毒致病理论对易损斑块及其所致 ACS 的中医病因病机进行探讨。病证结合、宏观微观结合,AS 过程的系列炎症变化如淋巴细胞、巨噬细胞等炎性细胞浸润,炎症反应标志物、炎症介质水平增高等当和传统中医的瘀毒致病学说有关。

本课题组在陈可冀活血化瘀方药治疗冠心病理论指导下,根据近年来西医学研究炎症介质与 AS 斑块的起始、进展及斑块的不稳定性和最终破裂过程中所起的作用,结合中医学基本理论和临床实际,提出从热毒致病理论对心血管病急重症中医病机与治则进行探讨的思路,并对不稳定型心绞痛、充血性心力衰竭和颈动脉粥样硬化的中医药治疗进行研究验证,提出毒损心络的重要病机概念以及清热解毒这一重要治法。研究认为不稳定型心绞痛的基本病机为心气亏虚,心血瘀阻、毒损心络;基本治则应为益气活血解毒,其中解毒是不可或缺的重要环节。通过选择不同的活血、解毒药物及其配伍对颈动脉粥样硬化进行临床研究,结果显示解毒活血药物配伍的抗 AS 与稳定斑块作用优于单纯解毒或活血药物,推测二者可能作用于 AS 发病机制的不同通路或靶点,清热解毒可能对炎症发病机制相关通路和靶点有更好的作用,两者结合可能发挥多通路、多靶点作用的优势。研究认为这可能为中西医结合治疗 AS 和稳定斑块提供一个有应用前景的思路。

(三)易损斑块的干预策略

1. 易损斑块的西医研究治疗现状　目前已经开展了调脂药物、抗生素、环氧化酶 -2 抑制剂、抗血小板药物、β- 受体阻滞剂、钙拮抗剂、过氧化物酶体增殖物激活受体(PPARs)激动剂、血管紧张素转换酶抑制剂及受体的拮抗剂、抗氧化剂、雌激素及基因治疗等干预易损斑块的研究,发现这些药物在某种程度上具有减少脂质含量、减轻炎症、减少斑块新生血管、减低 MMP 活性、减低组织因子活性、减少斑块张力及压缩力、抑制交感兴奋、减少 VSMC 的死亡、增加斑块纤维帽的胶原含量等作用,但均属探索性研究。近年来,许多临床试验结果显示,他汀类降脂药虽然只能轻度改善冠状动脉管腔大小,但可明显减少冠脉事件的发生。大量循证医学研究也证明,他汀类降脂药具有一定稳定 AS 斑块的作用。他汀类降脂药稳定斑块的作用,目前认为与抑制巨噬细胞内源性胆固醇合成及泡沫细胞形成、抑制 MMP 对细胞外基质的降解、减少 TNF-α 产生、促进 PPARγ 表达等有关。他汀类药物不仅具有调血脂作用,而且有很好的抗炎作用。对于患者,早期使用他汀类药物治疗可使 CHD 的主要不良心血管事件的发生率显著降低,使患者的生存质量得到明显改善。晚近来自美国克里夫兰的研究显示,血清炎症反应标志物 CRP 水平的降低与 AS 斑块缩小相关,并认为 CRP 不仅是炎症反应的有效临床标志物,而且还在心脏病发病中发挥着重要作用,所以胆固醇正常但 CRP 水平升高健康人群服用他汀类也可能从中获益。通过饮食和生活方式的改变及控制其他危险因素(高血压、糖尿病、戒烟等),均有利于斑块稳定。

2. 易损斑块中医、中西医结合研究现状　近年来,在中医药抗 AS 的研究方面做了大量的工作,涉及抑制 VSMC 增殖、保护血管内皮、调节血脂代谢、抗脂质过氧化等。采取益气、健脾、补肾、理气、息风、活血、化痰等中医方法,以血脂、内皮素（ET）、NO、花生四烯酸（AA）、血栓素 B_2（TXB_2）、脂质过氧化物（LPO）、ox-LDL、超氧化物歧化酶（SOD）、丙二醛（MDA）等相关指标的变化反映干预效果，探讨作用机制。

有学者利用高频超声技术观察 58 例 AS 患者斑块组织学构成，根据斑块不同病变类型分为脂质型斑块、纤维脂质型斑块、钙化型斑块、溃疡型斑块 4 组，给予祛瘀消斑胶囊（药物组成为生水蛭、生山楂、大黄、海藻、莪术等）治疗 8 个月，观察结果显示祛瘀消斑胶囊能在一定程度上改变斑块的组织学构成，增大斑块的密度，起到稳定斑块的作用，从而减少急性心脑血管疾病的发生率。

课题组研究脂欣康胶囊（药物组成：人参、银杏叶、三七、绿茶提取物和牛磺酸）对 ApoE（-/-）小鼠 AS 斑块及其稳定性的干预作用，表明脂欣康有减轻 ApoE（-/-）小鼠 AS 的作用；扫描电镜观察到其对主动脉内膜超微结构有良好的修复和保护作用，给药 34 周（40 周龄）后病理形态学观察显示，脂欣康胶囊有对抗 ApoE（-/-）小鼠 AS 斑块形成和稳定斑块的作用。临床观察也具有降低血脂、治疗不稳定型心绞痛、抗 AS 和抗氧化等作用。

通过复制 ApoE（-/-）小鼠 AS 模型，从病理形态学、细胞成分、胶原、炎症介质等方面观察丹参、赤芍、川芎、三七、桃仁、酒军、芎芍胶囊（川芎、赤芍）稳定斑块的效果及作用机制，结果表明 ApoE（-/-）小鼠作为易损斑块动物模型稳定、可靠，不同活血药可作用于 AS 的不同环节，降血脂作用与稳定斑块效果并不平行，提示活血中药有一定稳定斑块的作用，机制可能与调节血脂和抑制炎症反应有关。

综合上述，易损斑块的中医药研究多关注于调脂、减少斑块中脂质方面，对于炎症反应在易损斑块中的重要影响却涉猎较少。现代科学对于 AS 易损斑块的认识不仅是有脂质浸润学说、血栓形成学说，更重要的是炎症反应学说。氧化脂质、血管紧张素Ⅱ、动脉压、血糖升高均可带来炎性细胞的招募，加之血管壁潜在的感染以至免疫反应的激活均可促使斑块破裂，因此应该对中医药对 AS 易损斑块病因学的多个方面特别是炎症反应加以深入研究。针对稳定冠状动脉易损斑块这一新的心血管疾病防治研究的难题，在应用活血化瘀方法治疗 CHD 经验的启发下，采用病证结合的方法，将西医学中易损斑块炎症发病学说与中医学毒瘀致病理论的相关性进行深入探讨，有希望为"毒、瘀致易损斑块"的病机认识和"解毒活血法稳定易损斑块"提供科学依据。

（四）基础研究摘要

1. 实验目的　观察解毒和活血中药配伍对载脂蛋白 E 基因敲除［ApoE（-/-）］小鼠动脉粥样硬化（AS）斑块的影响，并从调节脂代谢、炎症介质和抑制血管基质降解及保护主动脉形态结构等方面探讨其作用机制。

2. 研究方法 实验分组:6 周龄 ApoE(−/−) 小鼠 124 只(C57BL/6J 家系),其中 110 只小鼠饲以高脂饲料,14 只小鼠饲以普通饲料作为空白对照。另以普通 C57BL/6J 小鼠 14 只饲以普通饲料作为正常对照。喂养 19 周后,随机处死以上 3 组小鼠各 2 只,取主动脉进行病理形态学观察,证实高脂饲料组 ApoE(−/−) 小鼠 AS 斑块形成。在此基础上,进一步将高脂饲养的 ApoE(−/−) 小鼠随机分 9 组,包括大黄组(1 组)、降脂红曲组(2 组)、大黄加降脂红曲配伍组(3 组)、虎杖(4 组)、山楂(5 组)、虎杖加山楂配伍组(6 组)、血脂康组(7 组)、洛伐他汀组(8 组)、ApoE(−/−) 小鼠高脂饲料模型组(9 组)。结合 ApoE(−/−) 小鼠普通饲料对照组(10 组)和普通饲料 C57BL/6J 小鼠对照组(11 组),本实验研究共分 11 组,每组 12 只小鼠,干预治疗 17 周。

腹腔麻醉后,下腔静脉取血检测甘油三酯(TG)、总胆固醇(TC)、低密度脂蛋白胆固醇(LDL-C)、高密度脂蛋白胆固醇(HDL-C)和极低密度脂蛋白(VLDL)水平;ELISA 方法检测血清超敏 C 反应蛋白(hs-CRP)、单核细胞趋化蛋白 -1(MCP-1)及白细胞分化抗原 40 配体(CD40L)的浓度;取主动脉石蜡切片,HE 染色,光镜观察病理改变;树胶包埋,超薄切片,醋酸双氧铀 - 枸橼酸铅双重电子染色,透射电镜观察细胞超微结构;免疫组织化学法,检测主动脉标本核因子 -κB(NF-κB)和基质金属蛋白酶 -9(MMP-9)的表达变化。

3. 研究结果

(1) 对血脂的影响:在普通饲料喂养情况下,ApoE(−/−) 小鼠血清 TC、TG、LDL-C 会显著高于相同遗传背景的 C57 小鼠($P<0.01$);若给予高脂饲料,TC、TG、LDL-C 水平升高更为显著,高脂模型组与普通饲料模型组比较有统计学意义($P<0.05$);而在高脂饲料喂养的同时给予洛伐他汀、血脂康、大黄、降脂红曲、虎杖、山楂及其配伍进行干预治疗,血清 TC、LDL-C 水平会较高脂饲料模型组显著降低($P<0.05$ 或 $P<0.01$);且解毒活血配伍两组优于单纯解毒或活血组($P<0.05$ 或 $P<0.01$),说明洛伐他汀、血脂康、大黄、降脂红曲、虎杖、山楂及其配伍均能对抗 ApoE(−/−) 小鼠血清 TC、LDL-C 的升高,且解毒活血配伍两组优于单纯解毒或活血组,两者之间无差异。

(2) 对炎症因子的影响:在不给药的情况下,高脂饲料喂养的 ApoE(−/−) 小鼠血清 hs-CRP 水平显著高于相同遗传背景的 C57 小鼠及普通饲料喂养的 ApoE(−/−) 小鼠($P<0.01$);洛伐他汀、大黄、虎杖及大黄与降脂红曲配伍、虎杖与山楂配伍能够显著降低高脂饲料喂养的 ApoE(−/−) 小鼠血清 hs-CRP 水平($P<0.01$);且大黄、虎杖组优于降脂红曲、山楂组($P<0.01$);虎杖与山楂配伍组优于洛伐他汀组、血脂康组、单纯解毒或活血组及大黄、降脂红曲配伍组($P<0.01$)。

在不给药的情况下,高脂饲料喂养的 ApoE(−/−) 小鼠血清 MCP-1 水平较相同遗传背景 C57 小鼠显著升高($P<0.05$ 或 $P<0.01$);而同时给予洛伐他汀、大

黄、虎杖、降脂红曲、山楂及解毒活血配伍进行干预治疗,均能降低高脂饲料喂养的 ApoE(-/-)小鼠血清 MCP-1 水平($P<0.05$ 或 $P<0.01$);且各治疗组疗效相当。

在不给药的情况下,高脂饲料喂养的 ApoE(-/-)小鼠血清 CD40L 水平较相同遗传背景 C57 小鼠或普通饲料喂养的 ApoE(-/-)小鼠显著升高($P<0.01$);而同时给予洛伐他汀、血脂康、大黄、降脂红曲、虎杖、山楂及大黄和降脂红曲、虎杖和山楂解毒活血配伍进行干预治疗,均能降低高脂饲料喂养的 ApoE(-/-)小鼠血清 CD40L 水平($P<0.01$);且解毒活血配伍两组优于单纯解毒或活血组($P<0.01$),两组间无差异。

给予洛伐他汀、血脂康、大黄、降脂红曲、虎杖、山楂及大黄和降脂红曲、虎杖和山楂解毒活血配伍进行干预治疗,均能降低 ApoE(-/-)小鼠血液 hs-CRP、MCP-1、CD40L 等炎性因子的水平,解毒活血配伍优于洛伐他汀、血脂康及单纯解毒或活血组。

(3)对 ApoE(-/-)小鼠主动脉 NF-κB 和 MMP-9 蛋白表达的影响:普通饲料模型组和高脂饲料模型组与正常对照组比较,ApoE(-/-)小鼠主动脉及粥样斑块 NF-κB、MMP-9 表达增加($P<0.01$);且高脂饲料模型组高于普通饲料模型组($P<0.05$);各给药组的 NF-κB、MMP-9 表达水平与高脂模型组比,均明显降低($P<0.01$);其中解毒活血配伍两组均优于洛伐他汀、血脂康及单纯解毒或活血组($P<0.01$);且以虎杖加山楂配伍组效果尤佳。

给予洛伐他汀、血脂康、大黄、降脂红曲、虎杖、山楂及大黄和降脂红曲、虎杖和山楂解毒活血配伍进行干预治疗,均能降低 ApoE(-/-)小鼠主动脉 NF-κB、MMP-9 表达,解毒活血配伍优于洛伐他汀、血脂康及单纯解毒或活血组。

(4)对动脉粥样硬化斑块的影响:给予洛伐他汀、血脂康、大黄、降脂红曲、虎杖、山楂及大黄和降脂红曲、虎杖和山楂解毒活血配伍进行干预治疗,均能对抗 ApoE(-/-)小鼠主动脉粥样硬化斑块形成,保护主动脉的形态结构特别是超微结构,并有稳定斑块作用。

4. 实验结论 解毒、活血中药及其配伍皆有调脂、抗炎、抑制基质降解、稳定 AS 斑块的作用,且解毒、活血中药配伍效果优于洛伐他汀、血脂康及单纯解毒或活血中药。通过本研究,为中医药稳定 AS 斑块、防治 ACS 提供了一定的实验依据。

(郑广娟)

参考文献

1. Cardoso L;Weinbaum S. Changing views of the biomechanics of vulnerable plaque rupture:a review[J]. Ann Biomed Eng.2014,42(2):415-431.

2. Joshua D；Hutcheson；Claudia Goettsch. Genesis and growth of extracellular-vesicle-derived microcalcification in atherosclerotic plaques［J］. Nat Mater.2016,15（3）:335-343.

3. Thomas IC；Forbang NI；Criqui MH；et al. The evolving view of coronary artery calcium and cardiovascular disease risk［J］. Clin Cardiol,2018,41（1）:144-150.

4. Sato T；Kameyama T；Noto T. Impaired macrophage production of anti-atherosclerotic interleukin-10 induced by coronary intraplaque hemorrhage in patients with acute coronary syndrome and hyperglycemia［J］. J Diabetes Complications,2014,28（2）:196-202.

5. Ross R. Atherosclerosis-an inflammatory disease［J］. N Engl J Med,1999;340（2）:115-126.

6. Hansson GK. Immune mechanism in atherosclerosis［J］. Arterioscler Thromb Vasc Biol,2001; 21:1876-1890.

7. 许文亮,郭新贵,徐延路,等. CHD 患者血浆胆固醇与内皮素 -1、C 反应蛋白及血小板可溶性选择素相关性研究［J］.新医学,2004,35（6）:330-331,355.

8. Yoshida；M；Higashi；K；Kobayashi. Correlation between images of silent brain infarction, carotid atherosclerosis and white matter hyperintensity,and plasma levels of acrolein,IL-6 and CRP［J］. Atherosclerosis.2010,211（2）:475-479.

9. 张文高,周苏宁,鹿小燕,等.心血管病急重症中医病机治则与治疗方案新探讨——气虚血瘀毒邪病机和益气活血解毒治法研究［C］// 中国中西医结合学会.第三次海峡两岸中西医结合学术研讨会论文集.扬州:中国中西医结合学会,2005:47-54.

10. Shahsavarian A；Javadi S；Jahanabadi S；Khoshnoodi M. Antidepressant-like effect of atorvastatin in the forced swimming test in mice:the role of PPAR-gamma receptor and nitric oxide pathway［J］. Eur J Pharmacol,2014,745:52-58.

11. Schwartz GG；Olsson AG；Ezckowitz MD；et al. Effects of atorvastatin on early recurrent ischemic events in acute coronary syndromes the MIRACL study. A randomized controlled trial［J］. JAMA,2001,285:1711-1718.

12. 赵玉霞,刘运芳,张梅.祛瘀消斑胶囊对动脉粥样斑块组织学构成的临床研究［J］.上海中医药杂志,2001,（12）:13-14.

13. Zhang Wen-gao,Yan Ting-xiang,Gao Fu-jun,et al. Study on Effect of Zhixinkang Capsule（脂欣康胶囊）in treating unstable effort angina and hyperlipidemia and Its Function in vascular endothelium protection［J］. Chinese Journal of Integrative Medicine,2003,9（1）:25-30.

14. 张文高,郑广娟,李军山,等.扫描电镜观察脂欣康胶囊对载脂蛋白 E 基因敲除小鼠动脉粥样硬化主动脉内膜超微结构的影响［J］.生物工程研究,2004,23（1）:28-30.

15. 张文高,郑广娟.脂欣康胶囊抗载脂蛋白 E 基因敲除小鼠动脉粥样硬化形成作用［J］.生物工程研究,2003,22（3）:54-55,58.

16. 文川,徐浩,黄启福,等.活血中药对基因缺陷小鼠血脂及动脉粥样硬化斑块炎症反应的影响［J］.中国中西医结合杂志,2005,25（4）:345-349.

九、心肾综合征及活血化瘀法干预研究

心脏是机体循环系统的核心,为机体的循环提供动力;肾脏是维持机体水、电解质平衡的重要器官,担负着机体可溶性代谢废物排出的重任。心、肾两个重要器官,在生理功能上互相依存,在病理状态下互相影响。在临床上,心、肾之间互相影响的典型就是所谓的"心肾综合征(CRS)"。心肾综合征在西医学中的定义为:心脏和肾脏其中一个器官的急性或慢性功能障碍导致另一器官的急性或慢性功能损害的临床综合征,是心衰及肾功能不全患者非常重要的临床表现。中医学中根据其临床表现,将心肾综合征归属于"水气病""心悸""胸痹""喘促""水肿""痰饮"等范畴,指的是心病及肾或肾病及心,导致心肾同病的状态。

现代西医学认为,血流动力学改变、肾素-血管紧张素-醛固酮系统激活、代谢紊乱、贫血、炎性因子高表达等是造成心肾综合征的主要原因。而中医理论认为,心属火,为阳脏;肾属水,为阴脏;心肾通过阴阳相交、气化互感等方面在生理病理上紧密联系。心和肾之间,在生理状态下,是以阴阳、水火、气血的动态平衡为首要条件。当动态平衡被打破,心肾两脏之间正常的阴阳、水火升降既济失调所表现的一系列病理变化及临床症状统称心肾不交。中医临床学者提出心肾综合征的辨证基础是心肾相交,而其发生的理论核心则是心肾不交。从古至今,医学家们对心肾同病的病因病机认识观点主要集中在"心肾不交""血不利则为水"等,认为"肾衰"为其本,"瘀血""水饮""邪毒"为其标;其中,"瘀"作为贯穿疾病始末的关键因素,与"水""毒"存在相互促进、相互转归的联系。

血瘀证,通常指的是由于气虚、气滞、寒凝、血热等因素导致的血行不畅,或者外伤、各种急慢性疾病导致的出血未能及时消散而引起的病证。西医学对中医"血瘀证"的实质进行了丰富且深入的探索,认为各种致病因子引起的全身或局部组织器官的缺血、缺氧、血液循环障碍、血液流变性和黏滞性异常而造成组织器官水肿、炎性渗出、血栓形成、组织变性、结缔组织增生等一系列病理变化均可概括于血瘀证的病理实质之中。"瘀血"既是病理产物,又是致病因素。我们的研究表明,血瘀证提示慢性心衰病情恶化,预示有肾功能损伤并发,是慢性心衰向心肾综合征发展演变的重要病理环节。《金匮要略·水气病脉证并治》曰:"寸口脉沉而迟,沉则为水,迟则为寒,寒水相搏。趺阳脉伏,水谷不化,脾气衰则鹜溏,胃气衰则身肿。少阳脉卑,少阴脉细,男子则小便不利,妇人则经水不通。经为血,血不利则为水,名曰血分。"提出"血不利则为水"的论断,即瘀血导致水饮内停。可从两方面理解:其一,经脉闭塞生水。瘀阻脉内,血行滞缓,津渗脉外,积而为水。其二,瘀血内阻化水。瘀血停留脏腑,阻滞气机,津液不布,发为水病。心衰发展到一定阶段,气虚则血行障碍,阳虚则温煦不足;寒凝气滞,作用于肾络则血脉挛缩,肾体失养,主水功能失司,津血等有形物质积聚,即为血瘀。中医学多将各种致炎因子、致纤维化因子归为中医范畴的"内生之毒"。脏腑功能紊乱、阴阳失调、气血津液运行不畅、瘀血内生是毒邪产生的重要病理基础。心病日久,化瘀生毒,下渗肾府,耗损肾精;肾痨日久,肾失开阖,溺毒上逆凌心,耗伤心气;心肾病久,心火不能下温肾水、肾水不能上资心阴,中有脾土为湿所困,升降不利,久而化瘀生毒。邪毒侵袭心肾,阻滞气机,则心肾不交。

　　瘀血作为慢性心衰与慢性肾衰的共同致病因素,也是心肾综合征的重要病理环节。"瘀"通过与"水""毒"间的相互作用,在心肾综合征的发病过程中发挥重要作用,因而成为心肾综合征病情进展中最为重要的证素,因此临床上常常运用活血化瘀法治疗本病。血府逐瘀汤是活血化瘀治法的典型代表方剂之一,出自《医林改错》。方中桃仁、红花为君药,桃仁有破血祛瘀润肠作用,红花有活血通经止痛作用;牛膝活血通经并能引诸药下行,赤芍、川芎助君药活血祛瘀;当归、生地益阴清热,养血活血;枳壳、桔梗宽胸行气;柴胡解郁疏肝,调和少阳;甘草调和诸药。血府逐瘀汤在心肾临床的应用越来越广泛,现代药理研究显示其可降低血液黏度,增加肾动脉灌注量,改善肾血流,增加肾小管排泄,增加纤维蛋白的溶解,抑制肾小球硬化,降低血肌酐,提高内生肌酐清除率。相关研究发现,本方可下调急性心肌梗死大鼠心肌细胞 ICAM-1 表达,对缺血心肌起到保护作用。相关研究发现,本方可降低肾小球系膜细胞自分泌IL-6,从而抑制肾小球系膜细胞增生,延缓肾功能衰竭。有学者发现,本方能改善血管内皮功能及降低 TNF-α、IL-6 等细胞因子表达水平。有学者发现,本方能提高机体细胞抗氧化酶的活性,降低脂质过氧化,从而阻止炎症反应进一步发展,对全身炎症反应综合征起到一定的治疗作用。后期又有研究发现,血府逐瘀胶囊可以明显降低模型大鼠尿 N - 乙酰 -β- 葡萄糖苷酶(NAG)水平,使模型大鼠尿微量白蛋白(mAlb)与内生肌酐清除率(Ccr)分别呈现出下降与上升的趋势,提示血府逐瘀胶囊可能具有降低急性心肌梗死大鼠尿 mAlb 和改善Ccr 的作用。肾组织病理学检查发现,血府逐瘀胶囊可减轻心肌梗死大鼠肾小管的损伤程度。血府逐瘀胶囊减轻急性心肌梗死大鼠肾小管损伤和降低尿NAG 的作用提示,血府逐瘀胶囊对急性心肌梗死后大鼠肾脏具有保护作用。有学者发现,血府逐瘀胶囊能够不同程度降低模型大鼠升高的血清炎症因子ICAM-1、IL-1β、TNF-α 的表达水平;并可以显著降低模型大鼠肾组织中 miRAN的表达水平和 NF-κB 活性水平,表现出一定程度的抗炎症反应作用。另外,有学者发现,血府逐瘀汤治疗可改善心源性肾损害状态,为临床采用活血化瘀法治疗心肾综合征提供了重要依据。

"瘀血"作为中医学主要证素之一,在心肾综合征的整个病程进展及病情转归中扮演着重要角色,它与"水饮""邪毒"之间相互作用共同推进心肾综合征的发生发展。活血化瘀药物在治疗心肌缺血的同时,很好地保护了肾功能,因此,在临床中运用活血化瘀法治疗心肾综合征能取得满意的效果。

(麦晓仪)

参考文献

1. Claudio Ronco, Peter McCullough, Stefan D Anker, et al. Cardio-renal syndromes: report from the consensus conference of the acute dialysis quality initiative[J]. Eur Heart J, 2010, 31(6): 703-711.

2. 于晓艳."心肾相交"刍议[J].福建中医药,2003,34(1):47-48.

3. 周育平,胡元会,张振鹏,等.运用交通心肾理论治疗心肾综合征浅析[J].中国中医药信息杂志,2010,17(6):89-90.

4. 邢海涛,杨波,曹式丽.从"血不利则为水"探析心肾综合征的发病机制[J].江苏中医药,2013,45(3):4-5.

5. 王阶,姚魁武.血瘀证证候实质研究进展与思考[J].中国医药学报,2003,18(8):490-493.

6. 徐峥,严小倩,商秀洋,等.2型心肾综合征血瘀证的临床特征及其远期预后价值[J].北京中医药大学学报,2016,39(8):690-695.

7. 姜良铎,张文生.从毒论治初探[J].北京中医药大学学报,1998,21(5):2-3.

8. 张秋雁,苏剑锋,邓冰湘,等.血府逐瘀汤对结扎冠脉所致缺血大鼠心肌细胞凋亡及ICAM-1蛋白表达的影响[J].中国中医药信息杂志,2006,13(2):28-30

9. 潘健涛,陈雄辉,张伟君.血府逐瘀汤合毛冬青甲素治疗慢性肾功能不全临床研究[J].浙江中西医结合杂志,2001,11(9):536-538

10. 高影.血府逐瘀汤对冠心病心绞痛血瘀证病人血管内皮功能及细胞因子的影响[J].中外健康文摘,2009,6(1):11-13

11. 郭昌星,杨兴易,林兆奋,等.血府逐瘀汤对全身炎症反应综合征患者氧自由基的影响[J].中国中西医结合急救杂志,2002,9(4):228-229.

十、慢性代谢炎症在代谢综合征中的地位及干预策略

肥胖本身也是一种慢性炎性状态。研究发现,患者血浆中的炎性细胞因子浓度升高,如肿瘤坏死因子 -α(TNF-α)、白介素 -6(IL-6)和 C 反应蛋白

（CRP）。脂肪组织不仅是能量储存器官，同时也是重要的内分泌组织，可分泌多种脂肪细胞因子来调节机体的能量平衡，并在肥胖相关的炎症和代谢紊乱方面发挥重要作用。这些脂肪细胞因子由脂肪细胞或脂肪组织巨噬细胞所产生，包括瘦素、脂联素、抵抗素和内脂素，同时也包括促炎性细胞因子和抗炎性细胞因子，如 TNF-α、IL-6、IL-1β 和单核细胞趋化蛋白 -1（MCP-1）等。

代谢炎症与传统炎症不同。传统炎症主要以发红、肿胀、发热和疼痛为特点，而且这些特点都与基础代谢率增加相关，代表免疫系统对损伤或干扰的一个快速而集中的应答；通常这些损伤都可以被消除或中和，炎症最终可以得到解决。但是，代谢炎症却有不同的特点：①通常由代谢因素引起，而且是代谢细胞特异性的；②通常代谢组织伴随免疫细胞的浸润；③慢性过程，代谢炎症发生时炎性细胞因子的表达、免疫细胞的浸润都是逐步发生的，而且持续一定的时间，炎症反应不容易消除。（图 3-4）

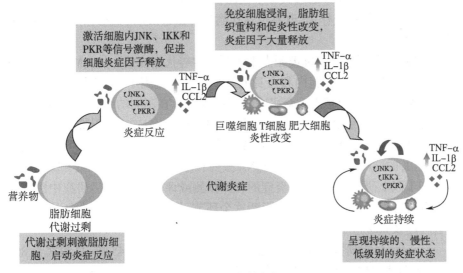

图 3-4 代谢炎症

肥胖代谢炎症的特点和发生过程：代谢炎症是由过剩的营养物质等代谢因素刺激脂肪细胞而启动的，激活脂肪细胞内 JNK、IKK 和 PKR 等激酶，引起细胞内炎症反应，导致炎症因子释放，进而招募免疫细胞，引起脂肪组织的炎性改变和组织重构，炎症因子大量释放，最后在脂肪组织中呈现慢性持续的炎症状态。

首先，针对代谢炎症中产生的炎性细胞因子的干预方法目前研究较少。如针对 2 型糖尿病的一项小样本试验，TNF-α 拮抗剂依那西普（Etanercept）阻断 TNF-α 后可以降低血浆中炎症因子水平，但并未改变胰岛素敏感性。另一项重要研究发现,重组 IL-1 受体拮抗剂能够增加胰岛 β 细胞分泌胰岛素,降低血糖。然而,特异针对单一炎症因子能否干预肥胖和 2 型糖尿病仍需进一步研究。

其次,针对导致代谢炎症发生的信号转导通路中各激酶的研究已初见效果。给予肥胖小鼠合成的 JNK 抑制剂、多肽类抑制剂或干扰 RNA,可以增加葡萄糖耐受,恢复胰岛素敏感性;但是未在人体进行试验。也有研究发现水杨酸盐类药物,如双水杨酯和阿司匹林,可能通过抑制 IKK 活性,降低血糖和血脂,增加循环中脂联素水平。

第三,靶向肥胖代谢炎症起始信号的研究也初见端倪。例如,改善内质网应激,能够切断炎症信号,改善胰岛素敏感性。给予肥胖小鼠 2 种不同的内质网应激抑制剂,均表现出葡萄糖耐受和胰岛素敏感性增加以及 JNK 活性降低。

此外,亦有关于饮食中有抗炎作用的营养物质的研究。如 ω-3 多不饱和脂肪酸(ω-3PUFA)能够通过其 2 个代谢物二十碳五烯酸(EPA)和二十二碳六烯酸(DHA)发挥抗炎作用,改善炎症疾病如心血管疾病(如动脉粥样硬化)和肠道炎症疾病。

最后,还有利用其他抗炎靶点来干预肥胖等代谢疾病。如 AMP 激活蛋白激酶(AMPK)是调控细胞内和全身能量平衡的关键因子,是肥胖和胰岛素抵抗等代谢疾病的治疗靶点。众多文献报道 AMPK 在不同的组织和细胞发挥重要抗炎作用,包括脂肪细胞、内皮细胞和巨噬细胞。AMPK 可以抑制巨噬细胞促炎性细胞因子 TNF-α、IL-1β 和 IL-6 的合成,抑制脂肪细胞 IL-6 和 IL-8 的合成。AMPK 的这种抗炎作用与抑制 JNK 激酶和激活 Sirtuin-1(SIRT-1)基因有关。

基于以上研究,探索慢性炎症的临床预测或评价指标,然后研究中医药能够降低慢性炎症的方法,就可能阻断这个环节,从而降低代谢综合征的靶器官损害程度及减缓这个过程。

有 meta 分析研究共纳入 87 篇文献,涉及中药种类 145 味,总频次为 804 次,单味药使用频次由多到少依次是丹参、黄芪、泽泻、半夏、山楂、茯苓、陈皮、黄连、川芎等。药物类别使用频次由多到少依次是补虚药、活血化瘀药、清热药、利水渗湿药、化痰药等。

通过对纳入研究进行系统评价,化瘀祛痰方药治疗代谢综合征(MS)的有效率要优于对照组,可改善 MS 患者体重指数(BMI)、腰臀比指数(WHR)和腰围(WC)情况,降低 MS 患者的血压水平,改善空腹胰岛素(FINS)、餐后 2 小时胰岛素(INS2h)和胰岛素敏感指数(ISI),降低 MS 患者的 TC 和 TG 水平,升高 HDL-C 水平;化瘀祛痰方药组在降低 PG2h、HbA1c 水平方面与对照组相比无差别,在改善 HOMA-IR、FBG、LDL-c 水平方面疗效不确切。但因纳入的文献质量低,临床随机对照试验还存在诸多不完善的地方,仍需要更多的高质量研究来证实上面的结论。

美国路易斯安那州立大学研究团队综述了 22 种中药干预代谢综合征的报道,发现人参提取物(人参皂甙为主要活性成分)具有抗氧化、增敏胰岛素、保护胰岛 β 细胞、增加基础能量消耗等作用;黄连素可降糖降脂,其作用与调节线粒体功能、刺激糖酵解、激活磷酸腺苷活化蛋白激酶(AMPK)通路、抑制脂肪合成和低密度脂蛋白受体(LDL-R)表达等有关;苦瓜能保护胰岛 β 细胞,增强胰岛素敏感性并降低氧化应激等。辽宁中医药大学研究团队发现,中药复方益糖康可降低"脾虚证"代谢综合征大鼠(饲喂甘蓝、猪油脂且游泳至耐力极限,4 周后饲喂高糖高脂饲料)血清肿瘤坏死因子 -α(TNF-α)和白介素 -6(IL-6)水平。大连医科大学研究团队证实,药食同源中药苦瓜、山楂、山药能有效增加高脂高糖高盐饲料喂养的大鼠血清超氧化物歧化酶(SOD)活力,降低丙二醛(MDA)水平,提高抗氧化能力。本课题组在高果糖饮食诱导的代谢综合征动物模型上,发现槲皮素和芦丁可有效减轻模型大鼠肾脏氧化应激和炎症的分子作用机制;继之基于槲皮素等抗氧化作用揭示了 ROS 诱导硫氧还原蛋白结合蛋白(TXNIP)启动核苷酸结合寡聚化结构域样受体蛋白 3(NLRP3)炎症小体激活导致代谢综合征大鼠肝脏炎症和脂质沉积的新的分子病理机制;证实甜菜碱通过调节肝脏 X 受体 α(LXRα)/PPAR-α 通路,有效改善内质网应激而减轻代谢综合征大鼠肝脂肪沉积。

(陈全福)

参考文献

1. Lasselin J, Capuron L. Chronic low-grade inflammation in metabolic disorders: relevance for behavioral symptoms[J]. Neuroimmunomodulation, 2014, 21(2-3): 95-101.

2. Iantorno M, Campia U, Di Daniele N, et al. Obesity, inflammation and endothelial dysfunction[J]. J Biol Regul Homeost Agents, 2014, 28(2): 169-176.

3. Alexopoulos N, Katritsis D, Raggi P. Visceral adipose tissue as a source of inflammation and promoter of atherosclerosis[J]. Atherosclerosis, 2014, 233(1): 104-112.

4. Spoto B, Di Betta E, Mattace-Raso F, et al. Pro-and anti-inflammatory cytokine gene expression in subcutaneous and visceral fat in severe obesity[J]. Nutr Metab Cardiovasc Dis, 2014, 24(10): 1137-1143.

5. Gregor MF, Hotamisligil GS. Inflammatory mechanisms in obesity[J]. Annu Rev Immunol, 2011, 29(1): 415-445.

6. Siddiqui MA, Reddy PA. Small molecule JNK(c-Jun N-terminal kinase)inhibitors[J]. J Med Chem, 2010, 53(8): 3005-3012.

7. Fleischman A, Shoelson SE, Bernier R, et al. Salsalate improves glycemia and inflammatory parameters in obese young adults[J]. Diabetes Care, 2008, 31 (2): 289-294.

8. Goldfine AB, Fonseca V, Jablonski KA, et al. The effects of salsalate on glycemic control in patients with type 2 diabetes: a randomized trial[J]. Ann Intern Med, 2010, 152 (6): 346-357.

9. Ozcan U, Yilmaz E, Ozcan L, et al. Chemical chaperones reduce ER stress and restore glucose homeostasis in a mouse model of type 2 diabetes[J]. Science, 2006, 313 (5790): 1137-1140.

10. Wall R, Ross RP, Fitzgerald GF, et al. Fatty acids from fish: the anti-inflammatory potential of long-chain omega-3 fatty acids[J]. Nutr Rev, 2010, 68 (5): 280-289.

11. Bijland S, Mancini S, Aslt IP. Role of AMP-activated protein kinase in adipose tissue metabolism and inflammation[J]. Clin Sci, 2013, 124 (8): 491-507.

12. Yin J, Zhang H, Ye J. Traditional chinese medicine in treatment of metabolic syndrome[J]. Endocr Metab Immune Disord Drug Targets, 2008, 8 (2): 99-111.

13. 王清媛. 三味药食同源中药对代谢综合征大鼠糖脂代谢及抗氧化的影响[D]. 大连: 大连医科大学, 2011.

14. Hu QH, Wang C, Li JM, et al. Allopurinol, rutin, and quercetin attenuate hyperuricemia and renal dysfunction in rats induced by fructose intake: Renal organic ion transporter involvement [J]. Am J Physiol Renal Physiol, 2009, 297 (4): F1080-F1091.

15. Hu QH, Zhang X, Pan Y, et al. Allopurinol, quercetin and rutin ameliorate renal NLRP3 inflammasome activation and lipid accumulation in fructose-fed rats[J]. Biochem Pharmacol, 2012, 84 (1): 113-125.

16. Zhang X, Zhang JH, Chen XY, et al. Reactive oxygen species-induced TXNIP drives fructose-mediated hepatic inflammation and lipid accumulation through NLRP3 inflammasome activation[J]. Antioxid Redox Signal, 2015, 22 (10): 848-870.

17. Ge CX, Yu R, Xu MX, et al. Betaine prevented fructose-induced NAFLD by regulating LXRα/PPARα pathway and alleviating ER stress in rats[J]. Eur J Pharmacol, 2016, 770: 154-164.

十一、纳豆激酶对动脉粥样硬化家兔凝血和纤溶功能的影响

动脉粥样硬化(AS)是一种多因素疾病,发病机制复杂,血液的低纤溶活性不仅是血栓形成而且是 AS 的重要危险因素。研究显示,血浆纤溶酶原激活剂抑制物(PAI-1)/组织型纤溶酶原激活剂(t-PA)比值的增高程度与动脉粥样硬化的严重程度密切相关。纳豆激酶(NK)是近年发现的新型纤溶蛋白酶,能显著溶解体内外血栓。本研究目的旨在通过给予家兔口服 NK 以观察其对血液纤溶功能的影响。

（一）材料与方法

1. 实验动物 10~12 周龄纯种健康新西兰大耳白兔 32 只（广州中医药大学实验动物中心提供），雌雄各半，体重 2kg 左右。

2. 动物分组及造模方法 32 只兔随机分为 4 组，每组 8 只，包括空白对照组（A 组）、模型组（B 组）、低剂量 NK 组（C 组）和高剂量 NK 组（D 组）。A 组给予基础饲料喂饲，B 组、C 组和 D 组予以高脂饲料喂饲，而 C 组、D 组则在喂饲高脂饲料的基础上分别加用低剂量 NK[56FU/（kg·d）]和高剂量 NK[280FU/（kg·d）]（由美国国际医卫生技制药股份有限公司惠赠），每日灌胃给药 1 次，共 12 周。各组动物每日限食 120g，自由饮水。高脂饲料配方：89% 基础饲料、10% 猪油、1% 胆固醇。猪油加热熔化，将胆固醇溶于猪油内后直接加入饲料中，搅拌均匀。除 A 组外，其余动物 2 周后静脉注射牛血清白蛋白 250mg/kg（以生理盐水制成 10% 溶液注射）1 次，建立高胆固醇饮食并免疫损伤诱导动脉粥样硬化模型；正常组注射等量生理盐水 1 次。

3. 血液凝血和纤溶活性测定 分别于 0 周和 12 周于早晨空腹采集兔耳缘静脉血 1.8ml，与 0.2ml 2% 枸橼酸钠抗凝剂混合（血液与抗凝剂为 9∶1），4℃ 3 000r/min 离心 10 分钟分离血浆，取血浆 200μl 分装后放于 –70℃ 冰箱中保存备用。用凝固法测定凝血酶原时间（PT）、活化部分凝血活酶时间（APTT）和纤维蛋白原含量（Fg）。采用酶联免疫吸附双抗夹心法（ELISA）测定血浆 t-PA 与 PAI-1 的浓度（试剂盒为 Gentaur 公司生产、上海太阳生物技术公司分装），严格按其说明书介绍的实验方法操作。最后在酶标仪上 450nm 处测定各孔 A 值，以空白对照孔调零，以 A450 对照标准品浓度在半对数坐标纸上做标准曲线，待测样品含量可从标准曲线上查出。

4. RT-PCR 方法检测动脉硬化组织 t-PA 与 PAI-1 的 mRNA 表达

（1）总 RNA 抽提、引物的设计与合成用异硫氰酸胍一步法提取组织总 RNA：t-PA 的上游引物为 5'-CTG CAG CTG AAA TCG GAT TCG T-3'，下游引物为 5'-CTG ATG ATG CCC ACC AAA GTC-3'，产物长度为 368bp；PAI-1 的上游引物为 5'-CGG AGC ACG GTC AAG CAA GTG-3'，下游引物为 5'-GTT GAG GGC AGA GAG AGG CGC-3'，产物长度为 401bp；β-actin 的上游引物为 5'-CTG TCC CTG TAT GCC TCT G-3'，下游引物为 5'-ATG TCA CGC ACG ATT TCC-3'，产物长度为 218bp。以上引物由上海生工公司合成。

（2）单管 RT-PCR 反应（试剂盒为 invitrogen 公司产品）：在无菌的 0.5ml PCR 反应管中准备 RNA/Primer 混合物，包括 1μg 总 RNA，Oligo（dT）$_{12-18}$ 1μl，无核酸酶的去离子水定容到 12μl，再将混合物放在 70℃ 水浴 5 分钟后冰浴 30 秒。在 RNA/Primer 混合物中加入下列成分：5 × Reaction Buffer 4μl，dNTP MIX

(10mmol/L)1μl,RNase inhibitor(20U/μl)1μl,37℃水浴5分钟。加入1μlM-MuLV RT(20U/μl)至离心管中,终体积为20μl。混合后37℃孵育60分钟,70℃下加热10分钟以终止反应,冰上冷却。每管加入1μl RNase H,37℃孵育20分钟后进行PCR扩增反应。PCR反应体系如下:2×PCR Master(3mmol/L MgCl$_2$,0.2mmol/L dNTP,0.1U/μlTaq DNA聚合酶和2×PCR缓冲液)12.5μl,已合成的cDNA 2μl,10μmol/L上、下游引物各1μl,无核酸酶的去离子水8.5μl,总体积25μl。94℃预变性4分钟灭活逆转录酶后进行PCR反应。PCR反应条件:94℃变性45秒,68℃退火1分钟,72℃延伸1分钟。循环35次,最后72℃延伸10分钟。

（3）RT-PCR产物的鉴定和半定量检测:取t-PA、PAI-1和内参照β-actin的PCR产物各5μl,2%琼脂糖凝胶电泳分离,EB染色,用凝胶图像分析仪扫描分析各条带的光密度值(IDV),以恒量表达的β-actin mRNA为内参照进行校正,t-PA、PAI-1 mRNA的相对表达水平用IDV t-PA/β-actin和IDV PAI-1/β-actin表示。

5. 免疫组织化学分析观察PAI-1蛋白表达情况　采用S-P法,DAB显色,试剂盒购自武汉博士德生物公司。主要操作步骤:石蜡切片脱蜡和水化后,用PBS液(pH7.4)冲洗3次,每张切片先后加50μl过氧化酶阻断溶液和正常山羊血清,室温下各孵育20分钟。除去血清,加50μl抗兔PAI-1(一抗),4℃孵育过夜,0.1MPBS冲洗2分钟×3次后加50μl生物素标记的二抗,37℃孵育20分钟,PBS冲洗2分钟×3次后加50μl辣根酶标记链霉卵白素工作液,37℃孵育20分钟,PBS冲洗5分钟×4次,最后加100μl新鲜配制的DAB溶液进行显色2分钟,自来水充分冲洗5分钟,苏木素轻度复染45秒,脱水透明后用中性树胶封片。棕黄色颗粒状产物为阳性标记,应用KontronIBAS 2.5全自动图像分析系统计算单位面积动脉内膜及中膜阳性染色标记物的光密度即平均光密度。

6. 统计学处理　应用SPSS13.0统计软件包进行统计学分析,所有数据用均数±标准差($\bar{x}\pm s$)表示。同组实验前后数据间的比较采用配对t检验,多组数据间的比较采用方差分析,双侧$P<0.05$认为有显著性差异。

（二）结果

1. 一般情况　实验过程中共死亡6只兔,A组、B组各死亡2只,C组、D各死亡1只;实验前平均体重(2.17±0.27)kg,实验后平均体重(2.83±0.32)kg。

2. 纳豆激酶干预前后兔血浆凝血和纤溶活性变化比较　实验前各组PT和APTT无统计学差异,大剂量NK组的Fg和t-PA浓度水平较高。实验后,模型组的PT明显缩短,PAI-1明显增加($P<0.05$);低、高剂量NK组的APTT明显延长,Fg含量明显下降,t-PA浓度明显增加($P<0.05$),以高剂量NK组更

明显。见表 3-1。

表 3-1　纳豆激酶干预前后家兔血浆凝血和纤溶活性变化($\bar{x} \pm s$)

分组	n	PT(秒)	APTT(秒)	Fg(g/L)	t-PA(ng/ml)	PAI-1(ng/ml)
A 组	6					
干预前		8.73 ± 1.24	17.18 ± 1.52	3.06 ± 1.26	0.61 ± 0.33	1.97 ± 0.40
干预后		7.15 ± 1.80	30.40 ± 10.85[+]	2.51 ± 0.98	0.47 ± 0.13	2.26 ± 0.30
B 组	6					
干预前		8.72 ± 0.19	17.35 ± 1.05	3.49 ± 0.90	0.81 ± 0.28	2.00 ± 0.45
干预后		5.05 ± 2.23[++*]	30.65 ± 10.84[+]	3.02 ± 0.59	0.74 ± 0.14[*]	2.75 ± 0.84[+]
C 组	7					
干预前		8.57 ± 0.51	17.37 ± 1.28	3.76 ± 1.29	1.06 ± 0.10[**#]	2.23 ± 0.62
干预后		7.86 ± 1.03[##]	51.83 ± 9.99[++**##]	2.51 ± 0.86[+]	0.85 ± 0.27[**]	2.61 ± 0.31
D 组	7					
干预前		9.10 ± 0.86	17.76 ± 2.71	4.58 ± 1.22[*]	0.91 ± 0.17[*]	1.68 ± 0.32[&]
干预后		8.03 ± 1.12[##]	56.76 ± 14.04[++**##]	2.26 ± 0.67[++]	1.25 ± 0.23[++**##&]	2.38 ± 0.48[+]

[+]$P<0.05$、[++]$P<0.01$ VS 同组干预前，[*]$P<0.05$、[**]$P<0.01$ VS A 组，[#]$P<0.05$、[##]$P<0.01$ VS B 组，[&]$P<0.05$、[&&]$P<0.01$ VS C 组。PT:凝血酶原时间;APTT:部分凝血活酶时间;Fg:纤维蛋白原。A 组(空白对照组)，B 组(模型组)，C 组(低剂量 NK 组)，D 组(高剂量 NK 组)。

3. 纳豆激酶干预后各组兔主动脉组织中 t-PA 和 PAI-1 mRNA 表达情况比较　实验后，B 组的 t-PA mRNA 表达最少，PAI-1mRNA 表达最多;与 B 组比较，C 组、D 组的 t-PA mRNA 表达明显增加、PAI-1mRNA 表达显著减少($P<0.001$)。见图 3-5、图 3-6 和表 3-2。

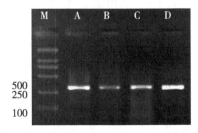

图 3-5　兔主动脉组织 t-PAmRNA 表达比较

M=marker,A= 空白对照组,B= 模型组,C= 低剂量 NK 组,D= 高剂量 NK 组

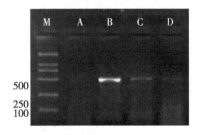

图 3-6　兔主动脉组织 PAI-1mRNA 表达比较

M=marker,A= 空白对照组,B= 模型组,C= 低剂量 NK 组,D= 高剂量 NK 组

表 3-2　纳豆激酶干预后兔主动脉组织 t-PA 和 PAI-1 mRNA 表达比较（$\bar{x} \pm s$）

分组	n	t-PAmRNA	PAI-1mRNA
A 组	6	1.61 ± 0.17	1.41 ± 0.22
B 组	6	0.64 ± 0.10**	1.90 ± 0.18*
C 组	7	1.22 ± 0.23**#	1.34 ± 0.17#
D 组	7	1.33 ± 0.16*#	1.31 ± 0.09#

*$P<0.01$、**$P<0.001$ VS A 组，#$P<0.001$ VS B 组；A 组（空白对照组），B 组（模型组），C 组（低剂量 NK 组），D 组（高剂量 NK 组）

4. 纳豆激酶干预后家兔主动脉组织 PAI-1 蛋白表达情况比较　对照组内膜和中膜仅见散在棕黄色颗粒状阳性染色物质；模型组增厚的动脉内膜及中膜内可见大量棕黄色颗粒状阳性染色物质，部分融合成片，尤以内膜明显；低、高剂量 NK 组的阳性染色物质明显低于模型组。A 组、B 组、C 组和 D 组的检测例数分别为 5 例、5 例、4 例和 4 例，单位面积动脉内膜及中膜 PAI-1 阳性染色标记物的平均光密度分别为 155.86 ± 28.19、190.49 ± 19.80、148.52 ± 9.86 和 138.80 ± 3.13，组间比较差异有显著性（B 组与 A 组比较，P 分别 <0.05 和 0.01；C 组、D 组与 B 组比较，P 分别 <0.05 和 0.01）。见书末彩图 6~ 彩图 9。

（三）讨论

机体内纤溶系统的功能减低是导致血栓形成的重要原因之一，血液的纤溶能力主要取决于 t-PA 及 PAI-1 的活性。当 t-PA 缺乏或 PAI-1 过量时纤溶活性下降，血液中纤维蛋白原含量增加，而纤维蛋白原及其产物纤维蛋白可促进平滑肌细胞的迁移与增殖，破坏血管内皮细胞的结构和功能，使其通透性增加，引起纤维蛋白沉着甚至血栓形成，血浆脂蛋白渗入内膜，长期纤维蛋白的慢性沉积会导致血管的反复损伤，有利于斑块的生长，这可能是 AS 发展的一个重要原因。

高脂饲料喂养不仅导致高脂血症的形成，还可显著影响血液的凝血和纤溶活性。研究发现，高脂喂饲日本大耳白兔 2~6 个月后出现凝血与纤溶系统活性的变化。本研究证实，高脂喂饲 3 个月后，除大剂量 NK 组外，其余各组的 t-PA 水平下降、PAI-1 水平增高。

本研究结果显示，经 NK 干预后，模型组的 PT 明显缩短，低、高剂量 NK 组的 APTT 明显延长，Fg 含量明显下降，与文献报道结果一致。本研究还显示，实验后大剂量 NK 组的 t-PA 浓度较实验前明显增加（$P<0.05$），提示大剂量 NK 可能有增加血液纤溶活性的作用。研究发现，血栓模型狗服用 4 粒纳豆激酶

胶囊（250mg/粒）5小时后血栓即完全溶解,血液循环完全恢复,而对照组狗18小时后仍无溶栓现象。给健康人口服NK后血浆纤维蛋白降解产物（FDP）增高,PAI-1活性降低,t-PA活性增加,第4天达到高峰,是未服用NK时的1.4倍。

基础研究发现,在AS病变局部PAI-1 mRNA表达增高,并且PAI-1 mRNA水平与动脉粥样硬化的病变程度一致,而t-PA mRNA表达降低。本实验经3个月NK喂饲干预后,模型组兔的主动脉组织t-PA mRNA表达最少,PAI-1mRNA表达最多;与模型组比较,低、高剂量NK组的主动脉组织t-PA mRNA表达明显增加、PAI-1mRNA表达显著减少（$P<0.001$）;免疫组化结果显示NK,尤其大剂量NK可明显减少动脉硬化组织的PAI-1蛋白阳性染色颗粒。研究提示,NK提高组织纤溶活性的作用较提高血液纤溶活性的作用更强,NK具有明显增加动脉硬化组织t-PA含量、减少PAI-1含量的作用。

NK是一种丝氨酸蛋白酶,由275个氨基酸残基组成的单链多肽,分子量为27 728Da,是Sumi于1987年从纳豆中提取的一种具有强烈纤溶活性的酶,是目前发现的近200种具有口服纤溶作用的物质中最具潜力的纤溶蛋白酶,能显著溶解体内外血栓,明显缩短优球蛋白溶解时间（ELT）,并能刺激静脉内皮细胞产生纤溶酶原激活剂,从而更有效地发挥溶栓效果。NK对纤维蛋白尤其是交联形式的纤维蛋白本身更加敏感,可直接将其水解成小肽和氨基酸;在发挥纤溶作用的同时,不水解血浆纤维蛋白原,不易引起出血倾向。纳豆激酶的作用机制可能为:①刺激血管内皮细胞产生t-PA,将纤溶酶原激活为纤溶酶,溶解纤维蛋白、降解血栓;②将体内的尿激酶原激活为尿激酶,继而激活纤溶酶原,溶解血栓;③降解和失活PAI-1,进一步激活更多的尿激酶和t-PA;④直接水解交联纤维蛋白。

本研究结果表明,NK可明显提高血液纤溶活性和降低血液凝血活性,显著增加动脉硬化组织t-PA mRNA的表达、降低PAI-1mRNA和蛋白的表达,从而防止动脉壁血栓形成,可能为AS的防治提供一条新途径。

（迟东升　靳凤霞　阮新民　陈可冀）

参考文献

1. 秦玲,祝雁,黄可心.动脉粥样硬化兔纤溶酶原激活物抑制物-1的表达及与血脂相关性的研究[J].临床心血管病杂志,2006,22（9）:538-540.

2. Poredos P. Endothelial dysfunction in the pathogensis of atherosclerosis[J]. Int Angiol,2002,21（2）:109-116.

3. 迟东升,阮新民,陈可冀.新型溶栓剂——纳豆激酶[J].心血管病学进展,2007,28（4）:545-550.

4. Fay WP, Garg N, Sunkar M. Vascular functions of the plasminogen activation system[J]. Arterioscler Thromb Vasc Biol, 2007, 27(6):1231-1237.

5. Libby P, Aikawa M, Jain MK. Vascular endothelium and atherosclerosis[J]. Handb Exp Pharmacol, 2006, (176 Pt 2):285-306.

6. Ichino K, Okazaki M, Usami S, et al. Involvement of enhanced coagulation and fibrinolysis systems in induction of atherosclerosis in hyperlipidemic rabbit fed on a high cholesterol diet[J]. In Vivo, 1997, 11(2):115-124.

7. 李欣志, 刘建勋, 尚晓泓. 重组纳豆激酶重复给药对 Beagle 犬凝血和纤溶系统的影响[J]. 中国新药杂志, 2006, 15(10):777-780.

8. Sumi H, Hamada H, Tsushima H, et al. A novel fibrinolytic enzyme(nattokinase)in the vegetable cheese natto, a typical and popular soybean food in the Japanese diet[J]. Experientia, 1987, 43(10):1110-1111.

9. Urano T, Ihara H, Umemura K, et al. The profibrinolytic enzyme subtilisin NAT purified from bacillus subtilis cleaves and inactivates plasminogen activator inhibitor type 1 [J]. J Biol Chem, 2001, 276(27):24690-24696.

10. Lupu F, Heim DA, Bachmann F, et al. Plasminogen activator expression in human atherosclerotic lesions[J]. Arterioscler Thromb Vasc Biol, 1995, 15(9):1444-1455.

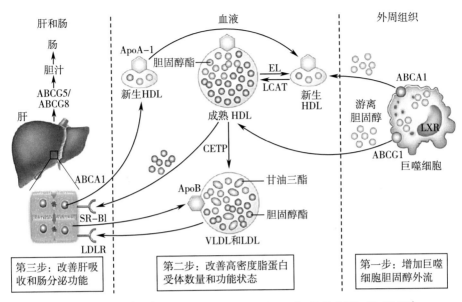

彩图1　RCT过程（From：Amit VK. Curr Atheroscler ReP. 2010，12：73-81）

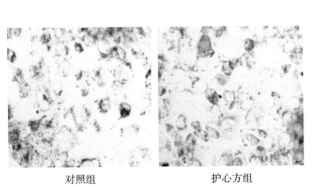

对照组　　　　　　　　护心方组

A. 显微镜下观察泡沫化的 THP-1 巨噬细胞
可见护心方处理组油红 O 染色阳性细胞数显著减少

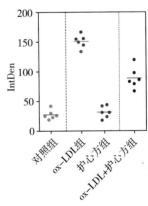

B. 半定量分析结果

护心方干预 ox-LDL 组细胞内脂
滴相对 ox-LDL 组明显减少（$P <$
0.05），细胞体积有明显缩小趋势

彩图2　泡沫细胞

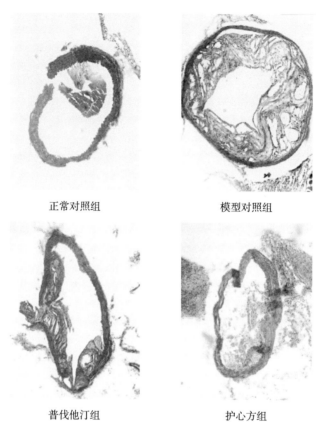

正常对照组　　　　　　　　　　模型对照组

普伐他汀组　　　　　　　　　　护心方组

彩图 3　ApoE(-/-)小鼠主动脉石蜡切片 HE 染色结果

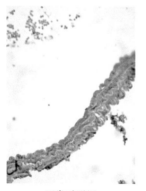

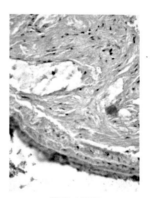

正常对照组　　　　　　　　　　模型对照组

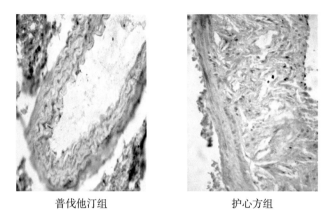

普伐他汀组　　　　　　　　　护心方组

彩图 4　ApoE（-/-）小鼠主动脉 Caveolin-1 免疫组化染色光学显微镜观察

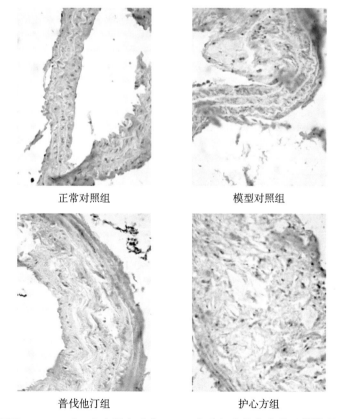

正常对照组　　　　　　　　　模型对照组

普伐他汀组　　　　　　　　　护心方组

彩图 5　ApoE（-/-）小鼠主动脉 SR-BI 免疫组化染色光学显微镜观察

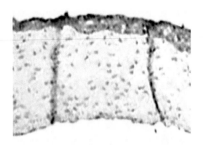

彩图6 A组(空白对照组)内膜和中膜的内皮细胞、巨噬细胞及平滑肌细胞内仅见散在棕黄色颗粒状阳性染色物质

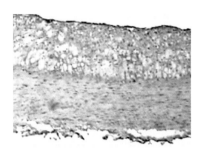

彩图7 B组(模型组):增厚的动脉内膜和中膜的内皮细胞、巨噬细胞及平滑肌细胞内可见大量棕黄色颗粒状阳性染色物质,部分融合成片,尤以内膜明显

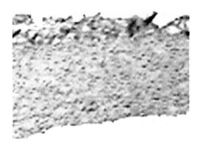

彩图8 C组(低剂量NK组)的阳性染色物质明显低于模型组,但较对照组增加

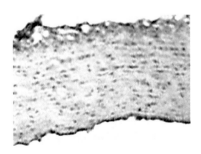

彩图9 D组(高剂量NK组)的阳性染色物质低于模型组和低剂量NK组,但较对照组增加